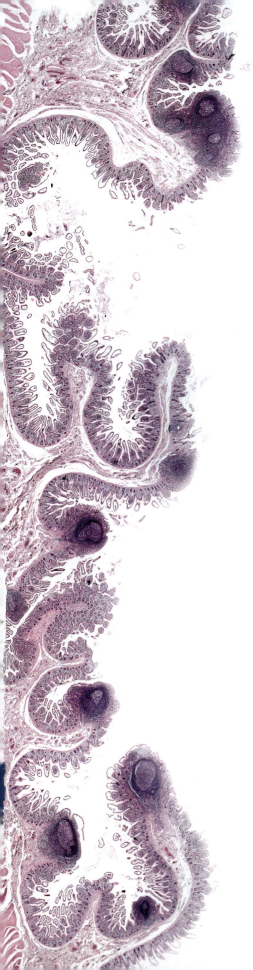

Histology of virtual slides

バーチャルスライド
組織学

著／駒﨑伸二
協力／猪股玲子，亀澤　一

改訂版
Second Edition

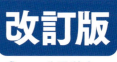

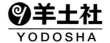

【注意事項】本書の情報について─────────────────────────────────────
　本書に記載されている内容は，発行時点における最新の情報に基づき，正確を期するよう，執筆者，監修・編者ならびに出版社はそれぞれ最善の努力を払っております．しかし科学・医学・医療の進歩により，定義や概念，技術の操作方法や診療の方針が変更となり，本書をご使用になる時点においては記載された内容が正確かつ完全ではなくなる場合がございます．また，本書に記載されている企業名や商品名，URL等の情報が予告なく変更される場合もございますのでご了承ください．

改訂版の序

　第1版を発行してから5年近くが過ぎ，その間に読者の方々から多くの高評価をいただいた．そして，本書を活用したバーチャルスライドによる組織学実習を導入された教育現場からも，顕微鏡を用いた旧来の方法と比べて，理解のしやすさや高い学習効果などにおいて好評をいただいている．とはいえ，執筆を開始してから現在に至るまでには，医学や生物学に関する新知見が数多く公表され，本書の内容にも手直しや加筆すべき点が数多く見受けられるようになった．そこで，今回，第1版の内容を刷新する大きな改訂を行った．その際の大きな改良点は，新知見を盛り込むと同時に，細胞内小器官を解説する章を新たに追加したことである．第1版では，光学顕微鏡を用いた組織学実習の教本を目的としたので，それに直接かかわらない細胞内小器官の解説は省かれた．しかし，一般の組織学教科書には細胞内小器官の解説が必ず含まれており，その知識は細胞や組織の働きなどを理解するうえで必要不可欠な要綱と考えられている．そこで，今回の改訂では電子顕微鏡写真を多用して細胞内小器官の構造と機能を解説する章を追加し，組織学の教科書として必要な内容を網羅した．そして，解説内容についても，組織学実習用の教本としてだけでなく一般の組織学教科書としても活用できるように心がけた．さらに，今回の改訂では数多くの写真も追加され，より一層の内容充実が図られた．

　今回の改訂により，当初の目標とした正確でわかりやすく，内容が豊富な組織学の教科書にさらに一歩近づけたものと確信している．今回の改訂においては，読者の皆様がたのご意見やご指摘がたいへん参考になった．読者の皆様にはここで改めて感謝の意を表する．改訂版においても，第1版と同様，読者の皆様からの忌憚のないご意見や内容に関する問題点などのご指摘をいただければ幸いである．それを参考に，これからもよりよい教科書になることをめざしていきたいと考えている．最後に，今回の改訂にご尽力をいただいた羊土社編集部の久本容子氏と，本書の編集と校正に多大なるご努力をいただいた中川由香氏，ならびに今回の改訂作業に携わった編集部の方々に深く感謝する．

2025年1月

駒﨑伸二

初版の序

　学校教育法の一部が改正された初等中等教育の現場ではICT（情報通信技術）を活用した教育が活発に推し進められている．その一方で，大学などの高等教育の現場ではICTを活用した教育の導入や教材の開発などが依然として遅れた状態にあるといわざるを得ない．このような状況の中で，筆者とその協力者である埼玉医科大学基礎医学部門解剖学の猪股玲子助手と亀澤一助手らは医学の基礎教育のための電子教材の作製とその活用法を開発してきた．今回のインターネットを活用した組織学の教材もその一つである．

　組織学における学習の基本は，顕微鏡を用いた組織標本（プレパラート）の観察を行って組織の構造を理解することである．その際には，長時間にわたって実習室の椅子に座り，視野の狭い実習用の顕微鏡を覗きながら組織標本を観察するのが今までの一般的なやり方であった．しかし，旧来から行われてきたこのような方法は，近年のタブレット端末の普及やICTの発達などにより大きく変わりつつある．その1つが，本書で提供するバーチャルスライド（バーチャル顕微鏡）とよばれる技術である．バーチャルスライドは，従来の顕微鏡による標本観察をタブレット端末やコンピューターなどを用いた画像観察に置き換えた技術である．この技術は病理学の分野では広く普及しているが，組織学の分野ではその活用が遅れている．組織学の分野でもこの技術を用いれば，モニターの画面上で高精細な組織像をじっくりと観察することができ，しかもインターネットを利用することにより，だれもが，いつでも，どこでも組織学を自由に学ぶことが可能になる．

　欧米の諸大学ではインターネットを利用したバーチャルスライドによる組織学の学習が広く普及しており，そのための組織画像もいくつかの大学のサイトから一般公開されている．一方，わが国の現状を見ると，インターネットを利用して誰もがバーチャルスライドで組織学を自由に学べるような状況にはない．本書はその点を打開するために出版されたもので，その中に含まれる52種類の組織標本のバーチャルスライドとその解説は医学部や歯学部，そして，医療系学部などの組織学教育に必要な内容を網羅している．これにより，医学などの生命科学分野を学んでいる多くの日本の学生の方々が，インターネットを介して組織学を自由に学習できるようになると期待している．

　本書に用いた画像の多くは，筆者が埼玉医科大学の医学部に在職して組織学の講義と実習を担当していた当時に使用していたものである．ヒトの組織標本は半世紀近くかそれ以前に作製されたものなので染色性などに劣化が生じているものが多くあった．それらの画像については色補正などの処理を加え，目的の構造がわかりやすいように調整した．また，残念ながら，ヒトの組織標本では細胞の構造などが壊れているものが多く，それらの構造を詳細に観察することが難しい．それを補うために，他の哺乳類（サル，ウサギ，マウスなど）の組織標本の画像も適宜用いた．それとともに，細胞の微細構造を理解するための電子顕微鏡の画像も多用した．

今回のバーチャルスライドを利用した組織学の教材をはじめとして，筆者らが進めてきた生命科学教育における電子教材の作製とその活用法の開発には，公益財団法人医学教育振興財団（平成25年），公益財団法人文教協会（平成26年），公益財団法人北野生涯教育振興会（平成27～28年）などからの多大な研究助成をいただいた．ここにおいて，各財団には改めて謝意を表する．また，本書の原稿の見直しなどについては協力者の猪股玲子氏にお願いした．そして，本書の企画の立案から出版に至るまでの長期間にわたり，いろいろとお世話になった羊土社編集部の原田悠氏には深く感謝する．

2020年2月

駒﨑伸二

バーチャルスライド 組織学 改訂版
Histology of virtual slides　Second Edition

contents

改訂版の序
初版の序
ウェブ付録　バーチャルスライド一覧 13
ウェブ付録　バーチャルスライドのご案内 16
本書の使い方 18

第1章 細胞の構造

1 細胞を構成する基本構造 20
- A 細胞膜 22
- B 核 23
- C タンパク質合成 27

2 細胞内の物質輸送 29
- A 輸送小胞 30
- B ゴルジ体 30
- C エキソサイトーシス 31
- D エンドサイトーシス 32
- E 細胞内における分解処理機構 34
- F ペルオキシソーム 35
- G エネルギー代謝 36
- H 滑面小胞体 39
- I 細胞骨格 40
- J 中心体 42
- K 線毛と鞭毛 43
- L 微絨毛 44

第2章 ヒトの体を構成する細胞の種類

1 上皮組織の細胞 47
- A 上皮細胞の基本構造 47
  1）細胞の向き / 2）接合複合体による細胞間結合 / 3）基底膜
- B 上皮に分布する分泌細胞 51
- C 線毛細胞 53

2 結合組織の細胞 55
- A 線維性の結合組織に存在する細胞 55

3 支持組織の細胞 59
- A 軟骨細胞 59
- B 骨細胞 60

4 筋組織 61
- A 骨格筋 62
- B 心筋 64
- C 平滑筋 66

5 神経組織の細胞 67
- A 神経細胞 68
- B シナプス 69
- C 有髄線維 70
- D 無髄線維 71
- E グリア細胞 72

6 細胞増殖と細胞死 73
- A 幹細胞の増殖 73
  1）体細胞分裂 / 2）減数分裂 / 3）染色体
- B 細胞死 76

第3章 上皮組織

1 形態による分類 81
- A 単層扁平上皮 81
- B 単層立方上皮 82
- C 単層円柱上皮 83
- D 多列円柱上皮 84
- E 重層扁平上皮 85
- F 重層円柱上皮 86

2 役割による分類 87
- A 移行上皮 87
- B 腺上皮 88
- C 感覚上皮 90

- D 吸収上皮 ... 91
- E 呼吸上皮 ... 91

第4章
結合組織

1 線維性の結合組織　95
- A 結合組織を構成する線維の産生 ... 95
- B 線維性の結合組織を構成する細胞外基質 ... 96
  1) コラーゲン線維／2) 弾性線維／3) 細網線維
- C 疎性結合組織 ... 100
- D 密性結合組織 ... 101

2 特殊な構造の結合組織　103
- A 脂肪組織 ... 103
- B 細網組織 ... 104
- C 弾性組織 ... 104
- D 膠様組織 ... 105

第5章
支持組織

1 軟骨　109
1 硝子軟骨 ... 109
- A 軟骨膜 ... 110
- B 軟骨の成長 ... 111
- C 軟骨細胞 ... 111
- D 軟骨の変性と石灰化 ... 112
2 線維軟骨 ... 113
- A 線維軟骨 ... 114
- B 線維輪 ... 114
- C 髄核 ... 115
- D 軟骨終板 ... 116
3 弾性軟骨 ... 117
- A 弾性軟骨 ... 118
- B 軟骨細胞と弾性線維 ... 119
- C 軟骨膜 ... 119

2 骨　120
- A 骨単位 ... 121
- B 緻密骨の脱灰標本 ... 122
- C ハバース管とフォルクマン管 ... 122
- D 海綿骨 ... 123
- E 骨膜 ... 123
- F 骨内膜 ... 124
- G 外環状層板と内環状層板 ... 125
- H 骨髄 ... 126

3 骨の発生　127
- A 長骨の形成過程に見られる膜内骨化 ... 128
- B 長骨の末端部に見られる軟骨内骨化 ... 129
- C 海綿骨の形成 ... 130

第6章
筋組織

1 骨格筋　132
- A 骨格筋細胞 ... 133
- B 筋内膜と筋周膜 ... 135
- C 筋上膜 ... 136
- D 筋腱接合 ... 137
- E 運動終板 ... 138
- F 筋紡錘 ... 139
- G 骨格筋の血管網 ... 140

2 心筋　142
- A 心筋層 ... 144
- B 心内膜 ... 145
- C 心外膜 ... 145
- D 心臓の副交感神経節 ... 146
- E 線維輪 ... 146
- F 心臓弁 ... 147
- G ヒス束 ... 148
- H プルキンエ線維 ... 149

3 平滑筋　150
- A 単ユニット平滑筋 ... 151
- B 多ユニット平滑筋 ... 151

第7章
神経組織

1 大脳皮質　154
- A 錐体細胞 ... 156
- B 有棘星状細胞 ... 157
- C 大脳新皮質の層構造 ... 158
- D 大脳新皮質の層構造の特徴 ... 158
- E ベッツ細胞 ... 159
- F 髄膜 ... 160
- G 大脳基底核 ... 161
- H 海馬体 ... 162
- I 脈絡叢 ... 163

2 小脳と延髄　164
A 小脳皮質　165
B 分子層　166
C プルキンエ細胞層　166
D プルキンエ細胞とバーグマングリア　167
E 顆粒層　167
F 小脳核　168
G 延髄　168
H 脳幹網様体　169

3 脊髄　170
A 前角　172
B 中間質　173
C 後角　173
D 胸髄　174
E 胸髄核　175
F 中心管　175

4 神経節　176
A 感覚神経節　177
B 自律神経節　178

5 神経線維　179
A 神経線維の内部構造　180
B 神経線維の束　180
C 末梢の有髄線維と無髄線維の束　181

第8章
血液

1 血球　184
A 赤血球　186
B 白血球　186
　1) 好中球 / 2) 好酸球 / 3) 好塩基球 / 4) 肥満細胞 / 5) 単球 / 6) リンパ球
C 血小板　192
D 発生過程における造血部位の変化　193
E 結合組織中の白血球　194
F 形質細胞　194
G 白血球の移動　195

第9章
血管系

1 大動脈　198
A 内膜　199
B 中膜　199
C 外膜　200
D 大動脈と大静脈の比較　200

2 分配動脈と細動脈　201
A 分配動脈とそれに伴行する静脈　202
B 静脈弁　203
C 細動脈とそれに伴行する静脈　203
D 特殊な構造の血管　204
　1) 精索の蔓状静脈叢 / 2) 動静脈吻合 / 3) 副腎の中心静脈 /
　4) 縦走する平滑筋が見られる静脈 / 5) 前毛細血管括約筋 /
　6) 血管周囲腔
E 血液の状態を監視する受容体　208
　1) 頸動脈小体

3 毛細血管　210
A 連続性毛細血管　210
B 有窓性毛細血管　212
C 不連続性毛細血管　212
D 閉鎖性毛細血管　213

第10章
リンパ系

1 リンパ管　218
A 毛細リンパ管　219
B 集合リンパ管　220
C リンパ管の弁　220
D リンパ本幹　221

2 粘膜関連リンパ組織　222
A 腸上皮細胞間リンパ球　222
B 瀰漫性リンパ組織　223
C 孤立リンパ小節　223
D 胚中心　224
E 集合リンパ小節　225
F M細胞　226

3 リンパ節　227
A 被膜と輸入リンパ管　228
B 辺縁洞　229
C 中間洞，髄洞　229
D 皮質小節　230
E 傍皮質領域　230
F 高内皮細静脈　231
G リンパ球再循環　231
H 髄索と髄洞　232
I 門と血管，輸出リンパ管　232

4 脾臓	233
A 被膜	234
B 白脾髄	235
C 脾柱動脈，中心動脈，筆毛動脈，脾洞	236
D 筆毛動脈と莢動脈	237
E 赤脾髄	237
F 脾洞と脾索の細網線維	238

5 胸腺	239
A 小葉	240
B 皮質	241
C 皮質の中の特殊な血管	242
D 髄質	242
E ハッサル小体	243
F 胸腺の退縮	244

6 骨髄	245
A 赤血球系	246
B 赤血球の脱核	246
C 顆粒球系	247
D リンパ球と単球	248
E 巨核球	248
F 血液骨髄関門	249

第11章
消化器系

1 歯	252
A エナメル質	253
B 象牙質	253
C 象牙芽細胞	254
D セメント質	255
E 歯髄	255

2 舌	257
A 舌乳頭	258
B 味蕾	259
C 内舌筋と舌中隔	259
D 舌腺	260

3 唾液腺	261
A 大唾液腺	263
B 唾液の産生と再吸収	263
C 大唾液腺の比較	264
D 腺房の筋上皮細胞	264

4 食道	266
A 食道の構造	268
B 粘膜上皮と粘膜固有層	268
C 粘膜筋板	269
D 粘膜下組織と食道腺	269
E 筋層	270
F 神経叢	271
G 外膜	271

5 胃	273
A 噴門	274
B 噴門腺	275
C 胃底腺	276
D 胃底腺の外分泌細胞	276
E 粘膜上皮	277
F 粘膜筋板と粘膜下組織	278
G 筋層	278

6 幽門——胃と小腸の境界	279
A 幽門腺	280
B 胃から小腸への移行に伴う粘膜上皮の変化	280

7 小腸	281
A 十二指腸腺	282
B 輪状ひだ	282
C 絨毛	283
D 絨毛の中の粘膜固有層	284
E 小腸の有窓性毛細血管	284
F 腸腺	285
G パネート細胞	286
H 粘膜筋板	288
I 粘膜下組織と粘膜下神経叢	289
J 筋層	290
K 腹膜	291

8 大腸	292
A 粘膜上皮	293
B 腸腺	295
C 粘膜筋板の2層構造	295
D 筋層	296
E 虫垂	297

9 直腸と肛門	298
A 直腸から肛門への移行部	299
B 移行部における上皮の変化	299
C 内肛門括約筋と外肛門括約筋	300
D 内直腸静脈叢	301

10 膵臓	302
A 外分泌部と内分泌部	304
B 外分泌細胞と内分泌細胞	304
C 内分泌部の特殊染色	305

11 肝臓	306
A 肝小葉	307
B グリソン鞘	308
C 中心静脈，肝細胞索，類洞	308
D ディッセ腔	309
E ディッセ腔の細網線維	310
F 毛細胆管	310
G クッパー細胞	312
H 胆囊	313

第12章
呼吸器系

1 上気道	316
1 鼻腔	317
A 鼻腔の粘膜	317
B 鼻腺	318
2 咽頭と喉頭	319
A 喉頭の粘膜	320
B 声帯ひだ	321
C 喉頭蓋	322

2 下気道	323
A 粘膜上皮	324
B 軟骨性壁	325
C 膜性壁	325
D 気管腺	326

3 肺	327
A 区域気管支，細気管支，終末細気管支	329
B 粘膜上皮	330
C 終末細気管支から呼吸細気管支へ	332
D 呼吸細気管支から肺胞管と肺胞囊へ	332
E 肺胞	333
F 肺胞マクロファージ	336
G 胸膜	337
H 胸膜のリンパ系	337
I 傍気管神経節	338

第13章
泌尿器系

1 腎臓	342
A 腎葉	343
B 皮質と髄質	344
C 髄質の層構造	345
D 腎乳頭と乳頭管	345
E 腎杯と腎盤	346
F 腎臓を覆う構造	346
G 腎小体	347
H メサンギウム細胞の分布	348
I メサンギウム細胞	348
J 傍糸球体装置の構造	349
K 尿細管	350
L 近位曲尿細管	350
M ヘンレのループ	351
N 遠位曲尿細管	352
O 集合管	353
P 腎臓の血管系	354

2 尿管	355
A 粘膜	356
B 筋層	356

3 膀胱	357
A 粘膜	358
B 筋層	359
C 尿道	360
D 尿道の粘膜	360

第14章
生殖器系

1 精巣	362
A 白膜	364
B 精巣小葉	364
C 曲精細管における精子形成	365
D 精子	366
E ライディッヒ細胞	367
F 精子の通路	367
G 直精細管	368
H 精巣網	368
I 精巣輸出管	369
J 精巣上体管	369
K 精管	370

L	精管膨大部	371
M	精嚢	371
N	前立腺	372
O	前立腺の分泌細胞	372
P	陰茎	373
Q	陰嚢	374

2 卵巣 — 375

A	卵巣	376
B	卵胞	376
C	原始卵胞	377
D	一次卵胞	377
E	二次卵胞	378
F	三次卵胞	379
G	成熟卵胞	380
H	成熟卵胞の卵母細胞	380
I	卵胞膜	381
J	卵胞膜の毛細血管網	382
K	卵胞閉鎖	382
L	赤体	383
M	排卵後の黄体	383
N	妊娠中の黄体	384
O	黄体細胞	384
P	白体	385
Q	卵管	385
R	卵管の粘膜	386

3 子宮 — 388

A	子宮内膜（分泌期）	389
B	粘膜上皮と子宮腺	389
C	子宮内膜（増殖期）	390
D	子宮筋層	391
E	子宮頸	391
F	子宮頸腺	392
G	膣	392

4 胎盤 — 393

A	絨毛膜板	394
B	絨毛	395
C	脱落膜	396
D	臍帯	397
E	乳腺	398

第15章
内分泌系

1 視床下部と下垂体 — 400

A	視床下部	402
B	下垂体	403
C	前葉	404

1）前葉を構成する細胞（Mann染色）／2）前葉を構成する細胞（PAS染色）／3）前葉を構成する細胞（アルデヒドフクシン染色）

D	中間部	407
E	後葉	407
F	ヘリング小体	408

2 副腎 — 410

A	被膜	411
B	副腎皮質	412
C	球状帯	412
D	束状帯	413
E	網状帯	414
F	副腎髄質	414
G	クロム親和性細胞	415
H	副腎髄質の神経細胞	416
I	中心静脈	416

3 甲状腺 — 418

A	小葉	419
B	濾胞	420
C	傍濾胞細胞	421

4 その他の内分泌腺 — 422

A	副甲状腺	422
B	主細胞	423
C	酸好性細胞	423
D	松果体	424
E	脳砂	425

第16章
外皮系

1 皮膚 — 428

A	表皮	429
B	体の部位による表皮の構造の違い	430
C	基底層	430
D	色素細胞	431
E	有棘層	432
F	ランゲルハンス細胞	433
G	顆粒層	434

- H 淡明層 ... 435
- I 角質層 ... 436
- J 真皮 ... 437
- K 真皮乳頭 ... 437
- L 皮下組織 ... 438

2 皮膚の付属器 ... 439

- A エクリン汗腺 ... 440
- B アポクリン汗腺 ... 441
- C 脂腺 ... 441
- D 毛 ... 442
- E 毛の成長 ... 443
- F 爪 ... 443

第17章 感覚器系

1 視覚 ... 446

- A 眼球の壁 ... 447
  1) 強膜 / 2) 脈絡膜
- B 角膜 ... 449
  1) 角膜上皮 / 2) 角膜固有質 / 3) 角膜内皮
- C 網膜 ... 452
  1) 外顆粒層 / 2) 視細胞 / 3) 色素上皮層 / 4) 内顆粒層と神経節細胞層 / 5) 黄斑 / 6) 中心窩 / 7) 視神経乳頭 / 8) 鋸状縁
- D 毛様体 ... 458
  1) 網膜毛様体部 / 2) 毛様体筋 / 3) 毛様体小帯
- E 線維柱帯と強膜静脈洞 ... 461
- F 水晶体 ... 462
  1) 水晶体上皮 / 2) 水晶体上皮から水晶体線維への分化 / 3) 水晶体線維
- G 虹彩 ... 464
  1) 瞳孔括約筋 / 2) 瞳孔散大筋

2 眼球の付属器 ... 466

- A 睫毛腺と瞼板腺 ... 467
- B 瞼板と結膜 ... 468
- C 涙腺 ... 468

3 聴覚と平衡覚 ... 470

- A 内耳（骨迷路と膜迷路） ... 471
- B 蝸牛 ... 472
- C らせん器 ... 472
- D 膜らせん板 ... 473
- E らせん器の有毛細胞 ... 473
- F 前庭階壁 ... 474
- G らせん靱帯 ... 475
- H 血管条 ... 475
- I らせん神経節 ... 476
- J 平衡斑 ... 477
- K 膨大部稜 ... 477
- L 中耳と外耳 ... 478
- M 鼓膜 ... 479
- N 外耳道と耳介 ... 479

4 味覚 ... 480

- A 味蕾 ... 481

5 嗅覚 ... 483

- A 嗅上皮 ... 483
- B 嗅腺 ... 485

6 皮膚感覚 ... 486

- A マイスネル小体 ... 488
- B パチニ小体 ... 489

索引 ... 490

ウェブ付録
バーチャルスライド一覧

第1章 細胞の構造

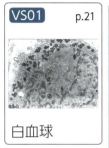

VS01 p.21
白血球

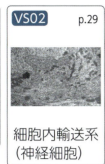

VS02 p.29
細胞内輸送系（神経細胞）

第5章 支持組織

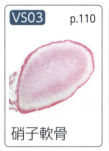

VS03 p.110
硝子軟骨

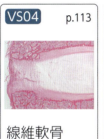

VS04 p.113
線維軟骨

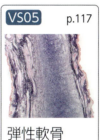

VS05 p.117
弾性軟骨

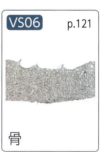

VS06 p.121
骨

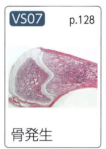

VS07 p.128
骨発生

第6章 筋組織

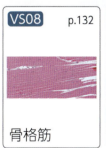

VS08 p.132
骨格筋

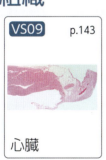

VS09 p.143
心臓

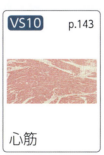

VS10 p.143
心筋

第7章 神経組織

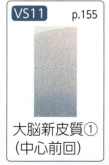

VS11 p.155
大脳新皮質①（中心前回）

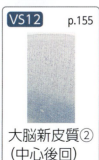

VS12 p.155
大脳新皮質②（中心後回）

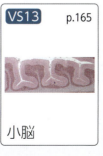

VS13 p.165
小脳

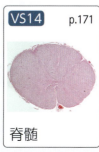

VS14 p.171
脊髄

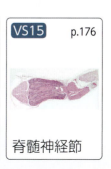

VS15 p.176
脊髄神経節

第8章 血液　第9章 血管系

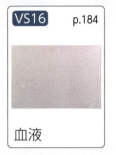
VS16　p.184
血液

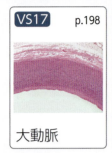
VS17　p.198
大動脈

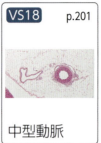
VS18　p.201
中型動脈

第10章 リンパ系

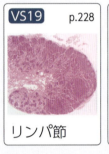
VS19　p.228
リンパ節

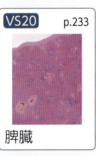
VS20　p.233
脾臓

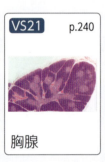
VS21　p.240
胸腺

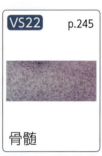
VS22　p.245
骨髄

第11章 消化器系

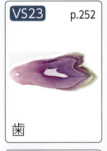
VS23　p.252
歯

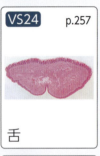
VS24　p.257
舌

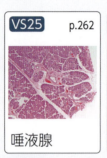
VS25　p.262
唾液腺

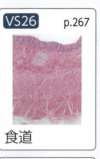
VS26　p.267
食道

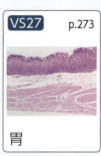
VS27　p.273
胃

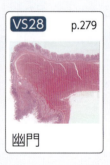
VS28　p.279
幽門

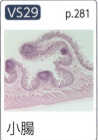
VS29　p.281
小腸

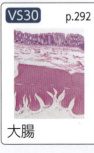
VS30　p.292
大腸

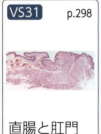
VS31　p.298
直腸と肛門

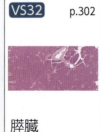
VS32　p.302
膵臓

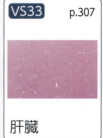
VS33　p.307
肝臓

バーチャルスライド一覧

第12章 呼吸器系

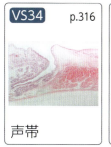
VS34　p.316
声帯

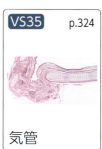
VS35　p.324
気管

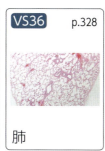
VS36　p.328
肺

第13章 泌尿器系

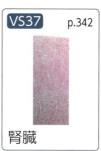
VS37　p.342
腎臓

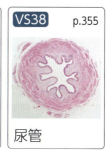
VS38　p.355
尿管

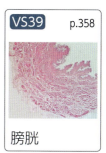
VS39　p.358
膀胱

第14章 生殖器系

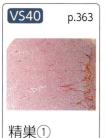
VS40　p.363
精巣①

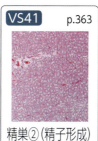
VS41　p.363
精巣②（精子形成）

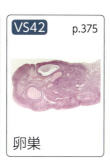
VS42　p.375
卵巣

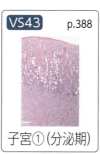
VS43　p.388
子宮①（分泌期）

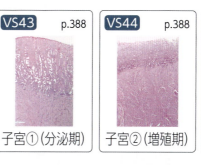
VS44　p.388
子宮②（増殖期）

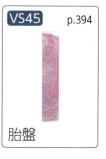
VS45　p.394
胎盤

第15章 内分泌系

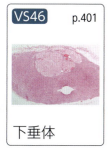
VS46　p.401
下垂体

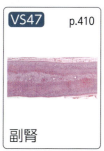
VS47　p.410
副腎

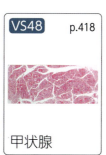
VS48　p.418
甲状腺

第16章 外皮系

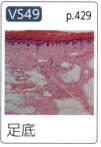
VS49　p.429
足底

第17章 感覚器系

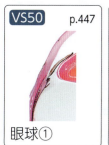
VS50　p.447
眼球①

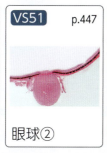
VS51　p.447
眼球②

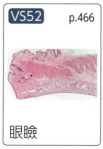
VS52　p.466
眼瞼

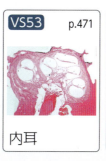
VS53　p.471
内耳

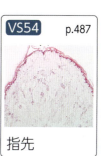
VS54　p.487
指先

ウェブ付録 バーチャルスライドのご案内

本書ではウェブ付録としてバーチャルスライドをPC, タブレット, スマートフォンでご覧いただけます.

ウェブ付録の利用方法

① 羊土社ホームページ（www.yodosha.co.jp/）にアクセスしてください（URL入力または「羊土社」で検索）
② 羊土社ホームページのトップページ右上の書籍特典をクリックし,「袋とじコードを入力する」のボタンをクリックしてください
③ コード入力欄に巻頭の袋とじ内部に印刷されたコードをご入力ください
④ 本書特典へのリンクが表示されます

※ 羊土社会員の登録が必要です. 2回目以降のご利用の際はログインすればコード入力は不要です
※ 羊土社会員の詳細につきましては, 羊土社ホームページをご覧ください
※ 本ウェブ付録の利用権はコード1つにつき個人1名に与えられます（図書館・図書施設など複数人の利用を前提とする施設ではご利用になれません）
※ 本サービスは予告なく休止または中止することがございます（本サービスの提供情報は羊土社ホームページをご覧ください）

バーチャルスライドの閲覧

●スライドデータを開く

- バーチャルスライド一覧から閲覧したい組織を選択するとスライドデータを開くことができます.
- 基本画面は①メイン画面, ②サムネイル（全体像とメイン画面で観察している位置を赤枠で示す）, ③操作ボタン〔拡大・縮小ボタン（＋で拡大, −で縮小）, ホームボタン（全体像に戻る）, フルスクリーンボタン〕より構成されています.

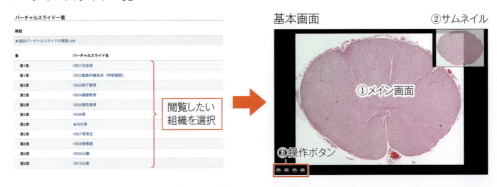

● **拡大・縮小**
  - 以下いずれかの操作で拡大・縮小ができます．
    ①拡大・縮小したい箇所にマウスのカーソルをあわせホイールを前後に動かす．
    ②拡大したい箇所をクリック．
    ③拡大・縮小ボタンをクリック．
    ※タブレット・スマートフォンの場合，ピンチイン・アウトにより拡大・縮小が可能です．

● **移動**
  - 以下いずれかの操作で移動ができます．
    ①メイン画面上でマウスを左クリックしながらドラッグ．
    ②サムネイルの赤枠をマウスで左クリックしながらドラッグ．
    ③サムネイル上で移動したい箇所をクリック．
    ※タブレット・スマートフォンの場合でもドラッグ，タップにより同様の操作が可能です．

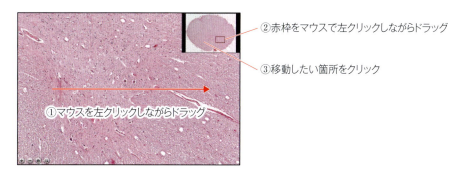

購入特典「追加バーチャルスライド」

- 本書掲載のバーチャルスライドを補完するものとして，追加バーチャルスライドをご用意しております（大脳新皮質のゴルジ染色，歯の発生，耳下腺，副甲状腺など）．
- 本書掲載のバーチャルスライド一覧と同じウェブページに掲載しておりますので，あわせてご活用ください．

本書の使い方

本書の構成

- バーチャルスライドを用いて観察する項目の冒頭には，組織の全体像とバーチャルスライドで観察できる範囲が示されている（バーチャルスライドで観察可能な標本については p13 バーチャルスライド一覧を参照）．

- 本文中に掲載されたバーチャルスライドの拡大像における該当位置や，それと同じような構造が見られる場所を紙面左側の写真上にしるし，目標の構造を探しやすくしてある．本文中の解説を読んで細胞や組織について理解し，バーチャルスライドで実際の細胞や組織を探索することで，それらに関する理解をより一層深めてほしい．

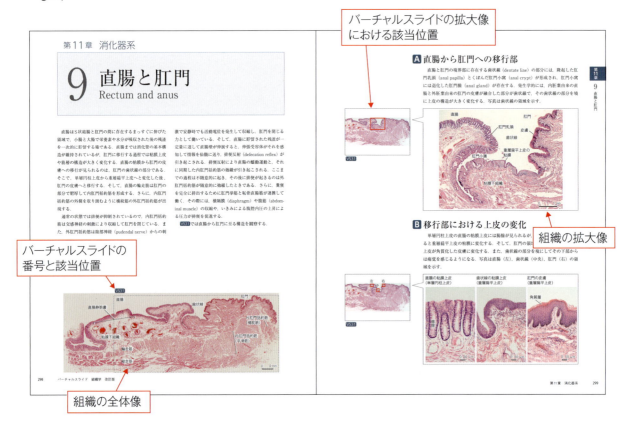

本書の画像，欧文表記について

- 細胞の基本構造に顕著な違いが見られない哺乳類の標本の場合にはその動物名を省いたが，それ以外のものについては動物名を表記した．一方，組織の構造については哺乳類の間でも明らかな違いが見られることが多いので，ヒトの標本以外はその動物名を表記した．本書で用いた標本の多くは H・E 染色法で染めたものであるが，それ以外の方法で染めたものについては染色法を表記した．

- 組織や細胞などの名称については，各分野（解剖，臨床，生物学，薬学など）で異なる和訳名が用いられている場合が多い．また，欧文表記についても異なる名称が使用されている場合が多い．本書では一般の教科書や論文などでよく用いられているものを用いた．

第1章

細胞の構造

　ヒトを構成する細胞は約60兆個といわれてきたが，最近の研究から，成人男性は約37兆個の細胞からなると推計されている．そして，それらの細胞は形態，機能，分布などの違いから200〜270種類に分類されている．このように多種類の細胞で構成されたヒトの体のしくみを理解するには，細胞の基本構造とともに，さまざまな種類の細胞の特徴と役割について詳しく知る必要がある．第1章では細胞を構成する基本構造とその機能について解説し，第2章ではさまざまな種類の細胞について，その形態的な特徴と役割について述べる．

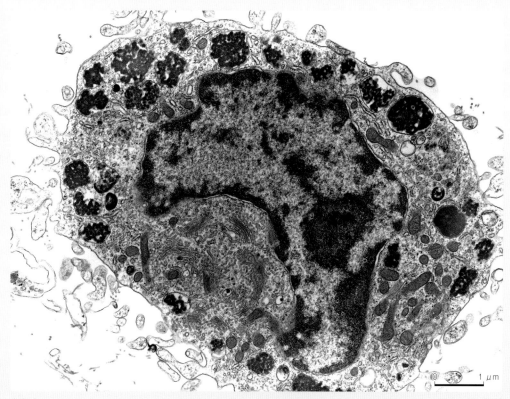

白血球

第1章　細胞の構造

1 細胞を構成する基本構造

　細胞の構造を詳細に理解するには，電子顕微鏡（電顕）を用いた高倍率の観察が必要不可欠である．そこで，この章では，透過型電顕写真を用いて細胞の基本構造について解説する．電顕用の標本ではグルタルアルデヒドによるタンパク質の固定とともに四酸化オスミウム（OsO_4）による脂質成分の固定も行われるので，膜構造を含めた細胞の微細構造まで明瞭に観察することができる．

　細胞の種類や機能の違いを問わず，細胞は共通した基本構造により構成されている．その基本構造は細胞内小器官（オルガネラ：organelle）と総称され，いくつかの種類（表1.1）に分類されている．細胞内小器官には膜で区画化された構造と膜を伴わない高分子構造がある．一般に，膜で区画化された細胞内小器官はその区画内を中心に機能しており，膜を伴わないものは細胞質の全域が機能の場である．

　細胞内小器官は，遺伝情報の維持と管理，タンパク質合成，細胞内の物質輸送，エネルギー代謝など，細胞の生命活動に必要なそれぞれの役割を分担して働いている．しかも，それらの細胞内小器官は互いに連関しながら厳密な制御のもとで機能している．また，固定した標本で観察する細胞内小器官は一定の形をした静的な構造物のように見えるかもしれないが，生きた細胞における細胞内小器官の多くが動的な形態変化，生成と分解，移動などを頻繁に繰り返しながら機能している．

　ヒトの体は同じ遺伝情報をもつ細胞で構成されるが，それぞれの細胞は多様な機能を発現して独自の役割を果たしている．それは，各細胞が遺伝子発現のパターンを変化させてさまざまな機能をもつ細胞に分化して働いているからである．つまり，遺伝子発現のパターンの変化は細胞を構成する細胞内小器官の構造や形態を変化させ，それぞれの細胞がもつ独自の機能を発現させている．このように，ヒトの体はさまざまな役割に特化した細胞の集団から構成されているが，それらの細胞は相互依存関係を維持し，密接な情報交換を行いながら個体として統制のとれた生命活動を営んでいる．

　VS01 では白血球の内部を詳細に観察する．多くの細胞内小器官や機能タンパク質などで満たされているのがわかる．第1章で示す写真について，哺乳類以外のものについてはその動物名を記した．

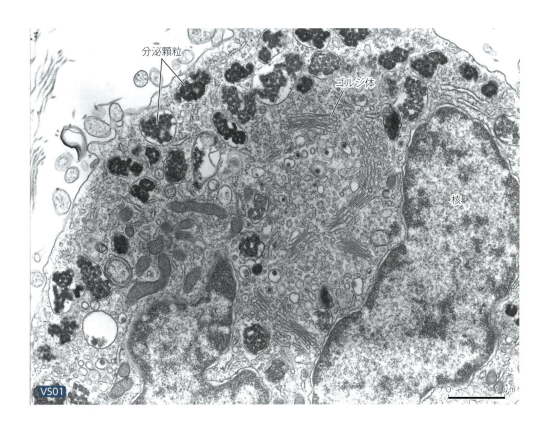

表1.1 細胞内小器官の種類

名称	特徴と役割
細胞膜（cell membrane）	細胞を外界から隔てる生体膜
核（nucleus）	ゲノムDNAの貯蔵，複製，転写，リボソーム産生など
小胞体（endoplasmic reticulum） ・粗面小胞体（rough endoplasmic reticulum） ・滑面小胞体（smooth endoplasmic reticulum）	タンパク質合成，脂質合成，細胞内輸送，Ca^{2+}濃度調整など
リボソーム（ribosome）	ポリペプチドの産生
ゴルジ体（Golgi body）	タンパク質の成熟（糖鎖の付加や組換え，ペプチド鎖の切断など），膜脂質の合成，，分別輸送など
エンドソーム（endosome）	細胞外からの物質取り込み，細胞膜のリサイクルなど
リソソーム（lysosome）	取り込んだ物質の分解，分解産物のリサイクルや排出など
ミトコンドリア（mitochondria）	ATPの産生，細胞内Ca^{2+}濃度の調節，熱の産生，アポトーシスの誘導など
脂肪滴（lipid droplet）	トリグリセリドの貯蔵，脂質代謝など
中心体（centrosome），基底小体（basal body）	微小管形成，細胞分裂，線毛や鞭毛の形成など
線毛（cilium），鞭毛（flagellum）	刺激の受容，体液循環，線毛運動による異物の排出，細胞の遊走など
ペルオキシソーム（peroxisome）	脂肪酸のβ酸化や過酸化水素の分解など
オートファゴソーム（autophagosome）	細胞内の構成要素の分解処理や分解産物のリサイクルなど
細胞骨格（cytoskeleton） ・アクチン線維（actin filament，直径5〜9 nm） ・中間径線維（intermediate filament，直径8〜12 nm） ・微小管（microtubule，直径約25 nm）	細胞形態の維持，細胞分裂，細胞運動，細胞内小器官の輸送と配置，細胞内の物質輸送など

COLUMN

細菌

ヒトは膨大な数（約1,000種で100兆個）の細菌（バクテリア：bacteria）と共存しており、その約90％が消化管に生息して腸内細菌叢（bacterial flora）を形成している。これらの細菌はヒトの健康維持にとって必要不可欠な存在になっている。原核細胞である細菌には明瞭な細胞内小器官は見られないが、独自で生存するために必要な構造と機能はすべて備えている。細胞はペプチドと糖を中心に構成された細胞壁に包まれ、遊走するための運動器官をもつものもある。写真はヒトの腸内細菌の一種であるグラム陽性菌を示す。

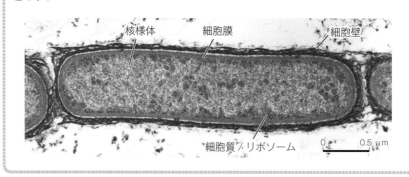

A 細胞膜

細胞内小器官を構成する膜は生体膜（biological membrane）と総称され、両親媒性（amphiphilic）のリン脂質を主成分とする脂質二重層（lipid bilayer）からなる。脂質二重層を構成する内外の層ではリン脂質の組成が異なり、その違いは膜リン脂質の非対称性とよばれて生体膜に共通してみられる。細胞膜にはコレステロール（cholesterol）、さまざまな種類の膜タンパク質や糖脂質（glycolipid）などが組み込まれている。そのなかのコレステロールは膜の流動性の維持に貢献している。膜タンパク質や糖脂質は、細胞接着、分子の選択的輸送、細胞間の認識や情報伝達など多様な機能を担っている。

図1.1 細胞膜の構造

リン脂質のリン酸に染色液のウランが結合するので、細胞膜は2本の黒い線として確認できる。選択的透過性（selective permeability）の性質をもつ細胞膜は厚さが5〜10 nmで、酸素、二酸化炭素、水などの小分子は自由に通過できる。しかし、大型の分子や電荷をもつイオンなどは通過できない。それらが通過する際には、膜に組み込まれた輸送担体（トランスポーター：transporter）とよばれる膜タンパク質の介在が必要である。写真は細胞膜を示す。

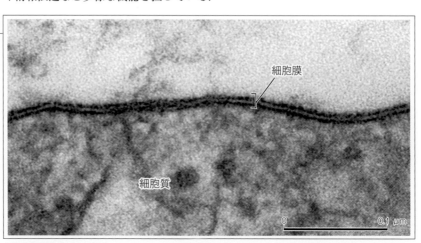

図 1.2　細胞膜の補強

筋細胞のようにつねに強い力が加わる細胞は基底膜（p50参照）とよばれる細胞外基質の層に包まれている．基底膜は細胞膜の膜タンパク質を介して，細胞膜の内側に分布する細胞骨格の層と連結して細胞膜を補強する．その細胞骨格の層は細胞膜を安定化させるだけでなく，細胞移動，細胞分裂，エンドサイトーシスなどの機能にも密接にかかわる．写真は骨格筋細胞の基底膜と細胞骨格の層を示す．

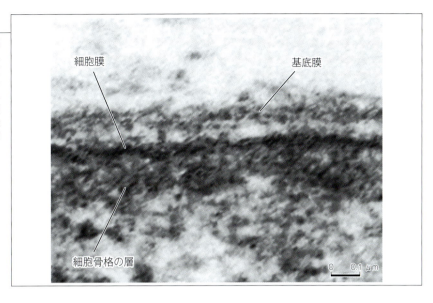

B 核

ほとんどの体細胞は核を1つもつ単核細胞であるが，特別な例として，細胞融合や特殊な細胞分裂などにより形成された多核細胞（骨格筋細胞や破骨細胞など）も存在する．核は二重の生体膜からなる核膜（nuclear membrane）により細胞質から隔離され，その中にはクロマチン（chromatin，染色質）やリボソームを合成する核小体などが存在する．核膜には物質が通過する核膜孔（nuclear pore）が存在し，遺伝子の制御やリボソーム形成などに必要な多くのタンパク質がこの孔を通って細胞質から核へ輸送される．その一方で，転写されたRNAやリボソームの前駆体などが核から細胞質へ輸送される．

図 1.3　核膜

核膜を構成する二重膜の内膜と外膜は核膜孔の部分で連続する．内膜と外膜の間の核周囲腔（かくしゅういこう）（perinuclear space）にはCa^{2+}が蓄えられている．内膜と外膜ではそれらを構成する膜タンパク質や脂質などの組成が異なり，両者の膜の役割も異なる．内膜の内面を裏打ちする核ラミナ（nuclear lamina）の層はクロマチンと結合し，外膜は粗面小胞体と連続する．写真は核膜を示す．

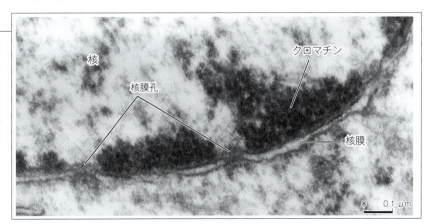

図1.4 核ラミナ

核ラミナは細胞骨格の中間径線維の一種であるラミン（lamin）を中心に構成された網目構造の層（厚さ10〜100 nm）で，クロマチンと内膜の膜タンパク質に結合し，両者を連結している．核ラミナは核の構造の安定化，核内におけるクロマチンの配置，細胞分裂，DNAの複製，遺伝子発現の制御などにかかわっている．写真は内膜の内側を覆う核ラミナを示す．

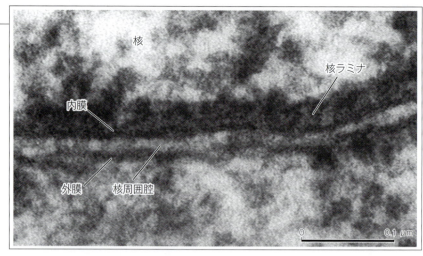

図1.5 核膜孔

数多くのタンパク質から構成される核膜孔は核膜孔複合体（nuclear pore complex，直径約120 nm）ともよばれる．疎水性のアミノ酸を多く含むペプチドが核膜孔の内側に向かって伸びており，それが物質通過のバリアとして働いている．イオンや低分子（30〜60 kDa以下）などは核膜孔を自由に通過できるが，高分子の通過にはその輸送を担う特別なタンパク質の介在が必要である．写真は核膜孔の横断（上）と縦断（下）を示す．

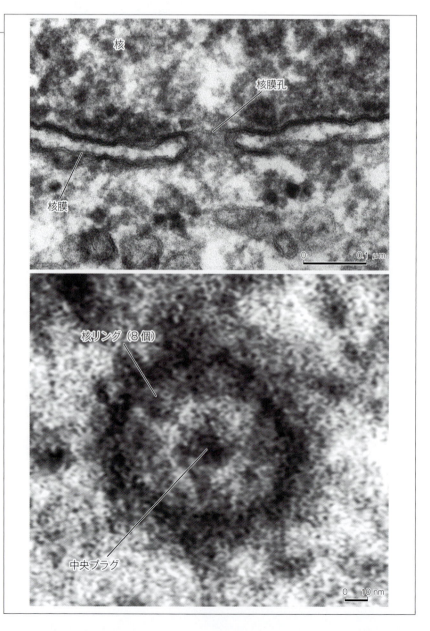

COLUMN

核膜孔を通過する高分子

　核膜孔を高分子が通過する際には，核輸送受容体（nuclear transport receptor）とよばれるタンパク質が介在する．高分子を構成するタンパク質には輸送の方向（たとえば，核から細胞質へ）を決める特別なアミノ酸配列が含まれる．核輸送受容体がその配列を認識して結合し，他のタンパク質との共同作業により高分子の通過を制御する．通過の際にはGTPのエネルギーが用いられる．写真は，両生類の卵母細胞の核膜孔（⇨）を通って核から細胞質に輸送される高分子の塊（黒い物体）を示す．

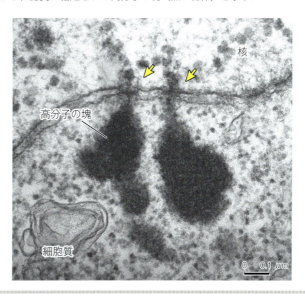

図1.6　クロマチン

全長が2mにも及ぶヒトのDNAは，規則的に折りたたまれて直径数μmの核内に収納されている．その際の折りたたみにはDNAに結合する塩基性タンパク質のヒストン（histone）が中心的な役割を担う．核内には分散したユークロマチン（euchromatin）と核膜に結合する凝縮したヘテロクロマチン（heterochromatin）が存在し，前者では転写が活発で後者では不活発である．写真は核のクロマチンを示す．

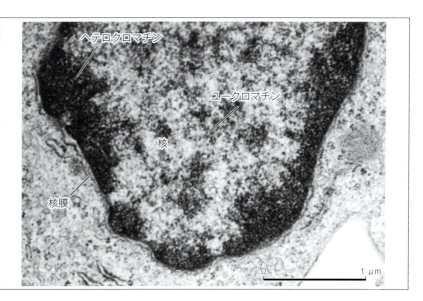

図 1.7 核小体

核小体（nucleolus）は，その主要な構成要素であるrRNAの遺伝子が分布する核小体オーガナイザー領域（nucleolar organizer region：NOR）から形成される．核小体の構造はrRNAを転写する線維中心（fibrillar center：FC），転写後のrRNAの加工を行う高密度線維成分（dense fibrillar component：DFC），リボソームの前駆体を組み立てる顆粒成分（granular component：GC）の3領域に分けられる．写真は核小体を示す．

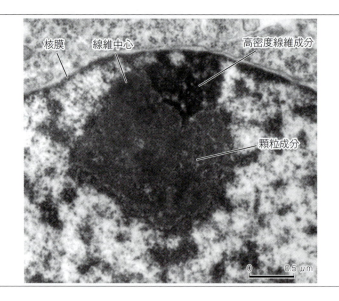

> **COLUMN**
>
> **核小体の数**
>
> 　ヒトの2倍体の細胞では10カ所の核小体オーガナイザー領域（NOR）があるので10個の核小体の形成が可能であるが，通常の状態の核内には2〜3個の核小体しか見られない．一方，タンパク質合成が活発な細胞では大型の核小体が数多く見られる．特殊な例として，短期間に多量のリボソームを合成する両生類の卵母細胞（oocyte）では，染色体から複製されて分離した数多くのNORから多数の核小体が形成される．写真はトルイジンブルー染色した両生類の卵母細胞の核（左）とその核小体（右）を示す．核膜に結合した数多くの核小体が見られる．
>
>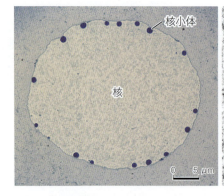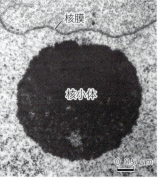

C タンパク質合成

タンパク質は小胞体の膜に結合した膜結合リボソーム（membrane-bound ribosome）と膜から遊離した状態の遊離リボソーム（free ribosome）により合成される．どちらで合成されるかは，合成中のペプチドのN末端に存在するシグナル配列（signal sequence）とよばれる特別なアミノ酸配列の有無で決まる．小胞体へ移行するためのシグナル配列をもつ分泌タンパク質や膜タンパク質などは，膜結合リボソームで合成された後，その多くがゴルジ体に輸送される．その配列をもたない核やミトコンドリアで働くタンパク質，そして細胞骨格などは遊離リボソームで合成され，細胞質に放出された後，拡散により目的の場所まで運ばれる．

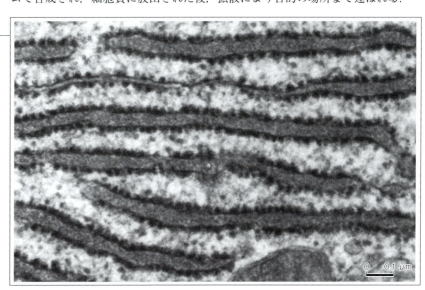

図1.8　粗面小胞体

粗面小胞体は一般に核の周辺に分布している．粗面小胞体で合成されたポリペプチド鎖が機能的なタンパク質になるまでには，ポリペプチド鎖の一部切断，糖や官能基などの付加，機能的な高次構造の形成などの処理を受ける．それらの過程は粗面小胞体の内部で行われ，異常なタンパク質が生じると品質管理のしくみにより分解処理される．写真は粗面小胞体を示す．

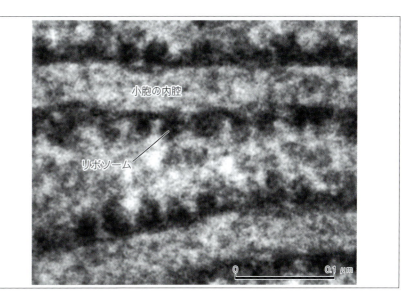

図1.9　リボソーム

真核生物のリボソームはrRNAを中心に構成され，ポリペプチド合成を触媒する大サブユニット（3種のrRNAと49種のタンパク質の複合体）と，mRNAの情報を解読する小サブユニット（1種のrRNAと33種のタンパク質の複合体）からなる．核小体で合成されたこれらのサブユニットは品質管理を受けた後，細胞質に輸送されてmRNAと結合し，タンパク質合成を行う．写真は膜に結合したリボソームを示す．

図1.10　核膜と粗面小胞体

核膜の外膜の構成成分は粗面小胞体のものとよく似ており，その細胞質側にはリボソームが数多く結合している．外膜と連続する粗面小胞体が存在し，そこで合成されたタンパク質が核膜や核周囲腔に供給されるとともに，その粗面小胞体による核膜の脂質成分の供給や除去が行われ，核の大きさが調節されている．写真は核膜の外膜と連結する粗面小胞体を示す．

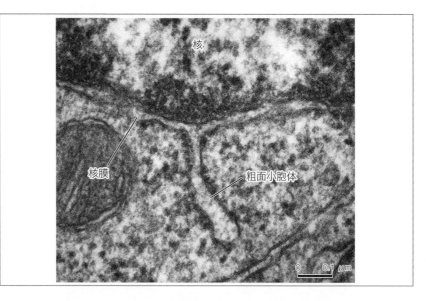

図1.11　膜結合リボソームと遊離リボソーム

膜結合リボソームと遊離リボソームは同じものである．膜結合リボソームも最初は遊離状態でタンパク質合成を開始するが，合成中のポリペプチド鎖に含まれる小胞体へ移行するシグナル配列が認識されると，小胞体に導かれて膜結合リボソームになる．mRNAと結合した翻訳中のリボソームの集団（ポリリボソーム：polyribosome）は環状やヘアピン状に並んでいる．写真は膜結合リボソームと遊離リボソームを示す．

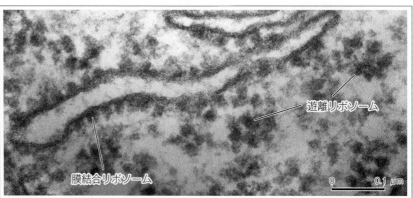

第1章　細胞の構造

2　細胞内の物質輸送

　細胞内小器官どうしの間や，細胞膜を隔てた細胞の内外との間ではさまざまな物質の輸送が活発に行われている．それらのなかでもよく知られているのがタンパク質の合成と分泌にかかわる輸送経路と，細胞外から物質を取り込んで処理するエンドサイトーシスの輸送経路である．それらの経路では，輸送小胞とよばれる小型の小胞が細胞内小器官の間の輸送を担い，膜成分と小胞内に詰め込んだ物質の輸送を活発に行っている．その輸送小胞を目的の場所まで運んでいるのが細胞内に張り巡らされた細胞骨格と，その線維上を一定方向に移動するモータータンパク質である．

　細胞内には小胞を伴う細胞内輸送系が複雑に入り組んで分布している．VS02 ではそれらの構造を神経細胞で観察する．細胞内における躍動的な物質の流れが推測できる．

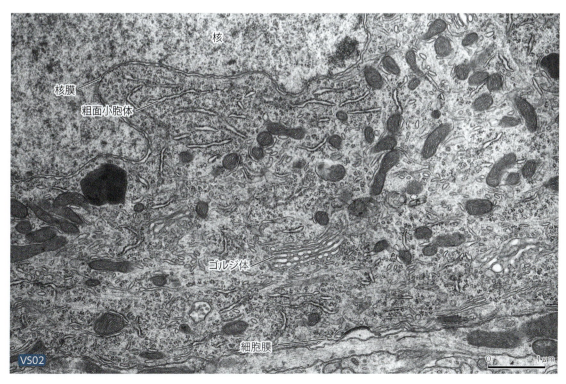

A 輸送小胞

　輸送小胞（transport vesicle，直径 50〜100 nm）は細胞膜や小胞体の膜から出芽するように形成され，その過程には小胞を取り巻く被覆タンパク質（coat protein）がかかわる．被覆タンパク質にはそれぞれ異なる輸送経路で働くクラスリンと COP I（coat protein complex I），COP II が知られ，輸送される物質の選別にも関与している．写真は被覆タンパク質に覆われた輸送小胞を示す．

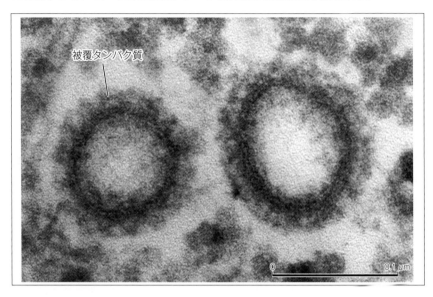

B ゴルジ体

　ゴルジ体は扁平な小胞（ゴルジ槽：Golgi cisternae）が積層した構造で，粗面小胞体に向いた側がシス（cis），その反対側がトランス（trans）とよばれる．粗面小胞体から送られた輸送小胞は融合してシスゴルジ網（cis-Golgi network）を形成し，ゴルジ槽へと移行する．ゴルジ槽はシス側からトランス側に移動し，最後にトランスゴルジ網（trans-Golgi network）に移行する．写真はゴルジ体を示す．

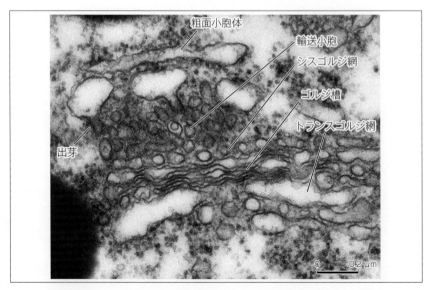

> **COLUMN**
>
> **ゴルジ体の役割**
>
> 　粗面小胞体で合成された未完成のタンパク質は輸送小胞によりゴルジ体に送られ，そこで糖鎖の付加や除去，糖のリン酸化や硫酸化など，いくつかの処理を経て機能をもったタンパク質になる．それらは品質管理を受けた後，正常なものだけがトランスゴルジ網で行き先ごとに選別され，それぞれ別々の輸送小胞に詰め込まれて目的の場所（分泌顆粒，リソソーム，細胞膜など）に向けて輸送される．この他に，ゴルジ体は多糖類や糖脂質などの合成にもかかわる．

C エキソサイトーシス

　細胞はエキソサイトーシス（exocytosis, 開口放出）により物質を細胞外に放出する．その際には，物質を詰め込んだ小胞を細胞膜と融合させ，細胞外に開口した小胞からその内容物を放出する．このエキソサイトーシスでよく知られているのが，構成性分泌経路（constitutive secretory pathway）と調節性分泌経路（regulated secretory pathway）の2種類の経路である．他にもリソソームが介在するエキソサイトーシスがあり，その経路ではトランスゴルジ網で選別された酸性加水分解酵素をリソソームに送り，そこで分解された産物を細胞外に放出する．

図1.12　構成性分泌経路

糖タンパク質，成長因子，細胞外マトリックス，血清タンパクなどの細胞の生存に欠かせない多くの種類の分子は，細胞外に恒常的に放出されている．その際の経路が構成性分泌経路である．それと同時に，この経路は脂質や膜タンパク質などの膜成分を細胞膜に補給する役割も果たしている．写真は筋細胞における構成性分泌経路のエキソサイトーシス（⇨）を示す．

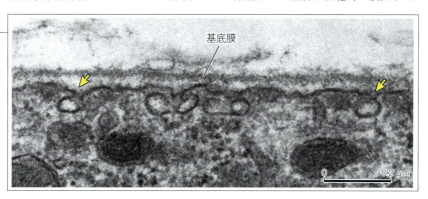

図1.13　調節性分泌経路

この経路では，消化酵素，ホルモン，神経伝達物質などがトランスゴルジ網で選別された後，それらを高密度に詰め込んだ分泌顆粒（secretory granule）とよばれる小胞が形成され，細胞膜の近くに一次的に貯留される．そして，外部からの刺激があると分泌顆粒と細胞膜の融合が速やかに引き起こされ，その内容物が細胞外に放出される．写真は内分泌細胞の細胞膜下に貯留された分泌顆粒を示す．

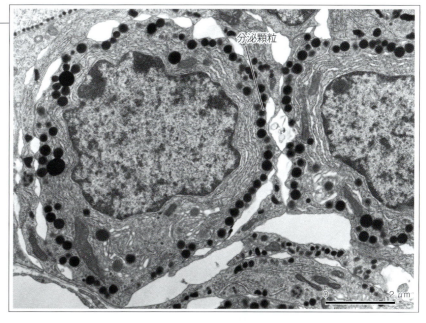

D エンドサイトーシス

　栄養素，細胞の破片，細菌などを細胞に取り込むエンドサイトーシス（endocytosis，飲食作用）の際には，エンドソーム（endosome）とよばれる小胞が用いられる．エンドソームは細胞膜の近くで互いに融合して初期エンドソーム（early endosome）を形成し，取り込まれた物質を分解するものとリサイクルするものに分別する．リサイクルするものは細胞膜に戻され，分解するものは初期エンドソーム内に残される．やがて，初期エンドソームの内部が酸性化（pH 6.0〜4.9）されて後期エンドソーム（late endosome）になり，酸性加水分解酵素を含むリソソームと融合してその内容物を分解する．そして，分解産物のなかで有用な分子はリサイクルされ，その他は細胞外に廃棄される．

> **COLUMN**
>
> **小胞形成の様式**
>
> 　エンドサイトーシスにおける小胞形成の様式にはクラスリン（clathrin）依存型とクラスリン非依存型がある．前者ではクラスリンに覆われた小胞が形成され，そのクラスリンに結合した受容体を介して特定の分子が小胞内に取り込まれる．クラスリンが関与しない後者では，飲作用（ピノサイトーシス：pinocytosis）による水溶性の養分の取り込み，食作用（phagocytosis）による細菌や細胞断片の取り込みなどが行われる．写真はクラスリン依存型のエンドサイトーシスとエンドソーム（→）を示す．

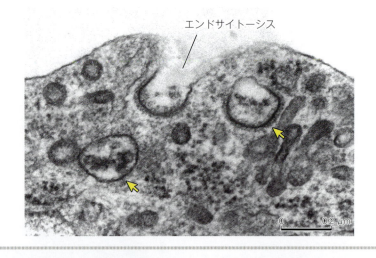

図1.14　初期エンドソーム

初期エンドソームは細胞膜の近くに分布し，その形態は不均一で管状や胞状をしている．初期エンドソーム内でリサイクル用に分別された細胞膜の受容体や接着分子などには，細胞膜に直接戻される経路と，リサイクリングエンドソーム（recycling endosome）とよばれる別の小胞を経由して細胞膜に戻される経路がある．写真は両生類の胚細胞の初期エンドソームを示す．

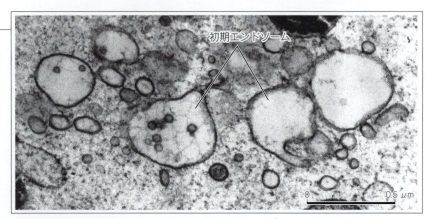

図 1.15　後期エンドソーム

酸性加水分解酵素（acid hydrolase）の分解能力を高めるために，後期エンドソームの内部は酸性化される．そして，不要になった情報伝達因子の受容体などを含む後期エンドソームの膜が内腔側にくびりとられるようにして形成され，数多くの小胞を含む多胞体（multivesicular body）になる．その後，リソソームと融合してそれらの小胞を中身ごと分解処理する．写真は両生類の胚細胞の後期エンドソームの多胞体を示す．

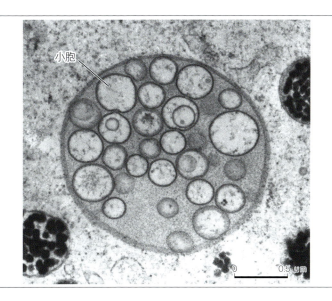

図 1.16　多胞体とよばれる特殊な構造

後期エンドソームの多胞体とは全く異なる役割をもつ多胞体が存在する．それは，小胞の膜に細胞膜由来の脂質や膜タンパク質などを含み，その内部にはDNAやRNAなどの情報伝達因子を詰め込んだ特殊な小胞を数多く含んだ多胞体である．その多胞体は細胞膜と融合して内部の小胞を細胞外に放出する役割を担う．写真は細胞外に放出途中の多胞体（⇨）を示す．

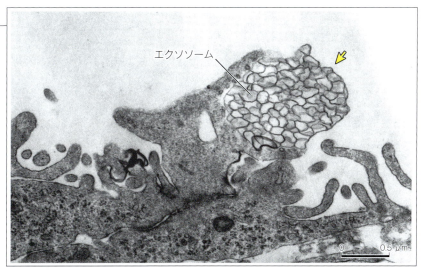

> **COLUMN**
>
> **細胞間の情報伝達を担う多胞体**
>
> 　情報伝達因子を含んだ小胞が多胞体により細胞外に放出されると，エクソソーム（exosome，直径50〜150 nm）とよばれる小胞になる．エクソソームは血液やリンパ液などの体液中を循環し，遠方に存在する標的の細胞と融合することにより小胞内や膜に含まれる情報伝達因子を相手に送り届ける機能がある．細胞外に放出された小胞は細胞外小胞（extracellular vesicle）と総称され，エクソソーム以外にも細胞間の情報伝達にかかわる細胞外小胞が何種類か知られている．

E 細胞内における分解処理機構

細胞内には，外部から取り込んだ物質や細胞内の不要な小器官などを分解処理するしくみが存在する．そのしくみの中心を担うのがリソソームとよばれる小胞である．リソソームには，ゴルジ体で選別された酸性加水分解酵素を詰め込んだ一次リソソーム（primary lysosome, 直径0.1〜0.15 μm）とよばれるものと，エンドサイトーシスやオートファジー（自食作用）によってさまざまな物質を取り込んだ小胞に一次リソソームが融合して，その内容物を分解処理中の二次リソソーム（secondary lysosome）とよばれるものがある．二次リソソームにはさまざまなサイズや形態のものが見られる．

図1.17　リソソーム

リソソーム（lysosome，直径0.1〜1.2 μm）は酸性に保たれた内腔に100種類以上の加水分解酵素を含んだ小胞である．エンドサイトーシスやオートファジーにより小胞内に取り込まれた細胞内小器官や生体高分子などを分解処理する役割がある．その分解処理は細胞内の新陳代謝，品質管理，飢餓時の栄養補給，アポトーシス，抗原提示などさまざまな機能にかかわる．写真は二次リソソームを示す．

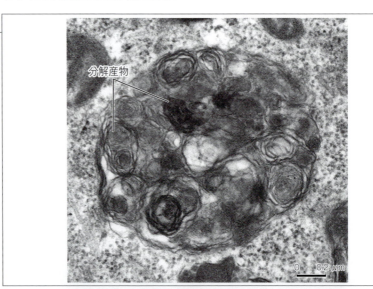

図1.18　オートファジー

オートファジーのなかでよく知られているのが，リソソームと融合して消化するマクロオートファジー（macroautophagy）である．オートファジーは細胞内における新陳代謝，品質管理，リサイクルなどを行うシステムで，異常が生じた細胞内小器官の分解処理，飢餓時における栄養素の自己補給，病原微生物の破壊などを行う．写真は異常なミトコンドリアや粗面小胞体を取り込んだオートファゴソーム（autophagosome, 自食胞）を示す．

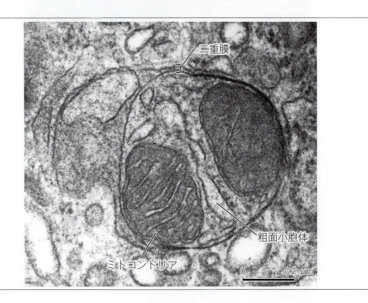

> **COLUMN**
>
> **オートファジーの過程**
>
> 通常はオートファジーの機能は不活発であるが，細胞の飢餓や細胞内の構造に異常が生じるとその機能が活性化される．マクロオートファジーの過程は以下のようなステップからなる．①内膜と外膜の二重の膜からなるカップ状の隔離膜（phagophore）を形成．②隔離膜が変性した細胞内小器官やタンパク質などを包み込んでオートファゴソームを形成．③オートファゴソームに一次リソソームが融合すると内膜を含めた内容物が分解される．有用な分解産物はリサイクルされて不要なものは細胞外に廃棄される．

F ペルオキシソーム

ペルオキシソームは多くの種類の酵素を蓄えた小胞（直径0.1〜1.0 μm）で，それらの酵素は脂肪酸のβ酸化を中心に，酸化反応に伴って発生する有害な過酸化水素の除去，コレステロールの合成，アミノ酸代謝など多くの機能にかかわっている．酵素の多くは遊離リボソームで合成されてペルオキシソーム内に取り込まれたものであるが，酵素と小胞の膜成分の一部はミトコンドリアに由来する．ペルオキシソームの名称の由来は，過酸化水素の存在下で基質を酸化する酵素であるペルオキシダーゼが小胞内に局在するからである．写真はペルオキシソームを示す．

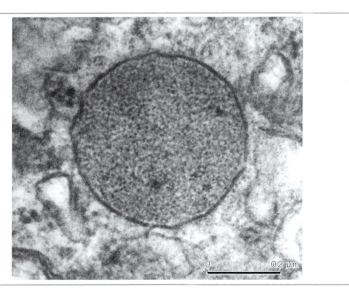

G エネルギー代謝

動物は摂取したエネルギー産生栄養素の炭水化物，脂質，タンパク質を分解して得られたエネルギーを用いて，体の構成要素の合成，体温維持，細胞運動，物質輸送，情報伝達などの生命活動を営んでいる．その際に，エネルギーの流通を媒介しているのがATPを中心とする高エネルギー化合物である．ATPのほとんどはミトコンドリア内のクエン酸回路と電子伝達系により産生され，その過程でエネルギーがATPの高エネルギーリン酸結合として蓄えられる．そして，そのリン酸結合を加水分解した際に得られるエネルギーを生命活動に必要なさまざまな化学反応に用いる．

図1.19 ミトコンドリアの基本構造

ミトコンドリアは全体を包む外膜（outer membrane）と，膜の面積を増やすためにクリステ（cristae）とよばれるひだ状の構造を形成した内膜（inner membrane）の二重の膜により構成される．内膜と外膜の間の狭いスペースは膜間腔（intermembrane space）とよばれる．そして，内膜の内腔はマトリクス（matrix）とよばれる粘性のある物質で満たされる．写真は一般的な形態のミトコンドリアを示す．

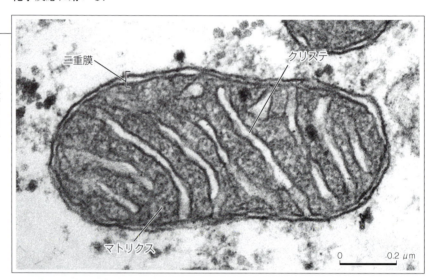

COLUMN

ミトコンドリアの細胞内共生説

ミトコンドリアは独自の環状DNAをもち，2分裂で増殖するなど細菌と同じ特徴をいくつももつ．ミトコンドリアの構成成分の多くは細胞核のDNAに由来するが，ミトコンドリアの環状DNAには独自のタンパク質合成系や電子伝達系で働く一部のタンパク質の遺伝子が含まれる．さらに多くの事実から，ミトコンドリアは古い時代の真核細胞に取り込まれた好気性細菌（aerobic bacteria）が進化して内部共生したものと考えられている．写真はミトコンドリアの2分裂像を示す．

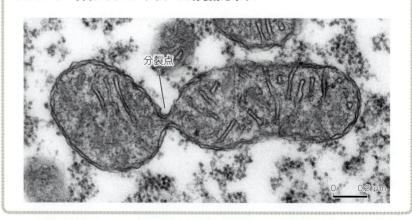

図1.20 ミトコンドリアの構造と機能

外膜は細胞膜と似た透過性の高い膜である．内膜は透過性の低い膜で酸化的リン酸化（oxidative phosphorylation）を担う電子伝達系やATP合成酵素などが分布する．膜間腔にはアポトーシスを誘導するシトクロムc（cytochrome c）が存在し，内腔のマトリクスには環状DNAと独自のタンパク質合成系，脂肪酸のβ酸化やクエン酸回路の酵素群，Ca^{2+}などが存在する．マトリクス内に見られる黒い粒はカルシウムを多く含んだ顆粒である．写真はミトコンドリアの拡大を示す．

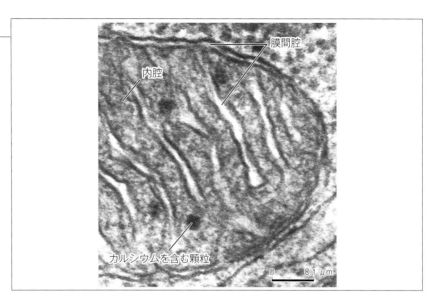

図1.21 ミトコンドリアの動的な変化と多様な形態

ミトコンドリアは細胞内を活発に移動して分裂や融合を頻繁に繰り返し，断片化したピーナツ状の構造や管状の網目構造などを形成する．また，細胞の機能や代謝の変化，細胞に加わるストレスなどに伴ってミトコンドリアの大きさやクリステの構造を変化させる．写真はミトコンドリアの融合（上）と管状のクリステをもつ球状のミトコンドリア（下）を示す．

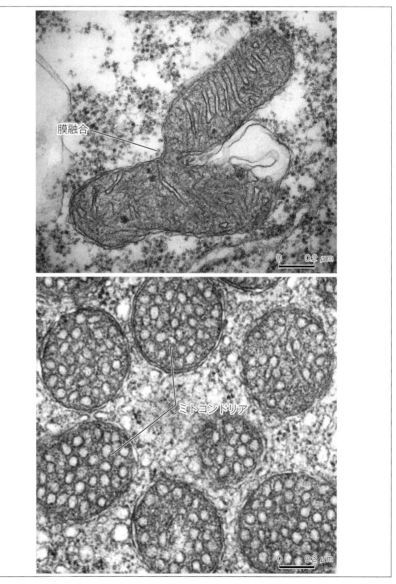

図 1.22 ミトコンドリアの多様な機能

ミトコンドリアはATPの産生以外にも，リン脂質やヘムの合成，細胞内Ca^{2+}濃度の制御，熱の産生，アポトーシスの誘導など多様な機能にかかわる．それらの機能と関連して，ミトコンドリアは他の細胞内小器官と密着（10〜30 nm間隔）し，遊離脂肪酸やCa^{2+}などの取り込みを行う．写真は粗面小胞体（上）や脂肪滴（下）と密着したミトコンドリアを示す．

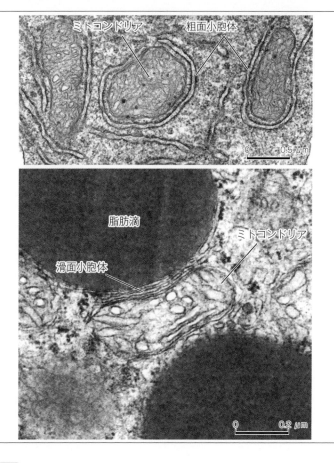

COLUMN

細胞内におけるエネルギー源の貯蔵

細胞内に蓄えられる主要なエネルギー源は脂質とグリコーゲンである．脂質は主に脂肪細胞に，そして，グリコーゲンは主に肝臓と筋細胞に蓄えられる．親水性のグリコーゲンは水分子と結合して重くなるので，軽い脂質のほうがエネルギーをより効率的に蓄えられる．肝臓はグリコーゲンを分解して得られるグルコースを細胞外に放出して血中のグルコース濃度を一定に維持する役割を担うが，グルコースを細胞外に放出できない筋細胞はグリコーゲンを自己消費する．

図1.23 脂肪滴

滑面小胞体から産生される脂肪滴（lipid droplet）はリン脂質の単層膜に包まれ，その中にトリグリセリドが蓄えられている．単層膜には脂質の蓄積や分解にかかわるタンパク質が存在する．エネルギー源の貯蔵だけでなく，脂肪滴は他の細胞内小器官と共同して脂肪毒性や酸化ストレスへの対応にもかかわる．写真は滑面小胞体と密着している脂肪滴を示す．

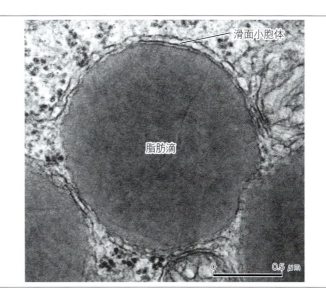

図1.24 グリコーゲン顆粒

多数のグルコースがグリコシド結合により直鎖状に連結され，さらに，それが分枝状に連結される．その分枝状の構造がコアタンパク質のグリコゲニン（glycogenin）の二量体に結合したものがグリコーゲン顆粒（直径20～60 nm）である．数万個にも及ぶグルコースから構成されたグリコーゲン顆粒は，細胞内に多量のグルコースを貯蓄する役割を担う．写真はグリコーゲン顆粒を示す．

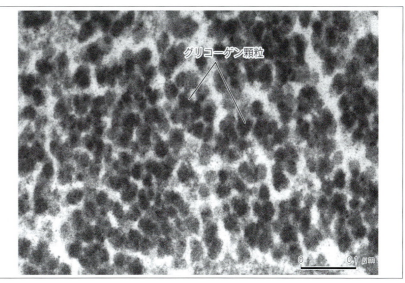

H 滑面小胞体

　名称の由来は小胞体の膜にリボソームが結合していないからである．細胞内に広く分布する滑面小胞体は分枝や融合を頻繁に繰り返し，管状（直径30～90 nm）の網目構造や扁平な嚢状の構造を形成する．滑面小胞体と粗面小胞体は連続しているが，両者の分布域が分かれる．滑面小胞体は脂質やステロイドホルモンの合成，薬物の解毒，グリコーゲンや脂質の代謝，細胞内Ca^{2+}濃度の調節などさまざまな役割を担う．さらに，滑面小胞体に分類されるゴルジ体も含めると，その機能は多様である．

図1.25 滑面小胞体が発達した細胞

滑面小胞体はステロイドホルモンなどを産生する副腎皮質の内分泌細胞，収縮運動を行う筋細胞，強い興奮機能をもつ神経細胞，解毒処理やグリコーゲン代謝を行う肝臓の細胞などでよく発達している．それらは，それぞれの細胞の機能に応じた特徴的な構造を形成し，さまざまな機能を担っている．写真は副腎の分泌細胞を満たす管状構造の滑面小胞体を示す．

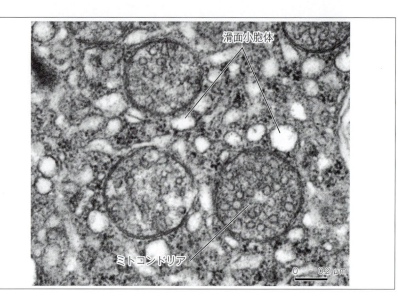

I 細胞骨格

　細胞内には細胞骨格（cytoskeleton）と総称される3種類の線維（アクチン線維，中間径線維，微小管）が存在し，それぞれが独自の高次構造を構築して分布している．細胞骨格は単位タンパク質が重合して形成された線維状の構造で，重合と脱重合を頻繁に繰り返しながら機能している．その役割は細胞の形態の維持，細胞運動，細胞分裂，細胞内小器官の輸送と配置，エンドサイトーシス，細胞接着，情報伝達など多岐にわたる．アクチン線維と微小管には極性（向き）があり，それらの線維に沿って移動するモータータンパク質が細胞内の物質輸送に重要な役割を果たす．

COLUMN

モータータンパク質

　モータータンパク質（motor protein）はアクチン線維や微小管と結合し，ATPのエネルギーを消費しながらそれらの線維上を一定方向に移動する機能がある．モータータンパク質には，ミオシン，キネシン，ダイニンなどが知られている．ミオシン（myosin）はアクチン線維上をプラス端方向に移動し，キネシン（kinesin）とダイニン（dynein）は微小管上をそれぞれプラス端とマイナス端方向に移動する．その移動に伴い，モータータンパク質と結合した細胞内小器官や高分子などを一定方向に輸送する．その機能が細胞内輸送や染色体分離などで重要な役割を担う．

図1.26 アクチン線維

単位タンパク質の球状アクチン（G-actin）が一定の向きに重合して右巻きの二重らせん構造のアクチン線維（actin filament, F-actin, 直径5～9 nm）を形成する．線維には極性があり，重合速度が速い側がプラス端，その反対側がマイナス端とよばれる．アクチン線維はATPに依存して重合と脱重合を頻繁に繰り返しながら，細胞運動，細胞内輸送などの機能にかかわる．写真は骨格筋のアクチン線維を示す．

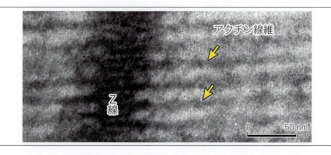

図1.27　中間径線維

直径がアクチン線維と微小管の中間なので中間径線維（intermediate filament，直径8〜12 nm）とよばれる．50種類以上が知られ，6グループに分類されている（表1.2）．単位タンパク質が重合して形成された極性のない線維で，リン酸化により脱重合する．重合と脱重合を頻繁に繰り返す他の線維と比べて，安定的な構造を維持する．細胞や核の構造の支持，細胞間の結合の補強などにかかわる．写真は皮膚に分布する中間径線維のケラチン線維（→）を示す．

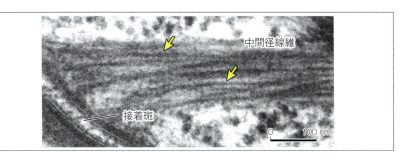

表1.2　中間径線維の分類

グループ	構成タンパク質	分布，特徴など
タイプI	酸性ケラチン（acidic keratin）	・上皮細胞に分布 ・爪や毛などの角質を構成 ・酸性ケラチンと塩基性ケラチンが結合してヘテロ二量体からなるケラチン線維を形成
タイプII	塩基性ケラチン（basic keratin）	
タイプIII	ビメンチン（vimentin），デスミン（desmin）など	・線維芽細胞，筋細胞，血管の内皮細胞，白血球など，間葉系由来の細胞を中心に分布
タイプIV	ニューロフィラメント（neurofilament）など	・神経細胞の軸索や樹状突起を中心に分布
タイプV	ラミン（lamin）	・核膜に分布し，クロマチンと核膜を結合
タイプVI	ネスチン（nestin），シネミン（synemin）など	・ネスチンは中枢神経系の幹細胞に分布 ・シネミンは筋細胞などに分布

図1.28　微小管

単位タンパク質（α-，β-チューブリン）の二量体が縦に重合したプロトフィラメント（protofilament）が管状に13本集合して微小管（microtubule，直径25 nm）を形成する．線維の極性はβ-チューブリンが露出して重合速度の速い側がプラス端，その反対側がマイナス端とよばれる．GTPに依存して重合と脱重合を頻繁に繰り返し，細胞分裂，細胞内輸送，線毛運動などにかかわる．写真は神経細胞軸索の微小管（→）を示す．

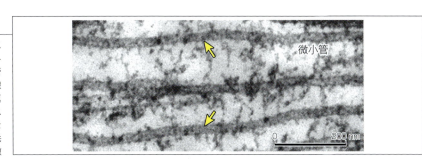

図1.29　ミオシン線維

ミオシン分子は2個の重鎖（heavy chain）と4個の軽鎖（light chain）からなる複合体で，それが数百個重合してミオシン線維（myosin filament，直径12〜20 nm）を形成する．その線維構造は細胞骨格には分類されていない．ミオシン分子はATPのエネルギーを利用してアクチン線維と相互作用し，筋収縮，細胞内輸送，細胞分裂などにかかわる．写真は昆虫の横紋筋のミオシン線維を示す．

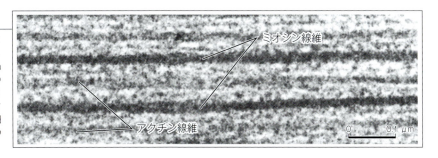

J 中心体

中心体（centrosome）はL字形に配置された2つの中心小体（centriole）と，その周囲を取り囲む中心小体周囲物質（pericentriolar matrix）からなる．中心小体は3本の微小管（完全なAと，不完全なBとC）からなるトリプレット構造が円筒状に9本配列した構造（直径約0.2 μm，長さ約0.5 μm）である．中心小体周囲物質は微小管形成の起点として働き，そこから放射状に形成された微小管は細胞分裂や細胞内輸送などにおいて輸送路として働く．通常，中心体は核の周辺に1つ存在するが，細胞分裂の際には2つに分離した中心小体から2つの中心体が複製される．写真は中心体（左）と中心小体の横断（右）を示す．

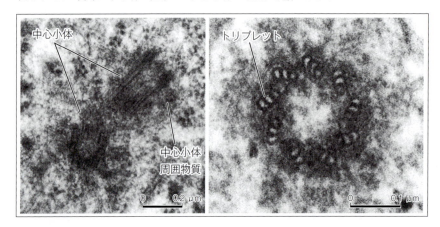

> **COLUMN**
>
> **基底小体**
>
> 基底小体（basal body）は中心小体が変化したもので，両者はよく似た構造をしている．基底小体は細胞膜と結合して線毛や鞭毛を形成する際の起点となる．基底小体の9本のトリプレット構造を構成する3本の微小管のうちでAとBの2本だけが伸長し，線毛や鞭毛の9＋2構造の周辺微小管を形成する．写真は基底小体の横断を示す．
>
>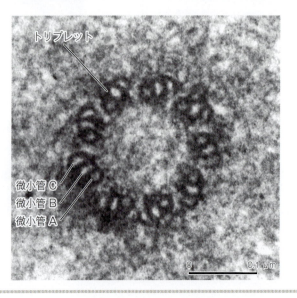

K 線毛と鞭毛

線毛には9+0構造の一次線毛（primary cilium）と9+2構造の二次線毛（secondary cilium）があり，それぞれに運動性と非運動性のものがある．そして鞭毛（flagella）は長い構造をした二次線毛である．

図1.30　線毛の種類

一次線毛はすべての有核細胞に1本形成され，非運動性のものは光，化学物質，圧力などの受容器として働いている．一方，運動性の二次線毛は肺や卵管などの上皮細胞に数多く形成され，波打つような活発な線毛運動により粘液や体液の流れを引き起こして異物の排出や体液循環などを行っている．写真は両生類の胚細胞の一次線毛（左）と哺乳類の肺の二次線毛（右）の縦断を示す．

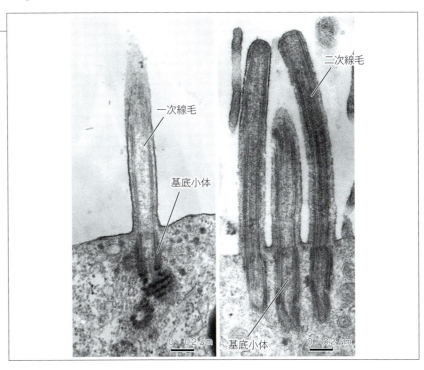

図1.31　二次線毛の断面構造とその運動機能

運動性の二次線毛の内部には，中央の2本の中心対微小管（centrosomal microtubule）とその周囲を取り囲む9対の周辺微小管（peripheral microtubule）から構成された軸糸（axoneme，9+2構造）が存在する．その周辺微小管にはモータータンパク質の一種であるダイニンが結合しており，ATPの加水分解で得られるエネルギーを用いて協調的な分子運動を行う．その運動により隣接する周辺微小管どうしの間に滑り運動が引き起こされ，波打つような線毛の屈曲運動が生じる．写真は二次線毛の断面を示す．

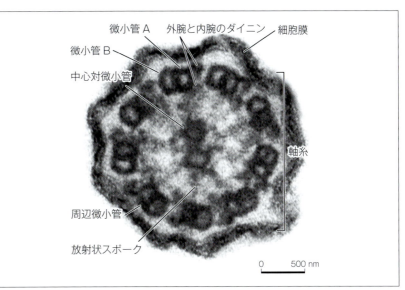

L 微絨毛

　微絨毛（microvillus）は細胞の表面に形成された細長い円筒状の細胞突起（直径50 nm～0.55 μm，長さ100 nm～数 μm）で，その中心部には微絨毛の形成にかかわる架橋結合されたアクチン線維の束が存在する（p283 COLUMN 参照）．微絨毛が大量に形成された腸や腎臓などの上皮細胞では，細胞の表面積を増大させることにより，細胞の吸収機能や分泌機能を促進させている．また，味覚や聴覚を感知する細胞の微絨毛には化学刺激や機械刺激の受容器が存在し，体内を移動する白血球の微絨毛は細胞接着の補助や免疫応答の活性化などにかかわっている．写真は白血球であるマクロファージの微絨毛を示す．

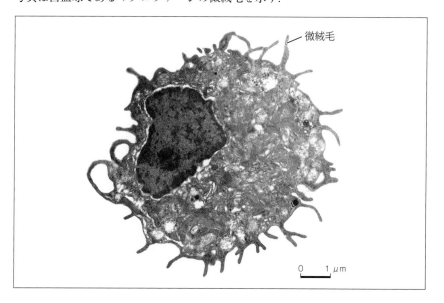

第2章
ヒトの体を構成する細胞の種類

　細胞の集団により構成されるヒトの体を理解するには，それが階層性をもって構築されていると考えるとわかりやすい．さまざまな機能をもった下層の細胞集団が一定の役割を果たす組織（tissue）を形成し，次に，その組織が組み合わさってより高度な機能を担う器官（organ）が形成される．さらに，いくつかの異なる器官が連携して効率的に機能を行う器官系（organ system）が形成される．最後に，統合された器官系の機能が効果的に制御された個体（organism）が形成される．この章では，組織を形成する多様な種類の細胞の形態的な特徴と，それらの機能について解説する．

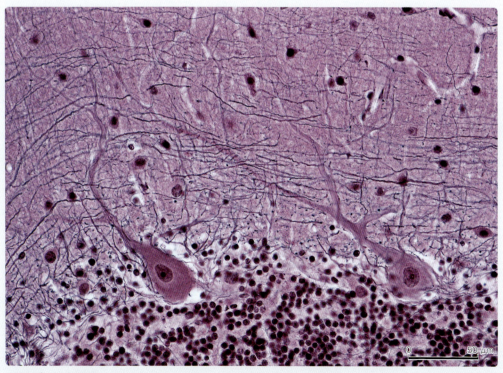

小脳のプルキンエ細胞

組織とそれを構成する多様な種類の細胞

　ヒトの体を構成する組織は，上皮組織，結合組織（あるいは，支持組織），筋組織，神経組織の4種類に分類されている．そして，それらの組織が組み合わさって100種類以上の器官を形成し，さらに，複数の器官が機能的に組み合わさって約11種類の器官系を形成している（表2.1）．

　組織は一定の機能に特化した細胞の集合体で，組織独自の機能を効率的に行うために独特な立体構造を構築し，ヒトの生命活動に必要な機能の一部を担っている．組織は独自の機能に特化した細胞の集団を中心に構成されているが，その他に，組織の構造の維持や機能の調節などにかかわる他の種類の細胞も多く含まれる．

　組織において機能的な立体構造が構築される際に重要な要素となるのが，細胞間結合と細胞の周囲に分泌される細胞外基質（extracellular matrix）である．組織を構成する細胞は互いに細胞間結合（intercellular junction, cell-cell junction）することにより組織の立体構造を構築するとともに，その細胞間結合を介して細胞どうしの情報伝達も行う．さらに，細胞の周囲に分泌された細胞外基質は組織の立体構築の際に細胞が接着する足場として働くとともに，さまざまな情報を細胞に伝達する因子としての重要な役割も果たす．

　この章では，さまざまな機能に特化した多くの種類の細胞の構造と機能を合わせて理解できるように，光学顕微鏡（光顕）の写真とともに細胞内の微細構造がわかる電顕写真を多用して解説する．

表2.1　体を構成する器官系

分類	構成する組織や器官
運動器系（motor system）[1]	骨，軟骨，骨格筋，腱，靱帯など
消化器系（digestive system）	口腔，唾液腺，舌，歯，咽頭，食道，胃，十二指腸，空腸，回腸，虫垂，結腸，直腸，肛門，肝臓，膵臓，胆嚢など
循環器系（circulatory system）[2]	心臓，脾臓，骨髄，血液，リンパなど
呼吸器系（respiratory system）	鼻腔，喉頭，咽頭，気管，気管支，肺胞など
神経系（nerve system）	中枢神経系（脳，脊髄），末梢神経系（神経線維，神経節など）
内分泌系（endocrine system）	脳下垂体，甲状腺，副腎，松果体など
泌尿器系（urinary system）[3]	腎臓，膀胱，尿管，尿道など
生殖器系（reproductive system）[3]	卵巣，乳房，子宮，胎盤，膣，精巣，陰茎，前立腺など
リンパ系（lymph system）[4]	胸腺，脾臓，扁桃，リンパ節など
感覚器系（sensory system）	眼球，内耳，舌，鼻腔など
外皮系（integumentary system）	皮膚，髪，爪，汗腺など

[1]　運動器系は骨格系（skeletal system）と筋系（muscular system）に分ける場合もある．
[2]　循環器系は心臓血管系（cardiovascular system）とリンパ系に分ける場合もある．
[3]　泌尿器系と生殖器系を合わせて泌尿生殖器系（urogenital system）とする場合もある．
[4]　リンパ系の組織や器官などを免疫系（immune system）とする場合もある．

第2章　ヒトの体を構成する細胞の種類

1 上皮組織の細胞

　上皮組織は一般に上皮ともよばれ，上皮細胞の層とその直下に存在する細胞外基質の層により構成される．上皮は，体表面，消化管や呼吸器（respiratory organ）の内表面，各種の臓器が収まる体腔（coelom, body cavity）の内表面，血管やリンパ管の内表面などを覆っている．上皮は，体の保護，体の内外を隔てた物質透過のバリア，体外からの栄養素の吸収，体外への消化酵素の分泌や老廃物の排泄，ガス交換，物質の濾過機能，感覚の受容など，多くの役割を担っている．

A 上皮細胞の基本構造

　上皮はそれを構成する細胞の形，細胞の層構造，機能などの違いから多くの種類に分類されているが，それらには共通した基本構造がある．例えば，1）細胞の向き（極性），2）接合複合体とよばれる細胞間結合，3）上皮細胞の基底側に存在する基底膜との結合などで，それらは上皮の構造と機能にかかわる重要な要素である．

1）細胞の向き

　頂端側（apical side）と基底側（basal side）の極性をもつ上皮細胞はそれぞれ異なる環境と向き合っている．例えば，消化管の上皮細胞はその頂端側を消化管の内腔に，そして，基底側を体の内部に向けて両方の環境の間における物質輸送や情報伝達などを行っている．上皮細胞はそれらの機能に対応して細胞の形態を変化させるとともに，細胞内小器官も一定の方向性をもって配置されている．

> **COLUMN**
>
> **H・E染色**
>
> 　H・E染色（ヘマトキシリン・エオシン染色：hematoxylin and eosin staining）は光顕による標本観察に用いられる一般的な染色法で，塩基性色素のヘマトキシリンと酸性色素のエオシンを併用した二重染色法である．染色液中で正に荷電するヘマトキシリンは，負に荷電したリン酸基を多く含むDNAやRNAなどと選択的に結合し，それらを青色に染める．一方，染色液中で負に荷電するエオシンは，正に荷電した塩基性タンパク質などと選択的に結合してそれらを赤色に染める．

図2.1　上皮細胞の頂端側に見られる微絨毛

栄養素，ビタミン，電解質などを吸収する小腸の上皮細胞の頂端側には無数の微絨毛（microvillus）が形成され，細胞の表面積を増大させることによりその吸収効率を高めている．その微絨毛の層を光顕標本では刷子縁（brush border）とよんでいる．写真はクリューバー・バレラ染色（Klüver-Barrera stain：KB染色）した小腸の上皮細胞の刷子縁（左）と微絨毛（右）を示す．

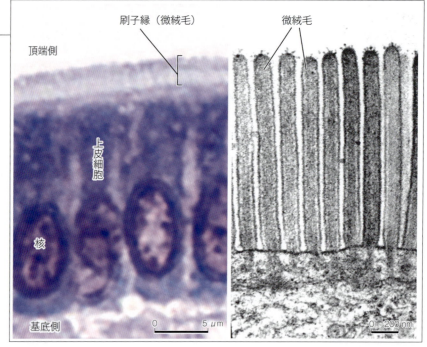

図2.2　上皮細胞の基底側に見られる基底陥入

電解質などの能動輸送（active transport）を活発に行う上皮細胞の基底側には，細胞膜が陥入した基底陥入（basal enfolding）が存在する．その部分には能動輸送に必要なエネルギーを供給するためのミトコンドリアが列をなして存在しているので，H・E染色した標本では赤く染まった線状の構造として確認できる．その構造は基底線条（basal striation）とよばれ，電解質の再吸収を活発に行う唾液腺の線条部や腎臓の近位尿細管などに見られる．写真は唾液腺の線条部（striated duct，左）と基底陥入（右図の➡）を示す．

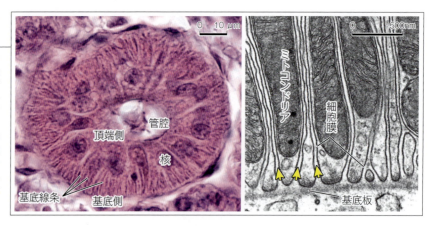

> **COLUMN**
>
> **ミトコンドリアを豊富に含む細胞の染色性**
>
> 　唾液腺の線条部の細胞，胃の壁細胞，腎臓の近位曲尿細管の細胞などは細胞膜を隔てた物質の能動輸送を活発に行っているので，それに必要なエネルギーを供給するミトコンドリアが多量に含まれる．正に荷電した塩基性タンパク質を多く含むミトコンドリアはH・E染色のエオシンによく染まるので，それらの細胞の細胞質が赤く染まる．

図 2.3　細胞内小器官の配置

小腸の上皮細胞は頂端側から吸収した栄養素を基底側に向けて輸送する．一方，外分泌細胞は基底側で合成した分泌物を頂端側から排出する．そのために，上皮細胞の細胞内小器官はそれらの機能に対応して効率よく配置されている．例えば，粘液を分泌する外分泌細胞の杯（さかずき）細胞（goblet cell）を見るとその様子がよくわかる．写真は小腸の杯細胞を示す．

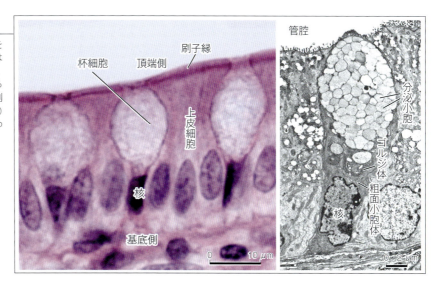

2) 接合複合体による細胞間結合

体の表面を覆う上皮は外界と体内を隔離する物質透過のバリアとしての役割とともに，物理的な外力から体を保護する役割がある．それらを可能にしている構造の一つが，上皮細胞間に見られる接合複合体とよばれる特別な細胞間結合である．接合複合体は，密着結合（タイトジャンクション：tight junction），接着結合（アドヘレンスジャンクション：adherens junction），接着斑（デスモソーム：desmosome）の3種類の結合様式からなり，それらが合わさって上皮の不透過性，上皮構造の安定化，そして強固な上皮構造の維持などに貢献している．

図 2.4　接合複合体

接合複合体（junctional complex，閉鎖堤：terminal bar）は上皮細胞の頂端側に近い側面の部分に形成される．細胞どうしを密に接着する密着結合は上皮を横切った物質の自由な通過を阻止し，接着結合は同じ種類の細胞どうしを選択的に結合させる．そして，接着斑は細胞どうしを力学的に強く結合する．写真は小腸上皮の接合複合体（左の⇒）とその詳細（右）を示す．

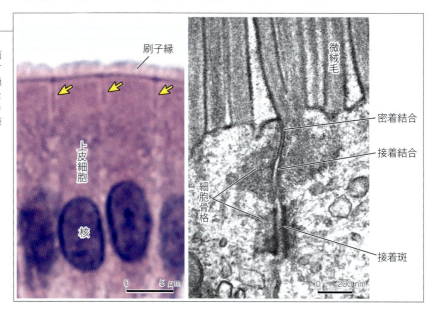

3）基底膜

上皮や筋細胞などは基底膜（basal lamina）とよばれる細胞外基質の層と結合している．基底膜は透明層（lamina lucida）と緻密層（lamina densa）の2層構造からなる．透明層は細胞膜の細胞接着分子のインテグリン（integrin）や細胞外基質成分のフィブロネクチン（fibronectin）などで構成され，緻密層はタイプⅣのコラーゲン線維，ラミニン（laminin），グリコサミノグリカンなどから構成された網目状の構造である．基底膜は，物理的な力からの細胞膜の保護，上皮細胞の極性の維持とその安定化，細胞増殖や分化の制御，細胞への情報伝達などにかかわる．

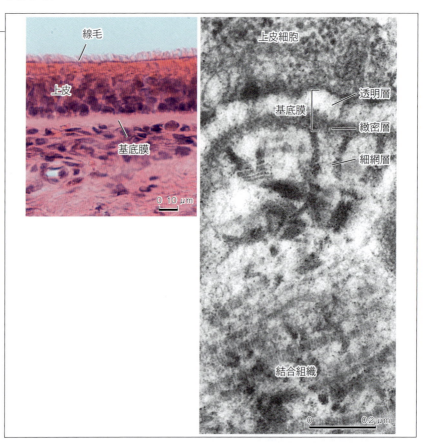

図2.5　上皮細胞と基底膜の結合

光顕で観察した上皮の基底膜は1層の薄い構造であるが，それを電顕で観察すると2層構造の基底膜の他に，基底膜と結合組織を結び付ける細網層（lamina fibroreticularis）の3層構造からなるのがわかる．細網層はタイプⅠ，Ⅲ，Ⅶのコラーゲン線維を中心に構成される．写真は気管の粘膜上皮の基底膜（左）と，両生類の皮膚の基底膜の拡大（右）を示す．

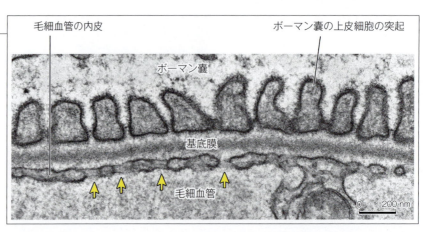

図2.6　基底膜の特殊な役割

腎臓の糸球体にはボーマン嚢の上皮の基底膜と毛細血管の基底膜の2層が合わさって形成された特別な基底膜が存在する．その基底膜は，限外濾過により血液からボーマン嚢へ原尿が濾過される際のフィルターとしての役割を担っている．写真は血液から原尿が濾過される血液尿関門の構造を示す．図中の⇒は血管内皮細胞を貫いて開く，有窓とよばれる孔を示す．

COLUMN

細胞の周囲を取り巻く基底膜

筋細胞のように激しく収縮する細胞や物理的に強い力が加わる細胞では，その細胞膜を保護する必要がある．その役割を担う構造の一つが細胞の周囲を取り巻く基底膜である．基底膜は細胞膜に分布する特別なタンパク質（例えば，ジストロフィン：dystrophin）の介在により細胞膜直下の支持タンパク質（アクチン線維，中間径線維など）と連結されている．これらの構造が機械的なストレスに耐えるように細胞膜の強度を補強している．写真は骨格筋の基底膜を示す．

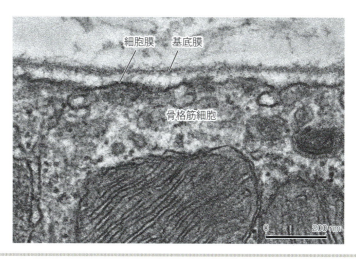

B 上皮に分布する分泌細胞

上皮の重要な役割には，粘液や消化酵素などを外分泌（exocrine）する働きや，ホルモン（hormone）などの生理活性物質（physiologically active substance）を内分泌（endocrine）する働きがある．上皮に分布する外分泌細胞には酵素タンパク質などの漿液（serosity）成分を分泌する漿液細胞（serous cell）や，粘液成分のムチンを分泌する粘液細胞などがある．また，消化管や気管などの上皮は，そこに分布する粘液細胞が分泌する多量の粘液で覆われ，消化酵素や細菌などから保護されている．このように粘液で覆われた上皮は一般に粘膜（mucosa）とよばれる．

図2.7 漿液細胞

タンパク質性の成分を中心に分泌する漿液細胞の細胞質には粗面小胞体（rough endoplasmic reticulum）が多量に含まれる．そして，粗面小胞体を構成するリボソームのRNAが塩基性色素のヘマトキシリンでよく染まるので，細胞質は青紫～赤紫色に見える．一方，分泌顆粒のタンパク質は酸性色素のエオシンで赤色に染まる場合が多い．写真は膵臓の漿液細胞を示す．

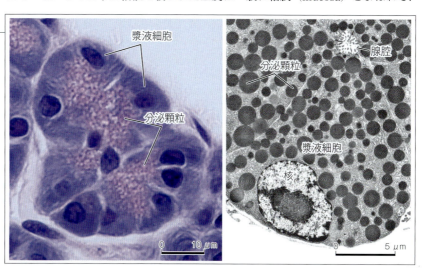

図2.8 粘液細胞

粘液細胞（mucous cell）が分泌する粘液の主成分のムチンは，タンパク質のコアに多くの糖鎖（glycan）が結合した糖タンパク質（glycoprotein）である．一般の標本作製法では，その処理中に脂質，糖，糖タンパク質などが失われてしまう．さらに，H・E染色では糖鎖が染まりにくいために分泌顆粒を蓄えた粘液細胞の細胞質は透けて見える．写真は粘液細胞からなる粘液腺を示す．

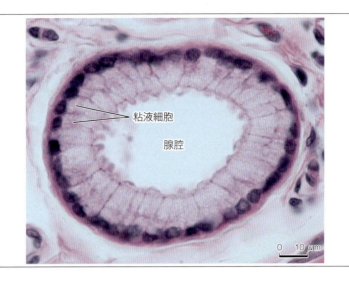

COLUMN
ムチン

粘膜上皮の表面を覆うムチン（mucin）には，分泌型ムチンと膜結合型ムチンが存在する．分泌型ムチンは，主に細菌などから粘膜を保護するバリアとしての役割や潤滑作用などがある．膜貫通部位をもつ膜結合型ムチンには，分泌型ムチンと同じ役割の他にも細胞内への情報伝達機能がある．高密度の糖鎖をもつムチンは各種の分解酵素に対する耐性があり，上皮細胞の保護だけでなく腸内細菌の生息環境を提供するとともに腸内細菌の餌にもなる．

図2.9 内分泌細胞

消化管の上皮には基底顆粒細胞（basal granulated cell）とよばれるいくつかの種類の内分泌細胞が存在する．それらから分泌されるホルモンは，消化吸収，消化管の運動，摂食行動などさまざまな機能を調節している．その名称の由来は，細胞の基底側の細胞膜の周辺に内分泌顆粒を蓄えているからである．写真は大腸の上皮の基底顆粒細胞を示す．

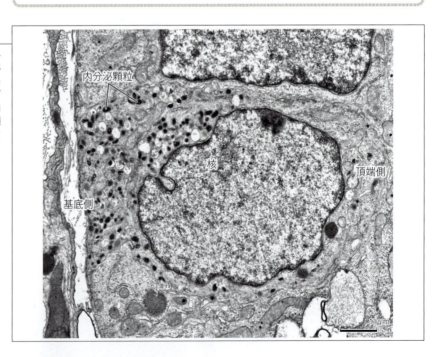

COLUMN

外分泌腺と内分泌腺

　分泌細胞が集合して形成された分泌腺（secretory gland）には，外分泌細胞からなる外分泌腺（exocrine gland）と，内分泌細胞からなる内分泌腺（endocrine gland）がある．また，膵臓のように両者の腺が混在して形成された臓器（腺）もある．外分泌腺からの分泌物は導管（duct）を通って特定の場所に排出され，その領域を中心に機能する．一方，毛細血管に向けて分泌される内分泌腺からの分泌物は，血管内を巡って体中で作用する．写真は内分泌腺の下垂体と，そこに分布する発達した毛細血管網を示す．

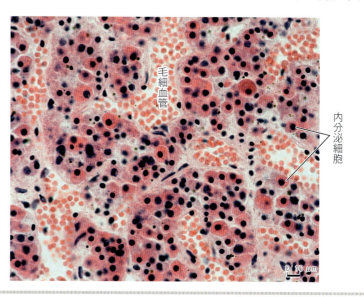

C 線毛細胞

　一般に，線毛細胞とよばれる細胞は運動性の二次線毛を形成した上皮細胞のことで，気管や卵管などの粘膜上皮に分布する．線毛細胞は同調して波打つように動く線毛運動（ciliary movement）により細胞表面の液体を一定方向に移動させる機能がある．特殊な例として，鼻腔の嗅上皮には非運動性の二次線毛をもつ感覚細胞が存在し，その線毛で食物や空気中に含まれる化学物質を感知している．ここでは運動性の二次線毛をもつ線毛細胞について紹介する．

図 2.10 線毛細胞

粘膜上皮 (mucosal epithelium) に分布する線毛細胞には多数 (100〜300本) の二次線毛 (直径約0.2 μm, 長さ5〜10 μm) が形成されている. それらが同調して一定方向に向けた線毛運動を行うことにより, 上皮表面の粘液や体液の流れを引き起こす. 例えば, 気管では粘液に付着した異物を線毛運動により体外に排泄している. 写真は気管の粘膜上皮 (左), 線毛細胞の拡大 (右) を示す.

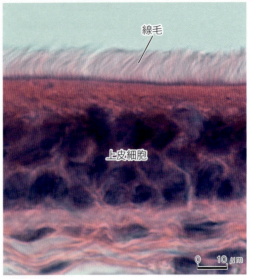

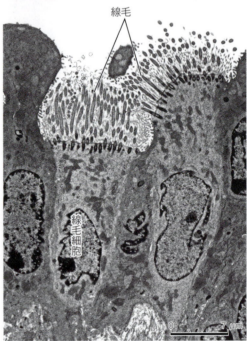

COLUMN

線毛運動の活性化とその同調運動の方向性

線毛細胞は卵管, 脳室, 気道などの上皮に数多く分布する. それらの線毛は一定方向に向けた同調運動を行い, 細胞表面の液体に一定方向の流れを引き起こし, 液体に含まれる物質の移動を行う. 線毛運動の活性化は, 線毛内の Ca^{2+} 濃度の上昇がダイニンに作用して引き起こされる. そして, 線毛運動の方向性は細胞表面における線毛の偏在や, 基底小体の向きなどが関係している. 高密度に分布する線毛は, スタジアムで見られる人波のように, 隣接する線毛どうしが少しずれて運動することにより, 全体的に正弦波のような周期性をもった運動を引き起こす. このような運動は流体力学的にエネルギーのロスが少ないと考えられる.

第2章　ヒトの体を構成する細胞の種類

2 結合組織の細胞

　線維性の結合組織（connective tissue），脂肪組織，軟骨，骨，脂肪，血管，リンパ管などをまとめて結合組織（支持組織）とする場合もあるが，一般的に，それらはいくつかの種類に分類されている（第4章参照）．ここでは線維性の結合組織に分布する細胞を中心に解説する．線維性の結合組織は疎性結合組織と密性結合組織に分けられ，線維成分が少ない疎性結合組織の中には多くの種類の細胞が数多く存在する．それらの細胞は間質細胞（stromal cell）と総称されている．

A 線維性の結合組織に存在する細胞

　線維性の結合組織は，主に線維芽細胞とその一種である細網細胞が産生するコラーゲン線維，弾性線維，細網線維の3種類の線維成分を中心に構成される．結合組織には，組織や臓器の結合，結合組織内を満たす間質液による体液循環などいくつかの重要な役割がある．結合組織の中には，線維成分に結合して働いている線維芽細胞，細網細胞，脂肪細胞，色素細胞などの定着性の細胞（fixed cell）と，結合組織の中を活発に移動しながら働いている白血球や肥満細胞などの遊走性の細胞（wandering cell）が存在する．

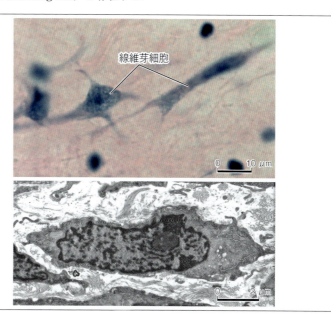

図2.11　線維芽細胞

主に結合組織の中に定着して働いている細胞で，線維成分や糖タンパク質などを分泌している．比較的に未分化な状態の細胞で，他の種類の細胞（例えば，脂肪細胞，軟骨芽細胞，骨芽細胞，平滑筋細胞など）に分化する．また，細胞内小器官が乏しくやせ細ったような休止状態の線維芽細胞（fibroblast）は線維細胞（fibrocyte）ともよばれる．写真は線維芽細胞（上）とその拡大（下）を示す．

図2.12 脂肪細胞

脂肪細胞には多量の脂肪を蓄えた白色脂肪細胞（white adipose cell）と，多数のミトコンドリアと少量の脂肪を蓄えた褐色脂肪細胞（brown adipose cell）が存在する．皮下や臓器周辺の結合組織の中に脂肪細胞が集積している状態の構造を，脂肪組織とよんでいる．写真は白色脂肪細胞を示す．光顕標本の脂肪細胞に含まれる脂質が消失して泡粒のように見える．電顕標本では固定された脂質が黒く見える．

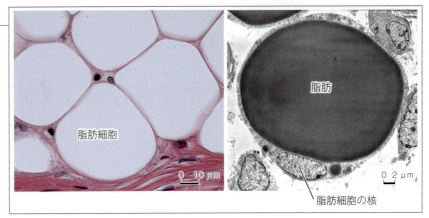

> **COLUMN**
>
> **褐色脂肪細胞**
>
> 　新生児では体の広範囲に存在するが，成人では胸部や肩部などの限られた部分にしか見られない．ミトコンドリアに含まれるシトクロム c（cytochrome c）により細胞が褐色に見えるのがその名の由来である．褐色脂肪細胞のミトコンドリアは，細胞内に蓄えられた脂肪を分解して得られる NADH や $FADH_2$ のエネルギーを用いて熱を産生する．写真はトルイジンブルー染色した褐色脂肪細胞を示す．細胞内に多量に見られる青い顆粒がミトコンドリアである．
>
>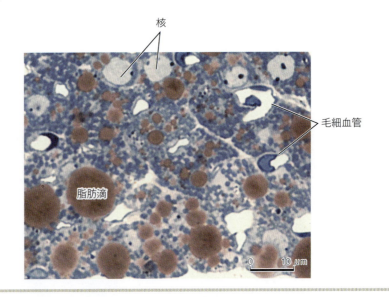

図2.13 白血球

結合組織の中には，毛細血管やリンパ管の中から移動してきた白血球が数多く見られる．6種類に分類されている白血球の詳細については第8章を参照．写真は白血球のなかのリンパ球（左上），好中球（左下），単球（右上），リンパ球から分化した形質細胞（右下）を示す．好中球には殺菌性のアズール顆粒が含まれ，抗体を産生する形質細胞には粗面小胞体やゴルジ体が発達している．

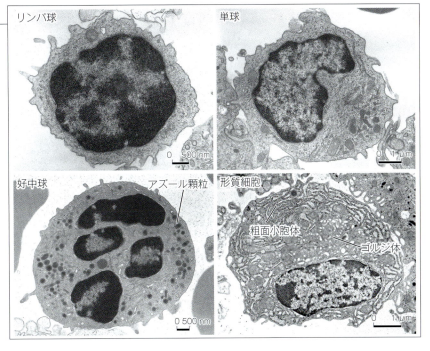

図2.14 マクロファージ

炎症などが起きた組織に移動した単球は，マクロファージ（macrophage）や樹状細胞に分化する．組織中を遊走するマクロファージは組織球（histiocyte）や大食細胞ともよばれる．体内に侵入した病原体などの異物を貪食（phagocytosis）して分解処理する機能や，分解した異物の情報をリンパ球に抗原提示する機能などがある．写真は数多くのファゴソーム（phagosome，貪食胞）を形成したマクロファージを示す．

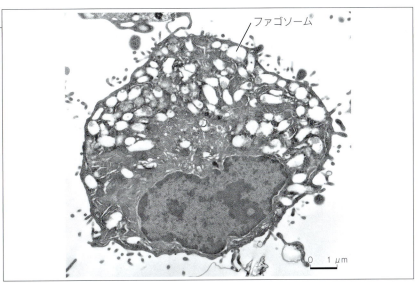

COLUMN

マクロファージによる抗原提示

マクロファージは貪食して分解した異物の断片を，細胞膜に分布する糖タンパク質の主要組織適合遺伝子複合体（MHC：major histocompatibility complex，MHC分子）に結合させ，それをヘルパーT細胞に抗原提示（antigen presentation）して細胞を活性化させ，B細胞による免疫グロブリン（immunoglobulin，Ig）の産生を促進させる．MHCにはクラスIとIIがあり，クラスIはすべての有核細胞に発現し，クラスIIはマクロファージ，樹状細胞，B細胞などに発現している．クラスIとIIはそれぞれキラーT細胞とヘルパーT細胞への抗原提示に用いられる．

図 2.15 肥満細胞

分泌顆粒を多量に含んで膨れた細胞の形態から肥満細胞（mast cell，マスト細胞）とよばれる．その細胞膜に発現しているIgE受容体に結合したIgEが抗原に反応すると，ヒスタミンなどを含む分泌顆粒をすばやく放出して寄生虫の感染や毒素などから体を守る．肥満細胞や好塩基球が抗原に対して過剰反応するとアナフィラキシー（anaphylaxis）が引き起こされることがある．写真は肥満細胞を示す．

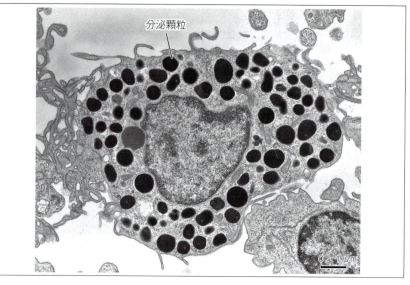

図 2.16 色素細胞

皮膚を中心に存在して紫外線の防御などにかかわる色素細胞（melanocyte）は，神経堤（neural crest）由来の細胞である．また，眼球の結合組織の脈絡膜に存在する色素細胞も神経堤由来で，視細胞の維持などにかかわる．両者ともその細胞内に多量のメラニン顆粒（melanin granule）を蓄えている．写真は両生類の皮膚の表皮（epidermis）に分布する色素細胞（上）とメラニン顆粒（下）を示す．

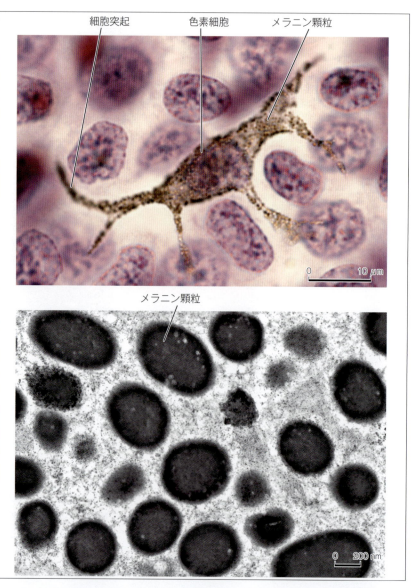

第2章 ヒトの体を構成する細胞の種類

3 支持組織の細胞

支持組織の軟骨と骨は，それぞれ軟骨基質（cartilage matrix）と骨基質（bone matrix）を中心に構成された組織で，密な構造をした基質中に分布する小腔（lacuna）とよばれる空洞の中に軟骨細胞や骨細胞がはまり込むように存在する．基質はコラーゲン線維を中心とした細胞外基質からなり，それらは軟骨や骨が形成される過程で軟骨細胞や骨細胞により分泌されたものである．軟骨基質は水分を多く含んだ弾力性のある構造で，骨基質はリン酸カルシウムが沈着した硬い構造である．

A 軟骨細胞

軟骨小腔（cartilage lacuna）の中には複数の軟骨細胞（chondrocyte）がはまり込むようにして存在する．それらは軟骨の形成過程で未分化な細胞が軟骨小腔の中で増殖して複数の軟骨細胞を形成した結果である．硝子軟骨の軟骨基質は，軟骨細胞の周囲を取り巻くように存在する領域基質（territorial matrix）と，それ以外の領域間基質（interterritorial matrix）に分けられる．写真は硝子軟骨の軟骨細胞（左）とその拡大（右）を示す．

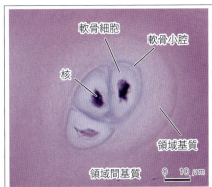
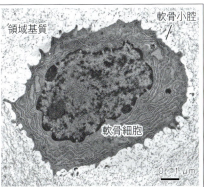

B 骨細胞

　骨小腔（bone lacuna）の中に存在する骨細胞（osteocyte）は数多くの細長い細胞突起を形成し，それらを骨細管（canaliculus）の中に伸ばしている．骨細胞どうしは細胞突起をギャップ結合（gap junction）させて，互いに連絡しあう骨細胞どうしの情報ネットワークを形成している．写真（左）は研磨標本の骨組織を示す．黒く見えるのは骨細胞が入っていた隙間の骨小腔と，骨細胞から伸びる細胞突起が入っていた隙間の骨細管である．右は骨細胞の拡大を示す．

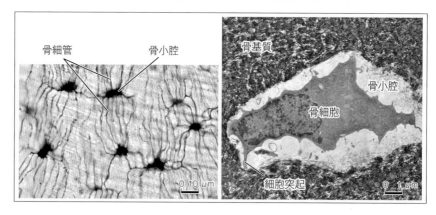

COLUMN

骨細胞どうしの情報ネットワーク

　ギャップ結合を通して水溶性の小分子などが容易に細胞間を移動できるので，この結合を介して細胞間の情報伝達が広く行われている．骨細胞のネットワークを形成するギャップ結合は，重力や運動により骨に加わる荷重の検知や骨の代謝にかかわる情報伝達などを行っている．また，細胞突起が入っている骨細管は，骨を構成するカルシウム，栄養素，老廃物などの輸送路としても利用され，骨の代謝に重要な役割を果たしている．

第2章 ヒトの体を構成する細胞の種類

4 筋組織

　筋組織は収縮機能に特化した筋細胞（muscle cell）を中心に構成された組織で，筋細胞の構造や収縮機能の制御の違いなどから（表2.2），骨格筋，心筋，平滑筋の3種類に分類されている．それらの筋細胞は神経からの刺激により興奮して収縮するという共通の性質をもっている．細胞内に縦縞模様（横紋：striation）が見られる骨格筋や心筋は，横紋筋（striated muscle）とよばれる．それらと構造が大きく異なる平滑筋には横紋構造は見られない．骨格筋は体性神経に支配される随意筋で，心筋と平滑筋は自律神経系に支配される不随意筋である．

表2.2 筋細胞の分類

分類	特徴など
骨格筋細胞 （skeletal muscle cell）	・多核細胞からなり，横紋構造が明瞭で強い収縮力がある ・筋原線維が細胞質を満たし，核は細胞質の周縁に分布する ・A帯とI帯の境界部に分布する三つ組構造と筋小胞体が筋収縮を制御 ・体性神経に支配される随意筋
心筋細胞 （cardiac muscle cell）	・1〜2核の細胞からなり，介在板を介して細胞どうしが連結される ・介在板のギャップ結合により心筋細胞どうしが機能的に連絡する ・筋原線維は骨格筋ほど多くないが，横紋構造が明瞭 ・Z帯の近くに分布する二つ組構造と筋小胞体が筋収縮を制御 ・自律神経に支配される不随意筋
平滑筋細胞 （smooth muscle cell）	・紡錘形をした細胞で，核は細長い形をしている ・筋原線維や横紋構造は見られない．デンスボディに結合したアクチン線維がミオシン線維と相互作用して収縮 ・細胞膜のカベオラとその周辺に分布する小胞体が筋の収縮を制御 ・ギャップ結合により機能的に連絡した平滑筋は協調的な運動を行う ・自律神経に支配される不随意筋

A 骨格筋

骨格筋を構成する骨格筋細胞（skeletal muscle cell）は，発生過程で多数の細胞が融合して形成された多核細胞（multinucleated cell，合胞体：syncytium）である．その直径は20～100 μmで，長さが数十cmに及ぶものもある．その細長い細胞の構造から筋線維（muscle fiber）とよばれている．細胞質の中は筋原線維（ミオフィブリル：myofibril）で埋め尽くされており，核は細胞質の隅に押しやられている．筋原線維は，収縮機能をもつ基本単位のサルコメアが縦に連なって形成された線維状の構造である．

図2.17 骨格筋細胞

筋原線維を構成するアクチン線維（actin filament）とミオシン線維（myosin filament）の染色性の違いにより，それぞれI帯（isotropic band）とA帯（anisotropic band）とよばれる横紋を形成する．I帯の中央にはアクチン線維を束ねるZ線（Z line，Z板：Z disc）が見られる．そしてA帯の中央のH帯にはミオシン線維を束ねるM線が見られる（図2.18参照）．写真は骨格筋細胞（上）とその拡大（中，下）を示す．

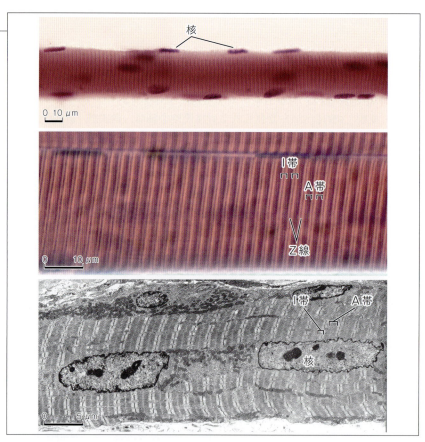

図2.18 サルコメア

アクチン線維とミオシン線維を中心に構成されたサルコメア（sarcomere）は収縮装置（contractile apparatus）ともよばれ，骨格筋と心筋の筋原線維の構成単位である．A帯部分の横断面を見ると，ミオシン線維を取り囲むように6本のアクチン線維が配置している．ATPのエネルギーを用いた両線維間の相互作用の力でサルコメアが収縮する．写真はA帯部分の横断面（左）とサルコメアの縦断面（右）を示す．

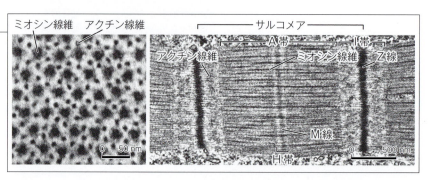

図 2.19　骨格筋の筋小胞体

筋小胞体（sarcoplasmic reticulum）は Ca^{2+} を蓄えた滑面小胞体で，網目状の構造を形成して筋原線維の周囲を取り巻いている．それとともに，細胞膜から細管状に伸びた横細管（transverse tubule：T管，横行小管）が筋原線維の周囲を一定の間隔で取り巻いて筋小胞体と結合している．これらは筋細胞の収縮機能の制御に特化した構造である．写真は筋小胞体の横断面（上）とその縦断面（下）を示す．

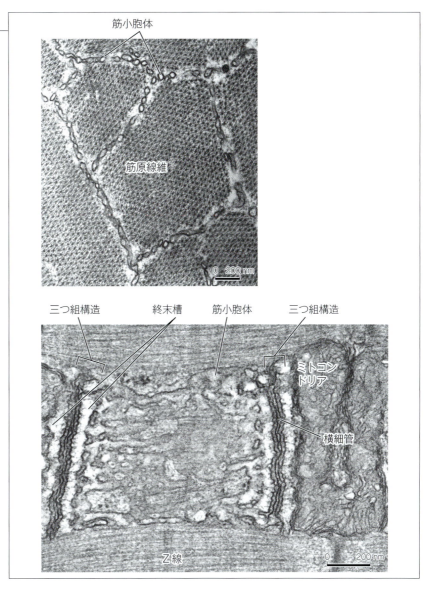

図 2.20　三つ組構造

終末槽（terminal cisterna）とよばれる筋小胞体の部分が横細管を両側から挟むようにして三つ組構造（triad）を形成する．ヒトの骨格筋の三つ組構造はA帯とI帯の境界付近に形成される．終末槽には多量の Ca^{2+} が蓄えられており，筋小胞体と横細管の間には架橋構造（bridge structure）とよばれる構造が形成され，両者を機能的に結合している．写真は三つ組構造の横断面を示す．

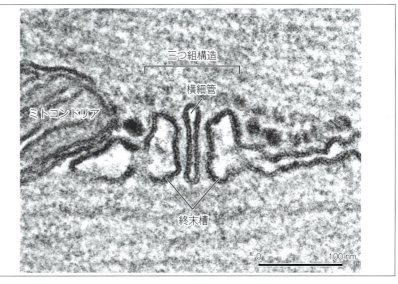

> **COLUMN**
>
> **筋小胞体と横細管の間の架橋構造**
>
> 架橋結合を構成するのは，横細管の膜に分布する膜電位依存性のCa^{2+}チャネルと筋小胞体の膜に分布するリアノジン受容体（Ca^{2+}チャネルの一種）である．骨格筋細胞では，細胞膜の興奮（活動電位：action potential）が横細管を経由して三つ組構造の膜電位依存性のCa^{2+}チャネルに伝達されると，架橋構造を介して筋小胞体のCa^{2+}チャネルが開かれる．その結果，筋小胞体からCa^{2+}が放出されて筋原線維が収縮する．放出されたCa^{2+}は筋小胞体により速やかに再吸収される．写真の⇨は骨格筋の三つ組構造の横断面に見られる架橋構造を示す．
>
>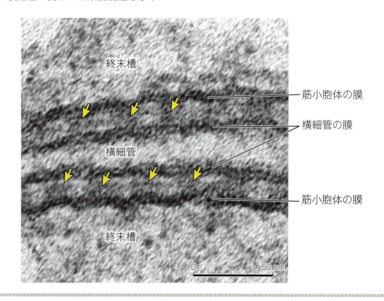

図 2.21　衛星細胞

多核の骨格筋細胞は，発生過程で多数の筋芽細胞（myoblast）が融合して形成される．その際に，一部の筋芽細胞は骨格筋細胞に密着した衛星細胞（satellite cell）として未分化な状態で残る．その後，衛星細胞は骨格筋の損傷などにより増殖して骨格筋細胞の再生や傷の修復などを行う．この衛星細胞の数と機能は加齢とともに減少する．写真は骨格筋細胞に密着した衛星細胞を示す．

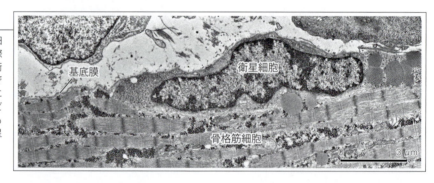

B 心筋

　心筋細胞（cardiac muscle cell）の多くは1核であるが，2核をもつ細胞が30％くらい存在する．骨格筋細胞と比べて細胞内の筋原線維の量は少ないが，横紋構造は見られる．心筋細胞どうしは介在板（intercalated disc）とよばれる細胞間結合により連結され，心筋線維（myocardial fiber）とよばれる網目状の構造を形成する．介在板による細胞間結合が，心臓の同期した収縮を可能にしている．心筋細胞は不随意筋で，その収縮や拍動（pulsation）のリズムは自律神経系（autonomic nervous system）により制御される．成体の心筋細胞では細胞分裂する能力が失われており，骨格筋細胞のように自己修復する能力はない．

> **COLUMN**
>
> **体性神経系と自律神経系**
>
> 　神経系は中枢神経系（central nervous system）と末梢神経系（peripheral nervous system）に大きく分けられ，末梢神経系は機能的な区分により，体の運動や感覚などの機能を随意的に制御する体性神経系と，呼吸，循環，消化吸収などの機能を不随意的に制御する自律神経系に分けられる．さらに，体性神経系は遠心性の運動神経（motor neuron）と求心性の感覚神経（sensory nerve）に，そして，自律神経系は拮抗的に作用する交感神経（sympathetic nerve）と副交感神経（parasympathetic nerve）に分けられる．

図 2.22　心筋細胞

筋原線維は骨格筋細胞よりも少なく，筋原線維どうしの間には多量のミトコンドリアやグリコーゲン顆粒が集積しており，ミトコンドリアは骨格筋のものと比べて大きく丸い形をしている．心筋細胞は出生後に細胞周期をほぼ停止し，その後の心臓の成長は心筋細胞の肥大化に依存する．写真は心筋細胞が連結した網目状の構造（左）と細胞の拡大（右）を示す．

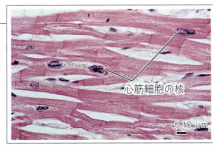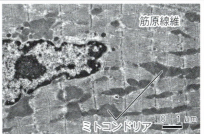

図 2.23　介在板

ギャップ結合と接着斑を中心に形成された細胞間結合により，心筋細胞どうしが機能的に連結されている．介在板の多くの部分を占める接着斑は心筋細胞どうしを強固に結合している．また，ギャップ結合で連結された細胞どうしの間では興奮が伝達されるので，心臓を構成する心筋細胞を同期して収縮させることができる．写真は介在板（左）とその拡大（右）を示す．

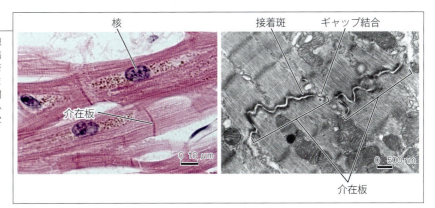

図 2.24　心筋細胞の二つ組構造

骨格筋と同じように筋原線維の周囲を筋小胞体が取り巻いているが，その構造は骨格筋細胞のものとは少し異なる．心筋細胞では筋小胞体と横細管がZ線の付近で結合して二つ組構造（diad）を形成する．二つ組構造は横細管と筋小胞体がそれぞれ1つずつ結合して形成され，三つ組構造と同じように筋細胞の収縮制御にかかわる．写真は二つ組構造を示す．

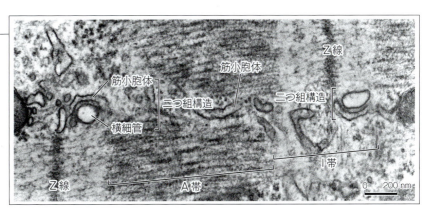

C 平滑筋

　平滑筋細胞（smooth muscle cell）はその中央部に細長い核が1つ存在する紡錘形の細胞で，骨格筋や心筋などのような筋原線維と横紋構造は見られない．他の筋細胞と比べて収縮力は弱く，その収縮速度も遅い．そして，平滑筋細胞は自律神経系に支配された不随意筋である．筋小胞体の発達は悪く，筋収縮の制御のしくみも他の筋細胞とは少し異なる．細胞どうしは接着斑とギャップ結合により結合されているが，心筋細胞の介在板のような発達した構造は形成しない．ギャップ結合による細胞どうしの機能的なネットワークが細胞の収縮の制御にかかわっている．

図 2.25　平滑筋細胞の収縮機構

細胞内にはサルコメアのZ線の構造に相当するデンスボディ（dense body，緻密体）が数多く見られ，その構造の一部は細胞膜に結合している．デンスボディと結合したアクチン線維のネットワークが，その周囲に分布するミオシン線維と相互作用することによりサルコメアと同じようなしくみで細胞の収縮が引き起こされる．写真は平滑筋（左），平滑筋細胞（右上），収縮構造（右下）を示す．

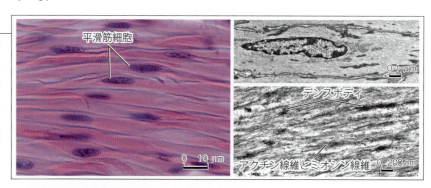

図 2.26　平滑筋細胞の Ca^{2+} 制御

細胞膜が丸く陥入して形成されたカベオラ（caveola）とその周辺に数多く見られる小胞は，骨格筋細胞や心筋細胞における横細管と筋小胞体のような役割を担い，Ca^{2+}の放出や吸収を行っている．平滑筋細胞が収縮や弛緩する際のしくみは，骨格筋細胞や心筋細胞のものとは少し異なる．写真はカベオラとその周辺に分布する小胞を示す．

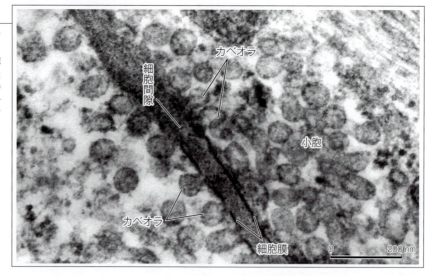

第2章 ヒトの体を構成する細胞の種類

5 神経組織の細胞

神経組織は脳と脊髄からなる中枢神経系と，体性神経（運動神経，感覚神経），自律神経からなる末梢神経系に大きく分けられている．神経組織は神経細胞とグリア細胞を中心に構成されており，そのほとんどをグリア細胞（神経細胞の10倍以上の数）が占めている．神経細胞とグリア細胞はそれらの形態的な特徴から，いくつかの種類に分類されている（表2.3）．神経系の重要な役割である情報伝達機能（刺激の受容や興奮の伝達）を神経細胞が担い，それらの機能を支えているのが神経細胞の周辺に分布しているグリア細胞である．

表2.3 神経細胞とグリア細胞の分類

細胞	分類	特徴や機能（細胞の例）
神経細胞 (nerve cell, ニューロン： neuron)	単極性ニューロン (unipolar neuron)	1本の細胞突起を形成 （アマクリン細胞）
	偽単極ニューロン (pseudounipolar neuron)	細胞体から伸びた突起がT字に分岐して軸索と樹状突起を形成 （脊髄神経節ニューロン）
	双極性ニューロン (bipolar neuron)	1本の軸索と1本の樹状突起を形成 （らせん神経節ニューロン）
	多極性ニューロン (multi-polar neuron)	1本の軸索と多数の樹状突起を形成 （大脳皮質の錐体細胞）
グリア細胞 (glial cell, neuroglia, 神経膠細胞)	アストロサイト (astrocyte，星状膠細胞)	多くの細胞突起をもつ星形の細胞 →血液脳関門の形成など
	オリゴデンドロサイト (oligodendrocyte，稀突起膠細胞)	細胞突起が少ない小型の細胞 →中枢神経系で髄鞘を形成，異物の貪食など
	ミクログリア (microglia，小膠細胞)	脳内に分布するマクロファージ様の細胞 →サイトカインの分泌，異物の貪食や免疫機能など
	上衣細胞 (ependymal cell)	脳室の内表面を覆う上皮細胞 →脳脊髄液の循環の補助など
	シュワン細胞 (Schwann cell)	末梢神経系に分布するグリア細胞 →髄鞘の形成，神経細胞の機能の補助など
	サテライトグリア細胞 (satellite glial cell，衛星細胞，外套細胞)	感覚神経節内に分布するグリア細胞 →神経細胞への栄養の供給など

A 神経細胞

神経細胞 (nerve cell, neuron) は樹状突起により外界からの刺激や他の細胞からの情報を受け取り，その情報を軸索により他の細胞へ伝達している．その際の情報伝達は主にシナプスを介して行われる．神経細胞で核が存在する部位は細胞体 (soma, cell body) とよばれ，その部分から伸びている長い細胞突起が樹状突起 (dendrite) や軸索 (axon) である．神経線維 (nerve fiber) とよばれる軸索は，線維の太さ，興奮の伝導のしかた，興奮の伝導速度などの違いにより，いくつかの種類に分類されている（p179 **表7.3**参照）．

図2.27 神経細胞の細胞体

活発に活動する神経細胞は多くのタンパク質を必要とするので，その核と核小体が大きく発達し，細胞質にはニッスル小体（Nissl body）とよばれる粗面小胞体の塊が数多く見られる．脳や脊髄では神経細胞の細胞突起（軸索と樹状突起，写真上の赤色部分）の中に埋もれるように神経の細胞体が見られる．写真は脳の神経細胞（上），数多くの細胞突起がわかるように組織から取り出した多極性ニューロン（中），そして，拡大した脳の神経細胞（下）を示す．

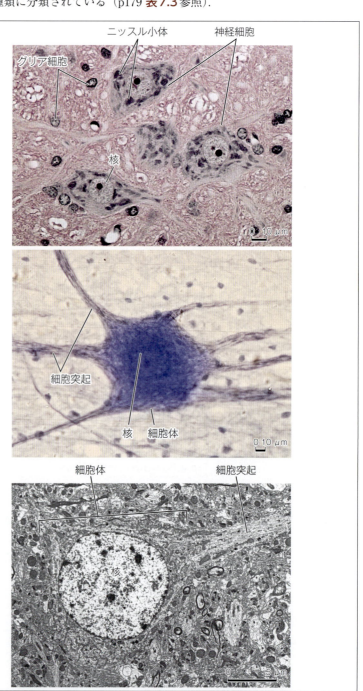

> **COLUMN**
>
> **軸索輸送**
>
> 　神経細胞から伸びる軸索や樹状突起の中では活発な物質輸送（軸索輸送：axonal transport）が行われている．軸索にはその末端方向にプラス端を向けて伸びる微小管が分布し，その上をモータータンパク質のキネシンとダイニンが細胞内小器官や高分子などを結合して，それぞれプラス端とマイナス端方向に物質輸送を行っている．その際に小胞やミトコンドリアなどの細胞内小器官は25〜500 mm/日程度の速度で輸送される．写真は微小管に沿って輸送中のミトコンドリアを示す．

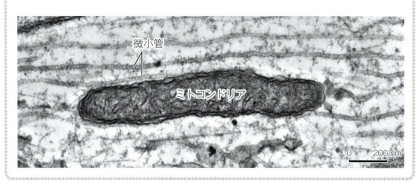

B シナプス

　神経細胞はその軸索の末端の軸索終末（axon terminal）の部分で他の細胞（神経細胞や筋細胞など）とシナプス（synapse）を形成し，その軸索終末には神経伝達物質（neurotransmitter）を詰め込んだシナプス小胞を数多く貯留している．そして，神経細胞が興奮するとシナプス小胞を細胞膜と融合させ，小胞内の神経伝達物質をシナプス間隙（synaptic cleft）に分泌する．神経伝達物質は相手の細胞膜のシナプス後肥厚（postsynaptic density）の部分に分布する受容体に作用して情報伝達する．神経伝達物質として機能する物質については現在100種類くらい知られており，それらの作用や構造などからいくつかのグループに分けられている．その主なものをp70 **表2.4**に示す．

図2.28　シナプスの構造

シナプスボタン（synapse knob）とよばれる軸索終末の膨らんだ部分に，神経伝達物質を詰め込んだシナプス小胞（synaptic vesicle，直径30〜50 nm）が多量に蓄えられている．情報が伝達される相手の細胞膜のシナプス後肥厚の部分には神経伝達物質の受容体が集中して分布し，その細胞膜直下にはシナプス形成や情報伝達などにかかわる数多くのタンパク質が分布する．そのために厚い構造を形成しているのでシナプス後肥厚とよばれている．写真はシナプス（左）とその拡大（右）を示す．

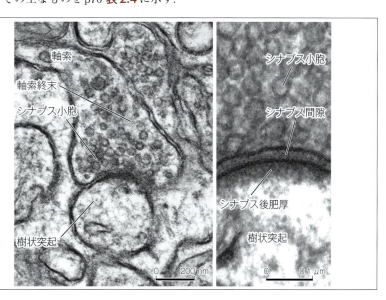

表2.4 神経伝達物質の分類

作用による分類	興奮性（神経細胞に興奮を伝達）	アセチルコリン，グルタミン酸，エピネフリン，ノルエピネフリンなど
	抑制性（神経細胞の興奮を抑制）	セロトニン，γ-アミノ酪酸（GABA），ドーパミンなど
	調節性（多数の神経細胞に作用）	ドーパミン，セロトニン，アセチルコリン，ヒスタミンなど
構造による分類	アミノ酸	グリシン，グルタミン酸，γ-アミノ酪酸など
	モノアミン	セロトニン，ドーパミン，エピネフリン，ノルエピネフリン，ヒスタミンなど
	ペプチド	エンドルフィン，オキシトシン，ソマトスタチンなど
	プリン	ATP，アデノシンなど
	その他	アセチルコリン，一酸化窒素など

神経伝達物質は，シナプスが形成された神経細胞に対して興奮，興奮の抑制，伝達の調節などの作用を及ぼす．調節性の神経伝達物質は他の神経伝達物質と連携して，シナプスにおける神経伝達物質の分泌や神経細胞の興奮と抑制を調節する．広い範囲に拡散した調節性の神経伝達物質は多数の神経細胞に影響を及ぼす．

> **COLUMN**
>
> **電気シナプス**
>
> 神経伝達物質を分泌して相手に情報を伝達する化学シナプス（chemical synapse）の他に，ギャップ結合を介する電気シナプス（electrical synapse）とよばれる情報の伝達方法もある．電気シナプスでは細胞間に形成されたギャップ結合を通して細胞間にイオンが流れ，それにより生じた膜電位（membrane potential）の変化により相手の細胞に情報が伝達される．そのために化学シナプスよりも情報の伝導速度が速い．電気シナプスは神経細胞を含めた多くの種類の細胞に存在する．写真はギャップ結合を示す．

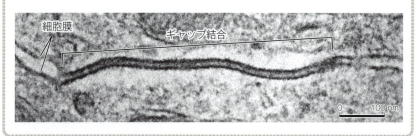

C 有髄線維

髄鞘を伴う神経線維は有髄線維，髄鞘を伴わない線維は無髄線維とよばれる．末梢神経系では特殊なグリア細胞のシュワン細胞が，そして，中枢神経系ではグリア細胞のオリゴデンドロサイトが軸索に巻き付いて髄鞘（ミエリン鞘：myelin sheath，長さ0.1〜2 mm）を形成する．シュワン細胞は1本の軸索に巻き付いて1つの髄鞘を，そして，オリゴデンドロサイトは複数の軸索に巻き付いて複数の髄鞘を形成する．有髄線維は速い伝導速度を必要とする運動や，感覚の神経線維に形成される．脂質を主成分（乾燥重量比70〜80％）とする細胞膜が何重にも巻き付いた髄鞘は，膜電位が伝導する際の絶縁体のような役割を果たしている．軸索の直径と髄鞘を含む神経線維の直径の比率（0.6〜0.7）は大きく変化しないので，軸索が細い有髄線維の髄鞘は薄い．

図 2.29 有髄線維の構造

一定間隔で巻き付いた有髄線維（myelinated nerve fiber）の髄鞘にはランビエ絞輪（Ranvier node）とよばれる隙間が形成され，そこには神経細胞の興奮の伝導にかかわる電位依存性Na^+チャネルが密に分布している．興奮の伝導はランビエ絞輪の部分を跳躍しながら行われるので跳躍伝導（saltatory conduction）とよばれる．写真は有髄線維束の断面（左），髄鞘の拡大（右）を示す．

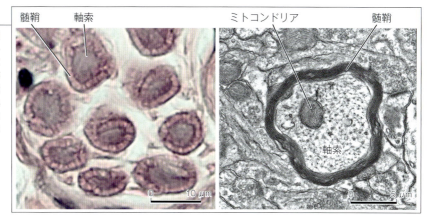

D 無髄線維

無髄線維（unmyelinated nerve fiber）は伝導速度の遅い自律神経線維や中枢神経系の灰白質内を走行する神経線維などに見られる．有髄線維と異なり電位依存性Na^+チャネルが軸索上に均一に分布する無髄線維では，興奮の伝導が連続的に移動して行われるためにその伝導速度は遅い．自律神経系では複数の無髄線維がシュワン細胞に包まれるようにして走行しているので，それらを有鞘の無髄線維とよんでいる．また，中枢神経系の灰白質の無髄線維は何にも包まれていないので無鞘の無髄線維とよんでいる．

図 2.30 無髄線維の構造

自律神経系の無髄線維の束では，走行中の神経線維どうしが互いに接触しないように複数の神経線維をシュワン細胞が包んで束ねている．また，シュワン細胞は神経が損傷した際にはその修復にもかかわっている．写真は自律神経の束の横断（左）と，複数の無髄線維を包みこむように束ねているシュワン細胞の拡大（右）を示す．

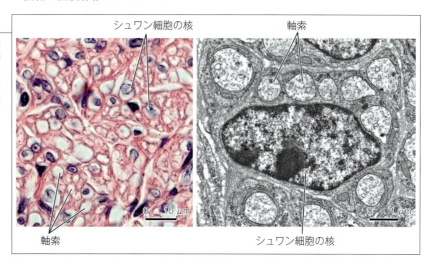

E グリア細胞

細胞の形態や機能の違いによりいくつかの種類に分類されている（p67 **表2.3**参照）．神経組織を構成する細胞の約90％を占めるといわれるグリア細胞は，神経組織の構造の支持や神経細胞の機能を補助する役割だけではなく，脳の高次機能である記憶や学習などにも積極的にかかわる．神経細胞やグリア細胞などの観察にはゴルジ染色（Golgi's stain）法がよく用いられる．クロム酸と硝酸銀を作用させるゴルジ染色法では，クロム酸銀が沈着した一部の神経細胞やグリア細胞だけが黒く染まって見える．

図2.31 アストロサイト

脳を構成するグリア細胞のなかで最も数が多く，シート状の形をした細胞突起の先端部（端足：endfoot）でシナプスや血管の表面を覆っている．その役割は，神経組織の構造の支持，血管と脳の間のバリア形成，血管から脳内への水分や養分の補給，分泌された神経伝達物質の回収，神経細胞への乳酸の供給，学習や記憶への関与など多くの機能にかかわる．写真はゴルジ染色したアストロサイトを示す．

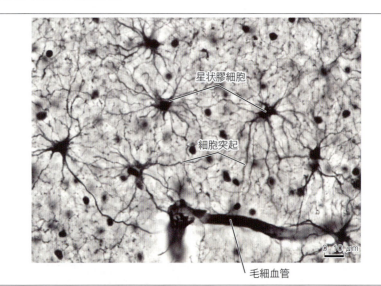

図2.32 ミクログリア

グリア細胞全体の数％を占めるミクログリア（microglia）は，中枢神経系で免疫機能を担当している．通常は複数の突起を形成した細胞であるが，神経組織に炎症や傷害が生じると活性化されてマクロファージのような形態に変化し，病変部分を貪食して傷の修復にかかわる．活性化したミクログリアはMHCを発現して抗原提示細胞になる．写真はゴルジ染色した通常状態のミクログリアを示す．

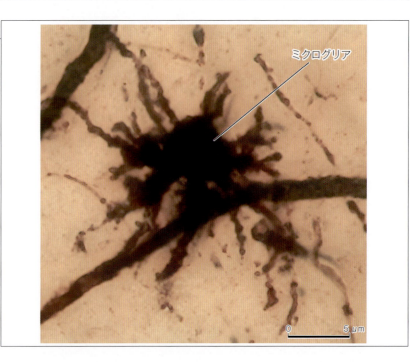

第2章　ヒトの体を構成する細胞の種類

6 細胞増殖と細胞死

　発生過程における形態形成や，成体における体の構造と機能の維持のために，積極的な細胞増殖と細胞死が行われている．体を構成する細胞のほとんどは一定の期間働いた後，新しい細胞に置き換えられるようにプログラムされている．その過程では，古くなったり傷ついたりして異常になった細胞にアポトーシスによる細胞死が引き起こされる．死んだ細胞はマクロファージによる貪食で処理される．その一方で，組織中にわずかに存在する未分化細胞の幹細胞が細胞増殖して新しい細胞を補給している．

A 幹細胞の増殖

　胚や成体の組織中で細胞を供給する幹細胞は自己複製（self-renewal）とよばれる方法で細胞増殖する．その過程では，自身と同じ性質の幹細胞と，組織に供給されるための細胞の2種類が産生され，新たに産生された幹細胞は組織中にとどめられて次の自己増殖に備える．そして，もう一方の組織に供給される細胞はさまざまな種類の細胞に分化して古い細胞と入れ代わる．また，細胞増殖には，体の成長，組織の再生，傷の修復などに必要な細胞を産生するための体細胞分裂と，次の世代に受け継がれる生殖細胞（reproductive cell）の配偶子（gamete）を産生するための減数分裂がある．

1）体細胞分裂

　体細胞分裂（somatic cell division）では分裂前の細胞と同じ2倍体の遺伝子をもつ2つの娘細胞（daughter cell）が産生される．成長過程の胚では体全体に活発な体細胞分裂が見られるが，成長に伴い，活発な細胞増殖は一部の組織だけに限られるようになる．しかし，増殖能をもった未分化な幹細胞はわずかであるがそれぞれの組織に残され，組織の再生や修復などの際に細胞増殖して細胞を供給する役割を果たしている．成体では組織の再生が頻繁に行われる上皮や造血組織などで活発な体細胞分裂が見られる．

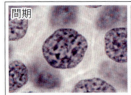 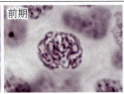 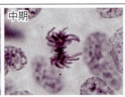 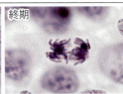 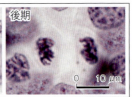

図 2.33　細胞分裂に伴う染色体の分配
哺乳類の細胞では染色体が小さいので，細胞分裂に伴う染色体の分配過程を観察することが難しい．そのために，哺乳類と比べてはるかにDNA含量が多くて大型の染色体をもつ両生類の細胞が，染色体の分配過程を観察するのによく用いられる．写真は細胞分裂が活発な両生類（イモリ）の幼生の表皮細胞に見られる染色体の分配過程を示す．

COLUMN

幹細胞

幹細胞（stem cell）には，初期胚に存在する胚性幹細胞（embryonic stem cell），成体の組織中に存在する体性幹細胞（somatic stem cell），人工的につくられたiPS細胞（induced pluripotent stem cell）などがある．それらの幹細胞は自己複製してさまざまな種類の細胞に分化することができる能力をもっている．その能力により形態形成，組織の再生や傷の修復などが行われる．写真は小腸の上皮に分布する細胞分裂中の体性幹細胞を示す．小腸の上皮細胞は幹細胞の活発な自己増殖により頻繁に置き換わっている．

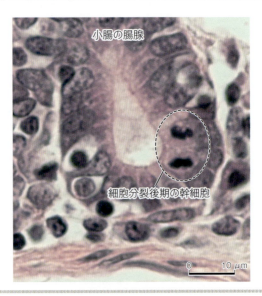

2）減数分裂

減数分裂（meiosis）の過程では，2倍体（$2N$）の細胞のDNAが複製されて$4N$になった後，DNAの複製なしに2回続けて細胞分裂することにより，体細胞の半分（N）の遺伝子をもった半数体（haploid）の卵子や精子などの配偶子が産生される．ヒトの場合，卵子を産生する幹細胞は出生するまでに消失するかその機能を失うので，出生後には卵子になる細胞を新たに産生することはできない．一方，精子を産生する幹細胞は老化に至るまでの長い期間にわたって存在してその増殖能を維持するので，出生後も長期間にわたって精子の産生を続けることができる．

図2.34　精子形成

精子形成は精巣の曲精細管とよばれる上皮構造の管の中で行われる（第14章1 C 参照）．曲精細管の中には精子を形成する幹細胞の精祖細胞が存在し，それが自己複製して精母細胞を形成する．精母細胞は減数分裂を経て精子になる．写真は精子形成の過程を示す．精祖細胞，減数分裂に移行した精母細胞，精子になる前の未熟な精子細胞などが見られる．

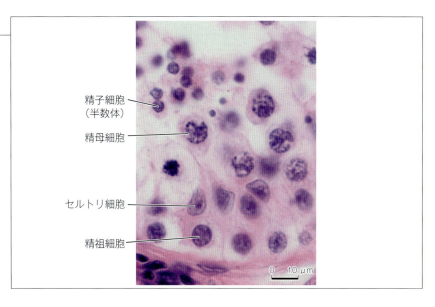

3）染色体

ヒトの染色体は22対の常染色体と1対の性染色体の合計46本で構成され，それぞれの染色体には長さの大きい順に番号が付けられている．しかし，21番と22番の染色体は例外で，21番染色体よりも22番染色体のほうが大きい．それらの染色体を正確に分類するためには，その形態的な特徴だけでなく，染色体上の遺伝子の位置などが観察できるFISH（fluorescent *in situ* hybridization）法などの染色法を用いる必要がある．

図2.35　ヒトの染色体

ヒトの染色体を観察する際によく用いられるのが，培養した白血球を固定して通常のギムザ（Giemsa）染色で染めた後，その標本を軽く押し潰して分散させた染色体を観察する方法である．この方法により染色体の形態的な異常などの確認ができるので，簡便な染色体の検査法としてよく用いられる．写真はこの方法で観察した女性の46本の染色体を示す．

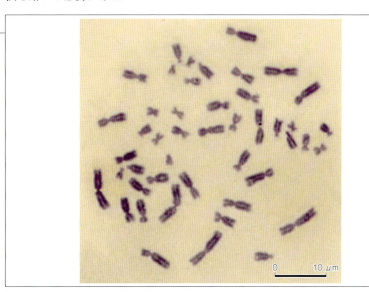

B 細胞死

子宮粘膜の脱落，上皮細胞や血球の新陳代謝などのように，体を構成する多くの細胞は一定の期間働いた後で細胞死（cell death）が引き起こされ，新しい細胞に置き換えられる．その他にも，ウイルスに感染した細胞や傷害された細胞には細胞死が誘導される．このように細胞死を伴った新陳代謝や有害な細胞の除去はヒトの健康を保つうえで必要不可欠な現象で，その多くがあらかじめプログラムされたものである．細胞死は，アポトーシス，オートファジーを伴う細胞死，ネクローシスの3種類に大別され，それぞれ細胞死のしくみが異なる．

図2.36　アポトーシス

重大な異常が生じた細胞にアポトーシス（apoptosis）が誘導されると，DNAの分解や細胞の断片化などが引き起こされる．断片化した細胞の細胞膜に生じたリン脂質の変化をマクロファージが感知すると，それを貪食して除去する．アポトーシスには内因性と外因性があり，前者には主にミトコンドリアが，後者には細胞表面に分布する細胞死受容体（death receptor）がかかわる．写真はアポトーシスが進行中の細胞を示す．

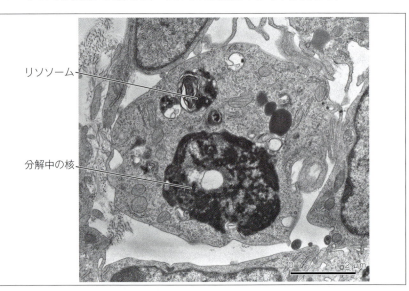

リソソーム

分解中の核

COLUMN

発生過程のプログラム細胞死

異常が生じた細胞に誘導されるアポトーシス以外にも，発生過程に見られるプログラム細胞死（programmed cell death）とよばれる能動的なアポトーシスがある．それは，発生過程で動物の体が形成される際に胚の組織の一部を除去するしくみである．例えば，手の指の形成やオタマジャクシの尾が除去される際などに見られる．写真はマウスの前肢が形成される過程で指と指の間の組織がアポトーシスにより除去される過程を示す．⇨はアポトーシスが引き起こされた細胞を示す．

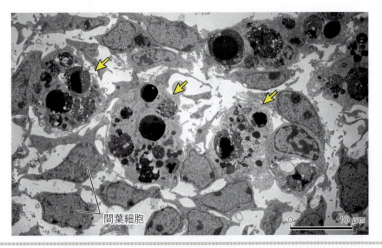

間葉細胞

図2.37　ネクローシス

ネクローシス（necrosis）は毒物や酸欠などにより傷害された細胞に引き起こされる細胞死で、その過程では細胞膜や細胞内小器官の膜が破壊され、細胞内の消化酵素などが細胞外に漏れ出る。その結果、組織の傷害や、白血球、リンパ球、マクロファージなどの活性化が誘導され、組織の炎症（inflammation）も引き起こされる。写真はネクローシスによる細胞死を示す。

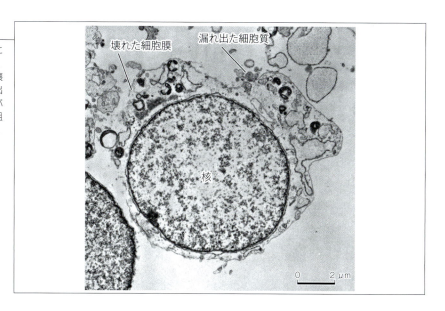

第3章

上皮組織

　上皮組織（epithelial tissue，上皮：epithelium）には，体表を覆う外胚葉（ectoderm）由来のものと消化管や肺などの内表面を覆う内胚葉（endoderm）由来のものがある．その他に，一般に上皮として分類されているものには中胚葉（mesoderm）由来の内皮（endothelium）と中皮（mesothelium）がある．内皮は血管やリンパ管の内表面を，そして，中皮は体腔の内表面を覆う．この章では，体を構成する上皮の形態的な分類に基づいて，その構造と機能について解説する．なお，消化管の上皮と皮膚の詳細については，それぞれ第11章と第16章で解説する．

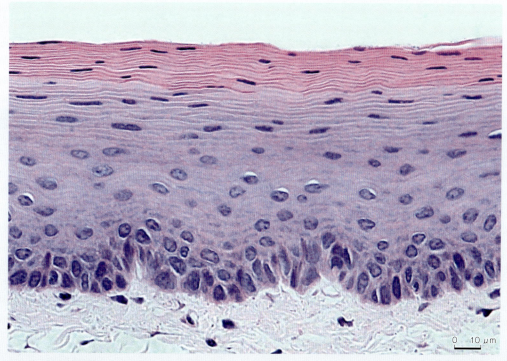

ウサギの食道粘膜上皮

上皮の構造と機能

体を構成する上皮は，それを構成する細胞の形態や層構造の違い，そして，機能の違いなどにより分類されている（**表3.1**）．その他にも，気管上皮（tract epithelium）や腸上皮（intestinal epithelium）などのように上皮が存在する場所，上皮の役割，分泌物の違いなどによる分類もある．このような上皮の形態の多様性は，体の保護，栄養素の吸収，消化酵素や粘液などの分泌，老廃物の排泄，ガス交換，感覚受容など上皮が果たしている役割の多様性に対応したものである．

成体の上皮構造は比較的に安定した状態に維持されている．しかし，発生過程では上皮の解体と再構築が随所で起きる．例えば，原腸胚形成（gastrulation）の時期には外胚葉の上皮の一部が解体され，そこから細胞が離脱して中胚葉が形成される．その後間もなく，中胚葉から内皮や中皮などの上皮構造が再構築される．つまり，上皮にはその構造を解体したり再構築したりするしくみが備わっている．そのしくみは成体の上皮でも特別な場合に発現する．例えば，上皮の傷が修復される際や上皮に発生した腫瘍（tumour）が悪性化する際には，上皮の基本構造が壊れて上皮から離脱した細胞が間葉細胞（mesenchymal cell）に変化する．このような現象は上皮間葉転換（epithelial to mesenchymal transition：EMT）とよばれ，発生過程で見られるものとよく似た現象で，それらにかかわる遺伝子もほとんど同じである．

上皮は体を構成する多くの器官に分布し，それぞれの器官において多様な役割を果たしている．それを支えているのが，第2章1で述べたような上皮細胞に見られる特徴的な構造と上皮を構成する多くの種類の細胞である．

表3.1 上皮の分類

	分類	分布や機能など
形態	単層扁平上皮（simple squamous epithelium）	漿膜や肺胞など
	単層立方上皮（simple cuboidal epithelium）	尿細管や甲状腺など
	単層円柱上皮（simple columnar epithelium）	小腸や子宮内膜など
	多列円柱上皮（偽重層円柱上皮）(pseudostratified columnar epithelium)	鼻腔や気管など
	重層扁平上皮（stratified squamous epithelium）	皮膚や食道など
	重層円柱上皮（stratified columnar epithelium）	結膜，尿道の一部，唾液腺や膵臓の導管など
機能	被蓋上皮（covering epithelium）	体の外表面を覆う上皮（皮膚や消化管の粘膜など）
	移行上皮（transitional epithelium）	器官の拡張に伴いその形態を変化させて拡張する上皮（膀胱や尿路など）
	腺上皮（glandular epithelium）	外分泌機能が活発な上皮や分泌腺を構成する上皮（胃や甲状腺の濾胞など）
	吸収上皮（absorptive epithelium）	吸収機能をもつ上皮（小腸や尿細管など）
	呼吸上皮（respiratory epithelium）	ガス交換機能がある薄い上皮（肺胞）
	感覚上皮（sensory epithelium）	感覚機能に特化した上皮（嗅粘膜や網膜など）

第3章 上皮組織

1 形態による分類

上皮を構成する細胞の形は扁平なものから縦長の多角柱のものまで多様である．そして，上皮の層構造には，1層の単層上皮から細胞が積み重なった重層上皮まである．一般に，上皮はそれらの形態的な特徴をもとに分類されている．その際に，上皮細胞が線毛を形成している場合には，単層円柱線毛上皮のように，線毛が名称に加えられることもある．また，特殊な例として，伸展したときと収縮したときで細胞の形が異なる移行上皮や，基本的には単層上皮なのに重層上皮のように見える多列円柱上皮（偽重層円柱上皮）などもある．

A 単層扁平上皮

単層扁平上皮（simple squamous epithelium）は1層の扁平な細胞から構成された上皮で，その薄い構造や細胞に形成された特殊な構造により，上皮を横断するさまざまな物質の拡散や移動を制御する．例えば，肺の肺胞を構成する扁平上皮細胞は極端に薄い構造を形成し，濃度勾配に依存した酸素や二酸化炭素のガス交換を容易にしている．また，血液と間質液を隔てる内皮には物質の透過や細胞の移動を制御するさまざまな構造が見られる．

図3.1 内皮

内皮は毛細血管や毛細リンパ管を構成する上皮で，太い血管やリンパ管ではその内腔の表面を覆う単層扁平上皮の内膜を構成する．血液と間質液の間を隔てる構造で，その役割は多様である．血液やリンパ液と間質液の間を隔てる内皮は，両者の間における物質透過の調節，血管内表面への好中球や好酸球などの接着，一酸化窒素（NO）やエンドセリン（endothelin）を分泌して血管壁の収縮と弛緩を調節する役割などがある．写真はサルの大型の静脈の内皮を示す．

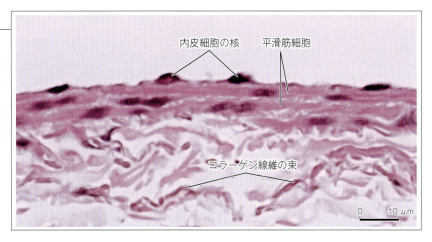

図3.2 中皮

心膜腔（pericardial cavity），胸腔（pleural cavity），腹膜腔（peritoneal cavity）などの体腔の内表面は漿膜（serosa）により覆われている．漿膜は単層扁平上皮である中皮とその下の疎性結合組織（漿膜下組織：subserosa）からなる．また，分布する場所により心膜，胸膜，腹膜ともよばれる．漿膜からは体腔内に漿液（serous fluid）が分泌される．写真はウサギの漿膜の断面（左）と銀染色したマウスの漿膜の表面（右）を示す．

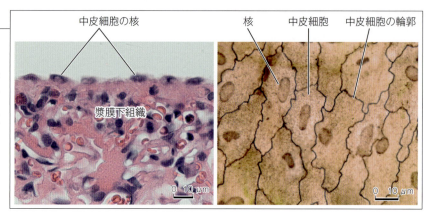

B 単層立方上皮

単層立方上皮（simple cuboidal epithelium）は1層の立方形の細胞により構成された上皮で，腎臓の尿細管，肺の気管支，甲状腺，脳の脈絡叢，卵巣，唾液腺などに見られる．この上皮は，一般に物質の吸収や外分泌などを活発に行っている器官に存在し，それらの器官の機能に応じて細胞の表面に微絨毛や線毛を形成している．

図3.3 脈絡叢の上皮

脳室（cerebral ventricle）に存在する脈絡叢から脳室内に脳脊髄液（cerebrospinal fluid）が分泌される．脈絡叢と脳脊髄液の間で行われている物質の輸送と交換には，脈絡叢を構成する単層立方上皮の上衣（ependyma）が重要な役割を果たしている．上衣細胞には二次線毛が存在し，その線毛運動が脳脊髄液の流れを引き起こしている．写真はトルイジンブルー染色したマウスの脈絡叢の上衣を示す．

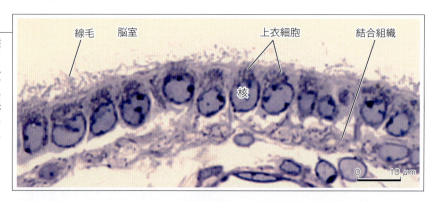

図3.4 尿細管の上皮

腎臓の尿細管を形成する上皮は，管の中を流れる原尿（primary urine）から，水分，糖分，アミノ酸，各種イオンなどを再吸収するとともに，老廃物の尿素やアンモニア，代謝産物のクレアチニンなどを排出する．吸収効率を高めるために微絨毛を形成し，物質の能動輸送に必要なエネルギーを産生するミトコンドリアを多く含む．写真は腎臓の尿細管を示す．

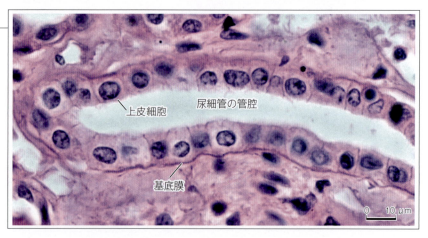

C 単層円柱上皮

単層円柱上皮（simple columnar epithelium）は1層の円柱形の細胞により構成された上皮で，胃，腸，卵管，子宮内膜などの分泌や吸収機能が活発な器官に見られる．それらの上皮は消化酵素やムチンを含んだ粘液などを分泌している．吸収機能が活発な小腸の細胞にはその頂端に多数の微絨毛が形成されている．また，卵管や卵管内膜の上皮には線毛細胞が存在するので，その上皮は単層円柱線毛上皮（ciliated simple columnar epithelium）ともよばれる．

図3.5 小腸の上皮

吸収機能が活発な細胞を中心に構成され，粘液を分泌する杯細胞や内分泌細胞などが混在する．頂端側から吸収された栄養素は基底側に輸送されて血管やリンパ管に向けて排出される．小腸の上皮はその機能から吸収上皮ともよばれる．写真はKB染色したウサギの小腸を示す．吸収にかかわる青色の上皮細胞の中に紫色の杯細胞が混在する．

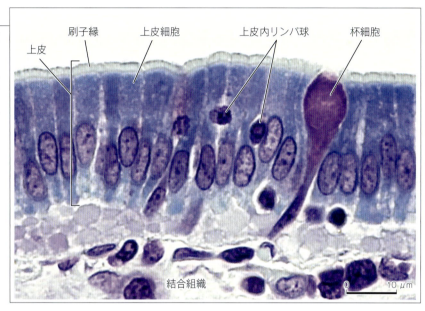

図3.6 卵管の上皮

外分泌細胞と線毛細胞を中心に構成され，外分泌細胞は卵管の表面を覆う粘液の分泌とともに，発生しながら卵管内を移動する胚にグルコース，タンパク質，遊離アミノ酸，イオン，脂質などさまざまな栄養素を供給する．線毛細胞の線毛運動は卵管内部を満たす卵管液の流れを発生させて，卵子や胚を卵巣から子宮まで移動させる．写真は卵管の上皮を示す．

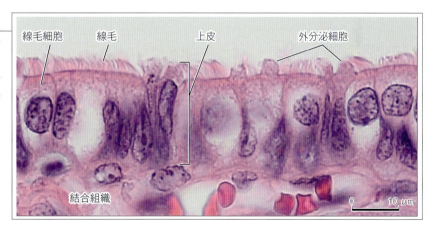

D 多列円柱上皮

多列円柱上皮（偽重層円柱上皮，pseudostratified columnar epithelium）はすべての細胞が基底膜に接着しているので単層上皮でもある．構成する上皮細胞の長さや核の位置がまばらなために2～3層の細胞層からなる重層上皮のように見える．そのために偽重層円柱上皮ともよばれ，気管，気管支，精巣上体管などに存在して分泌や吸収の機能がある．また，気管や気管支では上皮に線毛細胞が存在するので多列円柱線毛上皮（pseudostratified ciliated columnar epithelium）ともよばれる．

図3.7 気管の上皮

気道の内腔面を覆う気管の上皮は線毛細胞と杯細胞を中心に構成される．その表面は粘膜下組織（submucosa）に分布する気管腺や上皮の杯細胞から分泌された粘液で覆われている．粘液に吸着した病原体などの異物は線毛運動により粘液とともに体外に排出される．写真はウサギの気管の上皮を示す．

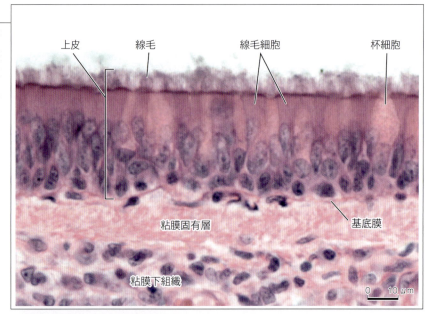

図3.8 精巣上体管の上皮

精巣上体を構成する精巣上体管は曲がりくねった管で，その上皮は外分泌やエンドサイトーシスを活発に行う．上皮を構成する主要な細胞である主細胞の頂端には長い不動毛（微絨毛）が形成されている．管の内腔は上皮により調整された特殊な環境になっており，未熟な精子がその環境を通過する過程で運動能と受精能を獲得し，成熟した精子になる．写真は精巣上体管の上皮を示す．

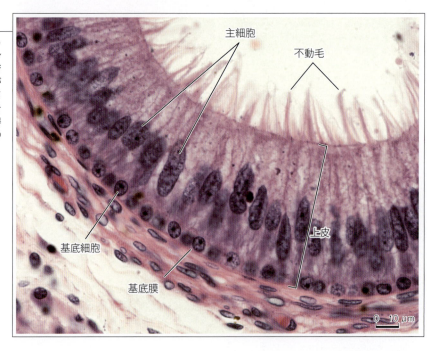

E 重層扁平上皮

重層扁平上皮（stratified squamous epithelium）は体表を覆う皮膚の表皮，口腔や食道の粘膜などに見られる．細胞が何層も積み重なった構造で，その表層の細胞は扁平形である．表皮では，表層の細胞が細胞死して角質化することにより機械的な外力などから体を保護している．また，口腔や食道などの粘膜では角質化が起きない代わりに，分泌された粘液がその表面を覆って上皮を保護している．一般に，上皮は新陳代謝が活発な組織でつねに新しい細胞と置き換わっている．重層扁平上皮では，死んで表層から剥がれ落ちる細胞を補給するために，最下層の基底層（基底細胞層）に存在する幹細胞が細胞増殖して新たな細胞を表層に向けて供給している．

図3.9 皮膚の表皮

表皮の中間部を構成する細胞どうしは数多くの接着斑を形成し，強固に結合して皮膚の強度を保っている．そして，ケラチン（keratin）線維を多く含んだ硬い死細胞からなる表層は角質化して皮膚を外界から保護している．また，皮膚には物理的なバリアに加えて，そこに分布する樹状細胞やマクロファージによる免疫的なバリア機能もある．写真は皮膚を示す．

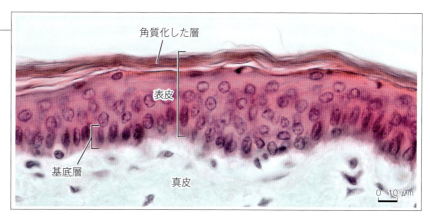

図3.10 食道の粘膜

口腔や食道の粘膜上皮も皮膚の表皮と同じように機械的に強い重層構造であるが，表層の角質化は見られない．上皮の表面は粘膜に付属する粘液腺から分泌された粘液に覆われ，その粘液には食物の通過の補助，細菌（bacteria）の侵入の防止，胃から逆流する消化液から上皮を保護する役割などがある．写真はウサギの食道の粘膜上皮を示す．

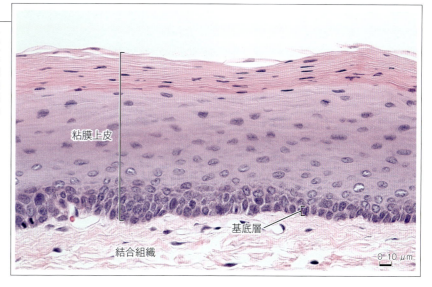

F 重層円柱上皮

重層円柱上皮（stratified columnar epithelium）は複数の細胞層が重なって形成されている．表層を構成する細胞の形態は円柱から立方形をしており，深層を構成する細胞の形態は多角形をしている．男性の尿道の粘膜，直腸と肛門の接合部の粘膜，眼球の結膜，唾液腺や乳腺の排出管，喉頭の粘膜などに見られる．これらの上皮には，分泌機能，覆っている組織を微生物や物理的な損傷から保護する役割などがある．

図3.11　尿道の重層円柱上皮

女性の尿道の上皮は，膀胱の近くが移行上皮で，それ以外は重層扁平上皮である．一方，男性でも膀胱近くは移行上皮であるが，前立腺部になると多列円柱上皮になり，陰茎部では重層円柱上皮になる．写真は男性の陰茎部の重層円柱上皮を示す．数層の細胞層からなり，表層の円柱形をした長い細胞層と下層の立方や多角形をした細胞層が見られる．

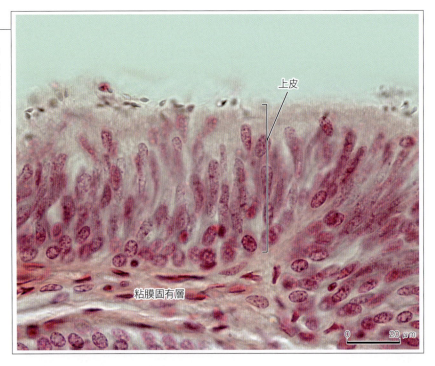

第3章 上皮組織

2 役割による分類

　上皮は細胞の形や層構造などの形態的な違いによる分類の他にも，上皮が果たす役割の違いによる分類がある．上皮には，体の保護，消化酵素などの分泌，老廃物の排泄，ガス交換，栄養素などの吸収，感覚の受容などさまざまな役割がある．それらの役割から，体の表面を覆う皮膚や粘膜などの被蓋上皮，上皮の伸縮を可能にする移行上皮，分泌機能のある腺上皮，外界の刺激を感知する感覚上皮，物質を取り込む吸収上皮，呼吸機能にかかわる呼吸上皮などに分類されている．

A 移行上皮

　張力が加わっていないときの移行上皮（transitional epithelium）は重層立方形の上皮のように見える．その重層構造は表在層，中間層，基底層の3層に分けられ，表層を覆う細胞は被蓋細胞とよばれる．中間層の一部と基底層の細胞は基底膜に結合している．拡張機能のある上皮で，引き伸ばされると重層立方上皮から薄い重層扁平上皮のように変化し，その面積を大きく拡大させる．この上皮は収縮や拡張が顕著な膀胱や尿路（urinary tract）を中心に存在するので，尿路上皮（urothelium）ともよばれる．

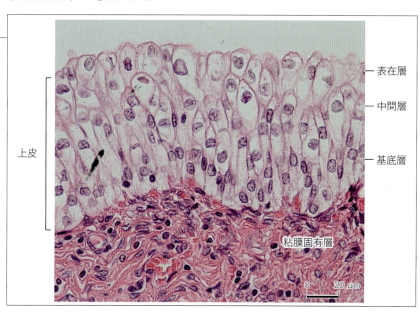

図3.12　膀胱の上皮
細胞の形態から3層に分けられている．表在層に分布する細胞は大型の多核細胞からなり，基底層に分布する細胞はやや小型で1核の細胞からなる．それらの間が中間層である．上皮直下の粘膜固有層には平滑筋細胞が混在する．写真は膀胱の上皮で，伸展していない状態のものを示す．

B 腺上皮

消化管や子宮粘膜などの上皮は外分泌機能が発達しているので腺上皮（glandular epithelium）ともよばれる．それらの上皮には外分泌細胞が単独で存在する単細胞腺（unicellular gland）や，数多くの分泌細胞が集合して形成された外分泌腺の多細胞腺（multicellular gland）が存在する．外分泌機能が活発な器官である消化管の上皮には大型の多細胞腺である肝臓と膵臓が付随する．上皮に付随する外分泌腺は，分泌する物質，分泌の様式，分泌腺の形態の違いなどによりいくつかの種類に分類されている（表3.2）．

表3.2 外分泌腺の分類

	種類		分泌腺の例
分泌する物質	漿液性（serous）		膵臓
	粘液性（mucous）		十二指腸腺
分泌の様式	メロクリン（merocrine，漏出分泌）		唾液腺
	アポクリン（apocrine，離出分泌）		乳腺
	ホロクリン（holocrine，全分泌）		脂腺
分泌腺の形態	管状腺	単一管状（simple tubular）	腸腺
		単一らせん管状（simple coiled tubular）	汗腺
		分岐単一管状（simple branched tubular）	胃底腺
	胞状腺	単一胞状（simple acinar）	小型の脂腺
		分岐単一胞状（simple branched acinar）	大型の脂腺
	複合腺	複合管状（compound tubular）	十二指腸腺
		複合胞状（compound acinar）	膵臓
		複合管状胞状（compound tubuloacinar）	顎下腺

図3.13 単細胞腺と多細胞腺

腺上皮である小腸の粘膜上皮には単細胞腺の杯細胞が分布し，さらに，上皮が陥入して形成された多細胞腺の腸腺が存在する．多細胞線の基本構造は腺房（acinus）と導管（duct）から構成され，発生過程で上皮が陥入して形成される．発達した多細胞腺では導管が分枝して数多くの腺房を形成する．写真はKB染色したウサギの小腸に見られる単細胞腺と多細胞腺を示す．

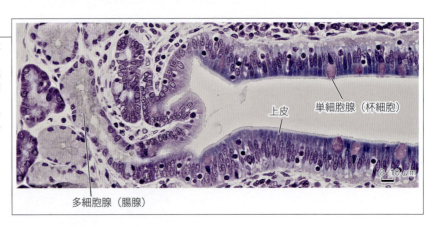

> **COLUMN**
>
> **分泌様式**
>
> 　外分泌細胞が分泌物を排出する様式は，メロクリン（merocrine，漏出分泌），アポクリン（apocrine，離出分泌），ホロクリン（holocrine，全分泌）の3種類に分類されている（表3.2）．メロクリンはエキソサイトーシスにより分泌物を排出し，アポクリンは分泌物が蓄えられた細胞質の一部をちぎるように離出して分泌物を放出する．メロクリンとアポクリンの両方の様式で分泌する細胞もある．ホロクリンは細胞内に分泌物をため込んだ細胞が壊れ，その壊れた細胞全体を分泌物として排出する．

図3.14　管状腺と胞状腺

多細胞腺は腺房の形態が管状のものを管状腺（tubular gland）とよんでいる．管状腺には腸腺などのように腺房がまっすぐに伸びたものや，汗腺などのように腺房がコイル状に巻いたものなどがある．そして，腺房が胞状のものを胞状腺（acinar gland, alveolar gland）とよんでいる．写真は管状腺の腸腺（左）と胞状腺の脂腺（右）を示す．

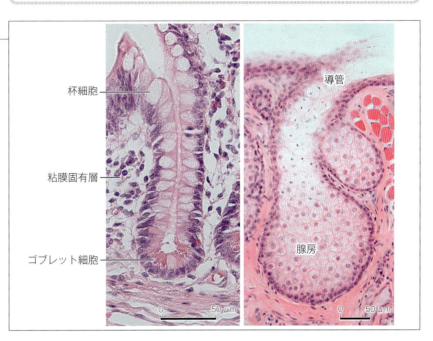

図3.15　複合腺

導管が分枝しないものを単一腺（simple gland），分枝して多くの腺房を形成しているものを複合腺（compound gland）とよんでいる．分枝した導管の先に管状の腺房を形成しているのが複合管状腺（compound tubular gland），胞状の腺房を形成しているのが複合胞状腺（compound acinar gland），そして，両方のタイプの腺房が混在するのが複合管状胞状腺（compound tubuloacinar gland）とよばれる．写真は複合管状胞状腺の顎下腺を示す．

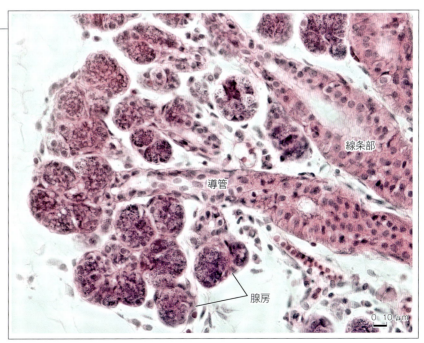

> **COLUMN**
>
> **分泌腺の発生**
>
> 発生過程において，多細胞腺は上皮とその下に分布する間葉（未分化な結合組織）との相互作用により形成される．間葉の誘導作用により陥入した上皮の先端部に腺房が形成され，腺房と上皮の間が導管になる．同じようにして形成された内分泌腺もある．例えば，下垂体の前葉は口腔の粘膜上皮が陥入した後，導管になる部分が消失して内部に取り残された腺房の部分が内分泌腺になる（p406 **COLUMN** 参照）．写真は多細胞腺の発生過程を示す．
>
>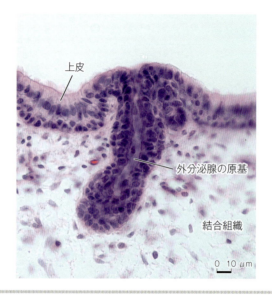
>
> 上皮 / 外分泌腺の原基 / 結合組織
>
> 0 10 μm

C 感覚上皮

体の表面を覆う皮膚や粘膜には，外部環境からのさまざまな情報（外力，化学物質，音，光など）を感知してそれを中枢神経系に伝達するための感覚細胞や感覚器が存在するので，感覚上皮（sensory epithelium）ともよばれる．感覚細胞には，鼻，耳，目などに存在する外胚葉由来のものや，消化管の上皮に分布して感覚細胞として働いている内胚葉由来の内分泌細胞などがある．それらの感覚細胞が外界からの刺激を受けて興奮すると，その興奮がホルモンや神経細胞を介して標的器官や中枢神経系に伝達される．上皮に分布する感覚細胞や感覚器の詳細については第17章の感覚器系を参照．

D 吸収上皮

　吸収上皮（absorptive epithelium）には，栄養素やイオンなどを吸収する小腸の粘膜上皮や，原尿から有用な物質を再吸収する腎臓の尿細管の上皮などがある．立方から円柱形の細胞により構成され，その細胞の頂端には吸収効率を高めるために膨大な数の微絨毛が形成されている．吸収上皮では，エネルギー依存的な能動輸送を中心に，拡散による受動輸送も含めた輸送系が活発に働いている．外部からの高分子の取り込みと上皮を横断した物質の輸送には，小胞を伴った細胞内輸送系が働いている．吸収や輸送機能にはエネルギーが必要なので，吸収上皮の細胞内には多数のミトコンドリアが存在する．小腸と腎臓の吸収上皮の詳細については，それぞれ第11章7と第13章1を参照．

E 呼吸上皮

　鼻腔から肺胞に至るまでの気道を覆う粘膜上皮はまとめて呼吸上皮（respiratory epithelium）ともよばれ，気道を湿らせて保護する役割，病原体などの異物を排除するバリアとしての機能，ガス交換の役割などを担っている．線毛細胞や粘液を分泌する細胞を中心に構成され，粘液の分泌と線毛運動による粘液線毛クリアランス機能（p316参照）などの生体防御機能が活発である．写真はアザン染色（Azan staining）した気管の呼吸上皮を示す．

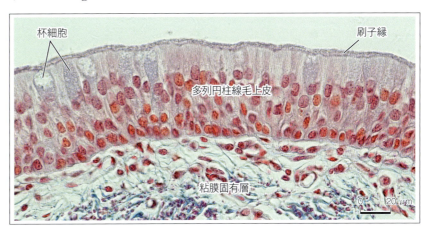

第4章

結合組織

　結合組織は発生過程において主に中胚葉由来の間葉から形成される．細胞外基質を中心に構成された組織で，さまざまな組織や器官を結合して体の構造を構築するとともに体を支える役割を果たしている．一般に，結合組織はそれらの構造の違いからいくつかの種類に分類されている．その種類には，①線維成分を中心に構成された疎性結合組織と密性結合組織，②体を支持する硬い構造の骨や軟骨，③特殊な結合組織である脂肪組織，細網組織，弾性組織，膠様組織などがある．これらの他に，血管（血液も含む）やリンパ管（リンパ液も含む）なども結合組織として分類されている．

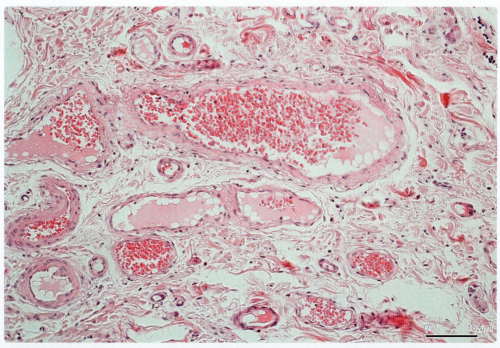

小腸の粘膜下組織

結合組織の種類とその役割

　線維性の結合組織はそれらを構成する線維成分の密度の違いにより，疎性結合組織と密性結合組織に分けられている．線維成分の少ない柔軟な構造の疎性結合組織は体の随処に分布して組織や器官の結合にかかわる．そして，まばらな線維の隙間は間質液で満たされ，そこには生体防御にかかわる細胞を含めた各種の細胞が分布する．一方，密な線維成分により構成された強靱な密性結合組織は強い伸長強度に耐える靱帯（ligament）や腱を形成して骨どうしや骨と筋組織を結合している．このように，結合組織には組織や器官を結合する役割とともに，組織内の間質液を介した栄養素や代謝産物などの輸送，生体防御，脂肪細胞によるエネルギーの貯蔵や発熱作用などさまざまな機能がある．

　特殊な結合組織として分類されているものに，脂肪組織，細網組織，弾性組織，膠様組織などがある．脂肪組織は疎性結合組織中に多量の脂肪細胞が集積した組織である．細網組織はリンパ系（免疫関係）の組織を中心に分布する細網線維からなる網目状の組織である．弾性組織は弾性線維を多く含んだ弾力性のある組織である．そして，膠様組織は胎児に見られる胚性の結合組織である．

　線維性の結合組織と共通性が少ない血管とリンパ管を結合組織として分類することについては少し問題があるが，両者とも他の結合組織と同じ間葉に由来する構造で，結合組織を構成する重要な要素でもある．そして，血管とリンパ管は結合組織を満たす間質液の産生に直接かかわる組織であることなどから，結合組織の仲間に分類される場合がある．また，コラーゲン線維を主成分として構成される軟骨や骨も結合組織に分類される場合がある．この教科書では結合組織として線維性の結合組織と特殊な結合組織について解説し，軟骨と骨については第5章の支持組織で，そして，血液，血管系，リンパ系についてはそれぞれ第8章，第9章，第10章で解説する．

第4章 結合組織

1 線維性の結合組織

線維性の結合組織を構成するコラーゲン線維，弾性線維，細網線維の密度，構成比率などにより，線維性の結合組織は疎性結合組織，密性結合組織，弾性組織，細網組織などに分類される．それぞれが異なる特性をもち，その特性に応じて体の各部位でさまざまな役割を担っている．

A 結合組織を構成する線維の産生

コラーゲン線維と弾性線維は主に線維芽細胞により産生される．その他にも骨芽細胞（osteoblast），軟骨芽細胞（chondroblast），象牙芽細胞（odontoblast），上皮細胞，平滑筋細胞などがコラーゲン線維を産生する．線維芽細胞はコラーゲン線維や弾性線維などとともにグリコサミノグリカンなどの細胞外基質や細網線維なども産生して，線維性の結合組織の形成とその維持にかかわる．写真はマウスの線維芽細胞と産生されたコラーゲン線維を示す．

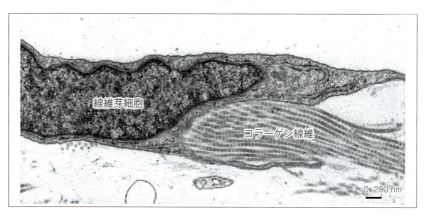

B 線維性の結合組織を構成する細胞外基質

多細胞からなる体の立体構築には細胞どうしの接着と，細胞と細胞外基質との接着が必要である．細胞外基質は3種類の線維成分（コラーゲン線維，弾性線維，細網線維）を中心に，糖タンパク質やグリコサミノグリカン（glycosaminoglycan）などにより構成される．線維成分は線維束や網目構造などを形成し，細胞を支持する足場の役割を果たしている．それと同時に，糖タンパク質やグリコサミノグリカンなどとともに細胞への情報伝達因子としても働き，細胞の形態，細胞増殖，細胞分化，細胞の運動性などを制御している．

1）コラーゲン線維

コラーゲンはヒトの体を構成する総タンパク質量の20〜30％も占め，約28種類のタイプが知られている．その主要なタイプを表4.1に示す．線維状のコラーゲン線維（collagen fiber）は結合組織，皮膚，腱，靱帯，軟骨，骨などの主要な構成成分として，体の構築とその維持に重要な役割を果たしている．写真はアザン染色した皮膚を示す．コラーゲン線維の束が密に分布する真皮が青く染まっている．

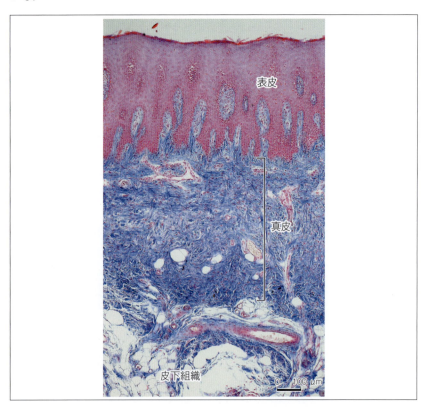

表4.1 コラーゲンの主要なタイプ

タイプ	特徴など
I	・結合組織，線維軟骨，骨などの主要な構成成分 ・直径が10〜300 nmの基本線維が集まって，太さ0.5〜20 μmの線維束を形成 ・体に存在するコラーゲン線維の約90％を占める
II	・硝子軟骨の基質の主要な構成成分 ・直径20〜50 nmの線維
III	・細網線維の構成成分（脾臓，リンパ節などに多く分布） ・平均直径が75 nmの基本線維が集まり，0.1〜0.2 μmの線維束を形成
IV	・基底膜の主要な構成成分 ・直径3〜4 nmの線維が集まって網目構造を形成
V	・筋細胞などの細胞表面，毛，角膜，胎盤などに分布 ・直径が約25 nmの線維

COLUMN

コラーゲン線維の形成

最初に，コラーゲン線維を構成する基本単位のペプチド鎖（プレプロコラーゲン：preprocollagen）の3本がらせん状に重合して三重らせん構造のプロコラーゲン（procollagen）を形成する．次に，その両末端の非らせん領域が切断されてトロポコラーゲン（tropocollagen）になる．それが共有結合で架橋されてコラーゲン線維が形成される．写真はコラーゲン線維の束（上）とコラーゲン線維の拡大（下）を示す．コラーゲン線維に見られる縞模様はトロポコラーゲンが縦方向に一定の間隔でずれて結合されるためにできた構造である．

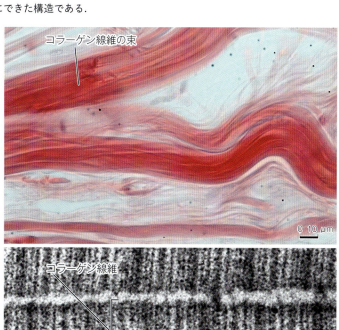

2）弾性線維

弾性線維（elastic fiber）は通常のH・E染色では染まらないので，その観察にはオルセイン染色法などが用いられる．オルセイン染色した弾性線維は線維状に見えるが，それを電顕で観察すると明瞭な線維構造は見られず，三次元的な網目構造が観察される．写真はオルセイン染色した大動脈の弾性板（上）と分配動脈の内弾性板の電顕写真（下）を示す．

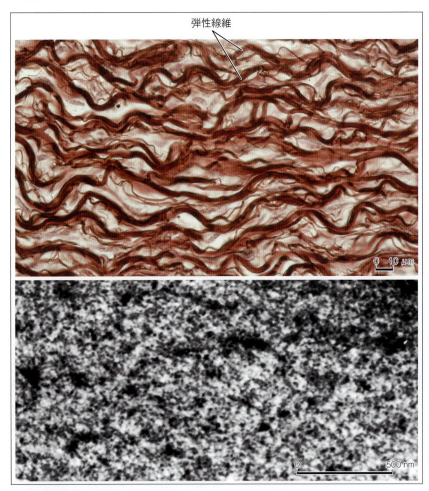

> **COLUMN**
>
> **弾性線維の構造**
>
> 弾性線維は疎水性アミノ酸を80％以上も含むトロポエラスチン（tropoelastin）が主な構成成分である．トロポエラスチン分子は凝縮したコイル状の構造を形成し，引き伸ばすと8倍くらいまで伸びる．弾性線維の形成過程では，最初に足場となるミクロフィブリル（microfibril）線維にトロポエラスチンが沈着する．ミクロフィブリルは糖タンパク質のフィブリリン（fibrillin）により形成された細線維（直径10～12 nm）である．その後，トロポエラスチンのリジン残基どうしが架橋結合され，弾力性と伸縮性のある強靱な弾性線維になる．形成された弾性線維は長寿命である．

3）細網線維

　細網線維（reticular fiber）は線維芽細胞の一種である細網細胞（reticular cell）が産生するタイプIIIのコラーゲン線維からなる細線維で，肝臓，脾臓，骨髄，リンパ節などに多く分布する．組織中では網目状の構造を形成して分布し，組織の立体構造の保持に貢献する．その観察には銀染色法などが用いられる．写真は銀染色した細網線維（上）とその電顕写真（下）を示す．

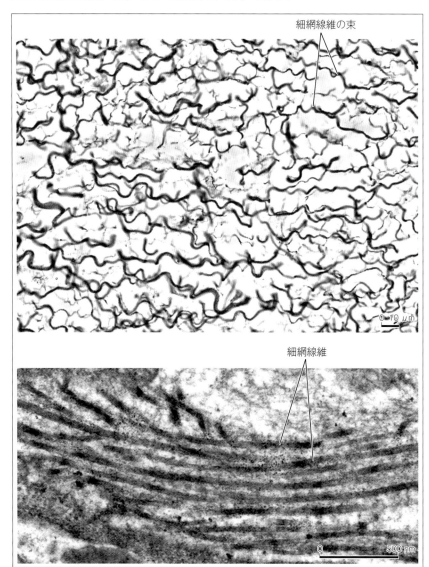

細網線維の束

細網線維

COLUMN

間質液

　線維性の結合組織の隙間を満たす間質液（interstitial fluid）の総量は，体重の約15％も占める．間質液は毛細血管から滲出した血漿成分を中心とする液で，体中の細胞を潤した後，リンパ管に吸収されて静脈に戻される．間質液の流れは結合組織に加わる圧力を中心に引き起こされる，受動的でゆるやかなものである．体中を循環する間質液には，栄養素，酸素，イオン，各種の情報伝達因子などを細胞に送り届け，細胞の代謝により生じた老廃物を排出する役割などがある．

C 疎性結合組織

疎性結合組織 (loose connective tissue) は体のいたるところに存在するが，よく知られているのが皮膚の皮下組織や粘膜の粘膜下組織などである．その他にも腸を取り巻く腸間膜などに分布する．血管がない皮膚や粘膜上皮には，その直下に存在する疎性結合組織の間質液から栄養素や酸素などが供給される．また，外界と近接している皮下や粘膜下の結合組織，腸間膜などでは免疫系の機能が発達して，生体防御や炎症反応などに深くかかわっている．

図4.1 皮下組織

ランダムに配向するタイプIのコラーゲン線維が中心で，その他に少量の弾性線維や細網線維が混在する．弾性線維の存在により，組織には適度な柔軟性と弾力性がある．線維間の隙間には血管，リンパ管，神経線維などが走行し，多くの種類の細胞が存在する．写真の皮下組織のコラーゲン線維は赤く染まって見えるが，H・E染色では染まらない弾性線維や細くて見えにくい細網線維の確認は難しい．

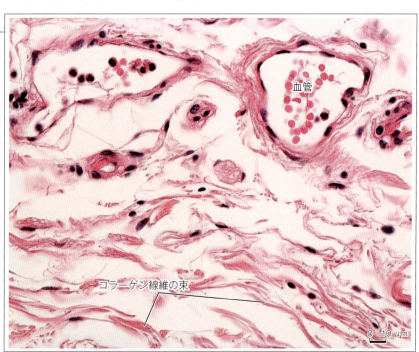

図4.2 疎性結合組織の伸展標本

結合組織を構成する線維成分を詳しく観察するために，皮下組織を伸展して固定し，アルデヒドフクシン (aldehyde fuchsin)，鉄ヘマトキシリン (iron hematoxylin)，オレンジG (orange G)，ライトグリーン (light green) などを含む染色液で染めた標本が用いられる．写真はマウスの皮下組織の伸展標本で，コラーゲン線維と弾性線維がそれぞれ緑色と青色に染まっている．

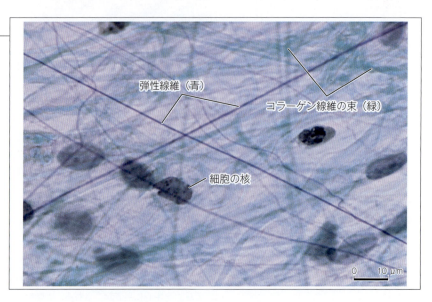

D 密性結合組織

密性結合組織（dense connective tissue）には，タイプIのコラーゲン線維の束や弾性線維が一定の向きに走向して形成された平行結合組織（dense regular connective tissue）と，それらの線維が交互に重なるようにして形成された交織結合組織（dense irregular connective tissue）がある．前者は一定方向に力が加わる腱，靱帯，骨膜などを，そして，後者はさまざまな方向に力が加わる皮膚の真皮や筋上膜などを構成している．密性結合組織に存在する細胞はわずかで，血管も少ない．分布する主な細胞は，線維成分の産生やその維持にかかわる線維芽細胞の腱細胞である．

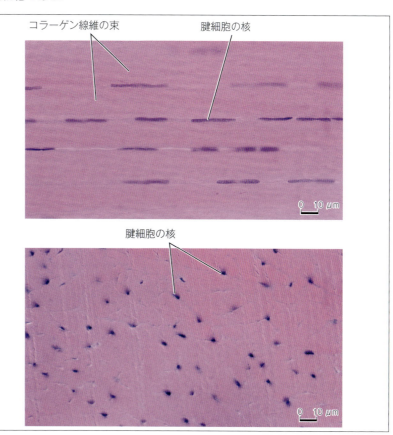

図4.3 腱

筋組織と骨を連結する腱（tendon）は平行結合組織で，その線維束の隙間には毛細血管や腱細胞（tendinocyte）とよばれる線維芽細胞が存在する．腱細胞はコラーゲン線維の産生や損傷した腱の再生，腱に加わる機械刺激の感知などを行う．腱には感覚神経が分布して，ゴルジ腱器官（Golgi tendon organ）とよばれる張力の受容器を形成している．写真は腱の縦断（上）と横断（下）を示す．

図4.4 真皮

真皮は3層に分けられ，真皮の大部分を占めるのが網状層とよばれる交織結合組織の層である．網状層はタイプIのコラーゲン線維を主とする線維の太い束が交互に重なるようにして形成され，それらの線維を束ねるように弾性線維が分布する．その強靭で弾力性のある構造からなる皮膚は外力から体を守る役割を果たしている．写真はコラーゲン線維束が不規則に走向する真皮（上）とその拡大（下）を示す．

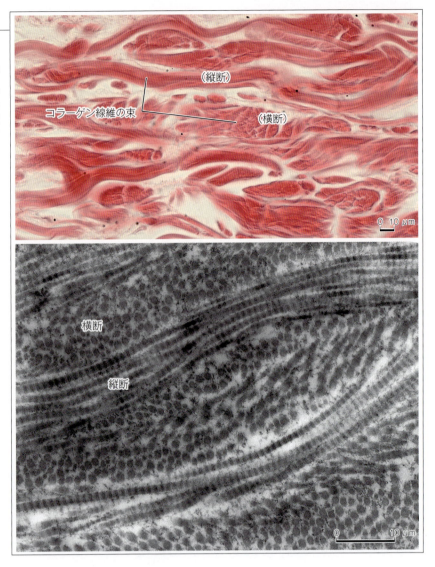

第4章 結合組織

2 特殊な構造の結合組織

結合組織に関する知見が増えた現在では，結合組織の分類のしかたが旧来のものとは少し異なる．ここでは，特別な構造と機能をもった脂肪組織，細網組織，弾性組織，そして，胎児（fetus）に見られる結合組織を特殊な結合組織として分類した．それらは線維性の結合組織としての共通した基本構造や機能をもつが，分けて分類したのは結合組織の構造と機能の特殊性を強調するためである．

A 脂肪組織

皮下組織や内臓などの疎性結合組織の中に脂肪細胞が多量に集積している場所が存在し，それらを脂肪組織（adipose tissue）と特別によんでいる．皮膚の皮下組織に存在する脂肪組織は皮下脂肪（subcutaneous fat）とよび，腸間膜や肝臓などの内臓の周囲に分布する脂肪組織は内臓脂肪（visceral fat）とよんでいる．脂肪組織を構成する脂肪細胞はエネルギーの供給源としての脂質の蓄積だけでなく，ホルモンやサイトカインなどの分泌，ビタミンの貯蔵，皮下における断熱効果などさまざまな役割を果たしている．

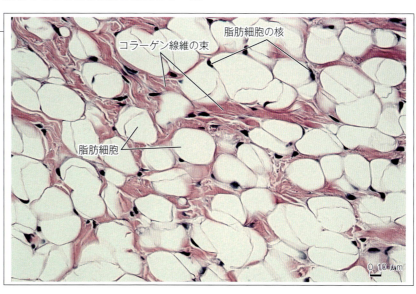

図4.5 皮下脂肪

白色脂肪細胞が集積した脂肪組織では，その脂肪細胞の中を満たす多量の脂質が標本の作製過程の脱水処理で失われてしまうので，脂肪組織は同じ大きさ（70〜130 μm）の泡粒が集合したような構造に見える．空胞になった脂肪細胞には，その細胞膜に張りつくように存在する核が見られる．写真は白色脂肪細胞が集積した皮下脂肪を示す．

B 細網組織

網目状の細網線維と細網細胞を中心に構成された細網組織（網様結合組織：reticular connective tissue）は，リンパ節，脾臓，肝臓，骨髄などを中心に分布する．細網細胞が産生する網目状の線維構造は細胞を支持する役割を果たす．細網細胞は総称で，それぞれの細網組織では異なる細胞の名称でよばれる場合がある．細網細胞は間葉に由来する細胞で，異物を貪食して生体を防御する機能もある．

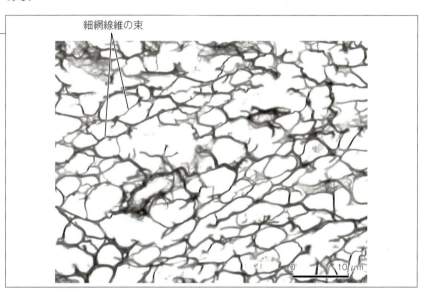

図4.6　リンパ節の細網組織

リンパ節では細網線維の束が架橋した網目状の構造を形成し，その線維に張りつくように細網細胞が分布する．リンパ節の細網細胞は細網線維の産生，ケモカインやサイトカインの分泌，リンパ球などの支持や移動運動への関与など，さまざまな役割を果たしている．写真は銀染色法により細網線維を黒く染めたリンパ節を示す．この染色法では細網細胞は染まらない．

C 弾性組織

弾性組織（弾性結合組織：elastic connective tissue）は，弾性線維やコラーゲン線維などの線維成分を中心に形成された線維性の結合組織である．構成する弾性線維の比率が多いために強靱な構造を形成している．平行に配列した太い弾性線維と網目状に分布した弾性線維が張力に対して大きな抵抗力をもち，伸縮性のある構造を形成する．これらの特性から，弾性組織は大動脈壁，気管壁，声帯靱帯（vocal ligament）などのように圧力に耐えて弾力性を必要とする器官に分布する．

図4.7　声帯靱帯の弾性組織

発声時に振動する声帯（vocal cord）は声帯筋（vocal muscle）とそれを覆う粘膜により構成されている．その粘膜の粘膜固有層の部分を弾性組織の声帯靱帯が構成している．弾性線維はH・E染色では染まらないので，特別な染色法で染めて観察する．写真は弾性線維を黒紫色に染めるワイゲルト染色（Weigert staining）で染めた声帯靱帯を示す．

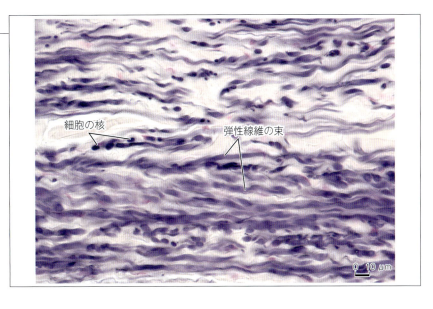

D 膠様組織

胎児に見られる線維性の結合組織で，タイプⅠのコラーゲン線維に加えてヒアルロン酸（hyaluronic acid）やコンドロイチン硫酸（chondroitin sulfate）などの粘液性のムコ多糖類が多量に含まれる．形態的に間葉とよく似たゼラチン状の構造であるが，発生過程でさまざまな組織に分化する未分化な間葉組織とは異なり，膠様組織（gelatinous tissue）はそれ以上の組織には分化しない成熟した組織である．ワルトン軟肉（Wharton's jelly）とよばれる胎児の臍帯に存在する結合組織が膠様組織の例としてよく知られている．

図4.8　ワルトン軟肉

コラーゲン線維の束が豊富に見られ，それらの線維の隙間には間葉系幹細胞（mesenchymal stem cell）を中心に，線維芽細胞やマクロファージなどが数多く存在する．この間葉系幹細胞は再生医療に用いる体性幹細胞の供給源としても知られている．写真はコラーゲン線維を青色に染めるアザン染色で染めた臍帯（umbilical cord）の膠様組織を示す．

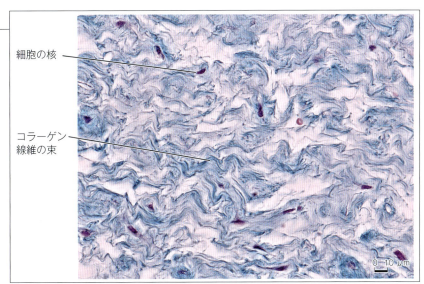

COLUMN

臍帯に存在する体性幹細胞

胎児の臍帯血や臍帯の膠様組織には間葉系幹細胞や造血幹細胞（hematopoietic stem cell）などの体性幹細胞が数多く存在する．これらの幹細胞は自己複製し，骨細胞，軟骨細胞，脂肪細胞，骨格筋細胞，神経細胞，肝細胞，血球など多くの種類の細胞に分化することが可能な多能性（multipotent）の細胞である．現在，出生後の臍帯血や臍帯の結合組織から採取された体性幹細胞を活用した再生医療や免疫細胞療法などの研究が進められている．

COLUMN

胚性結合組織

発生の初期過程で中胚葉や外胚葉の神経堤から形成される間葉組織（間充織：mesenchyme）は胚性結合組織（embryonic connective tissue）ともよばれている．間葉は，コラーゲン線維やプロテオグリカンなどの細胞外基質からなる細網構造と，その中に分布する間葉系幹細胞などから構成される．発生過程では，その間葉系幹細胞により結合組織，支持組織，リンパ系や血管系などのさまざまな組織や器官が形成される．写真は間葉組織の最初の形成が見られるニワトリ胚の中胚葉形成（上）と，ヒトの胚の間葉組織（下）を示す．

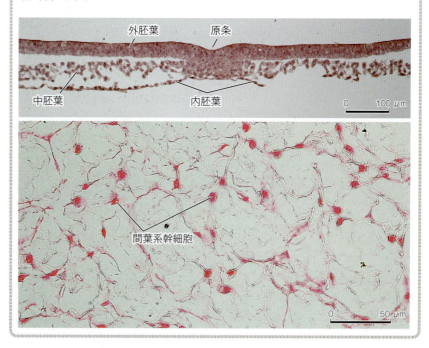

第5章

支持組織

　ここでは，ヒトの骨格を構成して運動，姿勢の維持，内臓の保護などの役割を果たしている骨と，主に骨の機能の補助に貢献している軟骨について，支持組織（supporting tissue）として解説する．骨はタイプIのコラーゲン線維を主成分とする基質に，ハイドロキシアパタイト〔hydroxyapatite：$Ca_{10}(PO_4)_6(OH)_2$〕の結晶が沈着した硬い骨基質と骨細胞などから構成され，体を支える骨格構造を形成している．一方，コラーゲン線維，弾性線維，プロテオグリカン（proteoglycan），グリコサミノグリカンなどを含んで弾力性のある軟骨基質と軟骨細胞から構成された軟骨は，主に骨格の関節部に存在し，その弾力性を活用した役割を果たしている．

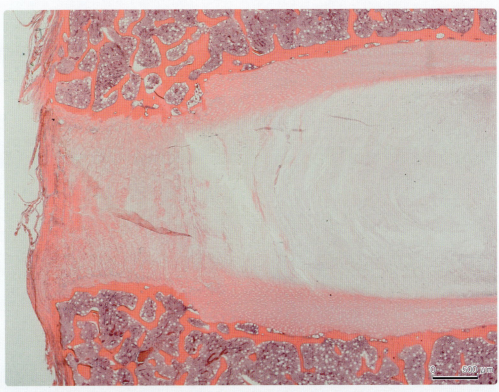

椎間板の断面

支持組織の構造と機能

　軟骨を構成する軟骨基質は，コラーゲン線維や弾性線維などの線維成分を中心に，プロテオグリカンやグリコサミノグリカンなどの細胞外基質により構成され，水分を多く含んだ弾力性のある構造をしている．その性質により，主に，骨格の関節の部分を覆って骨の摩耗を防ぐ役割や，運動時における骨どうしの間の衝撃を吸収する役割などを果たしている．軟骨の特徴の一つは，軟骨基質の中には血管，リンパ管，神経線維などが入り込んでいないことである．血管やリンパ管が分布しない組織は，新陳代謝が活発で短期間に細胞が入れ替わる上皮や，物理的な耐久性を必要とする軟骨など，一部の組織に限られる．例えば，骨よりも柔らかい構造なのに骨と同じように強い圧力につねにさらされている関節軟骨に血管が存在すると，損傷しやすい血管は軟骨の耐久性の邪魔になると考えられる．そのために，軟骨細胞の増殖や軟骨の維持に必要な栄養素や酸素などの供給は，軟骨膜に分布する血管や周囲の間質液からの拡散に頼っている．その結果，損傷した軟骨の修復や再生は非常に困難である．

　ガラス並みの硬度をもつハイドロキシアパタイトが沈着して形成された硬い骨は，曲げなどの力に耐える強靭な構造をしている．その性質により体を支える骨格を形成して筋組織などを固定するとともに，脳や内臓などを包んでそれらを保護する役割を担っている．骨は骨膜に包まれており，その骨膜に分布する骨芽細胞が骨細胞に分化して骨を形成する．骨の場合は軟骨とは異なり，骨基質内には血管，リンパ管，神経線維などが多く入り込んでいる．そのために，損傷からの回復が早く骨の新陳代謝も活発に行われている．さらに，支持組織としての役割の他にも，骨髄における造血機能や体液中のリンやカルシウムの貯蓄と供給源としての役割も担っている．

　この章では軟骨と骨の構造について解説する．

第5章 支持組織

1 軟骨
Cartilage

　軟骨は軟骨基質を構成する成分の違いにより，それぞれ性質の異なる硝子軟骨，弾性軟骨，線維軟骨の3種類に分類されている．主要な軟骨の硝子軟骨は主に骨の関節の部分に分布する．硝子軟骨は弾力性があり強くて滑らかな表面構造をしているので，可動性の大きい骨の関節部を覆って，骨どうしの衝撃の吸収や摩擦の減少，そして，運動に伴う骨の摩耗の防止などにかかわる．また，骨の両端を覆う硝子軟骨は成人期まで継続する骨の成長にもかかわっている．弾性線維を中心にコラーゲン線維やプロテオグリカンなどにより構成された弾性軟骨は，その弾力性のある性質から耳介を構成している．そして，タイプⅠのコラーゲン線維の束を中心に，それにコンドロイチン硫酸などが加わって構成された線維軟骨は，その弾力性と強靱な構造から椎間板（intervertebral disk），恥骨結合（pubic symphysis），骨と腱の結合部などのように可動性が小さい部分に存在し，骨どうしの間のクッションや骨と筋の結合などの役割を果たしている．

1 硝子軟骨

　硝子軟骨（hyaline cartilage）は，その存在部位により関節軟骨（articular cartilage），肋軟骨（costal cartilage），甲状軟骨（thyroid cartilage），気管軟骨（tracheal cartilage）などとよばれている．軟骨基質はタイプⅡのコラーゲン線維を中心に構成され，そこに含まれるコンドロイチン硫酸やケラタン硫酸（keratan sulphate）などの豊富なグリコサミノグリカンには多くの硫酸基が存在する．その負電荷と高密度な軟骨基質の浸透圧により，軟骨内には多量（全体重量の60～80％）の水分が含まれ，それが硝子軟骨の弾力性のもとになっている．

　VS03 で観察する肋軟骨は，胸郭（thorax）を形成する肋骨（costa）どうしの結合や肋骨と胸骨（sternum）の結合などにかかわる大型の硝子軟骨で，その弾力性により呼吸時の胸郭を動きやすくしている．

> **COLUMN**
> **軟骨における血管形成の阻止**
> 　組織の中には血管が形成されない軟骨や上皮，血管が非常に少ない腱や靱帯などが存在する．発生過程の血管形成はそれを促進する因子と抑制する因子のバランスのもとで行われる．血管の少ない組織では，その形成過程において抗血管新生因子（antiangiogenesis factor）が分泌され，血管形成の抑制や阻止が行われる．最近の研究では，この因子を用いて過剰な血管新生（angiogenesis）を阻止してがんなどを治療する方法も検討されている．

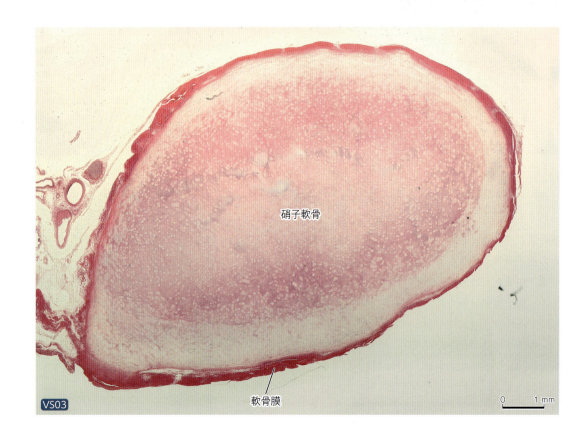

A 軟骨膜

　硝子軟骨の周囲を取り巻く軟骨膜（perichondrium）は外側の密性結合組織の層と，軟骨と接する軟骨形成層（chondrogenic layer）からなる．軟骨形成層には増殖して軟骨細胞になる未分化の軟骨芽細胞が分布する．その軟骨芽細胞が軟骨細胞に分化して軟骨を形成する．軟骨細胞への栄養素や酸素の供給は軟骨膜に分布する血管からの拡散により行われる．写真は肋軟骨の軟骨膜を示す．

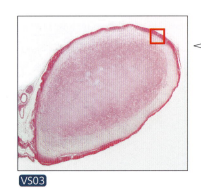
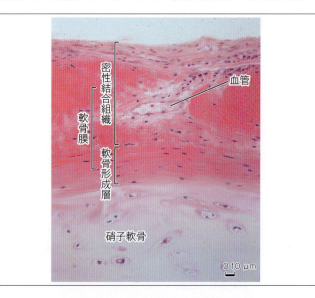

B 軟骨の成長

軟骨が形成される過程は大きく2つのステップに分けられる．最初のステップは，軟骨膜の軟骨芽細胞が増殖して軟骨細胞に分化する付加成長（appositional growth）の過程である．次のステップは軟骨細胞が増殖しながら軟骨基質を分泌し，成熟した軟骨細胞になる介在性成長（interstitial growth）の過程である．写真は軟骨膜の軟骨芽細胞が増殖して軟骨を形成していく過程を示す．

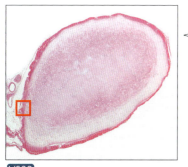

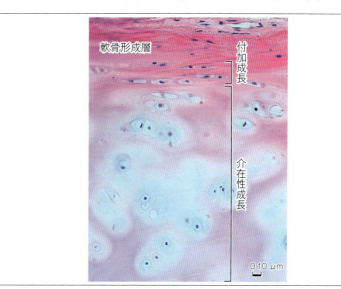

C 軟骨細胞

軟骨基質中に分布する軟骨小腔の中には複数の軟骨細胞が存在する．それらは1つの細胞から増殖した仲間の細胞である．軟骨小腔に近接した領域基質には負に荷電したプロテオグリカンが豊富に分布するために，塩基好性の色素のヘマトキシリンで薄い青色に染まる．そして，その領域と成分が少し異なる領域間基質は酸好性の色素のエオシンで赤色に染まる．写真は肋軟骨の軟骨細胞を示す．

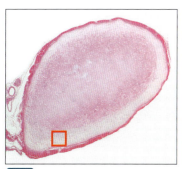
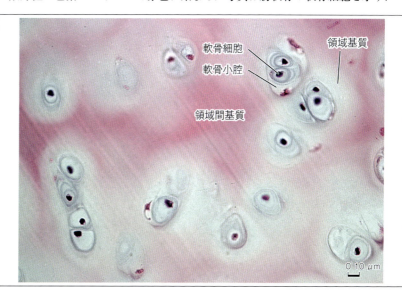

D 軟骨の変性と石灰化

軟骨基質には血管が分布しないので，軟骨細胞への酸素と栄養素の供給は周囲の間質液からの拡散により行われる．そのために，肋軟骨のように大きなものになると，その中まで酸素や栄養素が十分に行き届かないので軟骨細胞の細胞死が起きる．細胞死した部位は変性し，そこにカルシウムが沈着すると石灰化（calcification）が生じる．写真は肋軟骨の石灰化した領域（点線）を示す．

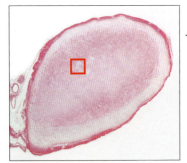

VS03

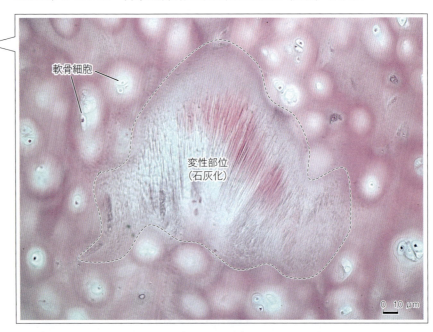

軟骨細胞

変性部位
（石灰化）

0 10 μm

COLUMN

関節軟骨の修復

軟骨膜がない関節軟骨では，主に，関節包（articular capsule）の滑膜（synovial membrane）から分泌される滑液（synovial fluid）を介して栄養素や酸素が供給される．また，ヒアルロン酸を含む滑液は関節の潤滑液としても働いている．耐久性の高い関節軟骨ではあるが，つねに負荷が加わるために加齢に伴ってすり減りや損傷などが生じる．しかし，軟骨膜がない関節軟骨では付加成長ができないために，自己修復による再生は困難である．

2 線維軟骨

　線維軟骨の軟骨基質にはタイプⅡのコラーゲン線維も含まれるが，タイプⅠのコラーゲン線維の束を中心に構成されているので圧力に対する耐性が強い．軟骨基質の中に点在する軟骨細胞の数は少なく，軟骨を取り巻く軟骨膜を欠いている．ここで観察する椎間板は椎体（vertebral body）の間に介在する厚い円板状の構造で，その中心部には弾力性のあるゼラチン状の髄核が存在する．そして，髄核を包むようにして線維軟骨と線維輪が存在する．線維軟骨は髄核の周辺に見られ，その外側を密性結合組織の線維輪が取り巻いている．線維輪の密性結合組織の層は斜めに走行するコラーゲンの線維層が何層（10～20層）も重なって構成され，その層は体の前方で厚く後方で薄くなっている．

　椎体どうしを結合している椎間板は脊椎にかかる圧力を緩衝する役割を果たしている．その際には，髄核が椎間板の縦方向にかかる圧力を線維輪の方向に逃がし，線維輪が外側に膨らむように変形することによりその圧力を吸収する．椎間板と結合する椎体の表面は硝子軟骨の薄い層からなる軟骨終板で覆われ，その軟骨終板に挟まれるようにして線維輪と髄核が存在する．線維軟骨と髄核には血管が存在しないので，酸素と栄養素は椎体や線維輪などに分布する血管からの拡散により供給される．

　VS04 の標本は椎間板の断面の約半分を示す．

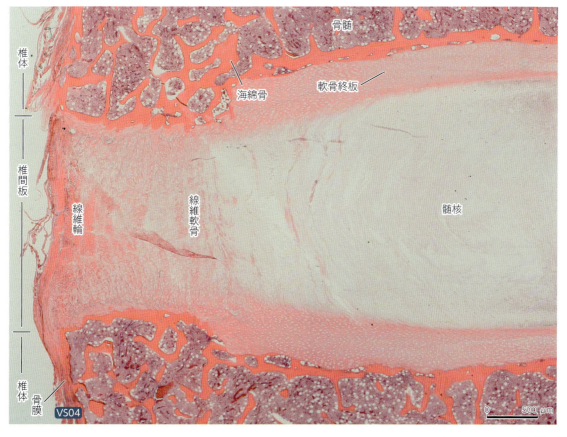

A 線維軟骨

　線維軟骨（fibrous cartilage, fibrocartilage）は線維輪の密性結合組織や髄核と連続した構造で，それらの境界は不明瞭である．線維軟骨の軟骨細胞は硝子軟骨のものと比べて小型で，それらの周囲には領域基質がほとんど見られない．軟骨基質にはタイプⅠのコラーゲン線維を中心とした線維束が密に分布し，その隙間に軟骨細胞や線維芽細胞が存在する．写真は椎間板の線維軟骨を示す．

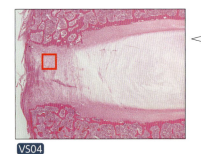

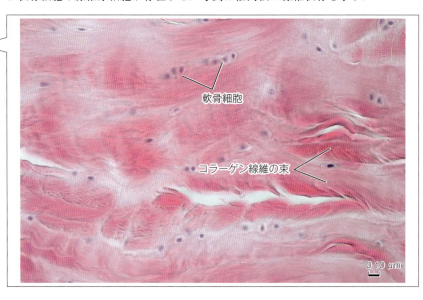

B 線維輪

　線維輪（anulus fibrosus）の外表には血管や神経が分布するが，それらは椎間板の内部までは入り込まない．常に大きな圧力を受けている椎間板は年齢の早い時期から変性が起きやすい．線維輪が劣化するとその層構造が薄い後方部で損傷が起きやすくなり，そこから髄核が飛び出ると椎間板ヘルニア（herniated disk）になる．写真は線維輪の断面を示す．

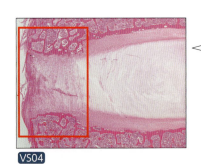

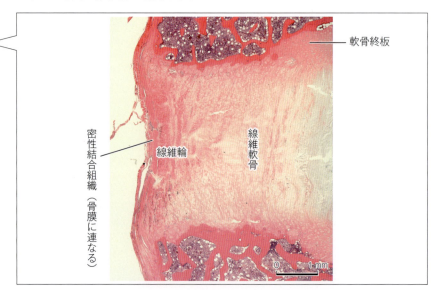

C 髄核

髄核（nucleus pulposus）は発生過程の脊索（notochord）に由来する髄核細胞（nucleus pulposus cell）から形成される．タイプⅡのコラーゲン線維とプロテオグリカンが主成分で，そのプロテオグリカンのコンドロイチン硫酸により多量の水分子が保持されるのでゲル状の構造をしている．髄核には椎体間のクッションや脊椎に可動性を与える役割などがある．写真は髄核を示す．

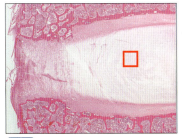
VS04

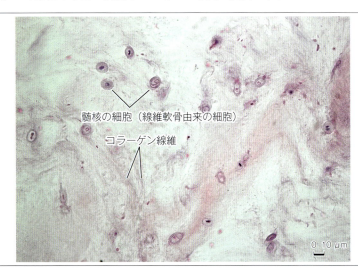

髄核の細胞（線維軟骨由来の細胞）
コラーゲン線維

0 10 μm

COLUMN

脊索由来の髄核細胞

発生過程で椎体と椎間板が形成される際に，椎間板の中に閉じ込められた脊索から髄核細胞が生じる．髄核細胞は基質成分を分泌して髄核を形成する．髄核細胞は20歳頃までに消失し，その後は隣接した線維軟骨の軟骨細胞に置き換わる．また，髄核は自己免疫（autoimmune）が確立する前に椎間板の中に隔離されてしまうので，マクロファージにより異物として認識される．写真はモルモット胚の縦断面で，椎体と椎間板が形成される時期を示す．

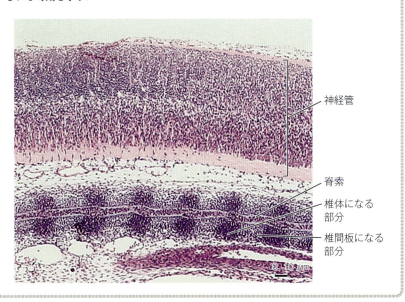

神経管
脊索
椎体になる部分
椎間板になる部分

0 10 μm

D 軟骨終板

　椎間板と接する椎骨の表面は，厚さ0.1〜2 mmの硝子軟骨からなる軟骨終板（cartilaginous endplate）の層で覆われる．この軟骨は骨端を覆う硝子軟骨と同じものであるが，その厚さは一定でなく，その薄い部分を通して椎骨の血管から拡散した酸素や栄養素が線維軟骨と髄核に供給される．この機能が障害されると椎間板の変性が起きやすくなる．写真は軟骨終板を示す．

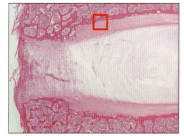
VS04

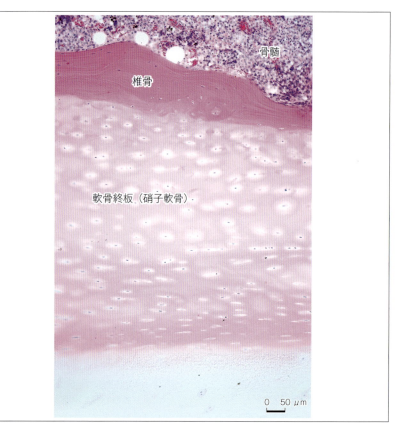

骨髄
椎骨
軟骨終板（硝子軟骨）

3 弾性軟骨

　弾性軟骨の軟骨基質は弾性線維を中心に，タイプⅡのコラーゲン，グリコサミノグリカン，プロテオグリカン，糖タンパク質などから構成される．形態的に硝子軟骨と似ているが，硝子軟骨と大きく違うのは軟骨基質に多量の弾性線維が含まれていることである．弾性線維はその名が示すように弾力性があり，張力を加えると長さが約1.5倍にも伸長し，張力がなくなるともとの状態に戻る．このような性質がある弾性軟骨は，力を加えて変形しても容易にもとの形に戻る耳介（auricle）や喉頭蓋などに存在する．

　弾性線維を中心に構成された弾性軟骨と，コラーゲン線維を中心に構成された線維軟骨はその基本構造がよく似ているので，黄色をした弾性軟骨を黄色線維軟骨（yellow fibrocartilage），白い色をした線維軟骨を白色線維軟骨（white fibrocartilage）ともよんでいる．

　VS05 で観察する弾性軟骨の耳介軟骨（auricular cartilage）は軟骨膜に覆われているが，軟骨の内部に血管や神経は存在しない．多くの動物の耳介は集音機能の役割を果たしているが，ヒトではその機能が低い．

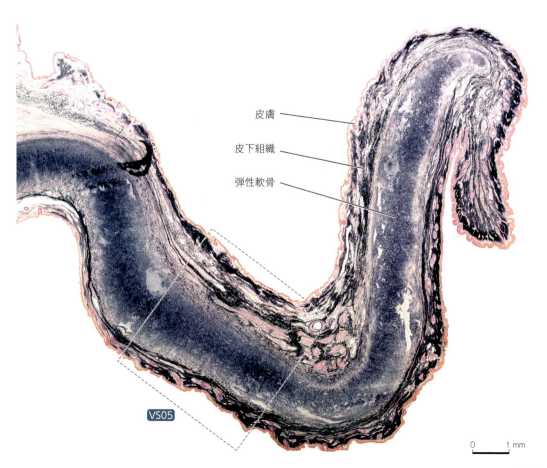

> **COLUMN**
>
> **弾性線維の弾力性**
> 　弾性線維がもつ弾力性は，トロポエラスチンを構成する独特なアミノ酸配列の性質によるものである．トロポエラスチンはバリン，プロリン，グリシン残基などの疎水性アミノ酸を中心に構成されており，リジンやアラニン残基などを含む親水性領域と疎水性領域が交互に連なった構造をしている．トロポエラスチン分子が引き伸ばされると，疎水性領域が周囲の水性環境に反発してもとに戻ろうとする力が生じる．これが弾性線維の弾力性に関係すると考えられる．

A 弾性軟骨

　H・E染色の像で見ると，弾性軟骨（elastic cartilage）は硝子軟骨と似た構造をしているが，硝子軟骨と比べて軟骨基質の部分が少なく軟骨細胞は大きい．写真は耳介軟骨を示す．弾性軟骨の部分がわかりやすいように，H・E染色（左）と弾性線維を黒紫色に染めたワイゲルト染色（右）の標本を一緒に示した．

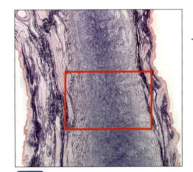

VS05

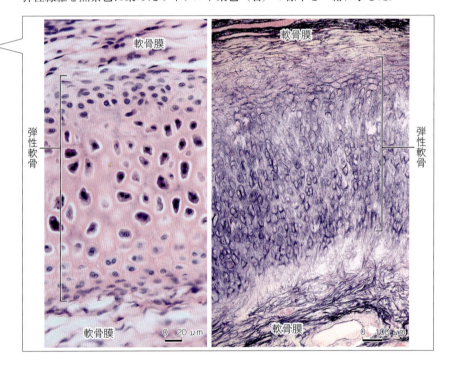

B 軟骨細胞と弾性線維

弾性軟骨の軟骨基質には，弾性線維とともにタイプⅠやタイプⅡのコラーゲン線維が存在する．ワイゲルト染色した標本では軟骨基質に含まれる弾性線維だけが黒紫色に染色されて見える．軟骨小腔には複数の軟骨細胞が存在し，その細胞の核が赤紫色に染まって見える．写真はワイゲルト染色した耳介軟骨を示す．

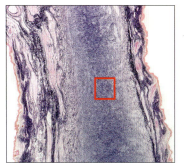

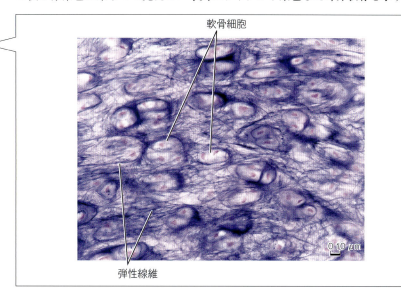

C 軟骨膜

弾性軟骨の軟骨膜はタイプⅠのコラーゲン線維を中心に構成された密性結合組織で，外側の密な線維層と内側の軟骨形成層の2層構造からなる．軟骨形成層では間葉細胞が増殖して軟骨芽細胞に分化し，その後，軟骨基質の成分を分泌しながら軟骨細胞に成熟して軟骨を形成する．写真は耳介の弾性軟骨の軟骨膜を示す．

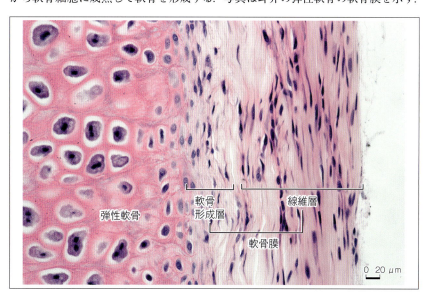

第5章　支持組織

2　骨 Bone

　ヒトの骨格は大きさや形がさまざまな206個の骨から構成されている．ほとんどの骨は緻密な構造をした緻密骨（compact bone）と海綿状の構造をした海綿骨により構成される．緻密骨は手足などの長骨の骨幹部（diaphysis）で発達し，その内部の髄腔（骨髄腔，medullary cavity）には造血組織や脂肪組織などが存在する．関節を構成する骨端（epiphysis）の部分の緻密骨は薄く，その内部は海綿骨で満たされる．骨の外側は骨膜に覆われ，髄腔の内側は骨内膜に覆われる．

　軟骨とは異なり，骨基質の中には多くの血管やリンパ管が入り込んでおり，骨の新陳代謝が活発である．骨を構成する主要な細胞は，骨芽細胞，破骨細胞，骨細胞の3種類である．骨膜や骨内膜に分布する骨芽細胞は増殖して骨細胞に分化し，骨形成にかかわる．骨内膜やその周辺に分布する破骨細胞は大型の多核細胞で，骨の分解と吸収にかかわる．骨基質に分布する骨細胞は骨の構造の維持とともに，骨に加わる運動刺激などを感知するセンサーとしての役割や，骨芽細胞とともに免疫機能の制御などにもかかわる．

　骨のもう一つの重要な機能は，カルシウム，リンなどのイオンの貯蔵場所としての役割である．常時，骨は分解と再生を伴う骨のリモデリング（remodeling）を行っている．その結果，1年間に生体の骨の20～30％が入れ替わる．このリモデリングは骨の損傷や古くなったものを新しくするという機能よりも，むしろ体液中のカルシウムやリンなどのイオンのホメオスタシスを維持する役割が主目的と考えられる．骨の分解と再生は各種ホルモン，免疫に関係する細胞，自律神経系などにより厳密に制御されているが，さまざまな原因によりそれが不均衡になることがある．その結果，骨が過剰に分解されてもろくなったり，分解が抑えられて髄腔が骨で満たされたりするなどの弊害も生じる．

　VS06 で観察するのは脛骨（tibia）の骨幹の部分の緻密骨を輪切りにして薄く研磨した研磨標本（polished specimen）である．この標本では，標本の作製時に骨膜，骨内膜，骨細胞などが失われてしまうので，それらを観察できない．

> **COLUMN**
> **骨芽細胞が分泌するホルモン**
> 　骨芽細胞は骨の形成だけでなくオステオポンチン（osteopontin）やオステオカルシン（osteocalcin）とよばれるホルモンを分泌する．前者は骨髄の造血幹細胞の機能の維持や免疫力の活性化に作用し，後者は膵臓のインスリン分泌，テストステロンの合成，運動能力，脳の発達などの調節にかかわる．これらのことから，骨は骨格を構成する役割だけでなく，他の組織や器官の機能を調節する内分泌器官としての重要な役割が注目されている．

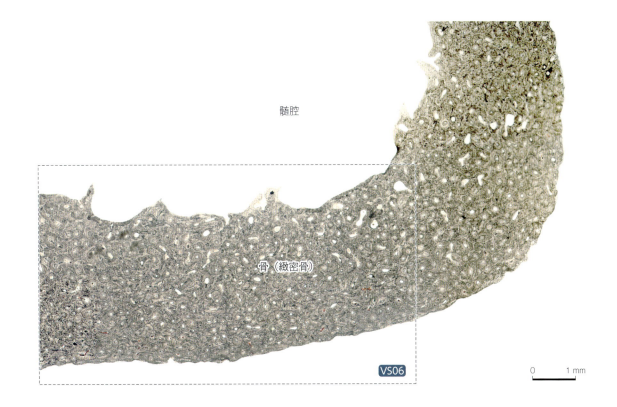

A 骨単位

　緻密骨では長い細胞突起を伸ばした骨細胞が，骨単位（オステオン：osteon）を構成する層板構造に沿って同心円状に並んで分布する．隣接する細胞どうしは細胞突起をギャップ結合させて互いに連絡している．研磨標本では，骨小腔や細胞突起が入っていた骨細管（bone canaliculus）が空洞になるので光の屈折の関係で黒く見える．写真は緻密骨の研磨標本で，骨単位を……で示す．

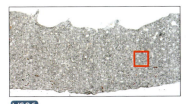

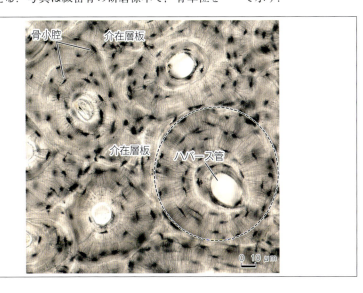

第5章　支持組織

B 緻密骨の脱灰標本

緻密骨の骨基質に沈着しているハイドロキシアパタイトを化学処理で除去した脱灰標本（decalcified specimen）は研磨標本を補完するものである．この脱灰標本では，研磨標本では見られない骨膜や骨細胞などを観察することができる．両者の標本を合わせて観察することにより骨の構造の全体像を理解できる．写真はサルの緻密骨の脱灰標本で，骨単位を……で示す．

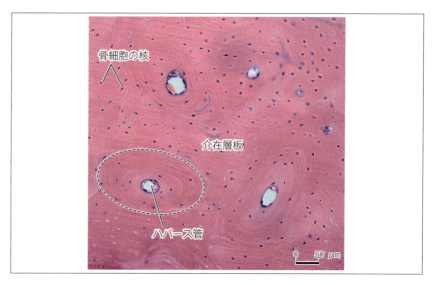

C ハバース管とフォルクマン管

緻密骨の中を縦横にめぐっているハバース管（Haversian canal）とフォルクマン管（Volkmann's canal）の中を血管，リンパ管，神経線維などが走行している．血管やリンパ管は骨に栄養素や酸素などを供給し，骨の中まで入り込んだ神経は骨代謝や骨髄の造血機能の調節などにかかわる（p126 COLUMN 参照）．写真は横断されたハバース管と縦断されたフォルクマン管を示すヒトの骨の研磨標本（左）と，ハバース管の中に存在する組織を示すサルの骨の脱灰標本（右）を示す．

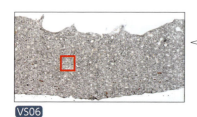
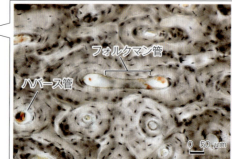
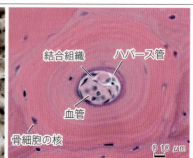

D 海綿骨

　海綿骨（spongy bone）は骨梁（骨小柱，trabecula）とよばれる構造により形成された軽くて強固なスポンジ状の骨で，荷重のかかる骨の末端部に発達している．骨梁は骨に加わる外力に抗する向きに配列された板状や柱状の骨で構成され，それらの表面は骨内膜で覆われている．海綿骨の隙間の部分には造血組織の骨髄が存在する．写真は椎骨の海綿骨の脱灰標本を示す．

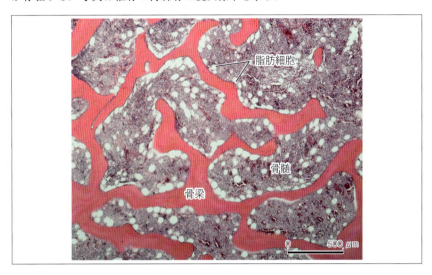

E 骨膜

　骨膜（periosteum）は線維層と骨形成層からなる．線維層のコラーゲン線維の束は緻密骨の中まで入り込み骨膜と骨を固定し，骨どうしの結合や骨と筋組織の結合を強固にしている．骨に入り込んだコラーゲン線維の束はシャーピー線維（Sharpey's fiber）とよばれる．そして，骨形成層に分布する未分化の骨芽細胞が骨細胞に分化して骨形成にかかわる．写真はサルの骨の脱灰標本を示す．

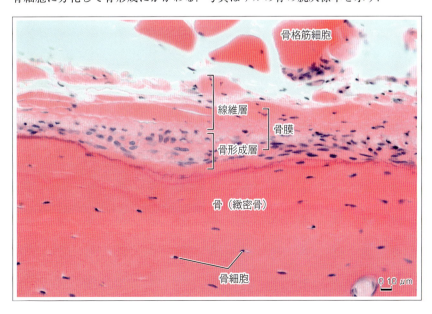

F 骨内膜

　髄腔の内表面は骨内膜（endosteum）に覆われている．骨内膜は骨芽細胞や破骨細胞などが張りついて形成された不連続な細胞層である．骨内膜の細胞は骨の形成や分解にかかわるとともに，骨内膜の近くに分布する造血幹細胞にさまざまな影響を及ぼして造血機能の制御にもかかわる．写真はモルモットの胎仔の海綿骨の表面を覆う骨内膜を示す．

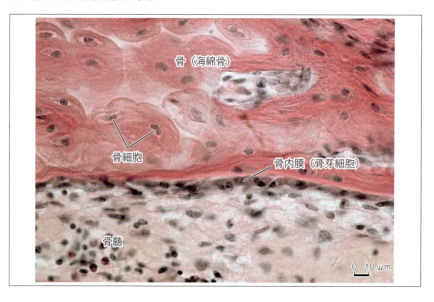

COLUMN

骨基質の石灰化

　骨芽細胞が分泌した小胞体（直径40〜200 nm）の内部にPO_4^{3-}やCa^{2+}が入り込んで，その内部に放射状に集合した針状の結晶が形成される．その塊が小胞膜を突き破って大きな球状の集合体（石灰化球：mineralized nodule）を形成する．その石灰化球が他の基質成分を伴ってタイプIのコラーゲン線維を中心とする線維に沈着すると，骨基質の石灰化が起きる．写真はマウスの骨基質の石灰化（左）と石灰化球（右）を示す．

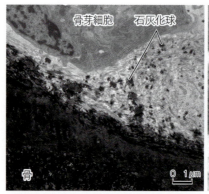
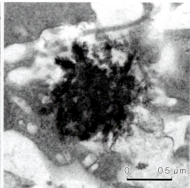

> **COLUMN**
>
> **破骨細胞**
>
> 造血幹細胞から破骨細胞（osteoclast）の前駆細胞が分化する．その後，前駆細胞は細胞融合して数十個の核をもつ多核で大型の破骨細胞になる．破骨細胞は酸（H^+やCl^-など）や各種の加水分解酵素を分泌して骨基質の分解と吸収を行う．活動中の破骨細胞は骨を分解した跡の溝（ハウシップ窩：Howship's lacuna）の中に見られる．写真はモルモットの胎仔の破骨細胞を示す．
>
>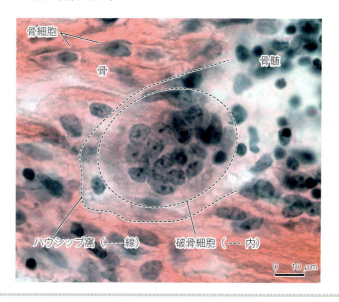

G 外環状層板と内環状層板

緻密骨のほとんどの部分は，骨の長軸方向に長く伸びた円筒状の骨単位とその間を埋める介在層板により構成される．緻密骨の内外の表層は薄い層板状の構造により覆われている．骨の外側を覆うのが外環状層板（external circumferential lamellae）で，内腔の内側を覆うのが内環状層板（internal circumferential lamellae）である．写真は研磨標本の外環状層板（左）と内環状層板（右）を示す．

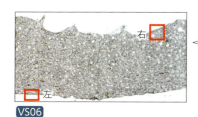
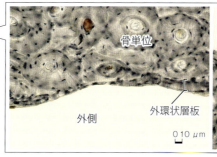
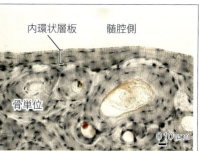

H 骨髄

造血組織（hematopoietic tissue）が分布する骨髄（bone marrow）は赤血球の色で赤く見えるので赤色骨髄（red bone marrow），造血機能が退化して黄色の脂肪組織で占められた骨髄は黄色骨髄（yellow bone marrow）とよばれる．放射線被曝などにより造血機能が著しく衰えると，黄色骨髄が再び赤色骨髄に変わる場合がある．写真は赤色骨髄で，丸く見える空胞は脂肪細胞である．

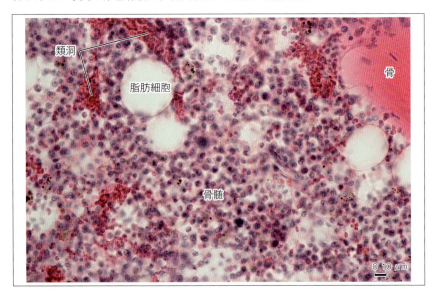

> **COLUMN**
> **自律神経系による骨の代謝と造血機能の調節**
> 　骨代謝には各種のホルモンやサイトカインに加えて，自律神経系もかかわっている．骨芽細胞，骨細胞，破骨細胞などにはアドレナリン（adrenaline）の受容体が存在し，交感神経から分泌されるアドレナリンにより骨の分解が促進されるとともに，骨の形成が阻害される．さらに，交感神経は骨芽細胞や骨細胞を介して造血幹細胞（hematopoietic stem cell）に影響を及ぼし，髄腔内の造血機能の調節にも影響を及ぼす．

第5章 支持組織

3 骨の発生
Bone development

　発生過程における骨の形成は2つの方法で行われる．その1つは膜内骨化（intramembranous ossification）とよばれ，間葉細胞から分化した骨細胞がじかに硬い骨を形成する方法である．この方法で顔や頭蓋骨の扁平骨や鎖骨などが形成される．もう1つは軟骨内骨化（endochondral ossification）とよばれる方法で，間葉細胞から分化した軟骨細胞が最初に骨のモデルとなる構造を硝子軟骨で形成し，その後，軟骨を硬い骨に置き換える．この軟骨内骨化により手足などの長骨を中心としたほとんどの骨が形成される．

1）骨形成の過程

　ここでは，ほとんどの骨の形成にかかわっている軟骨内骨化を中心に解説する．軟骨内骨化では，最初に，骨が形成される位置に集合した間葉細胞が骨のモデルとなる構造を硝子軟骨で形成する．そのモデルが成長すると，軟骨の中心部に存在する肥大化した軟骨細胞が，カルシウムの沈着を促進させるタンパク質や血管を引きよせるタンパク質などを分泌する．その結果，軟骨基質の石灰化が引き起こされて軟骨細胞への酸素や栄養素の供給が妨げられると，軟骨細胞がアポトーシスにより細胞死する．軟骨細胞の細胞死により軟骨内に隙間ができると，その空間に血管と一緒に破骨細胞と骨芽細胞が侵入して軟骨を骨に置き換える骨形成が始まる．その領域を一次骨化中心（primary ossification center）とよんでいる．軟骨の中央部から開始された骨形成はしだいに軟骨の両端に向かって進行する．しかし，骨形成の過程ですべての軟骨が骨に置き換わってしまうと骨の伸長が止まってしまう．そのために，骨の成長に必要な骨の末端部の軟骨（骨端線，骨端板：epiphyseal plate）は残され，その部分で骨の伸長が続く．その領域を二次骨化中心（secondary ossification center）とよんでいる．骨の伸長と同時に，軟骨膜が骨膜に転換した骨幹の部分では骨膜による膜内骨化が行われて骨の太さが増加する．骨の太さの増加は，内部からの骨の分解と外側からの骨の付加を同時進行させることにより，緻密骨の厚さを一定に保ちながら行われる．

　骨髄の形成は血管の侵入に伴って髄腔に侵入した造血幹細胞により行われる．骨髄の造血機能は長骨の骨端，短骨，扁平骨などでは成人になっても維持されるが，長骨の骨幹の部分では幼児期を過ぎるとしだいに脂肪組織に置き換わって造血機能が失われる．

　VS07 はモルモット胎仔における大腿骨の形成過程を示す．

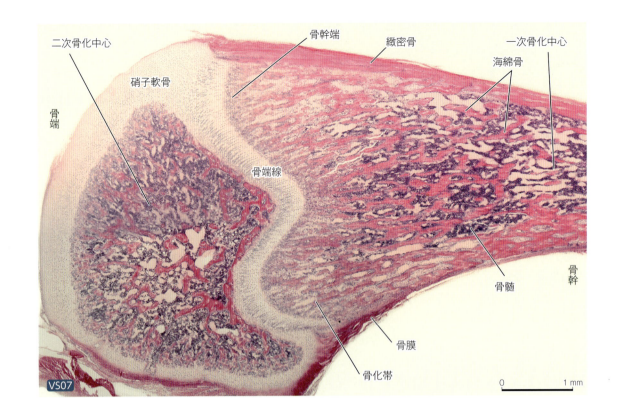

A 長骨の形成過程に見られる膜内骨化

　長骨の形成過程における骨幹の太さの成長は，軟骨膜から転換した骨膜による膜内骨化で行われる．膜内骨化により，外側から骨が付加されて骨が太く成長する．この膜内骨化は成人になって骨の成長が完了するといったんは停止するが，骨折した際などにはその機能が再び活性化して骨の修復にかかわる．写真はモルモット胎仔の大腿骨の膜内骨化を示す．

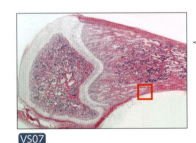

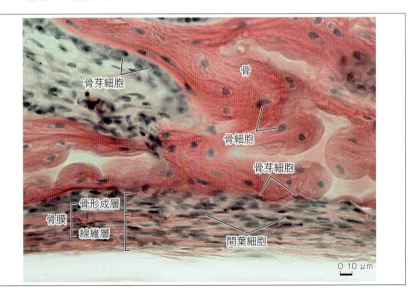

COLUMN

頭蓋骨形成における膜内骨化

発生過程における頭部や顔面の骨形成は，間葉細胞により形成される他の部分の骨形成とは異なり，脳になる部分の背側から移動してきた外胚葉由来の神経堤細胞により行われる．神経堤細胞の集団はその移動先が頭蓋，心臓，迷走神経，体幹の4つに大きく分けられている．そのなかの頭蓋神経堤細胞は頭部や顔面まで移動してきて，頭蓋骨や顔面骨など，頭部の骨のほとんどの形成にかかわる．写真は胚の頭蓋骨形成に見られる膜内骨化を示す．

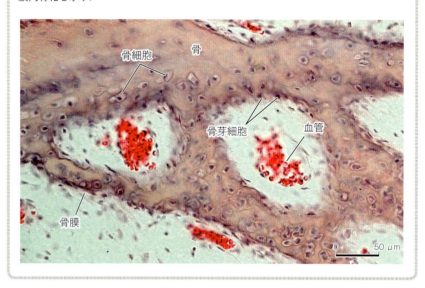

B 長骨の末端部に見られる軟骨内骨化

長骨の骨端部では，硝子軟骨からなる骨端線の部分で軟骨の増殖が進行し，骨が伸長する．やがて成人になる頃には，骨端線が失われて骨の成長は止まる．骨端線では骨の中心部に向かって軟骨の増殖と成熟が行われる．そして，成熟した軟骨細胞がアポトーシスにより細胞死すると，その領域に海綿骨が形成される．このように，骨端部の軟骨内骨化が進行することにより骨が伸長する．写真はモルモット胎仔の大腿骨の骨端線を示す．

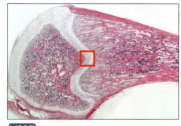

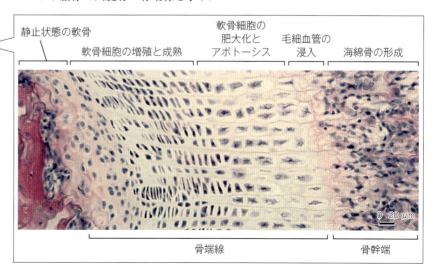

C 海綿骨の形成

　成熟した軟骨細胞がアポトーシスにより細胞死して隙間が形成されると，その隙間に血管，骨芽細胞，破骨細胞などが侵入して第一次海綿骨（primary spongiosa）を形成する．それに続いて，骨のリモデリングにより第一次海綿骨はさらに強固な第二次海綿骨（secondary spongiosa）へとつくりかえられる．写真はモルモット胎仔の大腿骨に見られる第一次海綿骨と第二次海綿骨の形成（上）と血管の侵入（下）を示す．

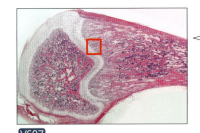

VS07

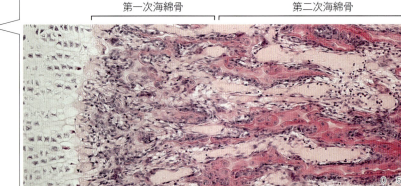

第一次海綿骨　　第二次海綿骨
骨端線　　海綿骨の形成

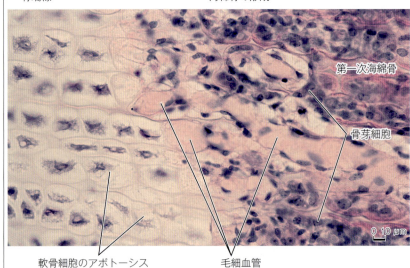

第一次海綿骨
骨芽細胞
軟骨細胞のアポトーシス　　毛細血管

COLUMN

骨折の修復

　骨折の修復の際には発生過程における骨形成のしくみが働く．骨折するとその部分に血腫の形成と炎症が生じる．その後，血管新生が引き起こされて，骨膜に存在する未分化細胞が損傷部位に移動して軟骨芽細胞や骨芽細胞に分化する．軟骨内骨化のしくみにより骨折した部分の隙間に骨が形成されると同時に，骨折した部分の骨膜による膜内骨化で外側から骨が追加される．最後に，リモデリングにより修復部分の骨の整形が行われて骨折の修復が完成する．

第6章

筋組織

　筋組織（muscle tissue）を構成する筋細胞は，構造と機能が異なる骨格筋細胞，心筋細胞，平滑筋細胞の3種類に分類される．骨格筋は体の運動や姿勢の制御，心筋は血液循環，平滑筋は消化管の運動や血管の収縮などにかかわる．骨格筋細胞と心筋細胞は細胞内に観察される横縞の紋様から横紋筋とよばれる．また，筋細胞にはその収縮を意識的に制御できる随意筋と，そうでない不随意筋がある．この章では，以上の3種類の筋細胞から構成された組織の構造について解説する．

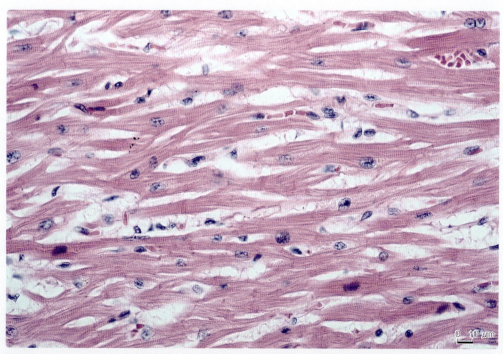

心筋層

第6章 筋組織

1 骨格筋
Skeletal muscle

　ヒトの体を構成する骨格筋の重量は体重の約40％を占める．骨格筋は数多くの長い骨格筋細胞が結合組織で束ねられて形成された構造で，体を構成する骨格筋の数は数百個もある．骨格筋のほとんどは骨と強く結合して機能し，体の姿勢の維持や随意的な運動機能を担っている．その他にも，骨と皮膚，あるいは，筋組織と皮膚などの間を結合する皮筋（dermal muscle）とよばれる種類の骨格筋がある．皮筋には顔面の表情をつくる表情筋（mimic muscle）などがある．

　骨格筋細胞は体性運動神経（somatic motor nerve）によりその収縮が随意的に制御される．神経線維の軸索は筋組織まで走行して，その組織内で分枝して複数の骨格筋細胞とシナプスを形成する．このように，1本の神経線維に支配される複数の骨格筋細胞のグループを運動単位（motor unit）とよんでいる．この他に，骨格筋細胞の収縮や代謝の調節には自律神経の交感神経が関与していることも知られている．

　骨格筋には感覚神経が分布する筋紡錘とよばれる受容器が分布し，筋細胞の収縮状態を感知している．さらに，筋組織と骨を結合する腱の中にも，腱に加わる張力を検知する腱紡錘（tense spindle, ゴルジ腱器官：Golgi tendon organ）とよばれる受容器が分布する．それらの受容器から得られた情報は中枢神経系に送られて，骨格筋の収縮を反射的に制御している．

　骨格筋には運動機能の他にもいくつかの重要な働きがある．例えば，骨格筋はその収縮運動に伴ってマイオカイン（myokine）と総称される多くの種類のペプチドやタンパク質を分泌している．マイオカインは脳，脂肪組織，骨，肝臓，腸，膵臓，血管系，皮膚，免疫系など多くの組織や器官に作用してさまざまな影響を及ぼす生理活性物質（ホルモン）として働くことから，骨格筋は内分泌器官の一種としても注目されている．さらに，骨格筋はその収縮に伴ってエネルギー代謝が亢進すると熱を産生するので，肝臓とともに体内で熱を発生する器官の一つと考えられている．

　VS08 で観察するのはウサギの骨格筋の縦断像である．

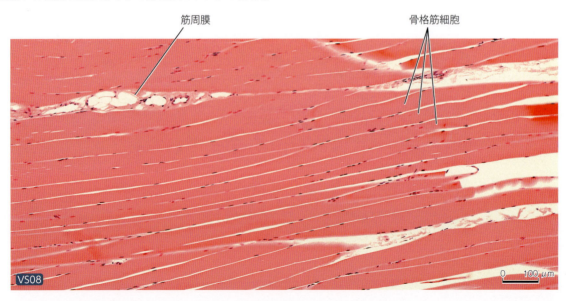

筋周膜　　　　　　　　　　骨格筋細胞

A 骨格筋細胞

骨格筋細胞はその筋組織の色や収縮速度の違いにより赤色の遅筋と白色の速筋に分けられる（表6.1）．両者には，ミオグロビンの含有量，エネルギー代謝，収縮運動の持続力などに違いがみられるが，細胞の基本構造や収縮のしくみなどは同じである．細胞内を満たす多量の筋原線維が細胞の興奮に伴って一斉に収縮することにより，骨格筋細胞には強い張力が生じる．さらに，結合組織で平行に束ねられた数多くの骨格筋細胞が一斉に収縮することにより骨格筋全体では膨大な力が生じる．この力によって体の姿勢の維持や運動が行われる．写真はウサギの骨格筋の縦断（左）と横断（右）を示す．

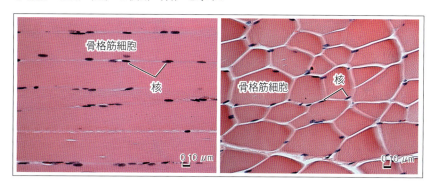

表6.1 骨格筋細胞の種類とそれらの特徴

種類		特徴
遅筋（赤筋） (slow-twitch muscle)	タイプI*	・脂質を多く含み，糖質や脂質をエネルギー源とする好気呼吸に依存するので収縮速度は遅いが疲れにくい ・ミオグロビン（赤色），ミトコンドリア（赤色のチトクロムを含有），毛細血管の量が多いので細胞が赤色である ・細胞の直径が細い
速筋（白筋） (fast-twitch muscle)	タイプIIa*	・タイプIとIIxの中間的な性質 ・主に好気呼吸に依存している．嫌気呼吸に切り替えて収縮速度を速めることができるが，その場合には疲労しやすい ・ミオグロビンと毛細血管がタイプIより少ないので，細胞がピンク色である
	タイプIIx*	・グリコーゲンを多く含み，エネルギー産生を嫌気呼吸に依存するので収縮速度は速いが疲れやすい ・ミトコンドリア，毛細血管，ミオグロビンの量が少ないので細胞は白色である ・細胞の直径が太い

* 筋線維を構成するミオシン重鎖の種類の違いによりタイプが分けられている．

COLUMN

遅筋と速筋

　骨格筋細胞は遅筋と速筋に大別され，さらに，速筋はタイプIIaとタイプIIxに分かれる（p133 表6.1）．これら3種類の細胞が混在して骨格筋を構成しており，その構成比により収縮機能が異なる．写真はマウスの遅筋と速筋の混在を示す写真（上，トルイジンブルー染色）と両者の筋細胞の拡大（下）を示す．遅筋の特徴は多くのミトコンドリアと太いZ線である．

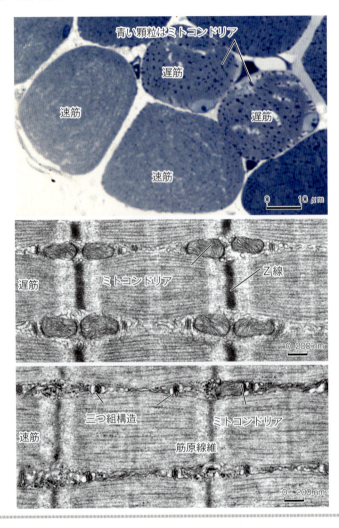

> **COLUMN**
>
> **筋細胞内におけるグリコーゲン顆粒の貯蔵**
>
> 　体内のグリコーゲンの多くは肝細胞や筋細胞で合成されてそれらの細胞内に蓄えられる．肝細胞内のグリコーゲンは必要に応じてグルコースに分解されて血液中に放出され，他の組織や器官に供給される．一方，骨格筋に蓄えられたグリコーゲンや脂質は分解されて自身の収縮のために用いられる．写真は骨格筋細胞内に蓄えられた多量のグリコーゲン顆粒を示す．
>
>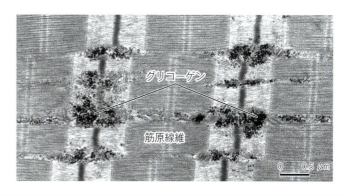

B 筋内膜と筋周膜

　筋内膜（endomysium）で包まれた骨格筋細胞は，さらに疎性結合組織の筋周膜で束ねられる．筋周膜（perimysium）は骨格筋細胞の束を鞘のように包んでいる．筋内膜には毛細血管が走行し，網の目状に筋細胞の周囲を取り巻いて分布している．そして，筋周膜の中には太い血管や神経線維の束が走行している．写真はウサギの骨格筋で，筋内膜と筋周膜が包む領域を……で示す．

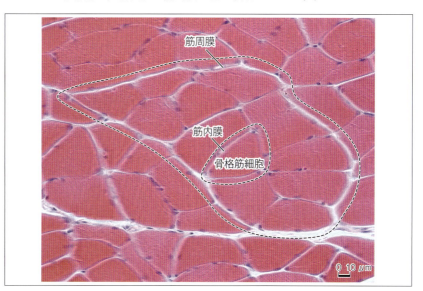

C 筋上膜

筋周膜に包まれた筋束を束ねる筋上膜（epimysium，筋外膜）は筋組織全体を包んで1つに束ねる強靱な密性結合組織で，その両端は腱に移行して筋組織と骨の結合にかかわる．筋内膜，筋周膜，筋上膜で束ねられた数多くの骨格筋細胞が一斉に収縮して得られる強い力は，それらを包んでいる膜を介して骨に伝えられる．写真はウサギの骨格筋の筋上膜を示す．

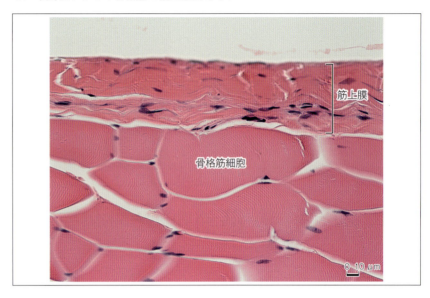

> **COLUMN**
>
> **筋膜**
>
> 　一般に筋膜（fascia）と総称される構造は骨格筋を包む結合組織と誤解されやすいが，それも含めて体中のいたるところに存在する結合組織全体を指す名称である．体中に分布する結合組織はすべてつながった構造で，皮膚のすぐ下に存在するものを表在性筋膜（superficial fascia），骨，筋，神経，血管などを包むものを深層筋膜（deep fascia），消化管，肺，心臓などの空洞の臓器を包むものを内臓筋膜（visceral fascia）とよんでいる．また，各種の感覚受容器が分布する皮下の筋膜などは感覚器官としての役割もある．

D 筋腱接合

骨格筋が収縮した際の張力は，主に，隣接する細胞どうしの側面に働くズレの剪断応力（shear stress）によって骨格筋全体に分散されて骨に伝わる．骨格筋と腱は筋腱接合（muscle-tendon junction）とよばれる様式で結合し，その収縮力を骨に伝えている．この結合部は運動時に強い荷重がかかるために損傷しやすい部位でもある．写真はウサギの骨格筋の筋腱接合部を示す．

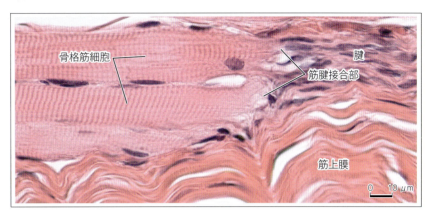

COLUMN

筋腱接合部の微細構造

電顕写真で見ると，骨格筋細胞と腱のコラーゲン線維との結合部は細胞膜が陥入して電子密度が高くなっている．陥入した構造は平面の場合と比べて表面積が大きく増加するので，細胞に加わる一定面積あたりの力は減少する．電子密度が高くなっているのは，その部分に筋細胞とコラーゲン線維の結合にかかわる多くの分子が集合しているからである．写真はマウスの筋腱接合部を示す．

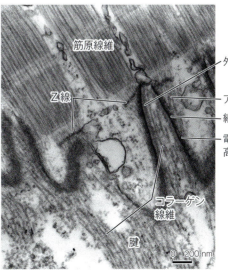

E 運動終板

体性運動神経の軸索は運動終板（motor end-plate）とよばれる大型のシナプスを形成して骨格筋細胞と接合（神経筋接合：neuromuscular junction）する．写真は神経線維が黒く染まる銀染色をしたサルの骨格筋を示す．枝分かれした軸索終末の部分で運動終板（……で囲った領域）を形成している．運動終板の領域に分布する核は軸索終末の部分を覆うシュワン細胞の核である．

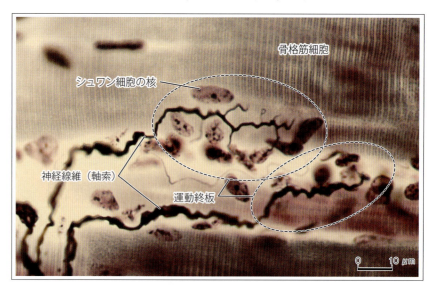

COLUMN

神経筋接合部の微細構造

運動終板からアセチルコリンが放出されると，骨格筋細胞の膜に分布するアセチルコリン受容体（acetylcholine receptor）が反応して膜の脱分極が引き起こされる．脱分極により生じた活動電位は横細管を介して筋小胞体に伝えられ，Ca^{2+}の放出を引き起こして筋を収縮させる．その後，放出されたアセチルコリンは速やかに分解されて再利用される．写真はマウスの運動終板を示す．

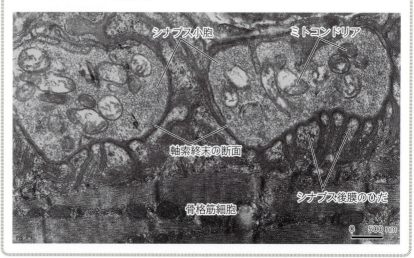

COLUMN

神経支配比

　骨格筋の運動機能の制御にかかわる単位で，体性運動神経の1本が支配している骨格筋細胞の数を神経支配比（innervation ratio）とよんでいる．例えば，繊細な動きを必要とする眼球の骨格筋などでは神経支配比が10～100である．この場合，1本の神経線維が枝分かれして10～100の骨格筋細胞の収縮を支配している．一方，繊細な動きよりも強い力を必要とする足の骨格筋などでは神経支配比が600～1,000である．骨格筋における神経支配比の平均値は約180である．

F 筋紡錘

　筋組織にはその収縮の変化を感知する受容器の筋紡錘（muscle spindle）が存在する．結合組織の被膜（capsule）に包まれた筋紡錘の中には錘内筋線維（intrafusal muscle fiber）とよばれる特殊な骨格筋細胞が存在する．錘内筋線維には核袋線維（nuclear bag fiber）と核鎖線維（nuclear chain fiber）の2種類がある．一般に，筋紡錘は2本の核袋線維と数本の核鎖線維で構成される．写真はサルの筋紡錘の横断を示す．

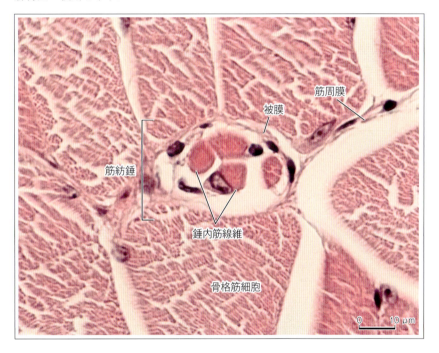

> **COLUMN**
>
> **錘内筋線維の機能**
>
> 　筋紡錘を構成する2種類の錘内筋線維（核袋線維と核鎖線維）のそれぞれには感覚神経と運動神経の両方が連絡する．運動神経は錘内筋線維を支配して一定の緊張状態を維持し，感覚神経は軸索末端を錘内筋線維に巻き付けてその伸縮状態を感知する．筋組織の筋紡錘は，腱のゴルジ腱器官とともに体の姿勢を維持する伸張反射（stretch reflex）に重要な役割を果たす．写真はマウスの筋紡錘の横断面を示す．
>
>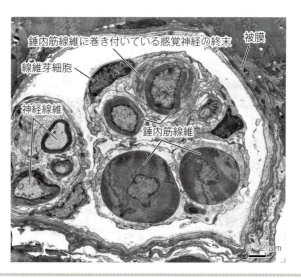

G 骨格筋の血管網

　活発な運動を行う骨格筋では，多量の酸素や栄養素の供給，そして代謝産物の排出が必要である．そのために，激しい運動を行っている際の骨格筋に流れる血流量は心臓から拍出される血液の80〜90％にも及ぶ場合がある．その血液を筋組織内で効果的に循環させるために，骨格筋には毛細血管が網の目状に張り巡らされている．写真はサルの骨格筋を示す．

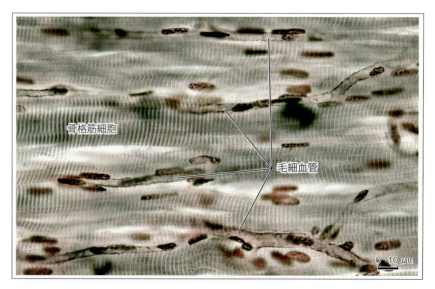

> **COLUMN**
>
> **骨格筋の発生**
>
> 　発生過程において，骨格筋は体節（somite）から分化した筋節（myotome）により形成される．筋節の細胞が筋芽細胞に分化した後，それらが互いに細胞融合して長く伸びた筋管（myotube）とよばれる細胞を形成する．筋管が成長すると太くて長い多核の骨格筋細胞になる．このような構造は骨格筋細胞が力強い収縮力を効率的に発揮するためのものである．写真は筋芽細胞が融合して筋管を形成している時期の胎児の筋組織を示す．
>
>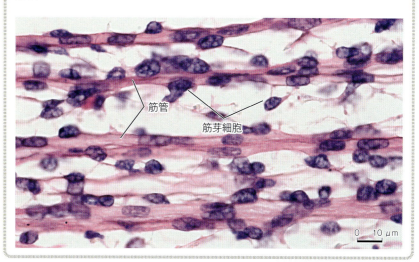

第6章　筋組織

2　心筋
Cardiac muscle

　血液を循環させるポンプのような役割を担う心臓は，中隔により左右に仕切られた心房（atrium）と心室（ventricle）からなり，それらの壁は心内膜，心筋層，心外膜の3層構造からなる．心房と心室の境界部分には密性結合組織の線維輪が存在し，その部分に形成された心臓弁が血液の逆流を防止する．

　強い力で収縮する心室の心筋層は厚い構造をしているので，心臓内を流れる血液から拡散する酸素や栄養素の供給だけでは不足する．それを補うために，心室には特別の血管系（vascular system）が存在する．その血管系は心臓の表面を走行して心臓全体を取り巻くように分布する左右の冠状動脈（冠動脈，coronary artery）である．この冠状動脈はとりわけ心筋層が厚い心室を中心に分布して心筋層に血液を供給する．冠状動脈は脳の血管などと同じように，分枝した小動脈どうしの吻合（血管の合流）がない終動脈（end artery）とよばれる血管で，閉塞するとその先に血液が流れなくなる．

　心筋細胞どうしはギャップ結合により機能的に連絡しているが，心房と心室の心筋層は両者の境界部に存在する線維輪により分断されている．両者を連絡して効率的な心臓の収縮を調節しているのが，特殊心筋（specialized cardiac muscle）により構成された刺激伝導系（conducting system）である．特殊心筋は心臓を収縮させるための固有心筋（ordinary cardiac muscle）とは異なり，刺激を伝達するために特殊化した心筋細胞である．特殊心筋にはペースメーカー細胞（pacemaker cell）やプルキンエ線維（Purkinje fiber）などがある．右心房に存在する洞房結節（sinoatrial node, SA node）にはペースメーカー細胞が存在し，そこから発生した周期的な自動興奮が心房を収縮させた後，心房中隔（atrial septum）に存在する房室結節（atrioventricular node, AV node）へと伝えられる．その興奮は房室結節に連なるヒス束を経て左右に分かれ，ヒス束から分枝したプルキンエ線維に伝えられる．プルキンエ線維は左右の心室に分散して心室全体に興奮を伝えて心室を収縮させる．これら一連の興奮伝達の流れを刺激伝導系とよんでいる．刺激伝導系では，心房が空になってから心室が収縮するように，洞房結節からの興奮が房室結節を経る過程で調節され，少し遅れて心室に到達するようになっている．

　VS09では，右心房，線維輪，右心室，三尖弁などの構造を観察し，VS10では心筋層の構造を観察する．

COLUMN

線維輪

　線維輪とよばれる構造が椎間板と心臓に存在する．椎間板の線維輪は椎骨どうしを結合する密性結合組織の層からなる輪状の構造で，髄核や線維軟骨などとともに椎骨間におけるクッションの役割を果たしている．一方，心臓に存在する線維輪は弾性線維を多く含んだ密性結合組織からなる輪状の構造で，その強靱な構造から心臓を支える心臓骨格（cardiac skeleton）ともよばれる．心房と心室の間に4つ存在する線維輪に取り巻かれるようにして4つの心臓弁が形成されている．

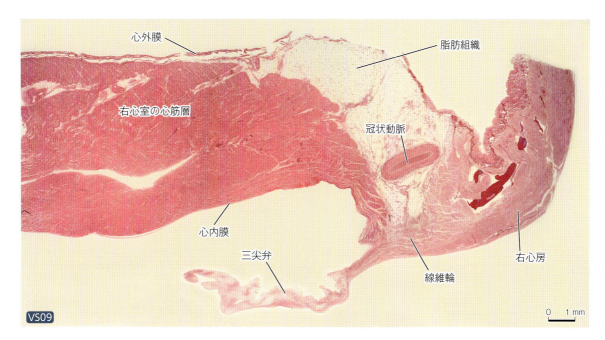

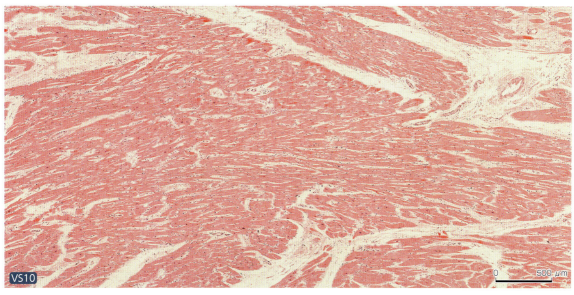

COLUMN

ペースメーカー細胞

　ペースメーカー細胞は一定の周期で自動興奮する細胞で，洞房結節の他にも房室結節やプルキンエ線維に存在する．最も活発な自動興奮能をもつのが洞房結節で，それが心臓の拍動を制御している．もし，洞房結節が興奮能を失ったときには房室結節がその代役を予備的に果たすことが可能であるが，プルキンエ線維はその能力が低いので洞房結節の代役は難しい．写真はマウスの洞房結節を構成する特殊心筋を示す．細胞内には筋原線維が少ない．

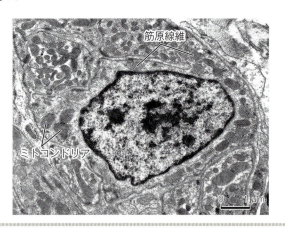

A 心筋層

　心室の心筋層は血液を全身に押し出す左心室の心筋層のほうが厚い．心臓はねじれたように収縮して血液を効果的に排出するために，いくつかの異なる方向に走行した心筋層（myocardium）により構成される．心内膜に近い層は心臓の縦軸方向に走行し，中間の層は心臓の横軸方向に走行する．そして，心外膜の近くの層は横軸と60°ずれた方向に走行する．写真は右心室の心筋層を示す．

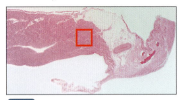

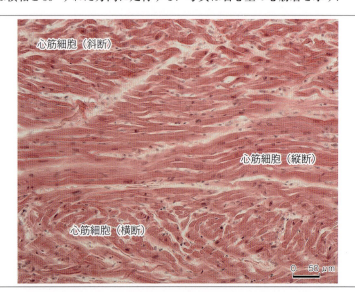

B 心内膜

　心内膜（endocardium）は，内皮細胞の層，弾性線維と平滑筋細胞が存在する内皮下層（subendothelial layer），そして疎性結合組織の心内膜下層（subendocardial layer）からなる3層構造である．心室の心内膜のほうが心房のものよりも厚い．心内膜と血管の内膜は連続した構造で，血管の内膜と同じような働きで血流と心筋の間の物質交換を制御している．写真は心室の心内膜を示す．

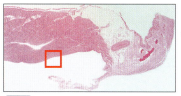
VS09

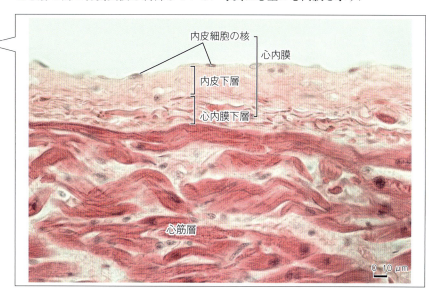

C 心外膜

　心外膜（epicardium）は漿膜とその下に存在する疎性結合組織からなる．疎性結合組織には脂肪細胞，冠状動脈，リンパ管，自律神経線維の束などが分布する．漿膜が体腔内に分泌する漿液は拍動する心臓の摩擦を減らし，心外膜に豊富に分布する血管やリンパ管は心筋層を中心に酸素と栄養素の供給や老廃物の排出などを行う．写真は心外膜を示す．

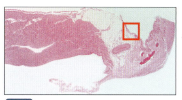
VS09

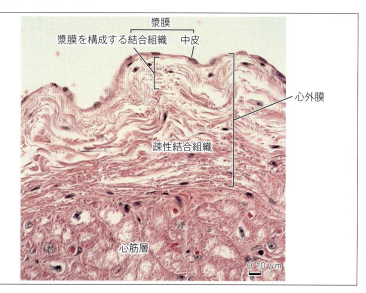

D 心臓の副交感神経節

心臓の機能は自律神経系やホルモンなどにより制御される．例えば，心臓全体に分布する交感神経の亢進は心拍数の増加や心筋の収縮力の増大を引き起こす．そして，副交感神経は副交感神経節（parasympathetic ganglion）を経て洞房結節や房室結節と連絡し，交感神経とは逆の作用を及ぼす（p148 COLUMN 参照）．写真は心外膜に分布する副交感神経節を示す．

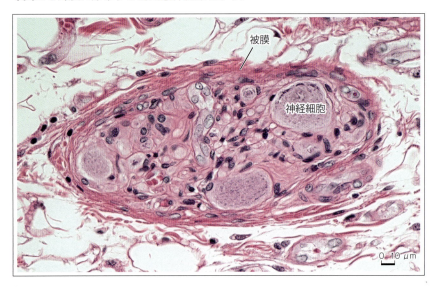

E 線維輪

心房と心室の境界部分には，左右の房室口（atrioventricular orifice），大動脈口（aortic orifice），肺動脈口（pulmonary orifice）が存在する．それらの周囲を取り巻くように，弾性線維を多く含んだ密性結合組織の線維輪（fibrous ring）が存在する．そして，線維輪の部分には血液の逆流を防止するための心臓弁が形成されている．写真は線維輪の断面を示す．H・E染色に染まらない弾性線維は波打って透けた線維として確認できる．

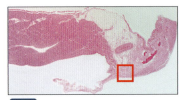

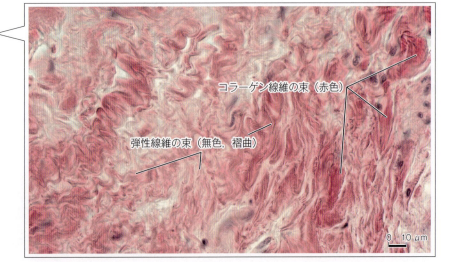

F 心臓弁

線維輪と連続する心臓弁（cardiac valve）は心内膜に覆われたひだ状の構造で，その内部の密性結合組織には弾性線維が多く含まれる．密性結合組織の中には心筋細胞や平滑筋細胞なども見られる．写真は三尖弁（tricuspid valve）の心内膜（左）と内部の密性結合組織（右）を示す．赤く染まっている線維がコラーゲン線維で，染まらないで透けて見える波打った線維が弾性線維である．

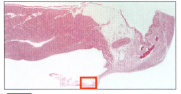
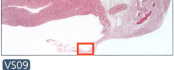
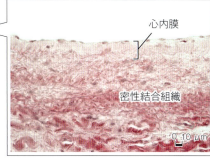
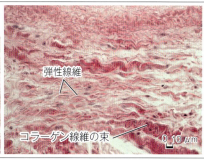

COLUMN

心房に存在する内分泌細胞

心房にはホルモンを分泌する特殊な心筋細胞が存在する．それらの細胞は，血液量などが増加して心房に加わる張力が高まると，心房性ナトリウム利尿ペプチド（atrial natriuretic peptide）とよばれるホルモンを分泌する．このホルモンは腎臓に作用して利尿を促進するとともに，末梢血管を拡張して血圧を降下させる働きなどがある．写真はマウスの心房でホルモンを分泌している特殊な心筋細胞の拡大を示す．

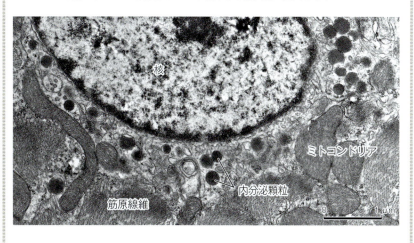

G ヒス束

　ヒス束（His bundle）は房室結節と連なる特殊心筋の線維束である．ヒス束は心房と心室を隔てる線維の隔壁を貫いて心室で左右に大きく分枝する．分枝したヒス束は左右の心室に向かって心内膜下を走行し，その先でヒス束は細かく分枝してプルキンエ線維になり，心室全体に網目状に分布してその固有心筋に興奮を伝達する．写真はアザン染色したヤギのヒス束の分岐を示す．

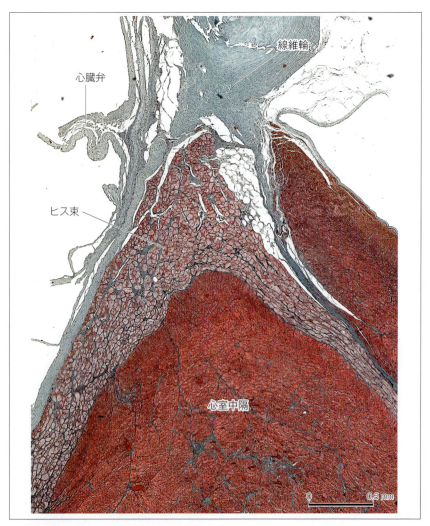

COLUMN

心臓反射

　体の受容器が感知した刺激や精神状態の変化などの情報が延髄の血管運動中枢（vasomotor center）に送られると，それに反応した指令が自律神経系を介して心臓や血管に送られる．これは心臓反射（cardiac reflex）とよばれ，環境の変化に応じて心拍数や血圧などの制御を反射的に行うしくみである．血管運動中枢に送られる情報は血中の酸素濃度，三叉神経からの情報，痛覚や冷覚刺激，恐怖刺激などさまざまで，その反射が過度になると失神や心停止などが引き起こされることもある．

H プルキンエ線維

ヒス束から左右に分かれた枝の右脚は右心室を中心に，そして，左脚は左心室を中心に網目状に分布して心室全体に興奮を伝達している．プルキンエ線維は活動電位の伝導速度が速いので心室全体にすばやく興奮を伝導し，心室の固有心筋を同期的に収縮させる役割を果たす．

図6.1　プルキンエ線維と固有心筋

プルキンエ線維は固有心筋と比べると太くて長い構造をしている．筋原線維の量が少なくグリコーゲン顆粒やミトコンドリアを多く含むので固有心筋とは染色性が異なる．プルキンエ線維どうしはギャップ結合による機能的な合胞体を形成して，効率的に興奮を伝導している．写真は心室壁内面の心内膜下を走行するプルキンエ線維の束と固有心筋を示す．両者の太さと染色性の違いがわかる．

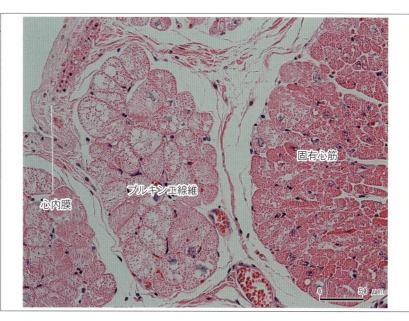

COLUMN

心臓の発生

脊椎動物の心臓の発生過程では，最初に，左右の中胚葉が合体して心筒（原始心臓管，primitive heart tube）とよばれる管状の構造を形成する．その心筒がS状に屈曲（cardiac looping）する頃になると明瞭な拍動を開始する．その後，拍動しながら組織の一部の融合や変形を繰り返して複雑な構造の心臓を形成する．研究が進むにつれ，心臓発生の基本的なしくみやそれにかかわる遺伝子が昆虫からヒトに至るまで共通していることが明らかにされた．写真はニワトリの胚の心筒を示す．

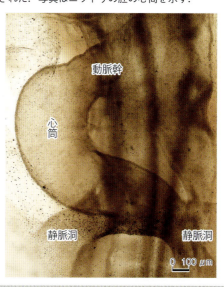

第6章　筋組織

3 平滑筋
Smooth muscle

　平滑筋は，消化管，子宮，膀胱などを中心に，眼球，皮膚，血管なども含め，幅広く分布する．消化管や子宮などの筋層のように平滑筋細胞が積み重なって層状の構造を形成している場合や，眼球の瞳孔括約筋や皮膚の立毛筋などのように平滑筋細胞が集合した小さな平滑筋を形成している場合などがある．

　平滑筋は，その収縮機能が制御されるしくみの違いにより，2種類のタイプに分類されている．1つは，消化管や子宮などのように厚い筋層を形成している平滑筋で，一般に内臓筋（visceral muscle）とよばれているものである．それらの平滑筋では平滑筋細胞どうしがギャップ結合により連結された機能的なグループを形成している．それにより，グループのなかの一部の細胞が興奮するとその興奮がギャップ結合を通してグループ全体に伝播し，グループ全体の同調した収縮運動が可能になる．このタイプは単ユニット平滑筋とよばれ，消化管の蠕動運動（peristaltic movement）は同調した収縮運動のよい例である．もう1つは，瞳孔括約筋や立毛筋などのように平滑筋細胞どうしの間にギャップ結合が見られないタイプである．このタイプでは，1本の自律神経線維に支配された多数の平滑筋細胞が1つのユニットを形成し，そのユニットが多数集合して平滑筋を構成している．このタイプの平滑筋は多ユニット平滑筋とよばれ，それぞれのユニットごとに収縮が制御されるので，単ユニット平滑筋よりも細かい収縮の制御が可能である．

　平滑筋細胞には，骨格筋細胞に形成されているような運動終板とよばれるシナプス構造は見られない．その代わりに，平滑筋を支配する自律神経線維はシナプス小胞を含んだ神経線維の膨らみ（神経膨隆部：varicosity）を数多く形成して，そこから神経伝達物質を分泌して周囲の平滑筋の収縮を引き起こす．

　平滑筋のバーチャルスライドによる観察は消化管など（第11章4～11参照）で行う．

A 単ユニット平滑筋

単ユニット平滑筋（single-unit smooth muscle）である消化管や尿路の筋層には，周期的な活動電位を自発的に発生するペースメーカー細胞が存在する．その細胞の興奮が細胞間のギャップ結合を介して筋層全体を伝播することにより，蠕動運動や分節運動（segmenting movement）などのような周期的な収縮運動が引き起こされる．写真は消化管の筋層を示す．

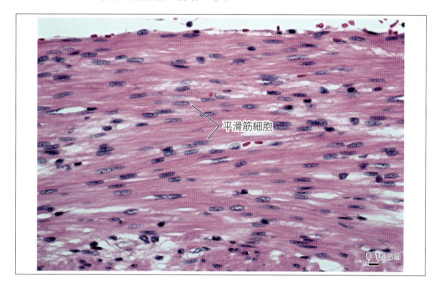

B 多ユニット平滑筋

多ユニット平滑筋（multiunit smooth muscle）である立毛筋（arrector pili muscle）は毛の毛包と真皮に結合する平滑筋で，寒冷や恐怖などにさらされると収縮して毛を逆立てる．ヒトではあまり実用的な働きをしていないが，ヒト以外の動物では羽毛や毛を逆立てて体の保温や相手への威嚇を行う．写真は毛の毛包（hair follicle）と真皮の間に存在する立毛筋を示す．

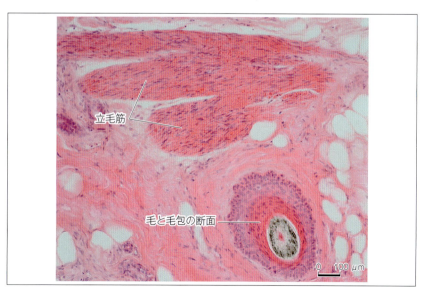

第7章

神経組織

　神経組織（nervous tissue）は，大脳（cerebrum），脳幹（brain stem），小脳（cerebellum），脊髄（spinal cord）からなる中枢神経系を中心に，それらと感覚器，運動器，内臓などの間を連絡して情報の伝達を行う末梢神経系で構成される．末梢神経系はその機能の違いにより体性神経系と自律神経系に分類される．神経組織は神経細胞とそれを大きく上まわる数のグリア細胞を中心に構成され，両者の細胞が神経組織の機能に重要な役割を果たしている．この章では，中枢神経系と末梢神経系の構造について解説する．

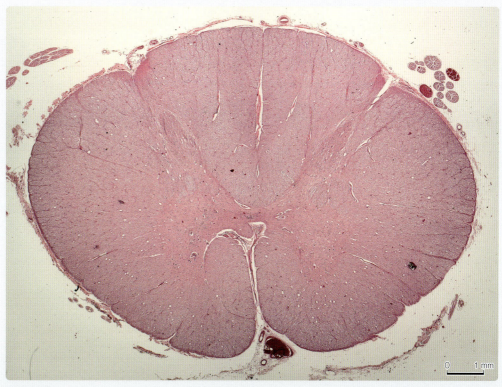

脊髄の断面

第7章 神経組織

1 大脳皮質
Cerebral cortex

　ヒトの脳の構造は機能を中心に以下の5つの領域に大きく分けられる．それらは，①睡眠，覚醒，呼吸，体温調節などの生命の基本的な機能にかかわる脳幹（間脳：diencephalon，中脳：mesencephalon，橋：pons，延髄），②知覚，運動機能の統合，運動の学習などにかかわる小脳，③随意運動の調節などにかかわる大脳基底核（線条体：striate body，視床下核：subthalamic nucleus，淡蒼球：pallidum，黒質：substantia nigra など），④感情や記憶などにかかわる大脳辺縁系（limbic system；海馬体：hippocampal formation，帯状回：cingulate gyrus，扁桃体：amygdala など），そして，⑤言語，思考，計画，抽象化などの高度な機能にかかわる大脳新皮質（cerebral neocortex）である．

　大脳の表面を覆うように広がる大脳皮質は，系統発生学的な見地から，①機能的に発達した大脳新皮質，②それよりも進化的に古い嗅脳（olfactory lobe）や扁桃体などが構成する古皮質（paleocortex）と，③海馬体などが構成する原皮質（旧皮質：archicortex）の3領域に分類されている．これらの構造のなかで古皮質は円口類から，そして，原皮質は両生類から見られる．また，将来の大脳新皮質になる領域もすでに魚類あたりから見られるが，その構造と機能が飛躍的に発達するのは霊長類になってからである．大脳新皮質は神経細胞が層状に配列した6層構造からなるが，原皮質の海馬は3～4層構造である．

　大脳新皮質で神経細胞が分布する灰白質（gray matter）は6層構造で構成され（**表7.1**），そこに存在する神経細胞の多く（約80％）は興奮性ニューロン（excitatory neuron）の錐体細胞と星状細胞（stellate cell，別名が顆粒細胞：granule cell）である．その他に，バスケット細胞（basket cell），ダブルブーケ細胞（double bouquet cell），マルチノッチ細胞（Martinotti cell）など多くの種類の抑制性ニューロン（inhibitory neuron）が存在する．

　脳は体重の2～3％程度であるが，酸素とグルコースの消費量はそれぞれ全身の約20％と25％も占めている．そのために脳内には豊富な毛細血管網が分布しているが，リンパ管が存在しない．そのために，他の組織では血管とリンパ管により行われている間質液の循環，酸素や栄養素の補給，老廃物の排出などは，血管の周囲に形成された隙間の血管周囲腔（perivascular space）を介して行われる．くも膜下腔と連なる血管周囲腔内には脳脊髄液が循環しており，それがリンパ管のような役割を果たしている．そして，血液と脳の間には血液脳関門が働いている．

　ここでは，ニッスル染色（Nissl staining）で染めた大脳新皮質の中心前回（precentral gyrus，VS11）と中心後回（postcentral gyrus，VS12）を観察する．

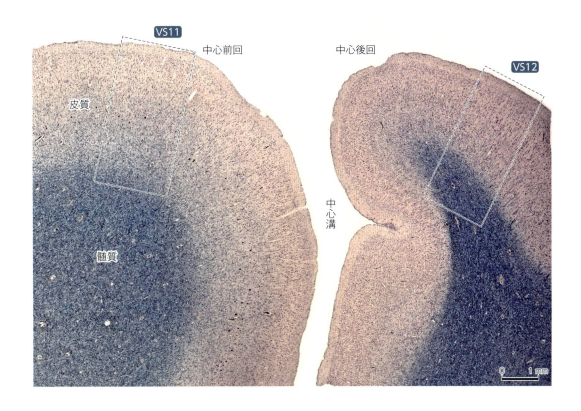

表7.1 大脳新皮質の6層構造

層構造	特徴など
第Ⅰ層 （分子層：molecular layer）	・神経細胞の樹状突起と軸索を中心に構成される ・水平方向に走る線維網が中心 ・カハールの水平細胞が散在
第Ⅱ層 （外顆粒層：external granular layer）	・星状細胞が存在 ・小型の錐体細胞が存在 ・視床からの投射線維や他の皮質領域からの連合線維を受ける
第Ⅲ層 （外錐体細胞層：external pyramidal layer）	・中型の錐体細胞が存在 ・この層の神経細胞の軸索は投射線維，連合線維，交連線維として出る
第Ⅳ層 （内顆粒層：internal granular layer）	・有棘星状細胞とよばれる星状細胞の一種が存在 ・視床からの入力（視床皮質投射線維）を受ける ・水平に走る多くの線維が存在 ・小型の錐体細胞が存在
第Ⅴ層 （内錐体細胞層：internal pyramidal layer）	・中型～大型の錐体細胞が存在 ・皮質下核や脊髄などへの投射線維が出る ・一次運動野の領域には，大型の錐体細胞（ベッツ細胞）が存在
第Ⅵ層 （多形細胞層：polymorphic layer）	・小型～中型のさまざまな形状の神経細胞が存在 ・視床への投射線維（皮質視床投射線維）が出る

星状細胞はゴルジ染色により樹状突起が放射状に広がって見えることから名づけられた名称で，ニッスル染色などで核が顆粒状に染まって見えることから名づけられた名称の顆粒細胞と同じものである．また，顆粒細胞という名称は，小脳，海馬，嗅球，蝸牛核などの神経細胞にも使用されているのでそれらと混同しやすい．

COLUMN
投射ニューロンと介在ニューロン

神経細胞はその情報伝達のしかたにより，投射ニューロン（projection neuron）と介在ニューロン（interneuron）に分けられる．概して，錐体形の興奮性ニューロンは投射ニューロンで，脳領域から離れた遠方に情報の伝達を行う．また，介在ニューロンの多くは抑制性ニューロンで，近傍の神経細胞にシナプスを形成してその興奮を抑制する．写真はゴルジ染色した大脳新皮質で，☆と➡はそれぞれ投射ニューロンと介在ニューロンを示す．

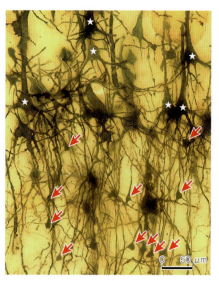

A 錐体細胞

神経細胞の細胞体の部分が錐体形をしているので錐体細胞（pyramidal cell）とよばれ，小型，中型，大型の3種類がある．細胞体の頂端側と基底側から，それぞれ尖端樹状突起（apical dendrite）と基底樹状突起（basal dendrite）を伸ばして他の神経細胞からの情報を受けている．そして，基底側の中央部から伸ばした軸索で遠方の神経細胞に情報を伝達している．写真はゴルジ染色した錐体細胞を示す．

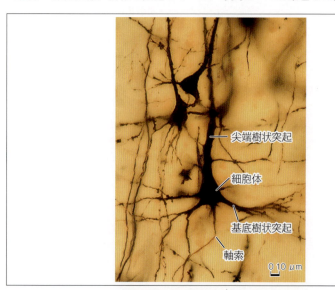

B 有棘星状細胞

放射状に伸ばした複数の樹状突起が棘のように見えるので有棘星状細胞（spiny stellate cell）とよばれる興奮性ニューロンで，大脳新皮質の第Ⅳ層に多く分布する．同じく第Ⅳ層に分布する興奮性ニューロンである小型の錐体細胞とともに，外部（主に視床：thalamus）から入力した情報を第Ⅱ層やⅢ層に出力する．写真はゴルジ染色した有棘星状細胞を示す．

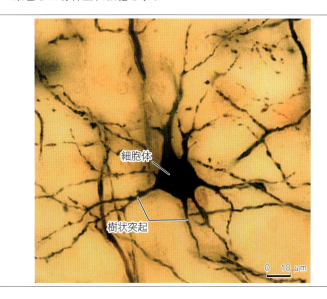

COLUMN

脳の領域

大脳新皮質の表面は回（gyrus）と溝（sulcus）からなるしわのような構造が形成されている．大脳新皮質はその溝の位置で前頭葉（frontal lobe），頭頂葉（parietal lobe），側頭葉（temporal lobe），後頭葉（occipital lobe）の4つの領域に大きく分けられている．さらに，ブロードマン（Brodmann）は大脳新皮質の層構造の形態的な違いにより全領域を52に分けてそれぞれに番号を付けた．また，体の運動と感覚の機能にかかわる領域を調べたペンフィールド（Penfield）が作成したホモンクルス（小人：homunculus）とよばれる脳の分類もある．

C 大脳新皮質の層構造

大脳新皮質を構成する6層構造（p155 **表7.1**）の境界は明瞭ではないが，特徴的な形態の錐体細胞が密集している第Ⅲと第Ⅴ層を確認することができれば，それらの上下に位置する第Ⅱ，第Ⅳ，第Ⅵ層も容易に判別することができるであろう．写真はニッスル染色した中心前回（左）と中心後回（右）を示す．機能が異なる両者の間に見られる層構造の違いがわかる（p159 COLUMN 参照）.

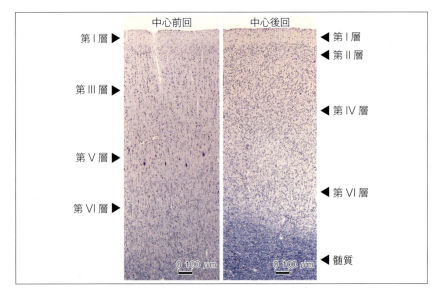

D 大脳新皮質の層構造の特徴

大脳新皮質の6層を構成する神経細胞の層では，それらを構成する神経細胞の種類に違いが見られる．さらに，機能が異なる領域では，それらを構成する神経細胞の層構造の発達に違いが見られる．例えば，体性運動にかかわる中枢の中心前回では，運動機能にかかわる錐体細胞が分布する第Ⅲ層と第Ⅴ層がよく発達している．写真はニッスル染色した中心前回の層を示す．

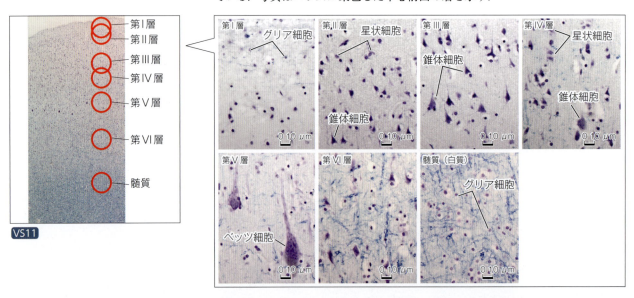

E ベッツ細胞

中心前回の第V層にはベッツ細胞（Betz cell）とよばれる巨大な錐体細胞が存在する．その細胞から伸びる軸索は，随意運動にかかわる錐体路（pyramidal tract）を構成する神経線維の約3％を占め，骨格筋の収縮を制御する．写真はニッスル染色したベッツ細胞で，その細胞質には細胞の老廃物と考えられる老化色素のリポフスチン（lipofuscin）顆粒が多く含まれる．

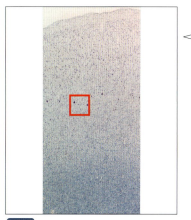
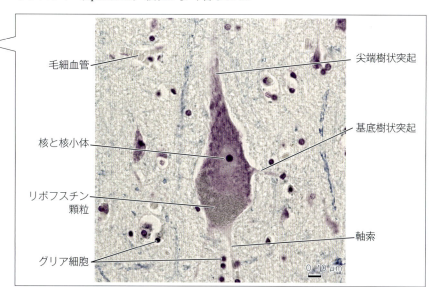

COLUMN

運動機能と感覚機能にかかわる大脳新皮質の層構造

体性運動にかかわる運動野（motor cortex）の中心前回では，錐体細胞が多く分布する第III層と第V層がよく発達している．一方，感覚情報を処理する感覚野（sensory cortex）の中心後回では，星状細胞が多く分布する第II層と第IV層がよく発達している．写真はKB染色した中心前回（左側の上下）と中心後回（右側の上下）の違いについて第II層と第V層を比較して示す．

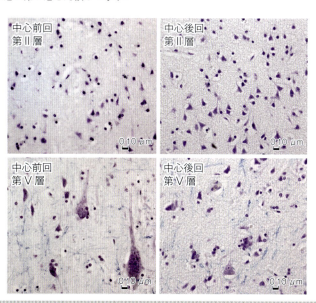

F 髄膜

脳や脊髄は髄膜（meningea）とよばれる3層の膜構造（硬膜：dura mater，くも膜：arachnoid mater，軟膜：pia mater）に包まれる．硬膜は密性結合組織，くも膜は内皮様の細胞層と脳脊髄液を満たす結合組織，軟膜は脳や脊髄の表面を覆う疎性結合組織の薄い層で，その内側にはグリア細胞であるアストロサイトの細胞突起の端足が接着している．脳を保護する髄膜には血管，リンパ管が分布し，くも膜の中は脳脊髄液に満たされる．写真はアザン染色した髄膜（左）とその拡大（右）を示す．

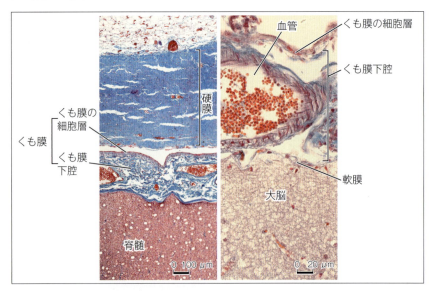

> **COLUMN**
>
> **髄膜の4層構造**
>
> 　最近，髄膜を構成する新たな膜構造として，くも膜と軟膜の間に存在するくも膜下リンパ様膜（subarachnoid lymphatic-like membrane）とよばれる膜構造が明らかになった．その膜は中皮と似た構造で，脳からの老廃物を含むくも膜内の脳脊髄液と脳内を満たす間質液との間のバリアとして働いている．また，その膜には白血球やマクロファージなどが多数含まれるので，免疫細胞による脳の生体防御の役割も考えられる．

G 大脳基底核

　大脳の基底部には，神経細胞が集合して形成された神経核（nerve nucleus）の線条体，淡蒼球，黒質，視床下核などにより構成された大脳基底核（basal ganglia）が存在する．それらは大脳皮質と視床や脳幹などを結ぶ情報経路を介在し，随意運動，学習，記憶などの機能にかかわる．写真はボディアン染色した黒質で，メラニン顆粒を含むドーパミン作動性ニューロン（dopaminergic neuron）を示す．

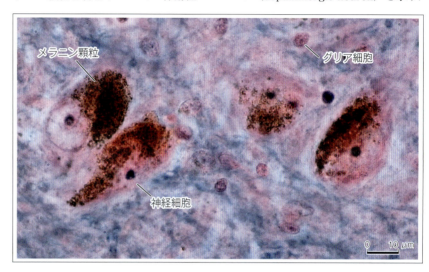

COLUMN

大脳皮質の発生

　脳の発生の初期過程で，神経管を形成する神経上皮（neuroepithelium）は，神経幹細胞の放射状グリア細胞（radial glial cell）により構成される．その神経幹細胞は上皮の脳室側の部分で自己複製して神経前駆細胞（neuronal precursor cell）を産生する．神経前駆細胞は長い細胞突起を伸ばした放射状グリア細胞に沿って脳表側に移動する．そして，脳表付近で神経細胞に分化して皮質を形成する．その後，共通の機能をもつ神経細胞が集合して皮質の層構造を形成する．写真はマウス胚の神経上皮を示す．⇨は神経前駆細胞の移動方向を示す．

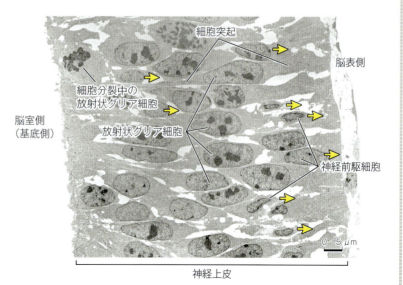

H 海馬体

記憶や学習などの機能にかかわる海馬体は海馬（hippocampus）や歯状回（dentate gyrus）などを中心に構成され，海馬の錐体細胞層は小型の錐体細胞が分布するCA1野と，大型の錐体細胞が分布するCA2とCA3野の3領域に分けられ，歯状回は3層構造からなる．写真はニッスル染色したサルの海馬体（上）と歯状回の顆粒細胞（左下），CA3野の錐体細胞（右下）を示す．

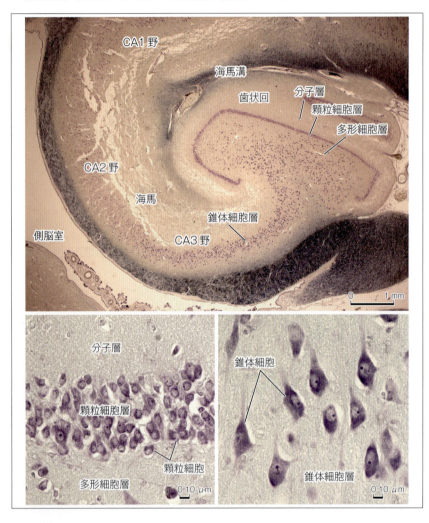

I 脈絡叢

脳室の内面を覆う上皮である上衣が毛細血管を包み込むようにして形成された構造が脈絡叢（choroid plexus）である．側脳室（lateral ventricle），第三脳室（third ventricle），第四脳室（fourth ventricle）に存在する．脳脊髄液を産生する脈絡叢には，血液と脳や脊髄の間の物質の移動を制御する血液脳脊髄液関門（blood-cerebrospinal fluid barrier）とよばれる機能が備わっている．写真はサルの脈絡叢を示す．

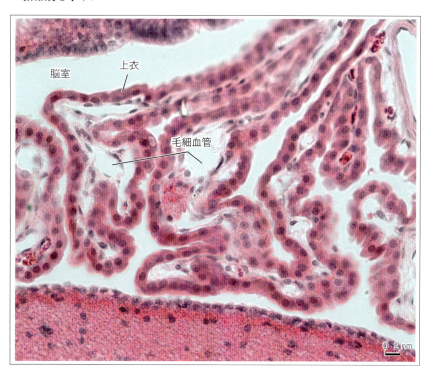

COLUMN

脳脊髄液

　脳脊髄液は主に脈絡叢の毛細血管から滲出した間質液が上衣を経て脳室に分泌されたものである．脳脊髄液は脳室やくも膜の中を灌流した後，くも膜の一部が顆粒状に膨らんで硬膜と融合したくも膜顆粒から硬膜の静脈内に吸収される．一部の脳脊髄液は硬膜のリンパ管や上衣などにより吸収されて静脈に戻される．脳脊髄液は，脳内物質の輸送，老廃物の排出，免疫機能，外的な衝撃からの脳の保護などさまざまな役割を担っている．成人の脳脊髄液の総量は120〜150 mLで，それが1日に3〜4回ほど入れ替わる．

COLUMN

血液と脳や脊髄の間に形成された関門

　有害物質や病原体などが血管から脳内へ侵入するのを阻止するために，脳や脊髄には毛細血管の内皮やアストロサイトなどにより形成された血液脳関門（blood brain barrier），血液脊髄関門（blood spinal cord barrier），血液脳脊髄液関門などとよばれる関門が存在する．栄養素や脳の老廃物などはこれらの関門を容易に通過できるが，それら以外の多くの物質は脳内への出入りが制御されている．その関門で問題なのは，投与した薬物が容易に脳内に届かないことである．

第7章 神経組織

2 小脳と延髄
Cerebellum and Medulla oblongata

　小脳は灰白質の小脳皮質とその内部に存在する白質の髄質からなる．髄質の中心部には神経細胞が集合した4つの小脳核（歯状核：dentate nucleus，球形核：globose nucleus，栓状核：emboliform nucleus，室頂核：fastigial nucleus）が左右の半球のそれぞれに存在する．小脳皮質は分子層，プルキンエ細胞層，顆粒層の3層構造で，分子層には神経細胞の星状細胞とバスケット細胞が，プルキンエ細胞層には大型の神経細胞のプルキンエ細胞が，そして，顆粒層には神経細胞の顆粒細胞とゴルジ細胞が存在する．以上の神経細胞の他に，皮質と髄質には各種のグリア細胞が数多く分布する．

　小脳に情報を入力する主要な求心性の神経線維には，苔状線維（mossy fiber）と登上線維（climbing fiber）がある．どちらも興奮性の投射を行う線維で，苔状線維の情報は大脳皮質や末梢からの感覚情報を小脳核や小脳皮質の顆粒細胞に伝える．顆粒細胞の軸索は小脳皮質の分子層内を平行に走行する平行線維（parallel fiber）を形成してプルキンエ細胞と興奮性のシナプスを形成する．登上線維は末梢と大脳皮質からの感覚情報や運動情報を小脳核やプルキンエ細胞に伝える．その過程で延髄のオリーブ核（olivary nucleus）や橋の橋核（pontine nucleus）を経由する．プルキンエ細胞は，小脳核や前庭神経核の神経細胞と抑制性のシナプスを形成する．さらに，プルキンエ細胞は分子層にある神経細胞の星状細胞やバスケット細胞から抑制性の入力を受ける．このように，小脳皮質の機能は，小脳に入力された情報をもとにプルキンエ細胞が小脳核へ送る情報を制御することである．そして，小脳核に伝達された感覚や運動の情報は，そこから平衡感覚（vestibular sensation）にかかわる前庭神経核（vestibular nucleus）などに送られて情報の統合や仕分けがなされた後，大脳や脊髄へと送られ，運動の記憶，骨格筋の収縮の制御，体の平衡の維持などが行われる．

　VS13 で観察するのは小脳皮質の一部分である．写真はボディアン染色（Bodian staining）した小脳の断面を示す．その標本では神経突起（neurite）や細胞骨格が赤紫色に染まっている．

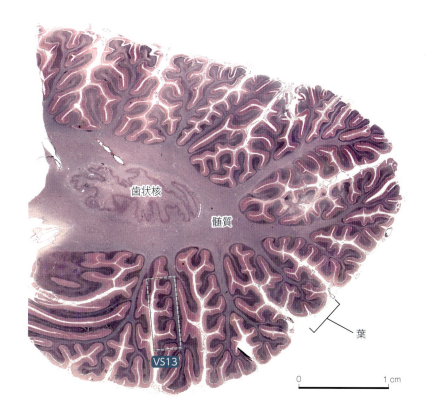

A 小脳皮質

　小脳皮質（cerebellar cortex）の表層を形成する分子層は神経線維を中心に構成された層で，神経細胞も散在する．大型で錐体形をしたプルキンエ細胞が一列に並んで見えるプルキンエ細胞層は，分子層と顆粒層の境界部に位置する．顆粒細胞が密集して分布するのが顆粒層で，その下は神経線維が走行する髄質になる．写真は小脳皮質を示す．

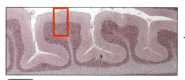

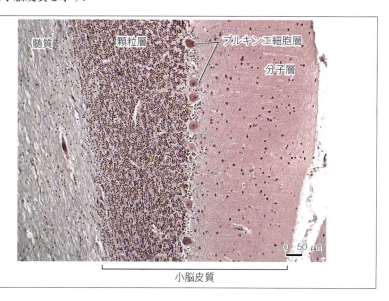

B 分子層

　分子層（molecular layer）は，グリア細胞，介在ニューロンの星状細胞とバスケット細胞，プルキンエ細胞の樹状突起，顆粒細胞から伸びた軸索の束（平行線維）などから構成される．平行線維は星状細胞，バスケット細胞，プルキンエ細胞に興奮性のシナプスを形成し，星状細胞とバスケット細胞の軸索はプルキンエ細胞に抑制性のシナプスを形成する．写真は分子層を示す．

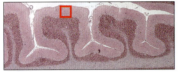

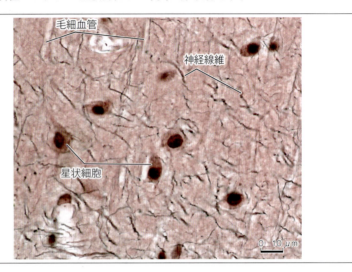

C プルキンエ細胞層

　プルキンエ細胞層（Purkinje cell layer）を構成するのは大型（直径50〜80 μm）のプルキンエ細胞（Purkinje cell）で，小脳皮質から情報を出力する唯一の細胞である．分子層の中に伸ばした大きな樹状突起で分子層の星状細胞やバスケット細胞，そして，登上線維などからの入力を受け，その情報を小脳核や前庭神経核の神経細胞に抑制性ニューロンとして出力している．写真はプルキンエ細胞を示す．

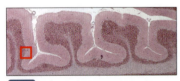

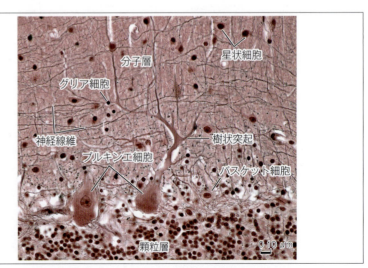

D プルキンエ細胞とバーグマングリア

　プルキンエ細胞の周囲にはグリア細胞であるアストロサイトの一種のバーグマングリア（Bergmann glia）が数多く分布する．バーグマングリアは分子層を支持する役割とともに，プルキンエ細胞に結合するシナプスから過剰に放出された神経伝達物質のグルタミン酸を吸収して，グルタミン酸がもつ興奮毒性（excitotoxicity）からプルキンエ細胞を保護している．写真はプルキンエ細胞の周囲を取り巻く登上線維（→）を示す．

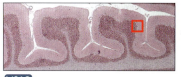
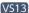
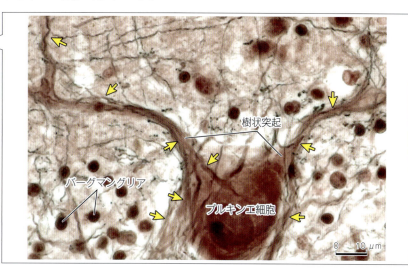

E 顆粒層

　顆粒細胞（granule cell）が密に分布する顆粒層（granular layer）の中には，比較的に大型の神経細胞であるゴルジ細胞（Golgi cell）が混在する．苔状線維からの入力は顆粒細胞を興奮させ，興奮した顆粒細胞はプルキンエ細胞，ゴルジ細胞，星状細胞，バスケット細胞などを興奮させる．そして，顆粒細胞の興奮はゴルジ細胞により抑制される．写真は顆粒層を示す．

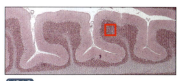
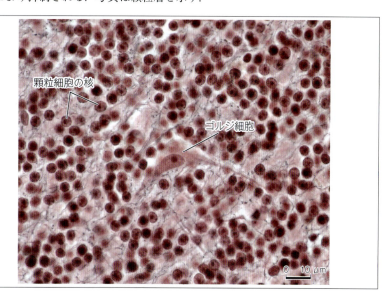

F 小脳核

小脳核（cerebellar nucleus）のなかで最も大きい歯状核は鋸（のこぎり）の歯のようにでこぼこした形状にその名の由来がある．歯状核は小脳から大脳に運動や認知情報を送り出す中心であり，ヒトの場合は他の哺乳類と比べて歯状核がよく発達している．それは大脳と歯状核の発達が並行して進んだためと考えられている．写真はニッスル染色した歯状核（左）と歯状核の神経細胞（右）を示す．

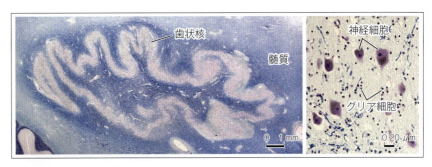

G 延髄

延髄には大脳や小脳と末梢の器官を中継する神経核が数多く存在し，それらの核と末梢の器官を結ぶ4対の脳神経が出ている．延髄のオリーブ核は錐体外路の中継核として大脳皮質などからの入力を受け，登上線維を形成して小脳に情報を出力している．また，脳幹に広く分布する脳幹網様体は生命維持機能にかかわる．写真はボディアン染色した延髄を示す．

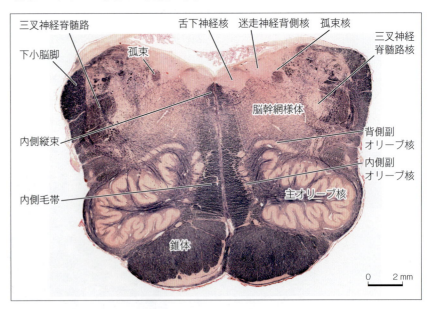

H 脳幹網様体

神経線維と神経細胞が混在した構造の脳幹網様体（brain stem reticular formation）は呼吸，心拍数や血圧，熱産生，覚醒や睡眠などの機能を調節する中枢として働く．主に末梢からの感覚情報を大脳皮質に伝達し，大脳の前脳基底部（basal forebrain）などとともに大脳皮質を覚醒させる上行性覚醒系（ascending arousal system）を形成している．写真はニッスル染色した脳幹網様体を示す．

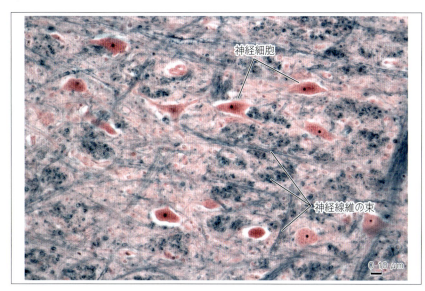

COLUMN

脳の発生

脳の最初の構造は外胚葉から形成された管状の神経管である．神経管の前方部が膨らんで脳の基本となる前脳（prosencephalon），中脳（mesencephalon），菱脳（rhombencephalon）の3つの領域が形成される．そして，前脳からは大脳皮質，大脳基底核，視床，視床下部などが，中脳からは視蓋と被蓋が，菱脳からは後脳と髄脳が形成される．写真はニワトリの胚に形成された脳の基本構造を示す．カッコ内は将来の構造を示す．

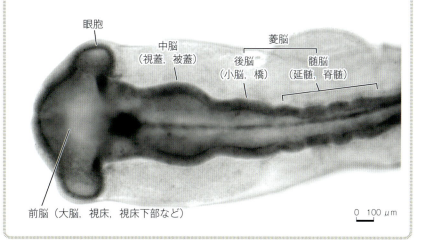

第7章　神経組織

3 脊髄
Spinal cord

　発生過程の神経管から形成される脊髄は脳と一体の構造で，脳とともに中枢神経系を構成する．脊髄は髄節（myelomere）とよばれる31の分節構造からなり，一部の髄節を除いてそれぞれから前根と後根が出ている．頸髄，胸髄，腰髄，仙髄の4領域に分けられ，手足の神経線維が出入りする頸髄と腰髄の部分は肥大化し，頸膨大（cervical intumescence）と腰膨大（lumbar intumescence）とよばれる．脊髄は脳と連続する髄膜に包まれ，その髄膜内は脳脊髄液に満たされる．

　脊髄も脳と同じように白質と灰白質から構成されるが，それらの位置関係は逆で，脊髄では灰白質が内部に存在して外部の白質がそれを取り巻いている．白質は前索（ventral cord），側索（lateral cord），後索（dorsal cord）に分けられている．灰白質は前角，中間質，後角に分けられ，胸髄から第2腰髄の高さでは中間質が外側に突出した側角（中間質外側部：lateral intermediate zone）とよばれる構造が見られる．前角には大型の運動ニューロン（motoneuron）が，後角には小型の感覚ニューロン（sensory neuron）が，そして，中間質と側角には自律神経系の節前ニューロンが存在する．脊髄の主要な機能の一つは脳からの運動情報を末梢に伝達し，末梢からの感覚情報を脳に伝達することである．前者にかかわるのが前角の運動ニューロンで，後者にかかわるのが脊髄神経節（後根神経節；7章4 A 参照）や後角の感覚ニューロンである．白質は，感覚情報を脳に伝達する求心性（上行路）や，脳から出された運動情報を筋組織に伝達する遠心性（下行路）の軸索の束で構成され，それらは情報の投射路（伝導路：conducting pathway）として走行している（表7.2）．白質内を走行する伝導路には，皮質脊髄路，脊髄視床路，脊髄小脳路などのように出発点と到着点を用いた名称がつけられている．

　脊髄には脳からの情報なしで反応する脊髄反射（spinal reflex）とよばれるしくみがある．その神経経路は反射弓（reflex arc）とよばれ，脊髄に入力された感覚情報が脊髄の介在ニューロンを介して直接に骨格筋を刺激してその収縮を引き起こす．脊髄反射には，伸張反射（stretch reflex），屈曲反射（flexion reflex），膝蓋腱反射（patellar tendon reflex）などがある．

　VS14 で観察する頸髄の断面を示す．……で囲んだ部分は片側の灰白質の領域を示す．

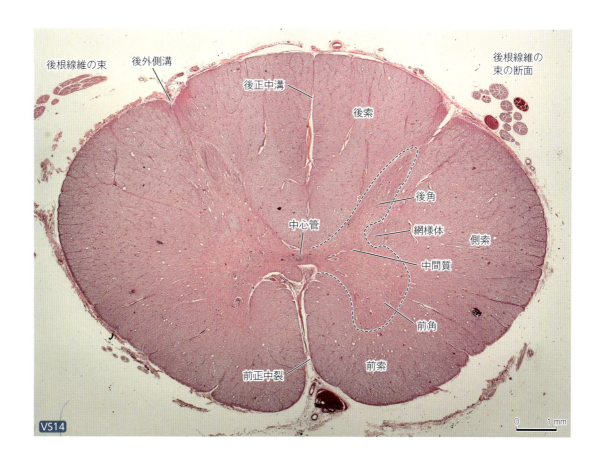

表7.2 脊髄の白質を構成する伝導路

領域	情報伝達の向き	伝導路の例	伝達される情報
前索 (anterior cord)	上行性 (ascending tract)	前脊髄視床路（ventral spinothalamic tract）	温痛覚，痛覚，触覚，圧覚，非識別性の粗大触覚の情報など
	下行性 (descending tract)	網様体脊髄路（reticulospinal tract） 前庭脊髄路（vestibulospinal tract） 視蓋脊髄路（tectospinal tract）	筋肉の張力や反射を不随意に調節する情報など
側索 (lateral cord)	上行性	外側脊髄視床路（lateral spinothalamic tract） 脊髄小脳路（spinocerebellar tract）	痛覚や温覚，意識されない筋肉からの情報など
	下行性	皮質脊髄路（corticospinal tract） 赤核脊髄路（rubrospinal tract）	随意運動（皮質脊髄路），不随意運動（赤核脊髄路）の情報など
後索 (posterior cord)	上行性	薄束（gracile fasciculus） 楔状束（cuneate fasciculus）	触覚，意識される深部感覚の情報など
	下行性	半円束（interfascicular fasciculus） 中隔縁束（septomarginal fasciculus）	脊髄節間反射（intersegmental reflex）や姿勢を制御する情報など

体の運動を制御する伝導路は，随意運動にかかわる皮質脊髄路と皮質核路（corticonuclear tract）からなる錐体路（pyramidal tract）と，反射運動などの不随意運動にかかわる網様体脊髄路，前庭脊髄路，視蓋脊髄路，赤核脊髄路などからなる錐体外路（extrapyramidal tract）に大きく分けられる．

> **COLUMN**
>
> **大脳皮質と脊髄における皮質と髄質の位置**
> 　発生過程で大脳が形成される領域となる神経管の前方では，神経前駆細胞が神経管の内側から外側に移動し，そこで神経細胞に分化する（p161 COLUMN 参照）．そのために，大脳では外側が灰白質になり，内側が白質になる．一方，脊髄が形成される領域では，神経管の内側を中心に神経細胞が分化するので内側が灰白質になり，そこから伸びた神経線維が走行する外側が白質になる．

A 前角

　前角（anterior horn）に存在する神経細胞は多極性ニューロンで，その多くが大型の神経細胞（α運動ニューロン：alpha motor neuron）である．その他に，小型の神経細胞（γ運動ニューロン：gamma motor neuron）も存在する．それらから伸びる太い有髄線維（A群神経線維，p179 表7.3参照）の軸索は前根（ventral root）を形成して骨格筋まで伸び，その収縮を制御する．写真は頸髄の前角を示す．

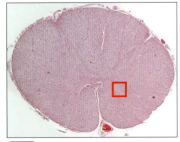

VS14

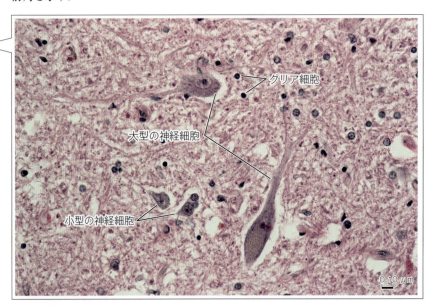

> **COLUMN**
>
> **骨格筋の神経支配**
> 　α運動ニューロンとγ運動ニューロンは，それぞれ通常の骨格筋細胞と筋紡錘の錘内筋線維にシナプスを形成して骨格筋の随意運動を制御している．それらの神経細胞の他に，第3のタイプとして，通常の骨格筋細胞と錘内筋線維の両方にシナプスを形成しているβ運動ニューロン（beta motor neuron）が存在する．それら3つのタイプの共同作業により，なめらかな骨格筋の収縮と体の正確な運動が可能になる．

B 中間質

　前角と後角の間の領域が中間質（中間帯，intermediate zone）で，胸髄から腰髄上部までの中間質には中間質外側部（側角）が見られる．中間質や側角には臓性運動にかかわる交感神経の節前ニューロン（preganglionic neuron）が存在し，仙髄（sacral spinal cord）の中間質には腸，腎臓，膀胱，生殖器などに向かう副交感神経の節前ニューロンが存在する．写真は頸髄の中間質の側角を示す．

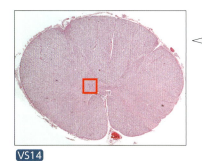
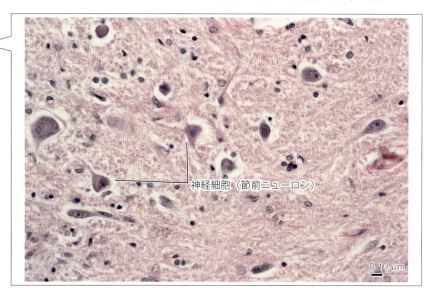

神経細胞（節前ニューロン）

C 後角

　皮膚，筋組織，内臓などからの触覚（tactile sensation），痛み，かゆみなどの感覚情報は，脊髄神経節の介在ニューロンにより後根（dorsal root）を経由して後角（dorsal horn）の感覚ニューロンに伝達される．それらの情報は後角の興奮性や抑制性の介在ニューロンによって処理され，その後に視床，中脳，橋，延髄などの中枢神経系へ送られる．写真は頸髄の後角を示す．

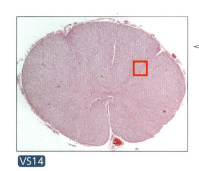
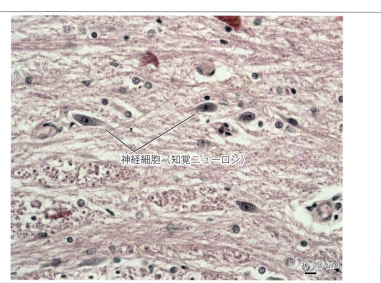

神経細胞（知覚ニューロン）

> **COLUMN**
>
> **レクセドの層**
>
> 　脊髄の灰白質は前角，中間質，後角の3つに分けられているが，それをさらに細かい領域に分けているのがレクセドの層（Rexed laminae）とよばれる分類である．この分類では神経細胞の細胞体の形態的な特徴により，灰白質の領域を10層に分けている．Ⅰ～Ⅵ層までの領域が後角，Ⅶ層の領域が中間質，そして，Ⅷ～Ⅹ層までの領域が前角に対応する．これらの分類はとりわけ後角における感覚情報の処理機能などの理解に役立つ．

D 胸髄

　胸髄（thoracic cord）は胸部と腹部を中心にした運動と感覚の機能にかかわる領域で，多極性ニューロンが集合した胸髄核が存在する．胸髄核は下肢からの感覚を小脳に伝える後脊髄小脳路（背側脊髄小脳路：dorsal spinocerebellar tract）の起始核になっている．それゆえ，胸髄が損傷すると胸腹部の臓器，胸から下の体幹や下肢の機能などに障害が生じる．写真はKB染色したサルの胸髄を示す．

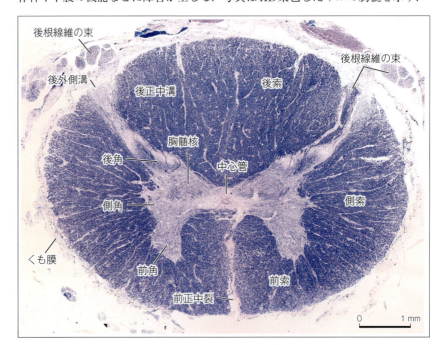

E 胸髄核

　胸髄核（thoracic nucleus，クラーク核：Clarke's nucleus）は胸髄から腰髄にかけて存在する．下肢の筋紡錘や腱紡錘からの感覚情報が胸髄核に送られ，その情報は後脊髄小脳路を経由して小脳の苔状線維の一部として小脳皮質に送られる．胸髄核は下肢と小脳の間の無意識的な受容感覚の主要な中継センターの役割を果たしている．写真はサルの胸髄核を示す．

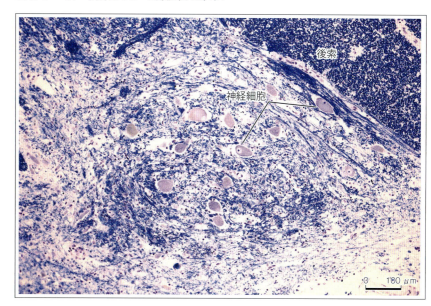

F 中心管

　脊髄の中央部には脳室と連続する中心管（central canal）が存在し，その中は脳脊髄液に満たされる．中心管は発生過程の神経管の内腔の名残で，広い脳室と比べて狭い腔からなり，その内面は脳室に連なる上衣に覆われている．年齢とともにしだいに閉塞する傾向がある．写真はアザン染色した脊髄の中心管を示す．

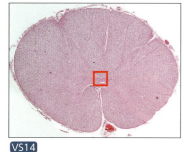
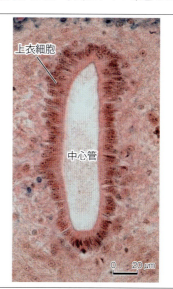

第7章 神経組織

4 神経節
Ganglion

　末梢神経系において神経細胞の細胞体が集合して形成された神経節には，感覚神経節と自律神経節がある．感覚神経節は双極性ニューロンや偽単極性ニューロンからなり，末梢の感覚器官などからの情報を受け取ってそれを中枢神経系に伝達している．感覚神経節には，蝸牛のらせん神経節のように感覚器官の内部に存在するもの，三叉神経節のように脳神経に存在するもの，脊髄神経の後根に存在するものなどがある．自律神経節には交感神経節（sympathetic ganglion）と副交感神経節がある．それらを構成する神経細胞は節後ニューロン（postganglionic neuron）とよばれ，その多くは多極性ニューロンである．節後ニューロンは，中枢神経系に分布する節前ニューロンから送られてきた情報をその支配下にある器官（平滑筋，心筋，分泌腺など）に伝達する役割を果たしている．交感神経節は交感神経幹（sympathetic trunk）や腹腔神経節（celiac ganglion）に分布し，副交感神経節はその支配下にある器官の内部やその周辺に分布する．節前ニューロンから節後ニューロンへ情報が伝達される際には，交感神経と副交感神経ともにアセチルコリンが用いられる．そして，交感神経の節後ニューロンから標的器官へ情報が伝達される際には主にノルアドレナリン（noradrenaline）が，副交感神経節から標的器官へ情報が伝達される際にはアセチルコリンが用いられる．

　神経節と似たような構造が，消化管の管壁に分布する腸管神経系にも見られる．それらは消化管の粘膜下組織や筋層などに分布する神経叢（第11章を参照）とよばれる構造で，蠕動運動や腸腺からの外分泌などを調節している．

　VS15 で観察するのはサルの脊髄の後根に存在する感覚神経節の脊髄神経節である．

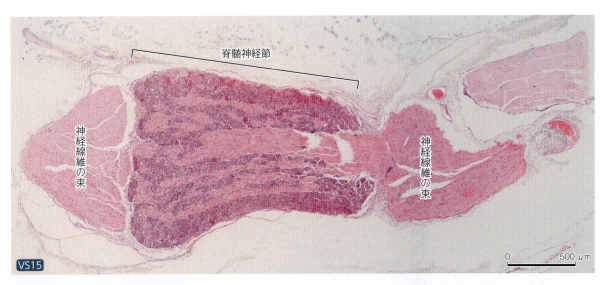

A 感覚神経節

脊髄神経節は脊髄の後根の途中に存在する感覚神経節（sensory ganglion）で後根神経節（dorsal root ganglion）ともよばれ，その中には大型と小型の2種類の偽単極性ニューロンが見られる．前者は触覚や圧覚などの情報を，後者は温覚（thermal sensation）や痛覚などの情報を中枢神経系に伝えている．それらの神経細胞の周囲をグリア細胞の一種であるサテライトグリア細胞（衛星細胞，satellite glial cell）が取り巻いている．写真はサルの脊髄神経節を示す．

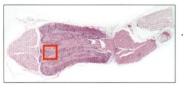

VS15

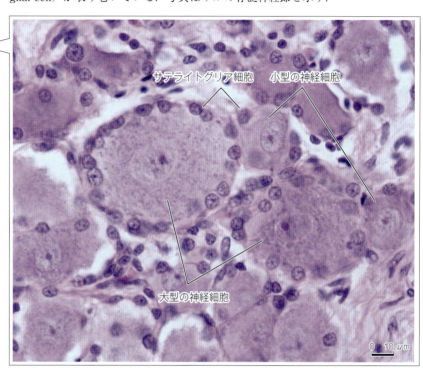

サテライトグリア細胞　小型の神経細胞

大型の神経細胞

0　10 μm

B 自律神経節

　自律神経節（autonomic ganglion）の神経細胞の周囲に見られるサテライトグリア細胞は感覚神経節のものと比べて疎らに分布する．互いにギャップ結合を形成して神経細胞を包むサテライトグリア細胞は，神経細胞の周囲の微小環境（ニッチ：niche）の制御や神経細胞への栄養素の供給などを通して神経細胞に影響を及ぼしている．写真はウシの交感神経節を示す．

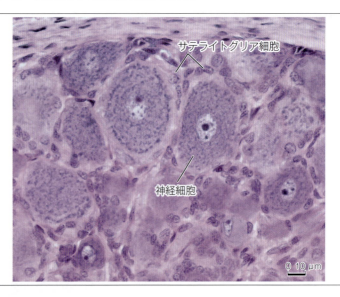

COLUMN

神経堤細胞と末梢神経系

　発生過程で神経管の背側に形成された神経堤（neural crest）から分離した神経堤細胞（neural crest cell）は体中を活発に移動し，神経節の神経細胞やグリア細胞などの末梢神経系の細胞，色素細胞，副腎髄質（adrenal medulla）や甲状腺などの内分泌細胞，頭部の骨や軟骨，心臓の平滑筋細胞など，さまざまな種類の細胞に分化する．写真はトルイジンブルー染色したニワトリの神経胚で，⇨は神経堤細胞の移動方向を示す．

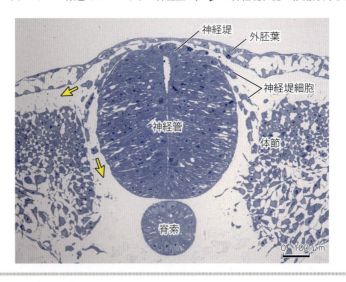

第7章 神経組織

5 神経線維
Nerve fiber

　神経細胞の細胞体から伸びる細胞突起は軸索と樹状突起に分けられている．両者をまとめて神経線維とよぶ場合もあるが，一般的には，他の神経細胞や筋細胞などの効果器に向けて興奮（活動電位）を伝導する機能を担う軸索を神経線維とよんでいる．その長さの平均は数mm〜1cmであるが，長いものになると数十cmに及ぶものがある．軸索は興奮の伝導の他にも，細胞体で合成されたシナプス小胞の分泌にかかわる各種のタンパク質，神経伝達物質，ミトコンドリア，脂質などをシナプスに向けて輸送すると同時に，シナプスからの代謝産物などを細胞体に向けて輸送する役割を担っている．軸索内における物質輸送のしくみは軸索輸送（axonal transport，軸索流：axonal flow）とよばれる．一方，複雑に分枝した樹状突起は，他の神経細胞や感覚器などから形成されたシナプスを介して相手からの情報を受け取る役割がある．その他に，嗅細胞や皮膚の知覚神経の自由神経終末のように，樹状突起が感覚受容器として働く場合もある．

　神経線維はその構造と機能の違いにより，有髄線維のA群神経線維とB群神経線維，そして無髄線維のC群神経線維の3つのグループに大きく分類される（表7.3）．神経線維が太い有髄線維のA群神経線維は伝導速度が最も速く，高速の情報伝達を必要とする運動器官や感覚受容器と中枢神経系の間を連絡している．B群神経線維の伝導速度は中間で，神経線維が細くて無髄線維であるC群神経線維の伝導速度が最も遅い．これらB群神経線維とC群神経線維は反応の遅い自律神経系の情報伝達にかかわっている．

表7.3　神経線維の分類

神経の種類	髄鞘の有無	分類名	役割	直径（μm）	伝導速度（m/秒）
遠心性神経 (efferent nerve)	有髄	Aα	骨格筋を支配する線維	13〜22	70〜120
	有髄	Aγ	筋紡錘の錘内筋を支配する線維	4〜8	15〜40
求心性神経 (afferent nerve)	有髄	Aα	筋紡錘や腱紡錘からの線維	13〜22	70〜120
	有髄	Aβ	皮膚の触覚や圧覚受容器からの線維	8〜13	40〜70
	有髄	Aδ	皮膚の温覚や痛覚受容器からの線維	1〜4	5〜30
	無髄	C	皮膚や内臓の痛覚受容器からの線維	0.5〜1	0.5〜2
自律神経の節前ニューロン (preganglionic neuron)	有髄	B	中枢神経系から神経節まで情報を伝達	1〜3	3〜14
自律神経の節後ニューロン (postganglionic neuron)	無髄	C	神経節から効果器まで情報を伝達	0.2〜1	0.2〜2

一般に骨格筋の運動や皮膚の触覚などのようにすばやい伝達が必要な神経線維は太い有髄線維からなるが，その必要がない交感神経線維や内臓の痛みを伝える神経線維などは細い無髄線維からなる．

A 神経線維の内部構造

神経線維の内部ではモータータンパク質のキネシンやダイニンにより軸索輸送が活発に行われている．軸索の中にはその際の輸送路になっている微小管と，その微小管と平行に走行する中間径線維のニューロフィラメントが存在する．そして，輸送中の細胞内小器官のミトコンドリア，滑面小胞体，輸送小胞なども見られる．写真は軸索の縦断を示す．

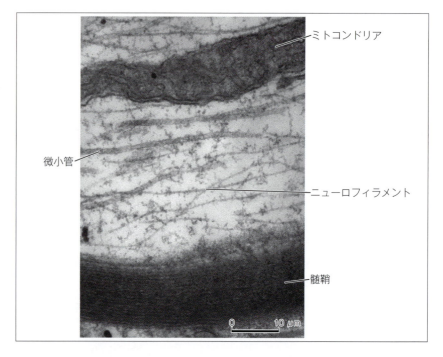

B 神経線維の束

一般に，神経線維は束になって走行する．個々の神経線維は神経内膜（endoneurium）に包まれる．次に，それらの束が神経周膜（perineurium）で束ねられ，さらに，複数の神経周膜の束が神経上膜（epineurium）により束ねられる．結合組織からなるこれらの膜の中には線維芽細胞，毛細血管，肥満細胞，マクロファージなどが分布する．写真は有髄線維の束の断面を示す．

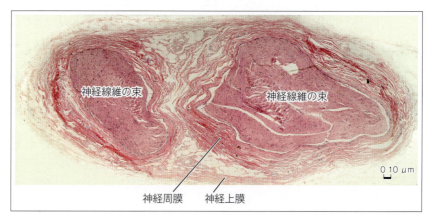

C 末梢の有髄線維と無髄線維の束

有髄線維の縦断を見ると，髄鞘を構成する細胞膜の変性により生じたシュミット・ランターマン切痕（Schmidt-Lanterman cleft），髄鞘を形成するシュワン細胞（Schwann cell），シュワン細胞どうしの境界を示すランビエ絞輪などが見られる．無髄線維の周囲にはそれらの線維を束ねるシュワン細胞が見られる．写真は縦走する末梢の有髄線維の束（左）と無髄線維の束（右）を示す．

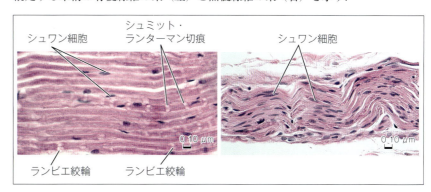

COLUMN

ランビエ絞輪と跳躍伝導

髄鞘は約1μmの幅のランビエ絞輪を隔てて等間隔に軸索を取り巻いている．ランビエ絞輪に集積する電位依存性Na^+チャネルと，その周辺に分布する電位依存性K^+チャネルにより引き起こされた活動電位は，隣接するランビエ絞輪の活動電位を誘発する．このように活動電位がランビエ絞輪の間を跳躍するように伝播するのが跳躍伝導である．その速度は太い有髄線維では72〜120 m/秒にも及び，無髄線維の0.4〜2.0 m/秒と比べて高速である．写真は単離した有髄線維のランビエ絞輪（左）とその拡大（右）を示す．

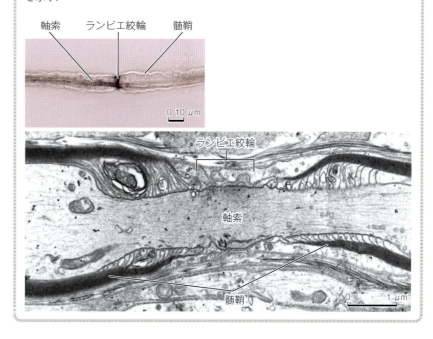

第8章

血液

　ヒトの体は皮膚や粘膜などの上皮に覆われ，その内部は体液（血液，リンパ液，間質液）で満たされる．体内を循環する体液は，体を構成する細胞への酸素や栄養素の供給，体内環境のpHや体温の調節，生体防御など，さまざまな機能にかかわる．それらの役割を効果的に行うために，体液を循環させる血管やリンパ管が発達している．この章では，血液に含まれる細胞について解説する．血管の構造については第9章で，そして，生体防御の機能にかかわるリンパ系の構造については第10章で解説する．

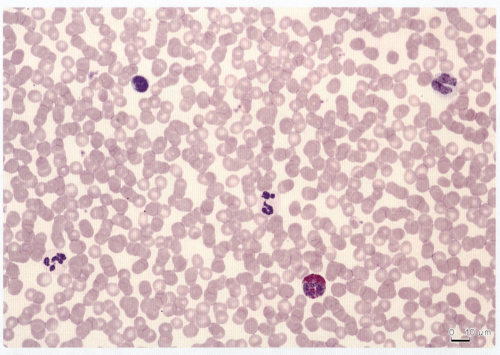

血液

第8章 血液

1 血球
Blood cell

　心臓の拍動により毎分4～5 L拍出される血液（blood）は体中に張り巡らされた血管網を循環し，体を構成する細胞への酸素と栄養素の供給，代謝による老廃物などの排出，生体防御（biological defense）機能などにかかわっている．血液は体重の7～8％を占め，そのなかには何種類かの細胞と骨髄の巨核球の断片からなる血小板が含まれる．これらの細胞成分をまとめて血球とよんでいる（表8.1）．血液の体積の40～45％を占める血球のほとんどを酸素や二酸化炭素の運搬にかかわる赤血球が占め，その他が生体防御にかかわる白血球と止血作用にかかわる血小板である．

　血液を構成する液性の成分である血漿（plasma）には，栄養素（糖，アミノ酸，リポタンパク質：lipoproteinなど）と分泌タンパク質（アルブミン：albumin，フィブリノーゲン：fibrinogen，免疫グロブリン：immunoglobulinなど）を中心に，さまざまな生理活性物質や各種の無機イオンなどが含まれる．血漿は毛細血管から外に漏れ出て間質液となり，組織中の細胞にそれらの血液成分を供給した後，細胞から排出される老廃物などを回収して毛細血管やリンパ管に戻る．

　赤い色をした赤血球に対し，それ以外の血球のなかの無色な細胞をまとめて白血球とよんでいる．血液中の血球のほとんどは赤血球で，白血球の数は少ない．白血球には4種類の顆粒球（好中球，好酸球，好塩基球，肥満細胞），単球，リンパ球などが存在する．それらの他に，マクロファー

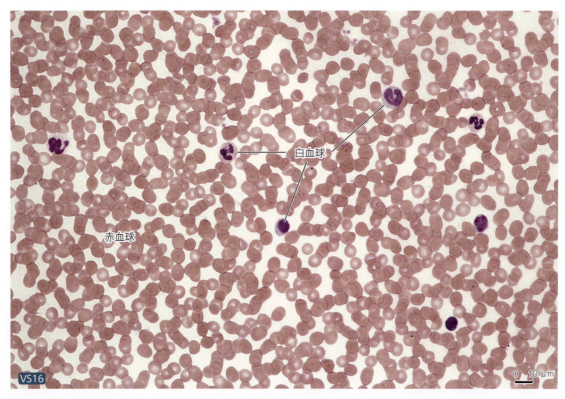

ジ，樹状細胞なども白血球として分類する場合もある．白血球の主な役割は生体防御（免疫機能）で，体に侵入した病原体などの排除，病原微生物に感染した細胞や異常化した腫瘍細胞の破壊処理などを行う．

VS16 で観察する血液の塗抹標本は，血液をスライドグラスの上に薄く塗って乾燥させ，メチレンブルー（methylene blue），アズールB（azure B），エオシンなどの色素を含むギムザ染色液で染めたもので，核が赤紫から青に，細胞質が赤色に染まって見える．この塗抹標本では，血液を構成する血球成分の割合や血球の形態異常などを容易に判別できるので，血液の病気の簡便な診断法として用いられている．

表8.1　血球の種類

血球の種類			特徴など	寿命	血液1μL中の細胞数
赤血球 (red blood cell, erythrocyte)			・直径が7〜8μm，核がないので細胞の中央部がへこんでいる ・細胞内小器官を含まない	100〜120日	400万〜600万
白血球 (white blood cell, leukocyte)	顆粒球 (granulocyte)	好中球 (neutrophil)	・直径10〜15μmの細胞で核が3〜5つに分葉 ・中性色素に染まる顆粒を含む	数時間〜1日	2,000〜7,000
		好酸球 (eosinophil)	・直径が10〜15μmの細胞で核が2つに分葉 ・酸性色素に染まる顆粒を含む	数日	100〜400
		好塩基球 (basophil)	・直径が12〜16μmの細胞で核が2〜3つに分葉 ・塩基性色素に染まる顆粒を含む	数時間〜数日	20〜150
		肥満細胞 (mast cell)	・直径が約10μmの楕円形 ・粘膜や皮下の結合組織に分布 ・ヒスタミンなどを含有する顆粒を含む	数週〜数カ月	結合組織に分布
	単球 (monocyte)		・直径が13〜20μmの細胞で核が腎臓形や馬蹄形 ・塩基性色素に染まる小型の顆粒を含む ・活性化するとマクロファージや樹状細胞に変化	数日〜数カ月	200〜1,000
	リンパ球 (lymphocyte)		・そのサイズにより小リンパ球（直径7〜8μm）と大リンパ球（直径10〜15μm）に分けられる．小リンパ球がリンパ球全体の約90％を占める ・濃く染まった丸い核と少ない面積の細胞質	数日〜数年	1,000〜4,000
血小板 (platelet)			・骨髄に存在する巨核球の細胞質の断片（直径2〜5μmの円盤状） ・血液凝固因子などを含むα顆粒と，ATPやカルシウムなどを含む濃染顆粒が存在	数日	15万〜40万

血球の種類を分別する際には，核の形，細胞内顆粒の有無とその染色性，細胞の出現率などが参考になる．

> **COLUMN**
>
> **造血**
>
> 　血球は骨髄で産生され，リンパ球のT細胞を除いてそれらのすべてが骨髄で成熟して血中に排出される．T細胞だけは未成熟な状態で骨髄から胸腺まで移動して，そこで成熟する．血球には寿命があるので血球は絶えず産生される．血球の産生を活発に行っているのは，骨髄に存在する多能性の造血幹細胞が自己複製して得られた血液前駆細胞である．この血液前駆細胞が骨髄中で活発に増殖することにより多量の血球が産生される．骨髄における造血幹細胞の自己複製は，その周囲に存在する細胞や造血ホルモンなどにより調節される．

A 赤血球

赤血球は，酸素と二酸化炭素の運搬や血液のpHの調節などに特化した細胞である．赤血球が成熟する過程で核が放出され，ミトコンドリアなどの細胞内小器官も自食作用により分解処理される．ミトコンドリアが存在しないので嫌気的解糖系によりエネルギーを得ている．細胞の寿命が尽きると肝臓や脾臓のマクロファージに貪食されて分解処理され，分解産物のほとんどが再利用される．写真は赤血球を示す．

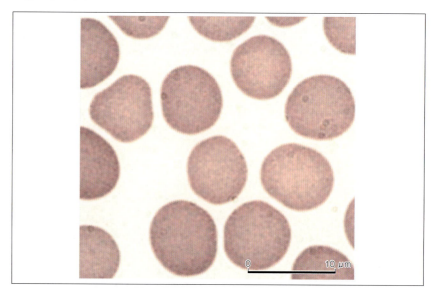

B 白血球

広範な生体防御機能を担う白血球には，細胞内に殺菌成分を含む顆粒をもつ顆粒球，リンパ球，単球などがある．血中に分布しないが顆粒を含む肥満細胞も顆粒球の一種と考えられる（表8.2）．顆粒球はその顆粒の染色性により好中球，好酸球，好塩基球に分けられる．リンパ球はその成熟場所によりB細胞とT細胞に分けられる．これらの他に，細胞質の断片である血小板を白血球に含める場合もある．白血球の多くはリンパ節や骨髄に存在しているが，正常な状態の血液中には白血球の種類が一定の割合で含まれているので，その割合の変化により病気の有無を推測することもできる．

表8.2 白血球内に含まれる顆粒の種類

顆粒球	白血球内に含まれる顆粒の種類と成分
好中球	・アズール顆粒（一次顆粒）は，抗菌タンパク質（ミエロペルオキシダーゼ，α-ディフェンシン，リゾチームなど），各種の分解酵素，サイトカインなどを含む ・特殊顆粒（specific granule, 二次顆粒）は，抗菌タンパク質，各種の分解酵素，サイトカインなどを含む ・ゼラチナーゼ顆粒（gelatinase granule）は，抗菌タンパク質，各種の分解酵素，サイトカインなどを含む
好酸球	・大型で好酸性の顆粒は塩基性タンパク質やヒスタミンなどを含む ・小型の顆粒（アズール顆粒）はアリルスルファターゼ（arylsulfatase）などを含む
好塩基球	・塩基好性で大型の顆粒は，ヒスタミン，ヘパリン，ヒアルロン酸，サイトカインなどを含む ・小型の顆粒は各種の分解酵素などを含む
肥満細胞	・塩基好性の顆粒を含む ・顆粒はヒスタミン，ロイコトリエン（leukotriene），トリプターゼ（tryptase）などのタンパク質分解酵素，サイトカイン，ヘパリンなどを含む

> **COLUMN**
>
> **白血球が担う生体防御機能**
>
> 体内に病原体が侵入すると，好中球，マクロファージ，樹状細胞，肥満細胞などがいち早く反応し，病原体の貪食や抗菌ペプチドを分泌してそれらを処理する．それに遅れて，樹状細胞によるヘルパーT細胞への抗原提示を経てB細胞が活性化されると，抗体作製が行われて病原体が処理される．前者と後者の生体防御反応は，それぞれ自然免疫（natural immunity）と獲得免疫（acquired immunity）とよばれる．その際に獲得された病原体の抗原情報は，再度の感染にすばやく対応できるように記憶して保存される．

1) 好中球

好中球（neutrophil）は分葉化した核と，その名の由来となる中性色素に染まる顆粒を含む．白血球のなかで最も数が多く，遊走性と貪食能があり，リゾチームなどの抗菌性の顆粒を含む．病原体が体内に侵入すると，血管からその部位まで移動して病原体を貪食する．好中球の寿命は1日以内で，数多く産生された好中球は骨髄や血管内に貯留される．写真は好中球を示す．

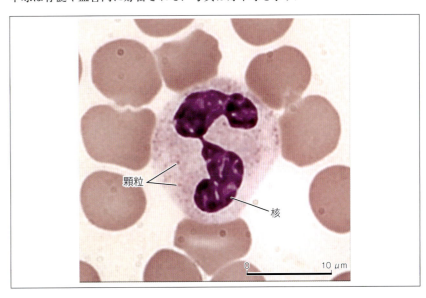

> **COLUMN**
>
> **好中球による病原体の殺菌と分解**
>
> 　好中球が貪食した病原体を殺菌する際には，NADPHオキシダーゼが産生する活性酸素やペルオキシダーゼ（peroxidase）が産生する次亜塩素酸（HClO），そして，抗菌タンパク質（リゾチーム：lysozymeやα-ディフェンシン：α-defensinなど）等を用いる．また，貪食した病原体の分解には細胞内顆粒に含まれる加水分解酵素が用いられる．写真は好中球に含まれる分泌性の細胞傷害性顆粒を示す．
>
>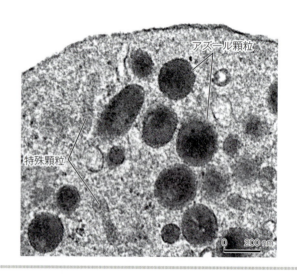

2）好酸球

　好酸球（eosinophil）は酸性色素で染まる顆粒を含み，病原体や寄生虫などの異物が体内に侵入するとそこに遊走し，活性酸素や細胞内顆粒を分泌して異物を排除する．分泌される顆粒には細胞や寄生虫を傷害する物質が含まれる．また，好酸球の分泌物には，周囲の組織にアレルギー性の炎症反応を引き起こして傷害した後，それらの組織の再構築を誘導する作用もある．写真は好酸球を示す．

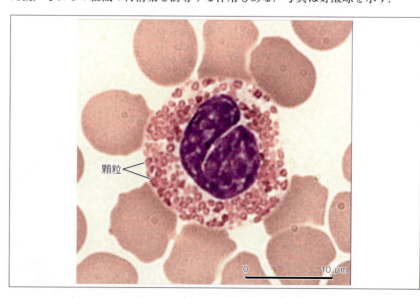

3）好塩基球

　塩基性色素で染まる顆粒を含む好塩基球（basophil）は白血球のなかでもまれにしか存在しない．細胞表面のIgEの受容体に結合しているIgEに病原体などのアレルゲン（allergen）が作用すると，ヒスタミン，ヘパリン，ヒアルロン酸，サイトカインの一種である好酸球走化因子（eosinophil chemotactic factor）などを含む細胞内顆粒を分泌して異物を排除する．その際の過剰な対応によりアレルギー反応を引き起こすことがある．写真は好塩基球を示す．

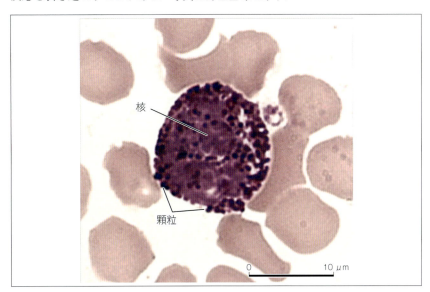

COLUMN

核の分葉化

　骨髄で産生される顆粒球は，それらが成熟する過程で核がくびれるように2～5個の塊に分かれた分葉核（lobulated nucleus）になる．例えば好中球で見ると，分化直後の核は棒状であるが，その成熟とともに核の分葉化が進む．核が分葉化する理由やそのしくみについては不明な点も多いが，分葉化した核は丸い大きな核よりも毛細血管を容易に通り抜けて血管から遊出（diapedesis）しやすいと考えられる．写真は好中球の核が分葉化する段階を示す．

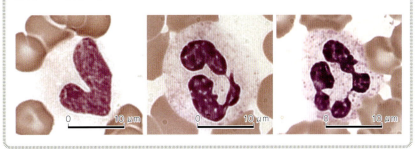

4) 肥満細胞

　骨髄から放出された未分化な前駆細胞が，末梢組織で肥満細胞に分化する．皮膚や粘膜の結合組織内の血管や神経線維の周辺に分布し，抗原に反応すると好塩基球と同じようにヒスタミンやヘパリンなどを分泌して平滑筋の収縮，血管の透過性亢進，粘液の分泌，炎症反応などを引き起こす．同時に，感染部位への好中球の動員や，分泌されたプロテアーゼにより寄生虫や細菌毒素から体を守る免疫機能などがある．写真はマウスの皮下組織の伸展標本に見られた肥満細胞を示す．

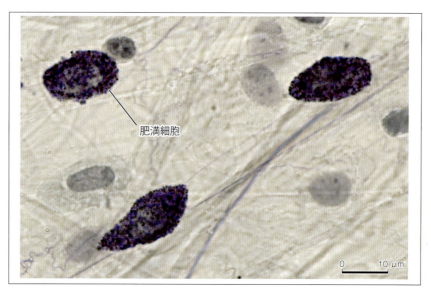

5) 単球

　単球（monocyte）は外部からの刺激により，マクロファージ，一部の樹状細胞，破骨細胞などに分化する能力がある．それらの分化した細胞には，異物の貪食やサイトカインの分泌などの共通した機能がある．さらに，マクロファージと樹状細胞には抗原提示機能があり，獲得免疫を成立させる過程で重要な役割を果たす．写真は単球を示す．

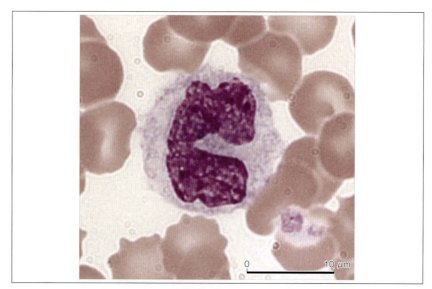

> **COLUMN**
>
> **サイトカイン**
>
> サイトカイン（cytokine）は免疫関係の細胞を中心に内皮細胞や線維芽細胞などを含めた幅広い細胞から分泌される生理活性物質の総称で，小分子（5〜20 kDa）のタンパク質からなる．サイトカインとしてよく知られているものには，免疫機能の制御にかかわるインターロイキン（interleukin），炎症を引き起こした部位から分泌されて白血球を誘引するケモカイン（chemokine），ウイルスの増殖を抑制するインターフェロン（interferon）などがある．

6）リンパ球

骨髄内の前駆細胞（precursor cell）からリンパ球（lymphocyte）に分化したB細胞（B cell）と，前駆細胞が胸腺に移動してからそこで分化したT細胞（T cell）に分けられる（表8.3）．リンパ球の60〜80％がT細胞である．B細胞は抗体の産生や免疫記憶（immunological memory）など，そして，T細胞はB細胞の活性化や感染した細胞の破壊などにかかわる．写真は大きさの異なるリンパ球を示す．大リンパ球は細胞傷害性T細胞やナチュラルキラー細胞と考えられる．

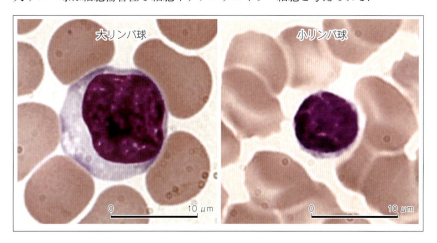

表8.3　リンパ球の種類

種類	特徴など
B細胞 （B cell）	・活性化すると，抗体を産生する形質細胞や抗原の情報を記憶するメモリーB細胞に分化する
ヘルパーT細胞 （helper T cell）	・活性化すると，何種類かのエフェクターT細胞やメモリーT細胞に分化し，他の免疫細胞を助ける ・表面抗原のCD4を発現
制御性T細胞 （regulatory T cell, Treg）	・ヘルパーT細胞の一種で，エフェクターT細胞やキラーT細胞などの過剰な免疫機能を抑制する ・CD4を発現したT細胞の約5％を占める
細胞傷害性T細胞 （killer T cell）	・活性化するとウイルスに感染した細胞や腫瘍細胞などの異常な細胞を攻撃して，それらの細胞にアポトーシスを誘導する ・表面抗原のCD8を発現
γδT細胞 （γδT cell）	・通常のT細胞受容体（α鎖とβ鎖）とは異なるγ鎖とδ鎖をもつ細胞傷害性のT細胞

リンパ球のなかにはB細胞やT細胞には分類されないナチュラルキラー細胞（NK細胞）が存在する．NK細胞は生まれつき（ナチュラル）にキラー細胞としての機能をもち，血液中のリンパ球の10〜30％を占める．

C 血小板

　骨髄に分布する巨核球から形成された細胞質の断片で，損傷した血管の止血作用が主な役割である．血小板は血管の損傷部位のコラーゲン線維に付着すると活性化され，凝集して血栓（blood clot）を形成する．次に，血液の凝固反応により活性化されたトロンビン（thrombin）の作用でフィブリノーゲン（fibrinogen）からフィブリン（fibrin）が形成される．それが赤血球などとともに血栓に凝集するとさらに強固な止血栓（hemostatic plug）が形成される．血管が修復すると止血栓は除去される．写真は血小板（上）とマウスの血小板の拡大（下）を示す．

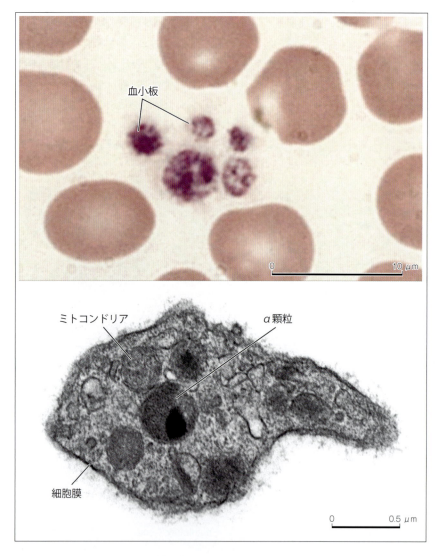

D 発生過程における造血部位の変化

発生過程で最初に造血（hematopoiesis）が見られるのは卵黄嚢（yolk sac）の血島（blood island）である．やがて，血島は互いに融合して心臓と連絡する血管網を形成する．その後，脾臓，肝臓などで造血が行われ，出生後は骨髄だけが造血機能を担う．しかし，成人になってからでも，大量出血や骨髄の機能低下などが起きると，それを補うように脾臓や肝臓などで一時的に造血が行われることがある．写真はトルイジンブルー染色したマウスの胚の血島（上）と，ヒトの胚の肝臓（下）に見られる造血を示す．

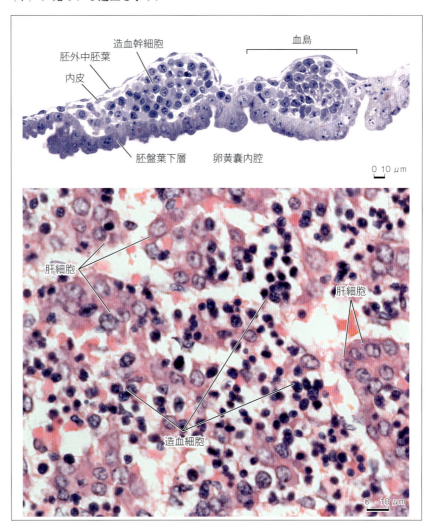

E 結合組織中の白血球

　外界から体内に侵入する病原体などに対処する生体防御機能の一環として，皮膚や粘膜の結合組織には肥満細胞，マクロファージ，単球，リンパ球，形質細胞，好中球，好酸球などが常駐し，それらが結合組織中を巡回して異物を探し回っている．写真はウサギの消化管の結合組織中に常駐する白血球を示す．

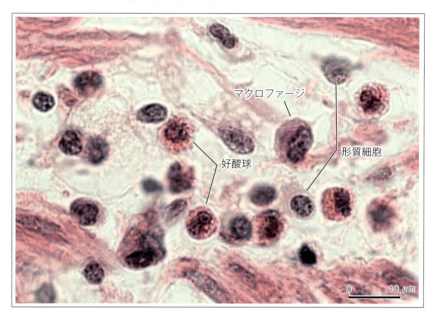

F 形質細胞

　感染などの刺激によりB細胞から分化した形質細胞（プラズマ細胞：plasma cell）は免疫グロブリン（Ig）の分泌に特化した細胞で，車軸状の核，発達した粗面小胞体とゴルジ体が特徴である．形質細胞は数日間抗体を産生して刺激がなくなると死んでしまうものや，骨髄などに常駐して10年間以上の長期間にわたって生存するものなどがある．写真は形質細胞を示す．

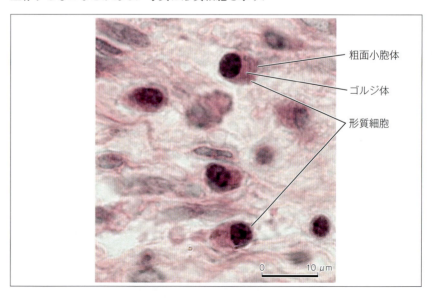

G 白血球の移動

通常の状態では，好中球を中心とした白血球が体内をつねに循環している．病原体に感染すると，その部分の組織やそこに分布する白血球などから各種のサイトカインが分泌される．そして，その中に含まれる誘引物質のケモカインが体内を循環中の白血球を誘引して走化性（chemotaxis）を引き起こし，白血球を炎症部位に向けて遊走させる．写真はウサギの血管壁に結合しながら移動中の好中球（⇨）を示す．

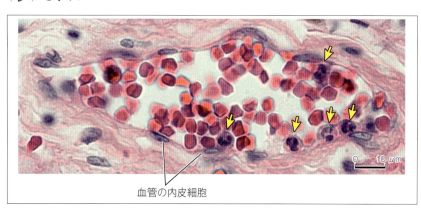

血管の内皮細胞

COLUMN

白血球の遊出

好中球やマクロファージは体内に侵入した病原体に速やかに対応するために，血管から外に遊出して感染部位まで移動する．その際に，好中球やマクロファージは内皮細胞に一過性の穴を開けてそこを通り抜けると考えられている．遊出の過程では内皮細胞がそれらの細胞を包み込むようにして血液の濾出を抑える．また，好中球やマクロファージは内皮を透過する際に，細胞の形を変形したり血管の基底膜をリモデリングしたりして通り抜ける．

第9章

血管系

　血管系（vascular system）は，心臓の拍動を原動力にして血液を体中のすみずみにまで効果的に循環させるために発達した構造である．細胞への栄養素や酸素の供給，代謝で生じた老廃物質の除去，ホルモンやサイトカインなどの生理活性物質の運搬，生体防御機能などさまざまな役割にかかわる．心臓から拍出された血液は動脈（artery）により各組織や器官に分配され，組織や器官内を毛細血管網で巡った後，静脈（vein）に集められて再び心臓に戻される循環を繰り返す．この章では，血管の基本構造と，血管系に見られるいくつかの特殊な構造について解説する．

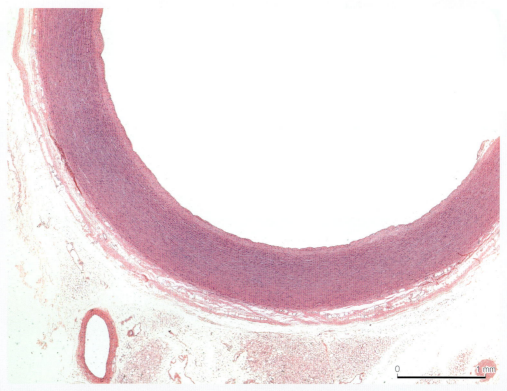

大動脈

第9章 血管系

1 大動脈
Aorta

　血管（blood vessel）の基本構造は，内膜，中膜，外膜の3層からなり，動脈と静脈の間や，太さが異なる血管の間では層構造に違いが見られる．動脈と静脈の間では中膜の構造にとりわけ顕著な違いが見られる．ここで観察する大動脈は，心臓の左心室から拍出される血液が最初に通過する太い血管で，血液を全身に循環させるための基幹となる動脈である．とりわけ厚い筋層の左心室から拍出される血圧は高く，しかも，その圧力は心臓の拍動に伴って周期的に変化する．そのために，大動脈は強い圧力に耐える構造をもつと同時に，心臓の拍動に伴う周期的な血圧の変化を緩衝して平坦化する働きもある．

　大動脈は強靱で弾力性のある厚い中膜をもつことから弾性動脈（elastic artery）ともよばれ，その血管壁には弾力性と伸展性がある．中膜は弾性線維からなる板状の構造である弾性板（elastic lamella，厚さ2〜3 μm）と平滑筋細胞を中心に構成され，弾性線維の弾力性と平滑筋細胞の収縮力により心臓の拍動に伴う血圧の変化が緩衝されている．

　大動脈や大静脈のように太い血管の外膜には細動脈が存在する．それらの細動脈は脈管の脈管（vasa vasorum）とよばれる動脈で，外膜や中膜の層に外側から酸素と栄養素を供給している．つまり，中膜が厚くなると血管の中を流れる血液からの拡散だけでは中膜や外膜に酸素と栄養素を供給することが難しくなるので，血管の外側からもそれらを供給するためである．

　VS17 ではサルの大動脈を観察する．

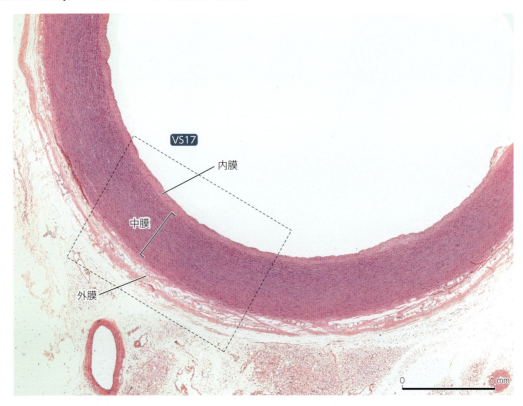

第9章 血管系

2 分配動脈と細動脈
Distributing artery and Arteriole

　大動脈から枝分かれした中くらいの太さ（直径0.1～10 mm）の動脈は分配動脈，あるいは，太さの割には中膜の平滑筋層がよく発達しているので筋性動脈（muscular artery）ともよばれる．それは，中膜を構成する平滑筋の収縮を制御することにより，各種の組織や器官に分配する血流量を調節するからである．例えば，激しい運動が行われている骨格筋には安静時のときよりも多くの血液が供給される．中膜は平滑筋細胞を中心に構成され，大動脈のような弾性板はほとんど見られない．そして，中膜と接する内膜の部分には特徴的な内弾性板（internal elastic plate）が存在し，中膜と外膜の境界部には弾性線維が豊富な外弾性膜（external elastic membrane）が存在する．それらの構造は血管の弾力性に貢献している．

　血管の収縮は，内皮細胞から分泌される因子，自律神経系，副腎ホルモン，各種の血管作動性ペプチド（vasoactive peptide）などにより制御される．交感神経は中膜の平滑筋層を適度な緊張（収縮）状態に保ちながら，その状態を変化させることにより血管の管径を調節して各種臓器に分配される血流量を調節している．そのために，例えばストレスなどにより交感神経の作用が亢進すると，中膜の平滑筋が収縮する．

　このような一般的なしくみと異なり，骨格筋に分布する血管では運動時の交感神経の亢進により平滑筋が弛緩して血管が拡張する．これは，運動時の骨格筋に血液を優先的に供給するためである．その制御は収縮する骨格筋細胞や血管の内皮細胞などから分泌される一酸化窒素などの血管拡張因子と交感神経との相互作用によるものと考えられる．この他にも，冠状動脈，唾液腺，汗腺，陰茎などの一部の組織の血管は交感神経と副交感神経による二重支配を受けている．

　VS18ではウサギの分配動脈とそれに伴行する静脈を観察する．

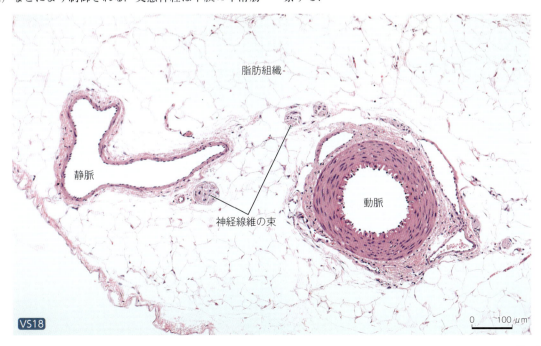

> **COLUMN**
>
> **大動脈と分配動脈の弾性線維の比較**
>
> 弾性線維を染色した標本を用いて大動脈と分配動脈を比較すると，両者の弾性板の構造の違いがよくわかる．大動脈では中膜全体に重層した弾性板が存在するのに対し，分配動脈では内膜の内弾性板と外弾性膜が存在するだけで，中膜の弾性板はほとんど見られない．写真はオルセイン染色で弾性線維を紫色に染めた大動脈（上）と分配動脈（下）を示す．
>
>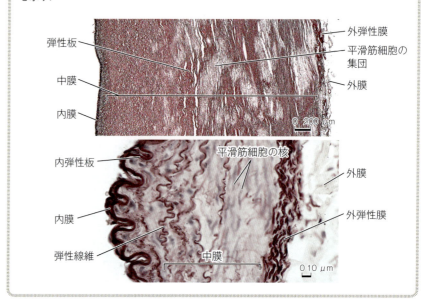

A 分配動脈とそれに伴行する静脈

動脈の中膜では平滑筋層がよく発達して厚いが，静脈の中膜は薄く平滑筋細胞もまばらである．動脈の内膜と中膜の境界には内弾性板が見られるが，静脈には見られない．写真はウサギの分配動脈（左）とそれに伴行する静脈（右）を示す．

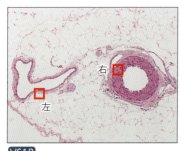

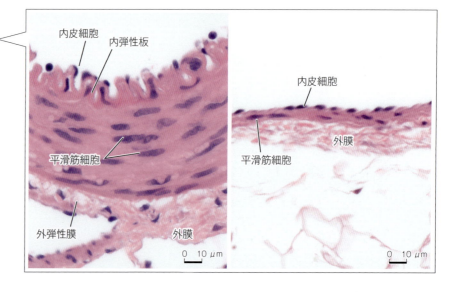

B 静脈弁

静脈血は血管内を流れる力が弱いので，下半身を流れる静脈血を重力に逆らって心臓に戻すために足や腹部の骨格筋の収縮運動がポンプのような役割を果たしている．そして，静脈の各所には血液の逆流を防止するための静脈弁（venous valve）が形成されている．また，長時間動かないでいると静脈血が下肢に滞って血栓ができやすくなる．写真はウサギの静脈弁を示す．

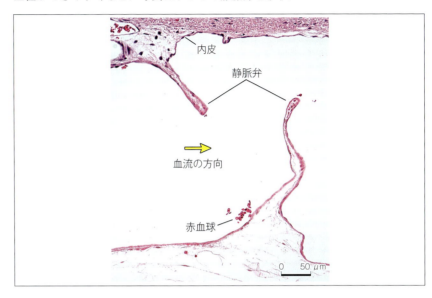

C 細動脈とそれに伴行する静脈

分配動脈から分枝した細動脈では内弾性板は見られなくなり，中膜の平滑筋層もしだいに薄くなる．細動脈では中膜の平滑筋が適度に収縮した緊張状態を保っており，その収縮状態を調節することにより血流量や血圧を調節している．その緊張状態は平滑筋の収縮を引き起こす交感神経により調節されている．写真は太さの異なるウサギの細動脈と細静脈を示す．

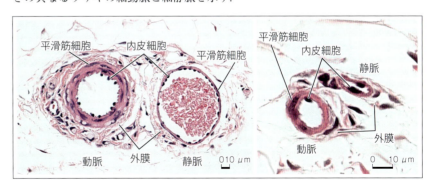

COLUMN

内皮細胞が分泌する血管作動性の因子

内皮細胞は，血管を弛緩させる因子（一酸化窒素など），血管を収縮させる因子（エンドセリンなど），血液凝固因子などを分泌する内分泌細胞でもある．写真はマウスの内皮細胞の内分泌顆粒であるワイベル・パラーデ小体（Weibel-Palade body）を示す．

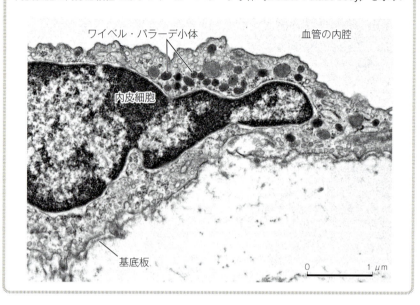

D 特殊な構造の血管

血管の基本構造は共通であるが，組織や器官の機能の違いにより，通常とは異なった構造や機能をもつ血管がいくつか知られている．

1）精索の蔓状静脈叢

精子形成のためには精巣の温度を体温よりも少し低く保つ必要がある．そのために，精巣動脈の血液の熱を静脈に逃がすための熱交換システムである蔓状静脈叢（pampiniform plexus）が存在する．

図9.1 蔓状静脈叢

精巣から血液を排出する細静脈は互いに吻合して精索内で蔓状静脈叢を形成する．蔓状静脈叢は精巣に向かう動脈を取り囲むように分布して動脈血を冷却する．静脈叢を形成する静脈の周囲には縦走する平滑筋が見られるが，これは精索に加わる張力に耐えるための構造と考えられる．写真は蔓状静脈叢の静脈を示す．

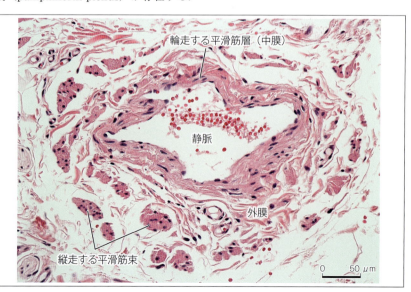

2）動静脈吻合

　手足の先端部や顔の皮膚には毛細血管に至る少し手前の細動脈と細静脈の間を短絡する動静脈吻合（arteriovenous anastomosis）とよばれる動脈と静脈の間を連絡するバイパス経路が存在する．動静脈吻合の重要な役割は体温調節で，その周囲は交感神経支配の平滑筋に厚く取り巻かれている．暑いときは平滑筋を収縮させて吻合部を閉じ，毛細血管に向かう血流量を増やして体の熱を外に放散させる．寒いときはその逆で，吻合部を開いて毛細血管に流れる血流を減らす．写真は指の皮膚の動静脈吻合を示す．

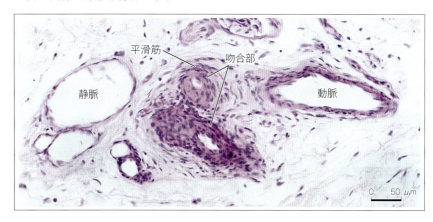

3）副腎の中心静脈

　副腎の髄質の中央部に存在する中心静脈（central vein）の中膜は，通常の血管とは逆方向（縦走）に走向する厚い平滑筋の層で構成される．これは，副腎髄質から分泌されたアドレナリンやノルアドレナリンが中心静脈に流れ込むので，それらが平滑筋細胞に作用して血管を収縮させ，血管を狭めてしまわないようにするためと考えられる．写真は副腎の中心静脈を示す．

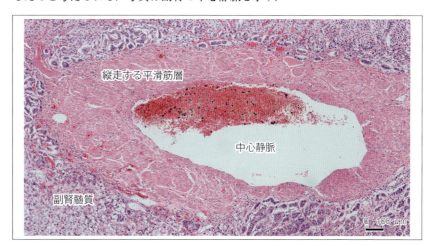

4）縦走する平滑筋が見られる静脈

　下大静脈（postcaval vein）や門脈（portal vein）などでは中膜の輪走筋の他に豊富な縦走筋が見られる．門脈には消化管などから流入する血液を自発的な収縮運動により肝臓に送り込む機能があり，その収縮に縦走筋がかかわる．下大静脈も自発的な収縮運動を行うことが知られている．写真は門脈を示す．血管の中膜を構成する輪走筋の層に混在する縦走筋が見られる．

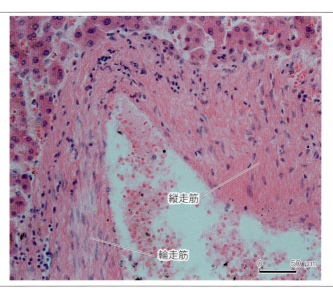

COLUMN

毛細血管床

　毛細血管床（capillary bed）とは，組織の一定領域に張り巡らされた毛細血管網とその両端に連絡する細動脈と細静脈を含めた機能的な血管系の単位構造を指す．毛細血管床を通る血流量は調節され，活発に活動している組織には多量の血液が供給され，安静状態になると減らされる．それを調節しているのが前毛細血管括約筋である．写真はウサギの小脳の毛細血管床を形成する血管網を示す．脳は活発に活動するために比較的に密な毛細血管網が見られる．

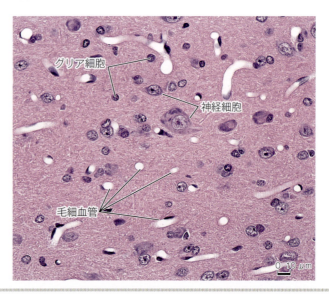

5) 前毛細血管括約筋

　細い動脈から毛細血管へ移行する境界部には，前毛細血管括約筋（precapillary sphincter）とよばれる血管の周囲を取り巻く平滑筋細胞が存在する．この括約筋が交感神経からの刺激により収縮すると，その先の毛細血管へ流れ込む血流量が減少して血液の多くが毛細血管床を迂回して細動脈から細静脈へとじかに流れる．一方，括約筋が弛緩した状態では血液の流れはその逆で，細動脈から細静脈へじかに流れる血流が減少し，多くの血液は毛細血管床に向かって流れる．写真は前毛細血管括約筋を示す．

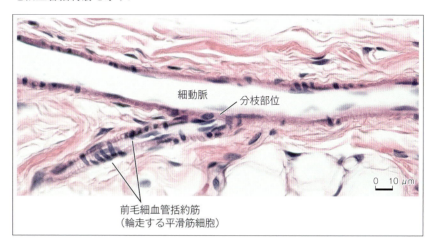

6) 血管周囲腔

　脳の血管は，脳の表層を覆う軟膜を伴って脳内に侵入し，血管と軟膜との間に血管周囲腔とよばれる隙間を形成する．リンパ管が存在しない脳では，脳脊髄液が循環する血管周囲腔がリンパ管のような役割を果たしている．軟膜の内側に張りついたグリア細胞であるアストロサイトの端足が，脳から脳脊髄液への老廃物の排出や，脳脊髄液から脳内への物質輸送などにかかわり，血液脳関門に重要な役割を果たしている．写真はトルイジンブルー染色したマウスの脳内の血管と血管周囲腔を示す．

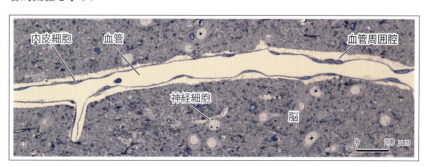

E 血液の状態を監視する受容体

血液の状態を監視する受容体が末梢と中枢神経系に存在する．末梢に存在するのは大動脈小体と頸動脈小体とよばれる受容体で，それぞれ大動脈と頸動脈に分布し，血中の酸素や二酸化炭素の濃度，pH，血圧などの変化を検知している．頸動脈小体からの情報は舌咽神経（glossopharyngeal nerve）を介して，そして，大動脈小体からの情報は迷走神経（vagus nerve）を介して延髄を中心とする呼吸中枢に送られる．呼吸中枢は，血液の二酸化炭素の濃度や脳脊髄液のpHなどの変化を独自に検知するとともに，末梢の受容体から送られてくる情報などをもとに，肺の呼吸機能を不随意的に調節している．

1）頸動脈小体

頸動脈小体（carotid body）は総頸動脈の分枝部に存在する構造で，タイプⅠとタイプⅡの2種類の細胞で構成される．タイプⅠの細胞は血液の状態の変化を感知する受容細胞のグロムス細胞（glomus cell）で，タイプⅡはグリア細胞に似た支持細胞である．写真はトルイジンブルー染色したマウスの頸動脈小体を示す．

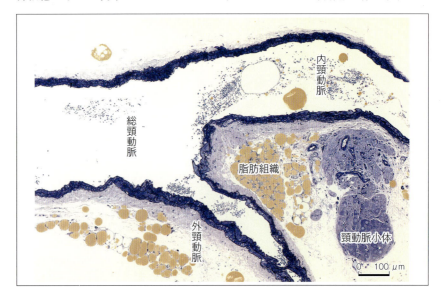

COLUMN

頸動脈小体のグロムス細胞

　神経外胚葉に由来する興奮性の細胞で，酸素分圧の低下，二酸化炭素分圧の上昇，動脈pHの低下により興奮してアセチルコリン，ノルアドレナリン，ドーパミン，ATP，サブスタンスPなどの神経伝達物質を放出する．写真はトルイジンブルー染色したマウスの頸動脈小体のグロムス細胞（左）とその細胞内の分泌顆粒（右）を示す．

第9章　血管系

3　毛細血管
Capillary

　毛細血管は1層の薄い（厚さ約0.1 μm）内皮細胞からなる細い管（直径5〜10 μm）で，その周囲は基底膜に包まれる．毛細血管には，血液成分が透過しにくい連続性毛細血管（continuous capillary），物質の透過が容易な有窓性毛細血管（fenestrated capillary），細胞も容易に通過できる不連続性毛細血管（discontinuous capillary）の3つのタイプがある．それらの他に，血液から脳内への物質の透過を制限している閉鎖性毛細血管（closed capillary）がある．それぞれの毛細血管の構造や血管壁を隔てた物質の透過性などは大きく異なる．一般的なタイプの毛細血管は連続性毛細血管で，その他のタイプは一部の組織や器官だけに見られる．

　毛細血管の主な役割は血管周囲の組織に水，酸素，栄養素などを供給し，二酸化炭素や老廃物などを回収して排出することである．毛細血液と間質液との間の物質移動は，血管内の静水圧（心臓の収縮による圧力）と，血液と間質液の間の浸透圧の差に依存する．血液と間質液の間の浸透圧の差は物質の移動を促進し，血漿タンパク質を高濃度に含む血液はその浸透圧により水分や小分子の溶質を血管内に移動させる力として働く．通常，血管の静水圧により間質液へ濾出する水分のほうが浸透圧により血管に戻される水分量よりも多いので，間質液に濾出した余分な水分はリンパ管に吸収されて静脈に戻される．

　静水圧や浸透圧による受動的な物質の移動の他にも，内皮細胞による積極的な物質輸送が行われる．それは毛細血管の内皮細胞がエンドサイトーシスの一種である飲作用（pinocytosis）で取り込んだ高分子をその反対側まで細胞内輸送してエキソサイトーシスにより排出する輸送方法で，トランスサイトーシス（transcytosis）とよばれる．

A　連続性毛細血管

　連続性毛細血管（continuous capillary）の内皮細胞は密着結合して密閉された管構造を形成しており，その周囲を取り巻く基底膜は連続した構造である．水分，アミノ酸やグルコース，酸素や二酸化炭素，尿素，乳酸などの小分子は拡散により容易に透過するが，高分子はトランスサイトーシスにより運ばれる．毛細血管の内径は赤血球がやっと通れるくらいの広さである．

図9.2 連続性毛細血管

写真はマウスの結合組織の伸展標本に見られる連続性毛細血管を示す.

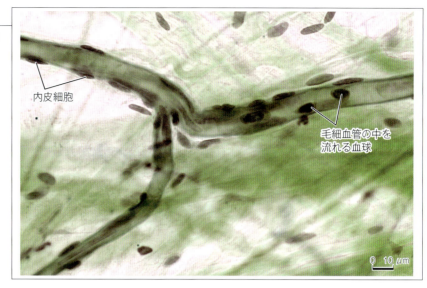

図9.3 連続性毛細血管

最も細い毛細血管では，内皮細胞が丸くなってその細胞質の両端を密着結合（➔の部分）して管を形成する．内皮細胞の周囲を連続した基底膜が取り巻いている．そして，その周囲を包むようにコラーゲン線維が存在する．写真では，毛細血管内を赤血球が通過中である．写真は連続性毛細血管の横断面を示す.

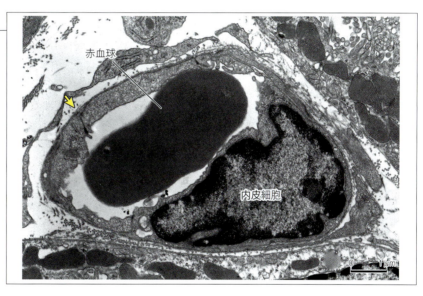

B 有窓性毛細血管

有窓性毛細血管（fenestrated capillary）では，薄くなった内皮細胞の細胞質を貫通する多数の有窓（fenestration，直径50〜100 nmの孔）が形成され，そこを高分子が容易に通過できる．このタイプの血管は内分泌腺や小腸などのように高分子が毛細血管内に活発に取り込まれる器官に見られる．血管は連続した基底膜に取り巻かれている．写真はマウスの副腎に分布する有窓性毛細血管の断面の一部を示す．⇨は内皮細胞に形成された有窓を示す．

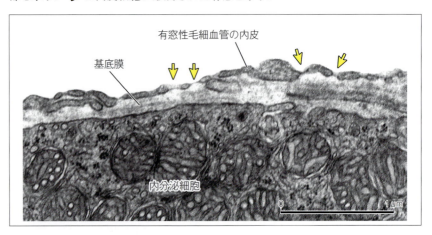

C 不連続性毛細血管

不連続性毛細血管（discontinuous capillary）の内皮細胞には有窓が形成され，内皮細胞間には広い隙間があり，血管を取り巻く基底膜は断片化するか欠けている．そのために，赤血球や白血球などが細胞間の隙間を容易に通過できる．このタイプの血管は洞様毛細血管（類洞：sinusoid capillary）ともよばれ，骨髄，リンパ節，肝臓などに見られる．

図9.4　不連続性毛細血管

不連続性毛細血管の断面を見ると，内皮細胞どうしの間には隙間（⇨）が形成され，基底膜の存在も不明瞭である．内皮細胞と肝細胞の間には広い隙間のディッセ腔が形成されている．肝細胞はディッセ腔に微絨毛を伸ばして類洞内を流れる血液との間で活発な物質のやり取りを行っている．写真は両生類の肝臓の不連続性毛細血管を示す．

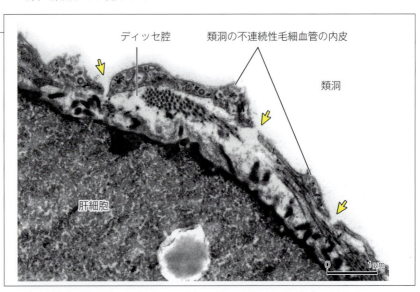

図9.5 肝臓の不連続性毛細血管

肝小葉内を巡る不連続性毛細血管の類洞は他の種類の毛細血管と比べて幅の広い血管で，その中を血液がゆっくりと流れる．このことは，門脈から入る栄養素が豊富な血液の処理や，血漿タンパク質などを血液に放出する肝細胞にとって重要である．また，肝臓には食物由来の微生物や食物抗原などが最初に流入するので，類洞常在のマクロファージや類洞の内皮細胞はそれらに対する防御も行っている．写真は肝臓の類洞を示す．

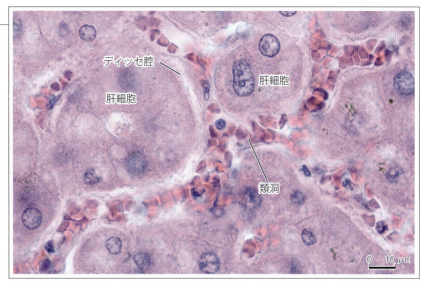

D 閉鎖性毛細血管

閉鎖性毛細血管は脳や脊髄と血液の間で血液脳関門や血液脊髄関門などを形成して，有害物質が脳内に入るのを防いでいる．閉鎖性毛細血管では酸素，二酸化炭素などは自由に透過できるが，グルコース，脂質，タンパク質などは細胞膜の輸送担体やトランスサイトーシスにより血液から脳内に選択的に輸送される．その一方で，脳内の代謝産物などの有害物質は能動的に血中に排出される．閉鎖性毛細血管は，物質の透過を制限する密着結合した内皮細胞，その周囲を取り巻く基底膜と厚い細胞外基質の層，そして，血管の周囲に張りつくようにして存在するペリサイトとアストロサイトの端足などにより構成される．

図9.6 閉鎖性毛細血管

毛細血管を取り巻く基底膜と細胞外基質の層の中にペリサイトが存在し，その細胞外基質の周囲をアストロサイトの端足が取り巻いている．このように何重にも重なった構造により血液脳関門が構築されている．写真はマウスの脳の毛細血管の横断面を示す．

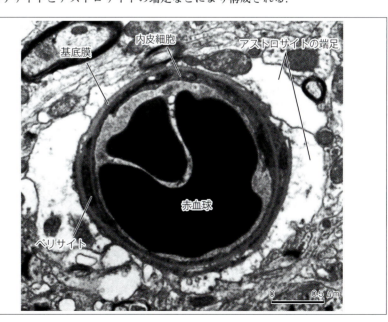

図9.7 脳の閉鎖性毛細血管

血管の周囲に分布するアストロサイトはその細胞突起の端足を血管に巻きつけるようにして接着している．血液脳関門において重要な役割を果たすアストロサイトは，血液と間質液の間の物質透過を調節して，脳内のイオンの恒常性，ホルモンなどの情報伝達因子の輸送，脳内への栄養素の補給などにかかわっている．写真は銀染色した脳のアストロサイトと毛細血管を示す．

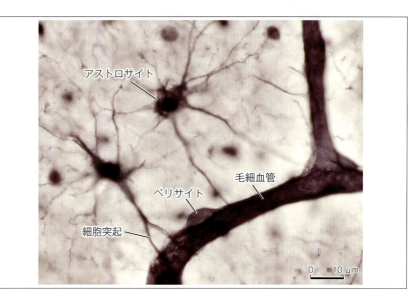

COLUMN

ペリサイト

毛細血管の内皮細胞と基底膜の間には，未分化の間葉細胞のペリサイト（pericyte）が存在する．ペリサイトは内皮細胞や平滑筋細胞に分化して毛細血管の修復や再生にかかわる．また，ペリサイトは内皮細胞とギャップ結合をしており，その結合を介して血管構造の安定化や血液脳関門の維持などにもかかわる．写真はマウスの毛細血管のペリサイトを示す．

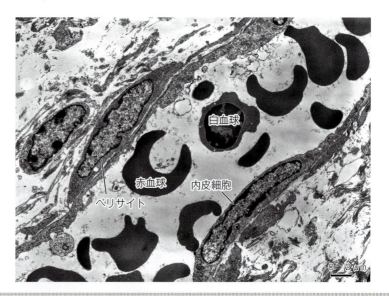

COLUMN

血管の形成

血管の形成には，既存の血管がないところに新たな血管を形成する脈管形成（vasculogenesis）と，既存の血管から出芽するように新たな血管を形成する血管新生（angiogenesis）がある．初期発生過程の卵黄膜における血管網の形成は脈管形成の例としてよく知られている．血管新生は創傷治癒などの際に見られ，血管から離脱した先端細胞（tip cell）とよばれる内皮細胞が細胞突起（⇨）を伸ばして新たな血管の形成を誘導する．写真はニワトリの胚に見られる血管新生を示す．

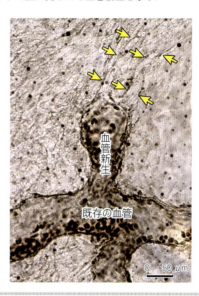

第10章

リンパ系

　リンパ系（lymphatic system）は体中を巡るリンパ管のネットワークと，そのネットワークで連絡するリンパ節，扁桃（tonsil），胸腺，脾臓，骨髄などの組織や器官から構成され，免疫機能による生体防御において重要な役割を果たしている．とりわけ，病原体に感染しやすい呼吸器や消化器の粘膜では，免疫機能にかかわるリンパ組織がよく発達している．また，鎖骨下静脈（subclavian vein）と連絡するリンパ管は，免疫機能と同時に，間質液の循環や消化吸収した脂質の輸送などの役割も担っている．この章では，免疫機能にかかわるリンパ系の構造を中心に解説する．

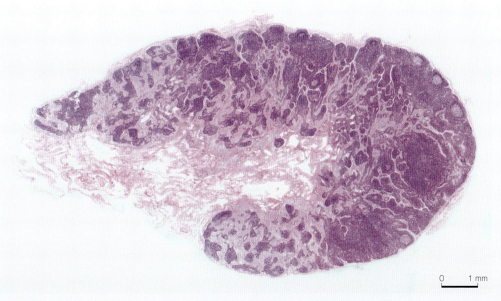

リンパ節

第10章 リンパ系

1 リンパ管
Lymphatic vessel

　リンパ管は閉じた盲端の毛細リンパ管からはじまり，それが合流して毛細リンパ管網を形成する．毛細リンパ管は互いにゆるく結合した内皮細胞からなる管で，その周囲を取り巻く基底膜の発達も悪い．そのために，間質液，免疫細胞，脂質，異物などが管壁を容易に通過できる．毛細リンパ管網は集合して太くなり，その周囲を平滑筋に取り巻かれた集合リンパ管を形成する．そして，集合リンパ管が集合してさらに太いリンパ本幹を形成し，静脈と連絡してリンパ液を排出する．

　リンパ管には以下のようないくつかの役割がある．
①毛細血管から漏出した間質液を回収して静脈に戻す．
②消化管から吸収された栄養素の一部（脂質や脂溶性のビタミンなど）を取り込んで静脈に輸送する．
③間質液中の異物（抗原）をリンパ節へ移送する通路や，免疫細胞（リンパ球や樹状細胞など）の移動路として働く．
④各種ホルモンなどの生理活性物質を輸送する．
⑤リンパ管を形成する内皮細胞が一酸化窒素（NO）やプロスタグランジンなどの生理活性物質を分泌し，伴走する血管の緊張性を調節する．

血液の循環は心臓の収縮による圧力を中心に行われるが，リンパ液の循環は2種類の圧力を中心に行われる．その一つは外因性の力で，周囲の骨格筋の運動，血管の運動，吸気時の胸腔内圧，鎖骨下静脈を流れる血流の吸引力などである．もう一つはリンパ管を取り巻く平滑筋の自発的な収縮による内因性の力である．ヒトでは，自発的な収縮活動がリンパ液の輸送力の2/3を担うと推定される．また，収縮の頻度や振幅はリンパ液に含まれる生理活性物質やリンパ管の壁に分布する自律神経系などにより調節される．

> **COLUMN**
>
> **脳とリンパ管**
> 　脳の特殊な機能から，その内部にはリンパ管が存在しない．その代役を果たしているのが脳の血管の周囲に形成された血管周囲腔（第9章2D-6参照）である．それとともに，脳を取り巻く髄膜の中に分布するリンパ管も脳の間質液の循環に重要な役割を果たしている．髄膜内は脳脊髄液に満たされており，脳から血管周囲腔の脳脊髄液中に排出された老廃物などが髄膜のリンパ管に取り込まれて脳から除去されている．

A 毛細リンパ管

　毛細リンパ管（lymph capillary）には，皮下の静脈の周辺を走行する浅在性リンパ管（superficial lymphatic vessel）と，深部の動脈の周囲を走行する深在性リンパ管（deep lymphatic vessel）がある．リンパ管を形成する内皮細胞どうしの接合部では，細胞の一部が重なりあって弁のような構造を形成する．間質液とリンパ液の間の圧力差でその弁を開閉し，間質液の流入を促進するとともにリンパ液の濾出を防止している．写真は浅在性リンパ管（上）と深在性リンパ管（下）を示す．

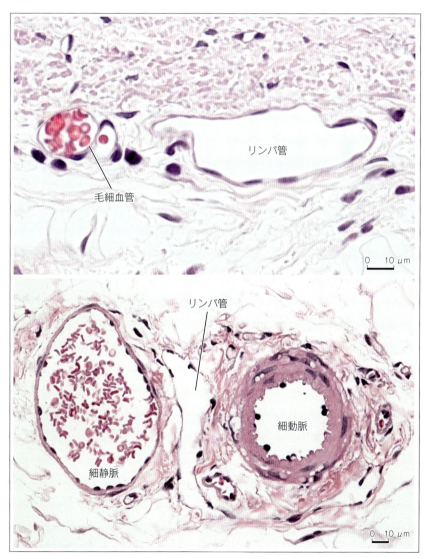

B 集合リンパ管

集合リンパ管（collecting lymphatic vessel）の周囲には平滑筋の層が出現し，多くの弁が見られる．平滑筋の層は特に下肢のリンパ管でよく発達し，リンパ管の周囲は縦走や輪走する平滑筋と毛細血管が分布する結合組織に取り巻かれている．平滑筋層はとりわけ弁と弁の間の領域で厚く，弁と弁の間が1つの分節単位として機能し，それらが連動して収縮することによりリンパ液が送られる．写真はウサギの集合リンパ管を示す．

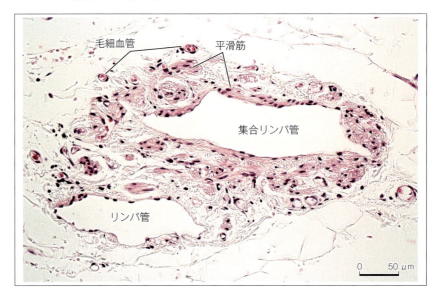

C リンパ管の弁

集合リンパ管になると多数の弁が出現する．弁の構造は2葉性の半月弁が一般的で，薄い結合組織の膜を内皮細胞が覆った構造からなる．

図10.1　集合リンパ管の弁

毛細リンパ管の弁は不完全で管を閉鎖できるような構造ではないが，集合リンパ管に形成されたものは管を閉鎖できるしっかりとした構造である．写真はウサギの集合リンパ管の弁を示す．⇨はリンパ液の流れる方向を示す．

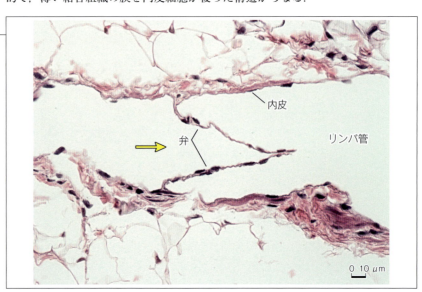

D リンパ本幹

　集合リンパ管が合流して左右2本のリンパ本幹（truncus）が形成される．下半身と左上半身のリンパ液が集まる左リンパ本幹（胸管：thoracic duct）のほうが，右上半身のリンパ液が集まる右リンパ本幹よりも太い．胸管はよく発達した3層（内層の縦走筋，中間層の輪走筋，外層の斜走と輪走筋）の平滑筋層に取り巻かれている．写真はウサギの胸管（上）とその拡大（下）を示す．

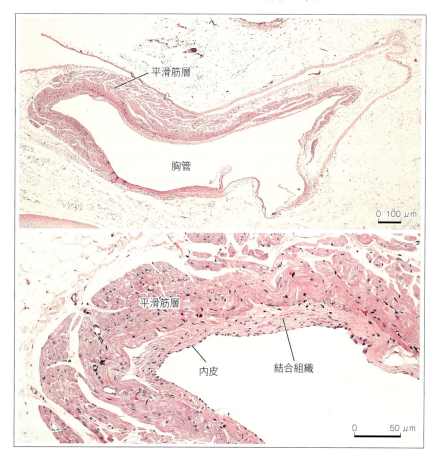

第10章 リンパ系

2 粘膜関連リンパ組織
Mucosa-associated lymphoid tissue (MALT)

　病原体に感染しやすい呼吸器や消化器の粘膜には厳重な生体防御機能が構築されている．粘膜には体全体のリンパ球の60〜70％が分布し，それらが中心となって特別な粘膜免疫系を形成している．その防御機構は粘膜だけでなく体全体を病原体から守る働きをしている．

　粘膜に存在する生体防御機構の主要な役割は，病原体（抗原）からの刺激を受けた際に抗原特異的な分泌型IgAを産生し，それを粘膜の表面に分泌して病原体の侵入を阻止することである．その機能にかかわる構造は，粘膜固有層に分布する瀰漫性リンパ組織，孤立リンパ小節，集合リンパ小節などで，それらにはリンパ球，マクロファージ，樹状細胞など多くの免疫機能にかかわる細胞が存在する．

　粘膜関連リンパ組織と総称されるしくみは，粘膜の存在部位，粘膜の構造や機能などの違いによりいくつかに分類されている．それらには，気管支関連リンパ組織（bronchus-associated lymphoid tissue：BALT），腸関連リンパ組織（gut-associated lymphoid tissue：GALT），鼻咽頭関連リンパ組織（nasopharynx-associated lymphoid tissue：NALT）などがある．

A 腸上皮細胞間リンパ球

　消化管の粘膜上皮の中には腸上皮細胞間リンパ球（intraepithelial lymphocyte）とよばれるリンパ球が存在する．その多くはT細胞で細胞傷害性があり，抗原に遭遇するとサイトカインを分泌して上皮細胞やパネート細胞（第11章7 G参照）などに情報を送り，抗菌ペプチド，上皮を保護するムチンなどの産生とその分泌を促進する．写真はウサギの小腸上皮の腸上皮細胞間リンパ球（→）を示す．

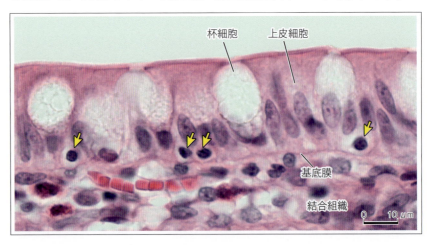

B 瀰漫性リンパ組織

　粘膜が病原体に感染すると，リンパ球の局所的な集合体である瀰漫性リンパ組織（diffuse lymphoid tissue）が粘膜固有層に形成される．そこでリンパ球の増殖や活性化が行われる．瀰漫性リンパ組織が発達するとリンパ小節に成長して免疫機能が活性化されるが，感染などの原因が解消されると瀰漫性リンパ組織は消失する．写真は胃の瀰漫性リンパ組織を示す．

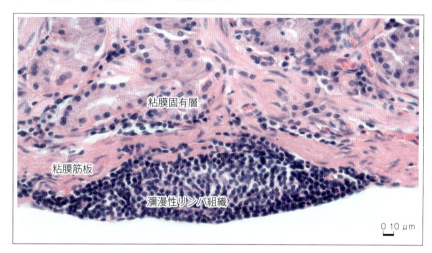

C 孤立リンパ小節

　リンパ小節（lymphatic nodule）はB細胞が球状に集合した構造で，その外縁部の領域にはT細胞が分布する．リンパ小節の中心に胚中心をもつ二次リンパ小節（secondary nodule）と，それをもたない一次リンパ小節（primary nodule）がある．単独のリンパ小節は孤立リンパ小節（solitary lymphatic nodule），集団で存在するものは集合リンパ小節とよばれる．写真は小腸の二次リンパ小節を示す．

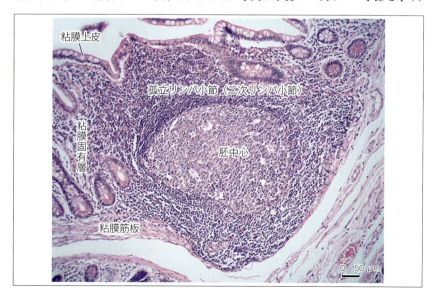

D 胚中心

　明調域（light zone）と暗調域（dark zone）からなる胚中心（germinal center）の上部には，休止状態の小型のリンパ球が集合した帽状域（mantle zone）が存在する．暗調域で増殖したB細胞は，明調域で濾胞樹状細胞（follicular dendritic cell）による抗原提示やT細胞の作用を受けて形質細胞やメモリーB細胞に分化する．写真は孤立リンパ小節に見られるいくつかの領域を示す．

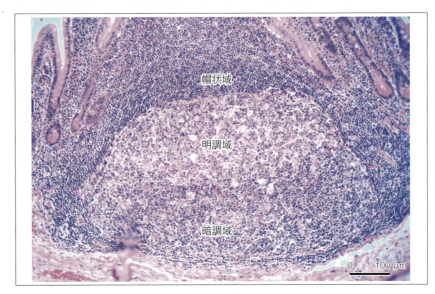

COLUMN

樹状細胞の種類

　抗原提示細胞として知られている樹状細胞（dendritic cell）は，抗原提示によりナイーブT細胞の活性化を誘導する従来型樹状細胞（conventional dendritic cell）とⅠ型インターフェロンを分泌してナイーブT細胞の分化を誘導する形質細胞様樹状細胞（plasmacytoid dendritic cell）に分けられている．一般に樹状細胞とよばれている従来型樹状細胞は多くの組織に分布し，それらが存在する組織や機能などの違いによりいくつかの種類に分類されている（表10.1）．

表10.1 樹状細胞（従来型樹状細胞）の種類

樹状細胞の種類	分布
濾胞樹状細胞 （follicular dendritic cell）	リンパ小節，リンパ節の皮質小節，脾臓の脾小節など
ランゲルハンス細胞 （Langerhans cell）	皮膚の表皮内
ベール細胞 （veil cell）	リンパ節の辺縁洞など
指状嵌入細胞 （interdigitating dendritic cell）	胸腺，リンパ節の傍皮質など
胸腺樹状細胞 （thymic dendritic cell）	胸腺
真皮樹状細胞 （dermal dendritic cell）	皮膚の真皮

造血幹細胞に由来しない濾胞樹状細胞は，他の樹状細胞とは異なり，細胞表面にMHCクラスⅡを発現せず，捕捉した異物を細胞表面に保持したままB細胞に抗原提示する．

E 集合リンパ小節

集合リンパ小節（aggregated lymphatic nodule）はリンパ小節が数多く集合して形成された組織で，扁桃，小腸のパイエル板（Peyer's patch），大腸の虫垂（appendix）などが集合リンパ小節である．それらを覆う上皮には病原体などの抗原を取り込むM細胞が存在し，粘膜関連リンパ組織における免疫機能において重要な役割を果たしている．写真は口蓋扁桃（palatine tonsil）を示す．⇨は二次リンパ小節を示す．

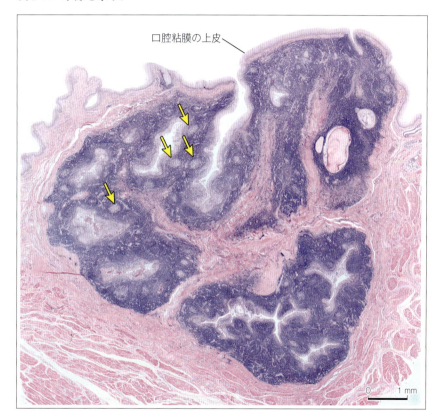

口腔粘膜の上皮

COLUMN

リンパ節の神経支配

　リンパ節には感覚神経（侵害受容器）や交感神経の線維が分布し，それらがリンパ節の機能に影響を及ぼしている．例えば，交感神経はリンパ節の機能の日内変動にかかわる．交感神経が亢進する日中には，リンパ球がリンパ節に集積してリンパ球の増殖，抗体分泌，炎症性サイトカイン産生などが促進されて免疫応答が増強される．一方，交感神経の活動が弱まる夜間には，リンパ球がリンパ節から排出されて末梢組織の免疫活動にかかわる．

F M細胞

　集合リンパ小節を覆う粘膜上皮の約10％を構成するM細胞（microfold cell）は粘膜表面に付着した病原体などをエンドサイトーシスで取り込み，それをトランスサイトーシスにより粘膜上皮の下まで輸送し，上皮下の粘膜固有層に分布するマクロファージ，樹状細胞，B細胞などに提供する．この方法により病原体などをマクロファージや樹状細胞と効率よく遭遇させて生体防御機能を効果的に発揮させる．写真は虫垂の粘膜上皮に分布するM細胞の核（⇒）を示す．

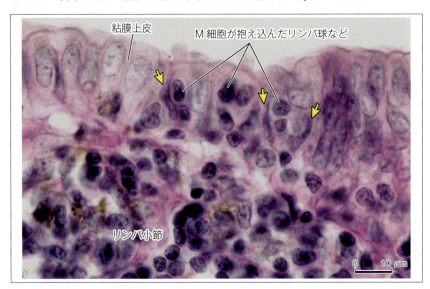

COLUMN

粘膜上に存在する抗原物質の感知

　外界の病原体や異物にさらされやすい消化管や呼吸器の粘膜では，それらをすばやく認識して，その情報を粘膜上皮の下に存在する免疫系の細胞に効果的に伝達するしくみがある．その一つがM細胞である．その他にも，粘膜上皮に分布する杯細胞が管腔内の抗原物質を取り込んで，粘膜上皮の下に送っている．さらに，抗原提示細胞として知られているマクロファージや樹状細胞が，細胞突起を上皮細胞どうしの間を通して粘膜の表面まで長く伸ばし，粘膜表面で感知した抗原物質の情報を粘膜上皮下の免疫系の細胞に伝えている．

第10章 リンパ系

3 リンパ節
Lymph node

　リンパ節は長径が約1.5 cmの卵形をした構造で，リンパ系のネットワーク中に400〜800個も存在する．それらは体中を巡るリンパ管と連絡し，免疫機能を必要とする消化管や呼吸器の周辺，上肢と下肢の付け根，顎の下などに集中して分布する．その機能の中心は，病原体やがん細胞（cancer cell）などに対する免疫応答（immune response）を引き起こす場としての役割である．例えば，体内に侵入した病原体などを取り込んだ樹状細胞がリンパ管を経てリンパ節に移動し，そこに分布するT細胞に抗原提示してT細胞を活性化させ，獲得免疫を発動させる．

　結合組織の被膜で包まれたリンパ節の中には数多くのリンパ小節が存在するので集合リンパ小節と似ているが，リンパ節はそれよりもさらに複雑な構造をしている．リンパ節は皮質（cortex）と髄質（medulla）に分けられているが，それらの境界は明瞭でない．皮質は皮質小節（cortical nodule）とよばれるリンパ小節が集合した領域で，髄質は髄洞と髄索により構成された領域である．リンパ節の周囲を包む結合組織の被膜は，リンパ節の内部まで入り込んで小柱（trabeculae）を形成する．輸入リンパ管を経て外部からリンパ節に流れ込んだリンパ液は，被膜下の辺縁洞から皮質小節の間の中間洞を経て髄洞へと流れる．髄洞は門の部分で合流して輸出リンパ管を形成し，そこからリンパ液が外に出る．それらの洞は，内皮細胞のような扁平な細胞に変化した細網細胞（洞内皮細胞）により構成される．

　リンパ節の内部には，細網線維とその線維構造を取り巻くように分布する間質細胞（ストローマ細胞：stromal cell）により構築された三次元の網目構造が存在する．リンパ節で間質細胞とよばれているのは線維芽細胞，血管内皮細胞，マクロファージ，濾胞樹状細胞などである．これらの細胞は各種免疫細胞の移動の足場を構築するとともに，サイトカインやケモカイン，接着分子などを分泌して免疫細胞の働きを調節している．

　動脈は門の部分からリンパ節に入り，小柱の中を走行して皮質小節の部分で密な毛細血管網を形成する．その後，皮質と髄質の境界に位置する傍皮質領域において高内皮静脈を形成し，門の部分で合流してリンパ節を出る．

　VS19では腸間膜（mesentery）から採取したリンパ節を観察する．⇨は二次リンパ小節を示す．

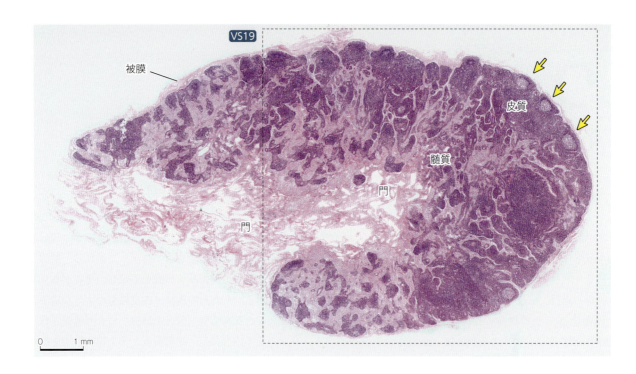

A 被膜と輸入リンパ管

リンパ節の周囲を覆う密性結合組織の被膜の中には弾性線維や平滑筋細胞が存在し，数多くの輸入リンパ管（afferent lymphatic vessel）が被膜を貫いて辺縁洞と連絡している．辺縁洞はリンパ節内にリンパ液が流れ込む最前線なので，そこにはリンパ節内に流れ込む異物や病原体などを待ち構える樹状細胞やマクロファージなどが多数存在する．写真は被膜を示す．

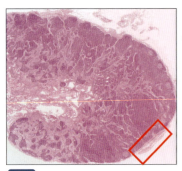
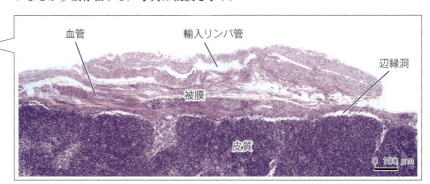

B 辺縁洞

辺縁洞（marginal sinus）の内表面は洞内皮細胞（sinus endothelial cell）に覆われ，その内部では細胞突起を伸ばした細網細胞（線維芽細胞の一種）と細網線維が網目状の構造を形成している．その網目構造の隙間には洞マクロファージ（sinusal macrophage）とよばれるマクロファージやベール細胞（veiled cell）とよばれる樹状細胞が存在する．写真は辺縁洞（左）とベール細胞（右）を示す．

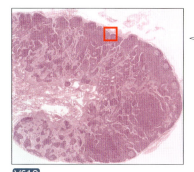
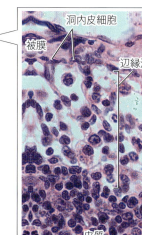
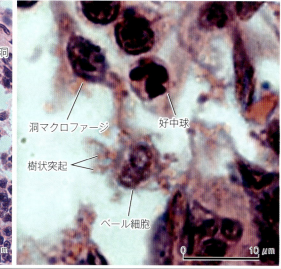

C 中間洞，髄洞

リンパ液は辺縁洞から中間洞（intermediary sinus）を経て髄洞（medullary sinus）に流れ込む．それと同時に，辺縁洞や中間洞から皮質や傍皮質内を拡散して髄洞に流れ込むリンパ液もある．髄質内を網目状に走行する髄洞は門の部分で集合して輸出リンパ管を形成する．写真はリンパ節内の洞を示す．

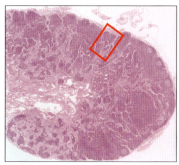
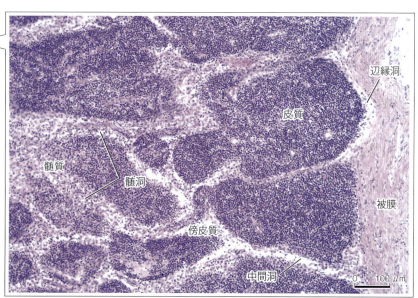

D 皮質小節

皮質に分布するリンパ小節の基本構造は孤立リンパ小節（第10章2C参照）と同じで，一次リンパ小節と二次リンパ小節が存在する．その胚中心には暗調域と明調域が見られ，胚中心の周囲には未熟な小リンパ球が集積した帽状域も見られる．胚中心では，B細胞から形質細胞やメモリーB細胞への分化と，その成熟が行われている．写真は皮質に分布する皮質小節を示す．

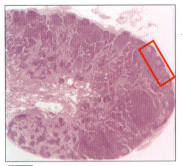
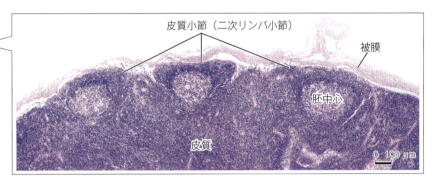

E 傍皮質領域

境界は明瞭でないが，皮質と髄質の間にT細胞が分布する傍皮質領域（paracortical area）が存在する．ここでは樹状細胞などによるT細胞への抗原提示とその活性化が行われる．また，この領域には高内皮細静脈が存在するので，その部分を通り抜けてリンパ球や一部の樹状細胞が血管とリンパ節の間を移動する．写真は傍皮質領域を示す．

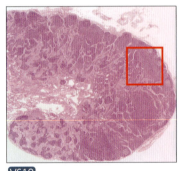
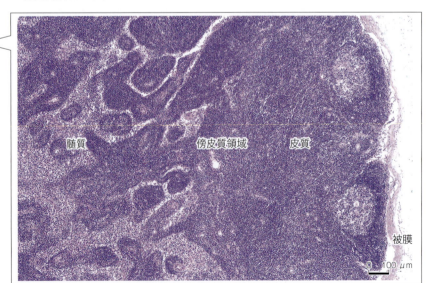

F 高内皮細静脈

傍皮質領域や二次リンパ小節の胚中心の周辺に分布する静脈には，立方形の内皮細胞で構成された高内皮細静脈（high endothelial venule）とよばれる構造が存在する．そこの内皮細胞の表面には特別な細胞接着分子が発現しており，血中を移動中のリンパ球はその細胞接着分子を認識して結合し，その部分から静脈壁を通過してリンパ節内に移動する．写真は高内皮細静脈を示す．

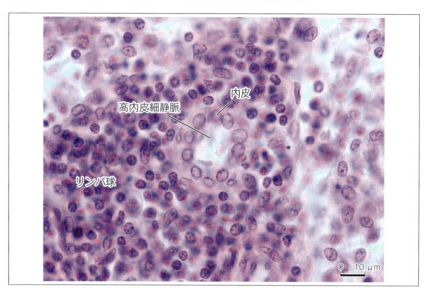

G リンパ球再循環

リンパ球は抗原と遭遇するまで血管とリンパ組織の間を循環する．このようなリンパ球の循環をリンパ球再循環（lymphocyte recirculation，リンパ球ホーミング：lymphocyte homing）とよんでいる．その際に血管からリンパ組織内に入る通り道の一つが高内皮細静脈である．巡回中のナイーブT細胞やナイーブB細胞が抗原に遭遇すると，活性化されて免疫応答が引き起こされる．写真は血管の内皮細胞に結合しながら循環中のリンパ球を示す．

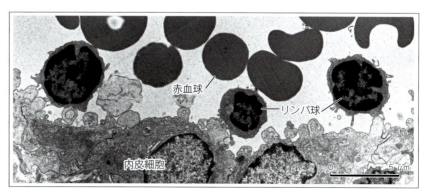

H 髄索と髄洞

髄索（medullary cord）は細網細胞と細網線維により構成された網目構造からなり，その構造の隙間にはB細胞や形質細胞が集積している．そして，その髄索の中をリンパ管と連絡する髄洞が走行する．左の写真は髄索と髄洞を示す．右は細網線維を黒く染める銀染色で染めたサルのリンパ節を示す．髄索の網目状の構造と，髄洞を縁取るように分布する細網線維が見られる．

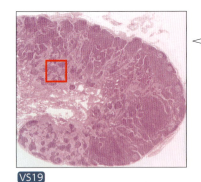
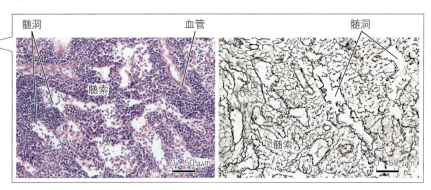

I 門と血管，輸出リンパ管

リンパ節に流れ込んだリンパ液は，門（hilum）の部分の輸出リンパ管（efferent lymphatic vessel）から外に出る．また，動脈は門からリンパ節内に入って皮質内を中心に毛細血管網を形成する．その後，毛細血管網は門の部分で合流して静脈になりリンパ節から出る．リンパ液の流れはリンパ節の被膜に存在する平滑筋細胞の収縮により促進される．写真はリンパ節の門を示す．

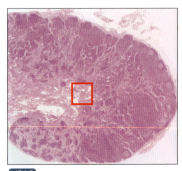

第10章 リンパ系

4 脾臓
Spleen

　脾臓は大型（長径7～14 cm）のリンパ節のような構造で，密性結合組織の被膜の中には不連続性毛細血管からなる脾洞（splenic sinus，静脈洞），細網組織からなる脾索，脾小節（リンパ小節）が分布する．それらの構造はまとめて脾髄（splenic pulp）とよばれる．脾洞はその中を流れる多量の血液のために赤く見えるので赤脾髄とよばれる．また，脾髄の中を走行する動脈の周囲には脾小節が多く集合して白く見えるので，その領域は白脾髄とよばれる．

　脾動脈は脾門（splenic hilum）から脾臓に入り，脾臓内を巡った後，再び脾門から脾静脈として出る．また，脾動脈は脾臓の表面を覆う被膜とともに脾臓に侵入して脾柱を形成する．脾柱の中の脾柱動脈は分枝して中心動脈になり，その周囲をT細胞が取り巻いて動脈周囲リンパ球鞘を形成する．中心動脈は脾小節の中を貫いた後，分枝して筆毛動脈になった後，筆の穂先のように数多くの毛細血管に分枝する．その血管の末端の多くは開放性で終わり，血管から流出した血液は脾索内に拡散して静脈である脾洞内に流入する．脾洞の血液は，脾髄静脈から脾柱静脈を経て脾静脈に合流し，脾臓を出て門脈に流れ込む．

　脾臓にはリンパ液が外から流入するリンパ管はないが，脾臓の被膜を覆う腹膜下と脾柱動脈や中心動脈の周囲に，それぞれ浅在性リンパ管と深在性リンパ管が存在する．それらは脾門のリンパ管に集合してそこから脾臓を出て近隣のリンパ節と連絡する．

　脾臓は門脈系の血液循環の経路に存在する主要なリンパ系の器官で，B細胞，ナチュラルキラー細胞（natural killer cell），マクロファージなどが分布して自然免疫と獲得免疫に重要な役割を果たしている．また，マクロファージや好中球などによる貪食作用に抵抗する莢膜（capsule）に包まれた細菌（肺炎球菌や腸チフス菌など）の除去には脾臓から分泌されるIgMが重要な役割を担う．さらに，脾臓は血液の濾過と浄化作用も行っており，脾臓を流れる血液中の病原体などの抗原物質や細胞の破片，寿命を終えた赤血球，異常な血球などをマクロファージが捕捉して処理する．これらの他にも，赤血球，単球，血小板などの貯蔵場所としての役割がある．

　脾臓は，主に腹腔神経節からの交感神経によって支配されており，慢性的なストレスなどによる交感神経の亢進や脊髄障害などにより免疫機能が抑制されることが知られている．

　VS20 では脾臓の断面を観察する．

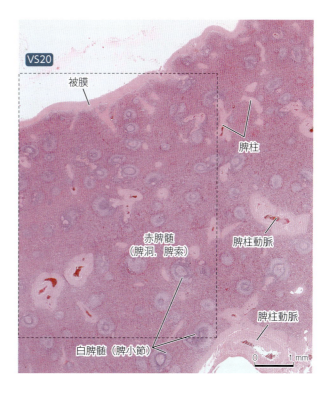

> **COLUMN**
>
> **血球の貯蔵**
>
> 　脾臓は赤血球，単球，血小板を多量に貯蔵している．例えば，ケガなどで多量に出血した際には，脾臓に蓄えられている血球成分が緊急的に用いられることがある．脾臓に貯蔵されている赤血球の量は体中に存在する量からするとそれほど多くはないが，単球と血小板については，体中に存在する全体量のそれぞれ約50％と約30％にも及ぶ量が蓄えられている．また，脾臓は肝臓や骨髄とともに鉄分の貯蔵部位にもなっている．

A 被膜

　弾性線維や平滑筋細胞を含む密性結合組織で，脾門の部分を除いた被膜の表面は腹膜に覆われる．脾門から脾臓に入る脾動脈は，被膜の結合組織を伴って脾臓に侵入して脾柱（trabeculae lienis）を形成する．脾柱の中には脾柱動脈と脾柱静脈が存在する．また，脾臓内に侵入した脾柱の結合組織は，柔らかい構造からなる脾臓を支持する役割がある．写真は被膜を示す．

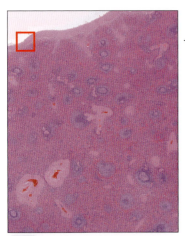

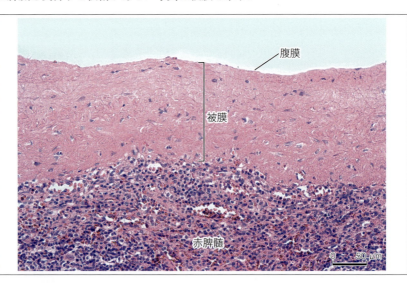

> **COLUMN**
>
> **腹膜**
>
> 　腹膜は腹腔壁と内臓の表面を覆う漿膜で，そこから分泌される漿液は消化管の蠕動運動などにより生じる臓器間の摩擦を減らす役割がある．そして，腹腔壁を覆う部分の腹膜には圧力，痛み，温度などを感知する受容器が分布する．さらに，腹腔内には多数のマクロファージや樹状細胞が存在して腹腔内の免疫機能にかかわっている．また，腹腔内の広い面積を覆う腹膜には血管やリンパ管が豊富に存在し，その膜構造が半透膜として機能することから，血液やリンパ液から老廃物などを取り除く腹膜透析に利用されている．

B 白脾髄

　脾臓のリンパ組織として機能する白脾髄（white pulp）は，中心動脈の周囲を包むようにして存在する動脈周囲リンパ球鞘（periarterial lymphatic sheath）と，その鞘の周辺に分布する脾小節（splenic nodule）を中心に構成される．脾小節はリンパ節の皮質小節と同じような構造で，胚中心の周囲を取り巻く帽状域と周辺帯（marginal zone，辺縁帯）とよばれる領域からなる．写真は白脾髄（上）と脾小節の拡大（下）を示す．

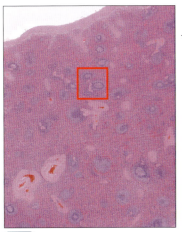

VS20

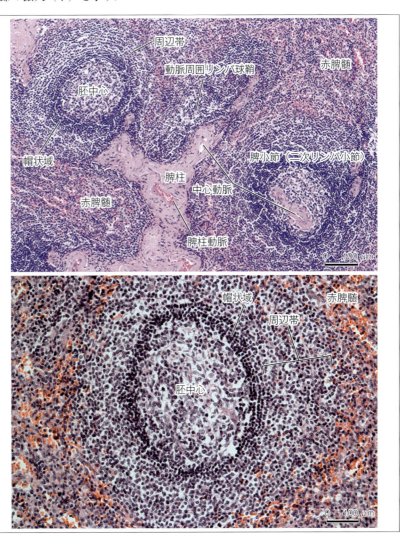

COLUMN

白脾髄に分布する細胞

　白脾髄はリンパ球の種類により2つの領域に大きく分けられる．動脈周囲リンパ球鞘はT細胞を中心に構成され，脾小節はB細胞中心に構成されている．動脈周囲リンパ球鞘には樹状細胞の指状嵌入細胞が，そして，脾小節の胚中心には濾胞樹状細胞が存在する．胚中心を取り巻く帽状域にはB細胞が凝集して分布し，その周囲の周辺帯には骨髄由来の未熟なB細胞や自己寛容（self-tolerance）の機能にかかわる特殊なマクロファージが存在する．

C 脾柱動脈，中心動脈，筆毛動脈，脾洞

　脾柱動脈（trabecular artery）から分枝した中心動脈（central artery）は脾小節の中を貫くように走行する．中心動脈はその先で分枝して筆毛動脈（penicilliary artery）になる．筆毛動脈はその先で筆の穂先のように数多くの細い血管に分枝するのでその名がある．分枝した筆毛動脈の細い血管は脾洞に連なるが，その多くは脾索内で開放血管として終わる．写真は脾柱動脈から脾洞に至る過程を示す．

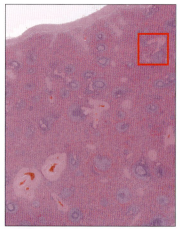

VS20

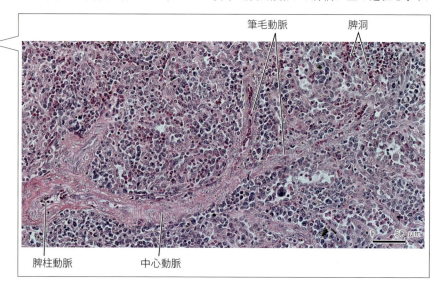

筆毛動脈　　脾洞

脾柱動脈　　中心動脈

COLUMN

脳–脾臓軸

　脳と脾臓の間には脳–脾臓軸（brain-spleen axis）とよばれる密接な関係がある．交感神経によって神経支配されている脾臓は，脳との間の相互コミュニケーションにより，免疫機能やサイトカインの分泌などが調節されている．そのために，長期間の過度なストレスは脾臓の機能に悪影響を及ぼし，うつ病などの脳の機能障害や心血管系のさまざまな病気を引き起こす要因になっていると考えられる．

D 筆毛動脈と莢動脈

中心動脈から分枝した筆毛動脈の周囲を，多数のマクロファージと細網細胞が莢のように取り巻いて莢動脈（sheathed artery）とよばれる構造を形成している．莢動脈の血管壁には小孔が開いており，そこから漏れ出てくる抗原物質をマクロファージが貪食して，その抗原情報を白脾髄に伝える．写真の⇒はマクロファージや細網細胞を示す．

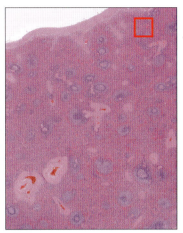
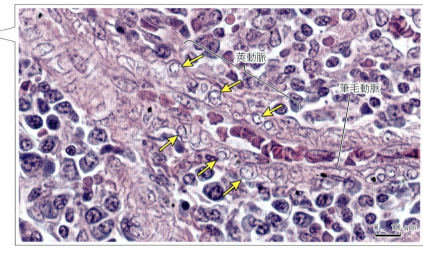

E 赤脾髄

赤脾髄（red pulp）の脾洞は静脈と連なり，その中には多量の赤血球が見られる．脾洞は細長い棒状（桿状）の内皮細胞とそれを取り巻く細網線維により形成された不連続性毛細血管で，その壁には広い隙間がある．筆毛動脈から放出された血球はその隙間から脾洞内に侵入して静脈へと向かう．写真は脾洞に血球が詰まった状態（左）と脾洞から赤血球が除去された状態（右）を示す．脾索には赤血球，形質細胞，赤脾髄マクロファージ（red pulp macrophage），リンパ球などが見られる．

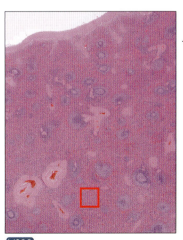
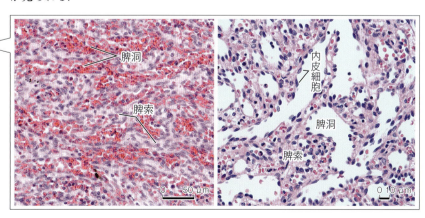

> **COLUMN**
>
> **赤脾髄マクロファージ**
>
> 　脾洞や脾索には赤脾臓マクロファージ（red pulp macrophage）とよばれる脾臓に特有なマクロファージが存在する．解放性の筆毛動脈から脾索に放出された正常な赤血球は，その柔軟な細胞膜により容易に脾洞内に侵入して静脈へと向かう．一方，変性した古い赤血球は細胞膜が硬くなり脾洞の壁の隙間を容易に通り抜けることができない．そのために，脾洞でトラップされた赤血球が赤脾臓マクロファージに貪食される．写真の⇨は脾索内の赤脾臓マクロファージを示す．

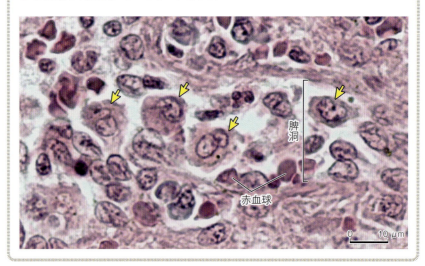

F 脾洞と脾索の細網線維

　細網線維は脾洞や脾索（splenic cord）の支持構造として網目状に分布しており，血球はその網目の中を自由に移動できる．そして，脾洞や脾索は赤脾臓マクロファージによる異物の除去や赤血球を貪食する場となっている．写真は銀染色したサルの脾臓の細網線維を示す．⇨は脾洞の内皮細胞を束ねるように取り巻く輪状線維（circular fiber）を指す．

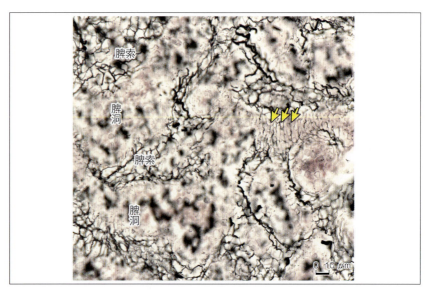

第10章 リンパ系

5 胸腺
Thymus

　胸腺は内胚葉起源で縦隔（mediastinum）に存在する免疫系の器官である．右葉と左葉の2葉に分かれ，その外表面は結合組織の被膜で覆われる．そして，被膜が胸腺の内部に侵入して中隔（septum）を形成し，胸腺を多くの小葉に分ける．小葉は皮質と髄質からなり，暗調に染色される皮質には皮質上皮細胞（cortical epithelial cell）とよばれる細網細胞が長い細胞突起を伸ばして網目状の構造を形成する．一方，皮質よりも細胞の密度が少ない髄質は明調に染色され，髄質上皮細胞（medullary epithelial cell）とよばれる細網細胞やハッサル小体などが存在する．皮質上皮細胞と髄質上皮細胞はまとめて上皮性細網細胞（epithelial reticular cell）とよばれる．

　骨髄から胸腺まで移動してきた前駆細胞は，胸腺の皮質から髄質に移動しながら未熟なT細胞に分化する．皮質では抗原を提示する自己のMHCに適度に反応する正常なT細胞受容体（T cell receptor）をもった細胞だけが選択され，それ以外のT細胞はアポトーシスにより除去される（正の選択：positive selection）．さらに，髄質では髄質上皮細胞が合成した自己抗原（self-antigen）に強く反応するT細胞はアポトーシスにより除去される（負の選択：negative selection）．その結果，わずか（胸腺細胞の3〜5％）な細胞だけが，提示された抗原に反応し自己の細胞や組織とは反応しない正常なT細胞になり，皮質と髄質の境界部の細静脈やリンパ管からリンパ系の器官へと送り出される．この段階のT細胞はまだ抗原にさらされていないのでナイーブT細胞（naive T cell）とよばれる．

　胸腺には外部から入るリンパ管はなく，リンパ液を介して病原体などの抗原が流入しないようになっている．内部に存在する毛細リンパ管は合流して胸腺の中隔から出て，近隣のリンパ節と連絡する．中隔の部分から侵入した動脈は皮質と髄質の境界部で毛細血管を形成し，皮質を中心に循環した後，境界部で合流して静脈になって中隔から外に出る．また，胸腺は交感神経と副交感神経の支配を受けている．

　VS21では，よく発達した構造の若い時期の胸腺を観察する．

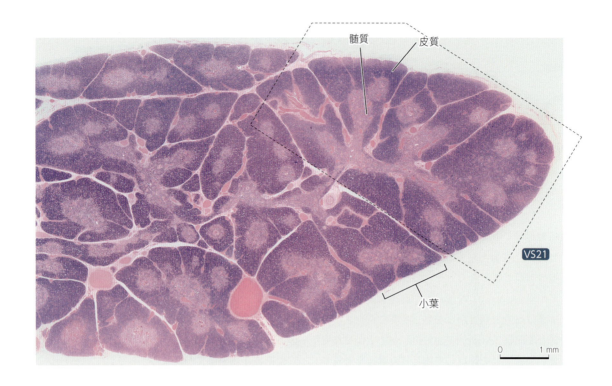

A 小葉

　小葉（lobule）の中でT細胞が密集して暗調に見える表層の領域が皮質で，深層の明調に見える領域が髄質である．髄質どうしは連続した構造であるが，標本の中では髄質が横断されて島状に見える部分がある．被膜から連続して皮質の中に分け入った中隔の部分には太い血管が走行し，それから枝分かれした血管が小葉内の毛細血管網を形成する．写真は小葉を示す．

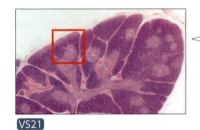

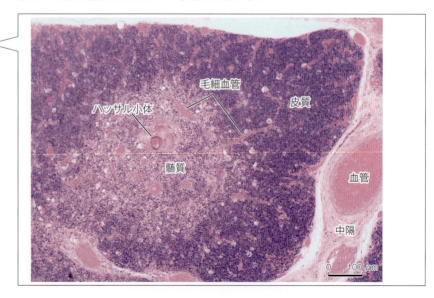

B 皮質

骨髄で産生されたT細胞の前駆細胞は，血中を移動して胸腺の皮質に侵入する．そして，皮質から髄質へ移動しながらT細胞に分化するための処理を受ける．その処理にかかわるのは皮質上皮細胞，樹状細胞，マクロファージなどである．皮質に存在する細胞の多くはT細胞に分化する途中の細胞で，胸腺細胞（thymocyte）とよばれる．写真は皮質を示す．

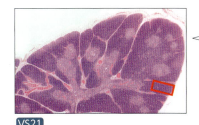
VS21

リンパ球
皮質
毛細血管
皮質上皮細胞
50μm

COLUMN

前駆細胞からT細胞への分化

T細胞の前駆細胞には，T細胞の細胞膜に分布する表面抗原（surface antigen）のCD4（cluster of differentiation 4）とCD8がまだ発現していない．CD4とCD8は補助受容体で，それぞれMHCのクラスIIとクラスIに結合する．皮質から髄質に移動する過程でCD4とCD8の両方を発現した未熟なT細胞に分化する．未熟なT細胞は抗原の刺激により，CD4だけを発現したヘルパーT細胞（helper T cell）と制御性T細胞（regulatory T cell），CD8だけを発現した細胞傷害性T細胞（killer T cell）などに分化する（p191 表8.3 参照）．

C 皮質の中の特殊な血管

抗原になる物質が血管から皮質内に漏れ出ると，分化途中のT細胞に影響を及ぼす．それを防ぐために，皮質内の毛細血管は周囲をマクロファージや皮質上皮細胞が取り巻いた血液胸腺関門（blood-thymus barrier）とよばれる特殊な構造を形成している．写真は血液胸腺関門を示す．

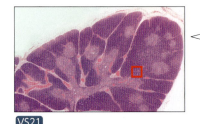

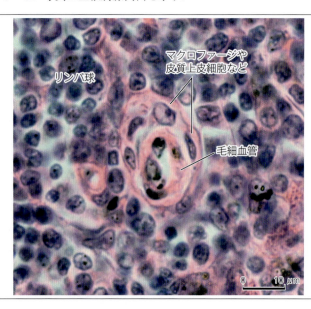

D 髄質

髄質にはT細胞の他に，髄質上皮細胞，樹状細胞，マクロファージ，ハッサル小体などが存在する．皮質で正の選択を受けたT細胞は髄質に移動し，負の選択を受けて自己寛容性を獲得する．これらの過程では胸腺に分布する上皮細胞が中心的な役割を果たす．写真は髄質を示す．

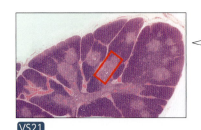

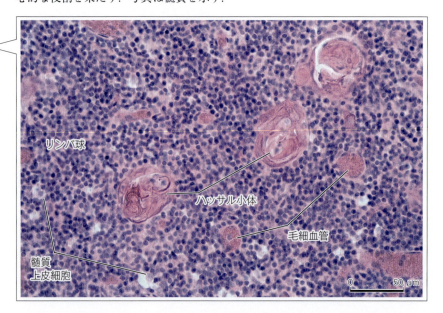

E ハッサル小体

　樹状細胞，マクロファージ，髄質上皮細胞などが集まって形成されたハッサル小体（Hassall's body）は髄質上皮細胞が同心円状に集合して形成された構造で，サイトカインを分泌して樹状細胞の活性化や制御性T細胞（regulatory T cell, Treg）の分化を促進する働きなどが知られている．ハッサル小体を構成する細胞の変性は年齢とともに増加する．写真はハッサル小体を示す．

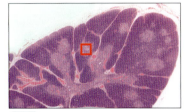

VS21

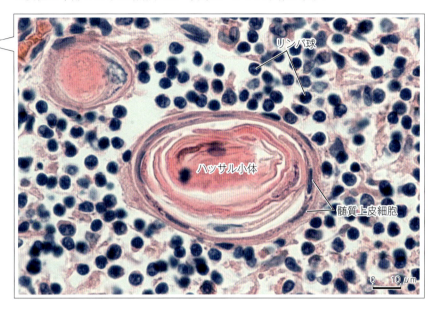

リンパ球
ハッサル小体
髄質上皮細胞

0　10 μm

COLUMN

末梢性寛容

　胸腺や骨髄で行われる中枢性寛容（central tolerance）による負の選択だけでは自己寛容の確立が不十分なので，そのしくみを通り抜けたT細胞やB細胞に対してさらに末梢性寛容（peripheral tolerance）とよばれる免疫抑制機能が働く．T細胞の末梢性寛容には，制御性T細胞によるエフェクターT細胞や細胞傷害性T細胞の過度な免疫応答の抑制などがある．そして，B細胞の免疫応答の抑制には脾臓やリンパ節における異常なB細胞の除去などの方法がある．

F 胸腺の退縮

　胸腺の成長は思春期の頃まで続くが，老化（aging）に伴って退化する．その結果，免疫機能の低下や自己免疫疾患の増加などが引き起こされる．免疫機能の低下に対処するために，思春期以降はメモリーT細胞（memory T cell）を温存して免疫力を維持する．写真は発達した時期の胸腺（上）と，T細胞が減少して脂肪細胞に置き換わって退化した時期の胸腺（下）を示す．

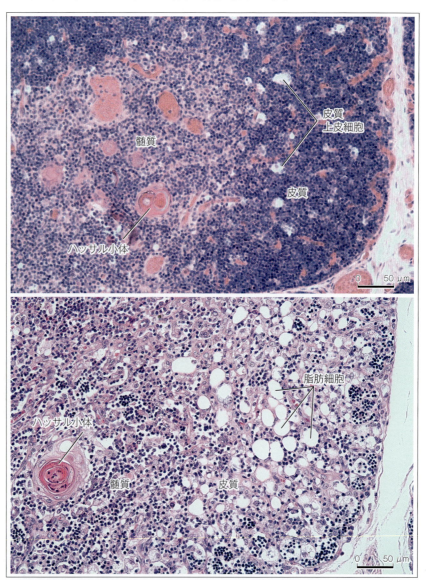

COLUMN

内分泌器官としての胸腺

　胸腺は免疫器官だけでなく免疫機能を制御する内分泌器官としても知られている．胸腺に存在する上皮性細網細胞からサイモシン（thymosin），サイモポエチン（thymopoietin），サイムリン（thymulin），胸腺体液因子（thymic humoral factor：THF）などの胸腺ホルモン（thymic hormone）が分泌されている．それらのホルモンには，T細胞の分化誘導作用やB細胞による抗体産生の促進作用などがある．

第10章 リンパ系

6 骨髄
Bone marrow

　骨髄は主に扁平骨や短骨などの海綿骨の中に存在する．骨髄は不連続性毛細血管の類洞と造血領域を中心に構成され，造血領域には造血幹細胞や各種の血球の前駆細胞，脂肪細胞，間質細胞（網状細胞，線維芽細胞，マクロファージなど），多能性の間葉系幹細胞（mesenchymal stem cell）などが存在する．また，骨髄は自律神経系による支配を受け，造血や免疫にかかわる機能がその影響を受けている．

　体重の3～6％を占める骨髄は1日あたり約5,000億個の新しい細胞を生産しているが，骨髄には造血幹細胞が約100万個しか存在しない．それゆえ，造血幹細胞が活発な自己複製を続けると，造血幹細胞に異常が生じたり枯渇したりしてしまう．それを防ぐために，造血幹細胞は自己複製を最小限に抑え，代わりに造血幹細胞から産生された前駆細胞が活発に増殖をする．必要に応じて造血幹細胞の自己複製を誘導し，それ以外は静止状態に押しとどめているのが造血幹細胞を取り巻く微小環境の影響である．

　骨や骨髄はリンパ管を欠くと考えられていたが，それらにもリンパ管が存在することが明らかにされた．また，骨髄には造血機能の他にも，メモリーT細胞，メモリーB細胞，形質細胞などを定着させて維持する機能がある．これらの細胞は骨髄の間質細胞がつくる環境に定着し，抗原による刺激を繰り返し受けることにより長期間にわたってその機能を維持している．

　骨髄の類洞は血液骨髄関門（blood-bone marrow barrier）とよばれるバリアを形成し，骨髄から排出される血球の選別や物質の出入りを制御している．類洞は孔の開いた内皮細胞とそれを覆う外膜細胞により構成される不連続性毛細血管である．外膜細胞が覆う領域を変化させることにより内皮細胞の孔のサイズを調節し，血管の透過性を制御している．

　VS22 は簡便なギムザ染色で染めた骨髄の塗末標本なので，血球の全種類を正確に分類することは難しい．

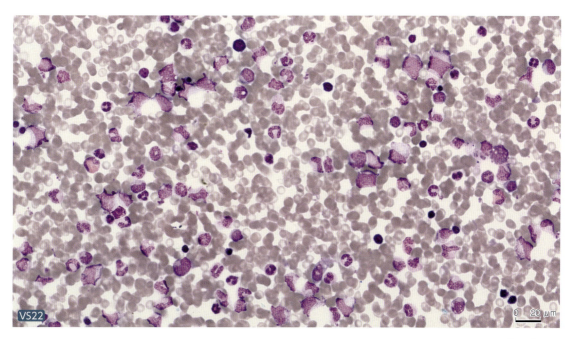

> **COLUMN**
>
> **造血幹細胞の分裂を制御する細胞**
>
> 　一般に，幹細胞が存在する微小環境（ニッチ：niche）には，その幹細胞の自己複製を制御する細胞が何種類か存在する．例えば，造血幹細胞では，骨芽細胞，間葉系幹細胞，血管内皮細胞，シュワン細胞，CAR細胞（CXCL12-abundant reticular cell），マクロファージ，脂肪細胞などである．それらの細胞から分泌されるサイトカインや細胞表面に分布する接着分子などを介して，造血幹細胞の骨髄内への定着，増殖や分化の誘導，増殖の抑制などが制御されている．

A 赤血球系

　造血幹細胞から産生された前駆細胞より，いくつかの過程を経て形成される．その過程は，前赤芽球（proerythroblast），塩基好性赤芽球（basophilic erythroblast），多染性赤芽球（polychromatic erythroblast），正染性赤芽球（orthochromic erythroblast）を経て脱核して網状赤血球（reticulocyte）になる．その後，成熟して完成した赤血球は骨髄から排出される．写真は塩基好性赤芽球（左），多染性赤芽球（中），正染性赤芽球（右）を示す．

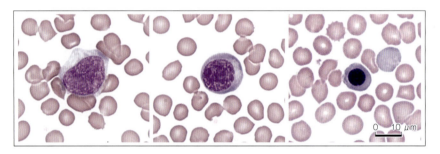

B 赤血球の脱核

　赤血球が形成される過程では，脱核（enucleation）やオートファジーによる細胞内小器官の分解が行われる．脱核された後の核はマクロファージにより貪食される．脱核の理由には不明な点も多いが，酸素運搬機能の効率化，細い毛細血管中のスムーズな移動，1日あたり約2,000億個も産生される赤血球のがん化防止などいくつかの理由が考えられている．写真は脱核の過程を示す．

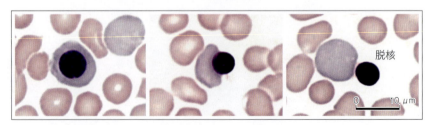

COLUMN

有核赤血球

　核がない赤血球は哺乳類に特有で，一部の例外を除き哺乳類以外の脊椎動物の赤血球には核が存在する．ところが，ヒトを含めた哺乳類でも，発生過程の初期に卵黄嚢で産生される赤血球は核をもっている．この有核赤血球（nucleated erythrocyte）は成人の無核のものと比べて大型で，ヘモグロビン（haemoglobin）も成人のものとは異なるタイプが発現している．この有核赤血球の存在は一過性で，その後は見られなくなる．写真は胎児の有核赤血球を示す．

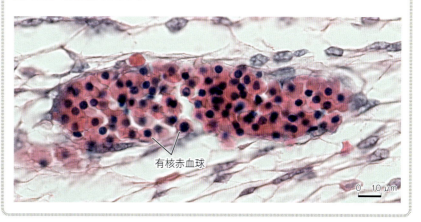

C 顆粒球系

　顆粒球が形成される過程では，骨髄芽球（myeloblast）から分かれた3種類それぞれの前骨髄球（promyelocyte），骨髄球（myelocyte），後骨髄球（metamyelocyte），桿状核球（stab cell）を経て3種類の顆粒球（好中球，好酸球，好塩基球）が形成される．分化過程で核の分葉化や細胞質内の顆粒が産生される．また，骨髄由来の肥満細胞は未熟な前駆細胞の状態で骨髄から排出され，組織中で成熟した肥満細胞になる．写真は骨髄球（左），後骨髄球（中），桿状核球（右）を示す．

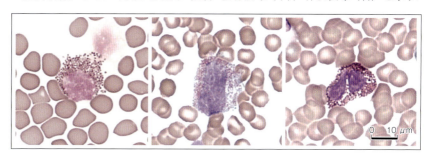

D リンパ球と単球

　リンパ球と単球が形成される過程では，前駆細胞からリンパ芽球（lymphoblast）と単芽球（monoblast）を経てそれぞれリンパ球と単球に分化する．骨髄で形成されたリンパ球には，骨髄で成熟するB細胞と胸腺に移動してそこで成熟するT細胞の2種類がある．それらの2種類の細胞を形態的に区別するのは難しい．写真はリンパ球に分化する過程の細胞と好中球に分化する過程の桿状核球を示す．

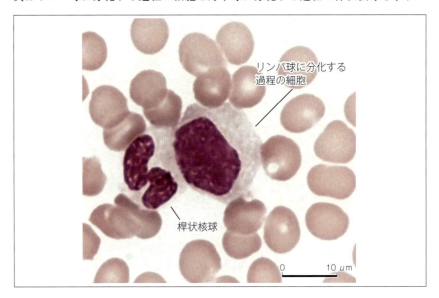

E 巨核球

　巨核球が形成される過程では，骨髄巨核芽球（megakaryoblast），前巨核球（promegakaryocyte）を経て巨核球（megakaryocyte）に分化する．DNAの複製を繰り返しても核分裂をしないので，その多くが2倍体の体細胞の8〜16倍のDNAを含む巨大な核をもつ．細胞質にはアズール顆粒（azurophilic granule）を含み，細胞質を小さな断片に分離して血小板を産生する．写真は巨核球を示す．

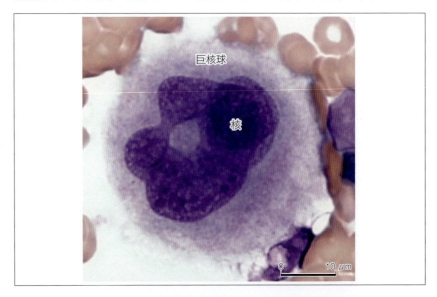

> **COLUMN**
>
> **B細胞の自己寛容**
>
> 　B細胞に対する自己寛容を誘導するしくみには，①骨髄でB細胞が成熟する過程で自己抗原と強く反応する細胞を負の選択で除去，②脾臓やリンパ節において自己反応性のB細胞を除去，③B細胞の細胞表面に存在する受容体（膜結合型のIgM）を自己に反応しないものに改編（レセプター編集：receptor editing）するなどがある．受容体の改編作業は骨髄だけでなく小腸の粘膜固有層でも見られ，その際には非病原性の微生物との相互作用によって行われると考えられている．

F 血液骨髄関門

　骨髄の類洞には，成熟した血球だけを排出し，末梢血中の造血幹細胞の侵入を調節する血液骨髄関門とよばれるバリアがある．血液骨髄関門は孔の開いた内皮細胞，不連続性の基底膜，その外周を取り巻く線維芽細胞に似た外膜細胞（adventitial cell）により構成されている．外膜細胞は，血管内皮細胞を覆う領域の調節や内皮細胞を引き伸ばすことにより類洞の孔のサイズを調整し，造血領域への血液細胞の出入りを制御している．写真は骨髄の類洞を示す．

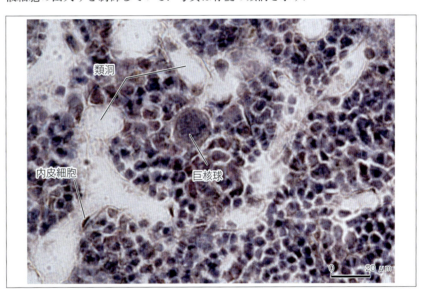

第11章

消化器系

　口腔（oral cavity）内に取り込まれた食物は歯で噛み砕かれた後，胃と小腸を通過する過程で各種の消化酵素により分解を受ける．分解された栄養素は小腸の上皮細胞を経て，上皮細胞の直下に分布する毛細血管やリンパ管に取り込まれる．栄養素を含んだ血液は門脈から肝臓を経由して体中を巡って細胞に供給される．小腸で分解されなかった残渣は大腸の腸内細菌による分解処理などを経た後で肛門から排泄される．このように，消化吸収機能にかかわる一連の組織や器官が消化器系（digestive system）として分類されている．ここでは，それらの構造について解説する．

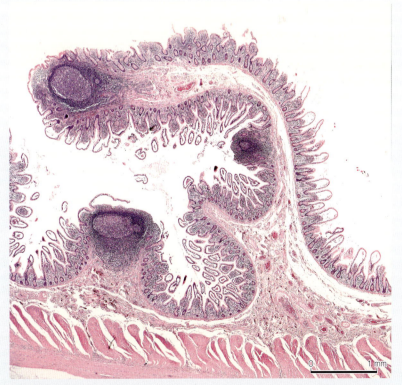

縦断された空腸

第11章 消化器系

1 歯
Dens

　歯の構造は歯頸（dental cervix）の位置を境に上部の歯冠（crown）と下部の歯根（dental root）に分けられる．歯の本体を構成するのは象牙質で，その歯冠と歯根はそれぞれエナメル質とセメント質に覆われる．そして，象牙質の内部に形成された歯髄腔には，歯の構造の維持や免疫機能にかかわる各種の細胞と，歯に加わる刺激を感知する感覚神経や交感神経の線維，血管，リンパ管などから構成される結合組織の歯髄が存在する．歯根の部分は結合組織の歯根膜（periodontal membrane）に包まれ，顎骨（jaw）を構成する歯槽骨（alveolar bone）の穴（歯槽：dental alveolus）の中にはまり込むようにして存在する．歯根膜は歯と歯槽骨を強くつなぎ止めるとともに，歯から顎骨に加わる力を緩衝している．硬い食物を咀嚼（mastication）する歯の表面を覆うエナメル質はハイドロキシアパタイトを95〜97％も含み，体のなかで最も硬い構造で，その硬度は鉱物の水晶なみである．歯の象牙質は約70％のハイドロキシアパタイトを含んでおり，約60％のハイドロキシアパタイトを含む骨とよく似た構造である．

　生後，歯は最初に乳歯（milk tooth）が20本生え，6歳前後になるとそれらはしだいに抜け，12歳頃までには32本の永久歯（permanent tooth）に生え変わる．このように成長過程で歯が2回生え変わる現象を二生歯性（diphyodont），そして，サメの歯のように一生のうちに何度も生え変わる現象を多生歯性（polyphyodont）とよんでいる．ヒトの成長過程において歯が生え変わるのは，歯が収まる顎の骨の成長や，成長に伴って硬いものを食べるようになる食性の変化などに対応したものと考えられる．

　VS23 で観察する標本は，成人の小臼歯（premolar）を切片状に切断し，それを砥石でさらに薄く研磨して染色剤を染み込ませたものである．細胞や結合組織などは標本の作製過程で失われてしまうので，歯を構成する硬い構造だけを見ることができる．

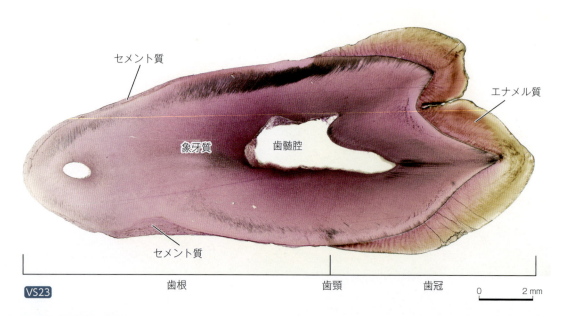

A エナメル質

エナメル質（dental enamel）はハイドロキシアパタイトの結晶からなる棒状のエナメル小柱（enamel prism, 直径3〜6 μm）が集積して形成された構造である．非常に硬い構造ではあるが酸に溶けやすい．標本の研磨面で縦断と横断されたエナメル小柱の束の染色性が異なるので，その色の違いがシュレーゲル線（Hunter-Schreger band）として観察できる．写真はエナメル質を示す．

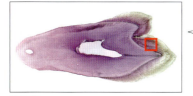
VS23

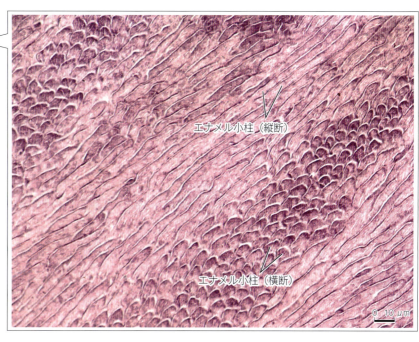

エナメル小柱（縦断）

エナメル小柱（横断）

0 10 μm

B 象牙質

象牙質（dentin）の中には歯髄から放射状に伸びる無数の象牙細管（dentinal tubule, 直径0.5〜2.2 μm）が存在する．間質液に満たされた象牙細管の中には，歯髄腔内に分布する象牙芽細胞から伸びる細長い細胞突起のトームス線維（Tomes' fiber）が入り込んでいる．象牙芽細胞は象牙質の再生や維持などを行う．写真は象牙細管の横断（左）と縦断（右）を示す．

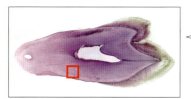
VS23

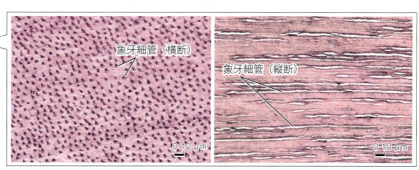

象牙細管（横断）　　象牙細管（縦断）

0 10 μm　　0 10 μm

C 象牙芽細胞

発生過程では，神経堤細胞に由来する象牙芽細胞（odontoblast）が象牙質を形成する．歯が完成した後も歯髄腔内の象牙質の縁の部分に残って象牙質を維持している．象牙芽細胞と象牙質の間の未石灰化領域は象牙前質（predentin）とよばれる．また，歯が削られたときなどには象牙芽細胞が歯髄腔の側に新たな象牙質を再生することがある．写真は脱灰標本の象牙芽細胞を示す．

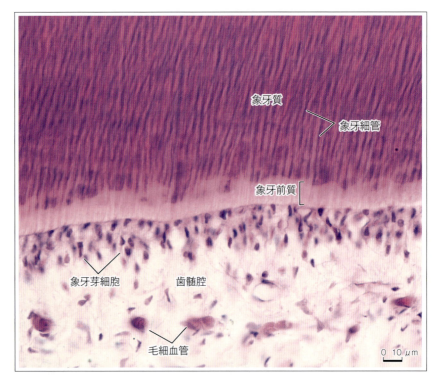

COLUMN

歯の知覚過敏

象牙芽細胞から象牙質内に伸びる細胞突起の根元には，有髄のAδ線維や無髄のC線維からなる知覚神経（sensory nerve）が分布する．そのために，歯が削られるなどして象牙細管が外部に開口すると，細管内に侵入した酸などの化学物質，冷たい食物，細管内の間質液を伝わってくる外部からの流体の圧力などが神経を刺激する．その結果，知覚神経が興奮して歯の痛みを感じる知覚過敏（hypersensitivity）の症状が出ると考えられる．

D セメント質

セメント質（dental cement）は骨と同じような構造からなり，その中には骨細胞（第2章3B参照）とよく似た形をしたセメント細胞（cementocyte）が存在する．歯根膜から伸びたコラーゲン線維の束であるシャーピー線維がセメント質の中まで入り込んで，歯と歯槽骨の間をしっかりとつなぎ止めている．写真は研磨標本のセメント質（左）と脱灰標本のシャーピー線維（右）を示す．

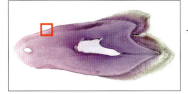
VS23

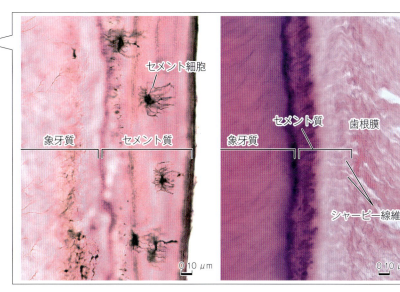

E 歯髄

歯髄腔（pulp cavity）の中には疎性結合組織からなる歯髄（dental pulp）が存在し，その組織には線維芽細胞，象牙芽細胞マクロファージなどが存在する．それらの他にも，この組織中には，骨芽細胞，脂肪細胞，軟骨細胞，神経細胞など多種類の細胞に分化できる多能性の歯髄幹細胞（dental pulp stem cell）が存在し，再生医療の材料として用いられている．写真は脱灰標本の歯髄を示す．

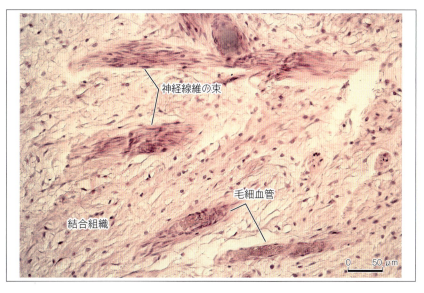

COLUMN

歯の発生

　口腔の粘膜上皮が陥入して内エナメル上皮（inner enamel epithelium）と外エナメル上皮（outer enamel epithelium）を形成し，内エナメル上皮と接する神経堤細胞由来の間葉細胞が歯乳頭（dental papilla）や歯小嚢（dental follicle）を形成する．それら全体から構成される構造を歯胚（dental germ）とよび，内エナメル上皮から分化したエナメル芽細胞（ameloblast）がエナメル質を，歯乳頭から分化した象牙芽細胞が象牙質を，そして，歯小嚢が歯根膜，歯槽骨，セメント質を形成する．写真は歯胚を示す．

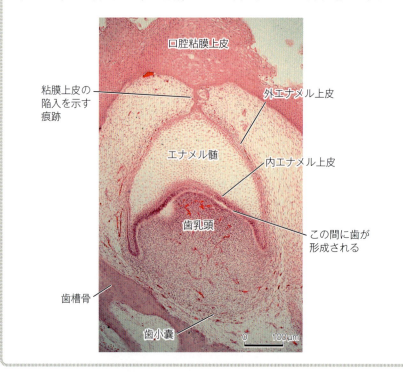

第11章 消化器系

2 舌
Tongue

　舌は口腔の底部から突き出た器官で，その多様な運動機能により，食物を嚙み砕く咀嚼と食物を飲み込む嚥下の補助的な役割や，言葉を発音する際の調音（構音：articulation）などの役割を担っている．舌の表面は粘膜に覆われ，その内部には横紋筋の舌筋（tongue muscle）が存在する．舌筋は内舌筋と外舌筋（extrinsic muscles of tongue）により構成される．粘膜下の舌腱膜（aponeurosis linguae）と舌中隔に結合した内舌筋が収縮することにより舌の形を複雑に変化させることができる．一方，外舌筋は舌とその周囲の骨格を連結し，その収縮により舌の位置を前後左右に動かしている．

　舌の表面は重層扁平上皮からなる粘膜に覆われ，舌の前方の2/3の部分を舌体（oral tongue），後方の1/3の部分を舌根（base of tongue），舌の先端部を舌尖（tongue tip）とよんでいる．そして，舌根の背側部には舌扁桃（lingual tonsil）が存在する．舌の粘膜には舌乳頭（lingual papilla）とよばれる4種類の突起状の構造が形成されている．それらの乳頭には，一部のものを除いて味覚の受容器である味蕾が集中して分布し，食物の味を感知している．その他にも，舌の粘膜には痛覚，触覚，圧覚，温覚などの受容器が存在し，それらが多く分布する舌尖が最も刺激に敏感である．また，舌は食物との接触面積や摩擦を増加させて口腔内の食物の操作を容易にし，咀嚼や嚥下を補助する役割がある．

　舌体と舌根の領域は発生学上の由来が異なるために，それらの領域の感覚と運動機能は4つの神経により分割支配される．舌体の部分の味覚と知覚は，それぞれ鼓索神経（chorda tympani nerve）と舌神経（lingual nerve）により支配され，舌根の味覚と知覚は舌咽神経により支配される．そして，舌全体の運動は舌下神経（hypoglossal nerve）により支配される．

　VS24ではサルの舌の舌体部を横断した標本を観察する．

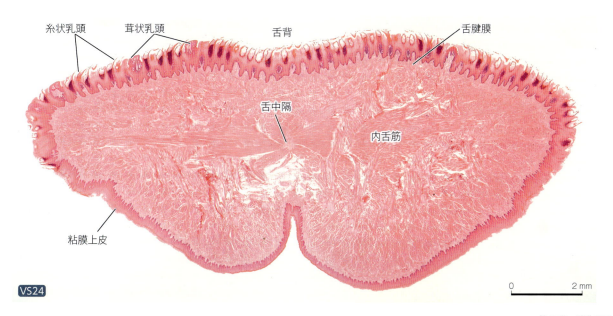

VS24

> **COLUMN**
>
> **嚥下**
>
> 舌により咽頭へ運ばれた食塊が気管を避けて食道に送られる嚥下（deglutition）の過程では，咽頭と連絡する気管と食道の入口の開閉をタイミングよく調整する必要がある．それらには口腔と咽頭の遮断，喉頭蓋の反転による喉頭口の閉鎖，食道入口部の拡大，舌根の後方運動と咽頭の収縮，食道の蠕動運動などがある．これらの動作のタイミングを調整しているのが，呼吸と嚥下を同時に制御している延髄の中枢性パターン形成器（central pattern generator）である．

A 舌乳頭

　角質化して尖った糸状乳頭（filiform papilla）は舌の上面（舌背：tongue dorsum）に分布する．茸状乳頭（fungiform papilla）は舌尖や舌背に分布し，数は少ないが味蕾が存在する．葉状乳頭（foliate papilla）は舌体の両側に分布し味蕾が多く存在する．そして，大きな円柱状の有郭乳頭（vallate papilla）は舌根の部分に7～12個が逆V字形に配列して分布し，葉状乳頭よりも多くの味蕾が存在する．写真はサルとウサギの4種類の舌乳頭を示す．

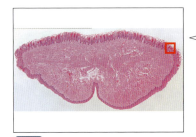

VS24

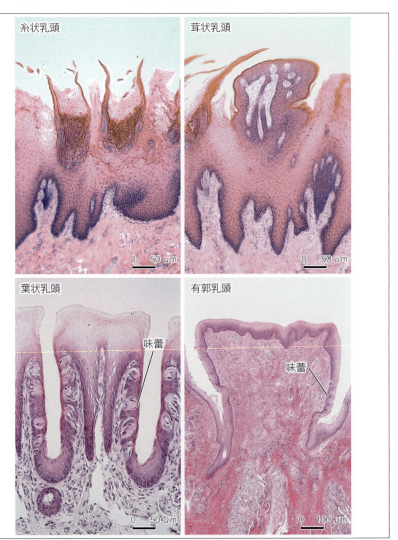

B 味蕾

　味蕾は口腔内に広く分布するが，そのほとんどが舌の有郭乳頭と葉状乳頭に集中して存在する．その約50％が有郭乳頭に，約30％が葉状乳頭に，そして残りが茸状乳頭に分布する．味蕾は数十個の味細胞を中心に構成され，その先端部には味孔（taste pore）が開いている．味細胞は味孔の部分から伸ばした微絨毛の味毛で化学物質を感知している．味細胞は上皮由来の感覚細胞で，神経細胞とシナプスを形成する．写真はウサギの葉状乳頭の味蕾を示す．

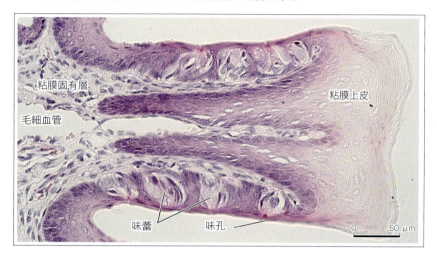

C 内舌筋と舌中隔

　舌の粘膜下に存在する舌腱膜と舌の中心部に膜状に存在する舌中隔（lingual septum）の両方とも密性結合組織からなる．内舌筋（intrinsic muscle of tongue）はそれらと結合して3方向に向けて配置されている．そのために，内舌筋が協調して収縮することにより三次元的な舌の運動や複雑な形の変化が可能となり，それが咀嚼，嚥下，発音などを補助している．写真はサルの内舌筋を示す．

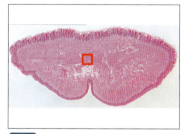

VS24

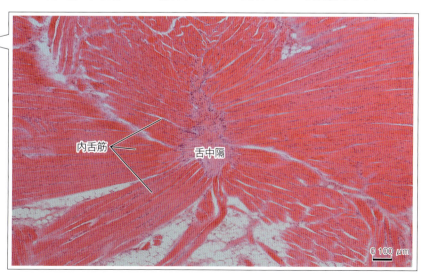

D 舌腺

小唾液腺（第11章3参照）の舌腺（lingual gland）は小型の小唾液腺で，混合腺，粘液腺（mucous gland），漿液腺（serous gland）からなる．小唾液腺は基本的に混合腺であるが，そのなかのエブネル腺（von Ebner's gland）は漿液腺である．エブネル腺は味蕾が多く分布する有郭乳頭や葉状乳頭の周辺に分布し，それらの乳頭の間の溝に漿液を分泌している．その分泌液は乳頭に味覚物質が長くとどまらないように洗い流し，味蕾の反応性を高めている．写真はウサギの舌のエブネル腺を示す．

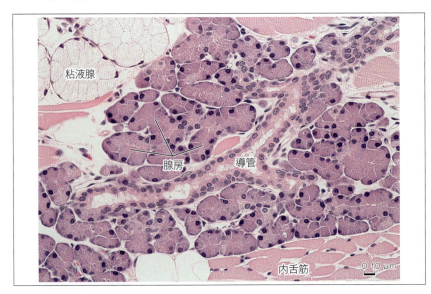

COLUMN

分泌物による外分泌腺の分類

上皮に分布する外分泌腺は分泌物の違いによりいくつかに分類されている．

分類	特徴
漿液腺	・消化酵素などのタンパク質を豊富に含む水分の多い分泌物を分泌 ・丸みを帯びた核が中央に分布し，細胞質は粗面小胞体により塩基好性に，そして，分泌顆粒は一般に酸好性に染まる
粘液腺	・糖タンパク質のムチンを豊富に含む粘液性の分泌物を分泌 ・細胞の基底側に分布する平らな形の核と分泌顆粒で満たされた細胞質
混合腺	・漿液細胞と粘液細胞の両方の細胞から構成された分泌腺で，両方の種類の分泌物を一緒に分泌
皮脂腺	・トリグリセリド，遊離脂肪酸，スクワレン，ワックスエステルなどを分泌

第11章 消化器系

3 唾液腺 Salivary gland

　消化器系の粘膜には外分泌腺が随所に分布する．それらは膵臓や肝臓のように大型の分泌腺から腸腺のような小型の分泌腺に至るまでさまざまである．消化器系の入り口である口腔の粘膜には唾液腺が分布し，1日に1～1.5 L前後の量の唾液（saliva）を口腔内に分泌している．唾液腺には，大唾液腺とよばれる3種類の大型の分泌腺（耳下腺，顎下腺，舌下腺）と，小型で口腔全体に数多く分布する小唾液腺（minor salivary gland）がある．唾液を分泌する中心は大唾液腺で，唾液は刺激がなくてもつねに分泌されて口腔内を潤している．その唾液は安静時唾液とよばれ，耳下腺，顎下腺，舌下腺，小唾液腺のそれぞれから約20％，65％，8％，7％の割合で分泌されているが，唾液の分泌を促進する刺激を受けたときにはそれらの割合が変化する．唾液の約99％は水分からなるが，その他に多くの種類の微量成分が含まれ，それらの成分が多くの役割を担っている（表11.1）．

　唾液の分泌は自律神経系により二重支配されている．脳幹の唾液核（salivatory nucleus）からの副交感神経が分泌するアセチルコリンが，水分と電解質の分泌を促進して水分の多い唾液の分泌を促進する．一方，上顎神経節（maxillary ganglion）からの交感神経が分泌するアドレナリンが，ムチンやアミラーゼなどを含んだ粘稠性の唾液の分泌を促進する．そのために，ストレスにさらされて交感神経が優位になると副交感神経が抑制され，水分量の多い唾液が減少して口が渇きやすくなる．また，唾液の分泌には味覚や咀嚼などの刺激に反応して分泌が促進される刺激唾液（stimulated saliva）もある．

　VS25 で観察する唾液腺は漿液細胞を中心とした混合腺の顎下腺（submandibular gland）である．

表11.1　唾液の構成成分とその役割

構成成分	役割
水分，ムチン	潤滑作用，咀嚼の補助作用，粘膜の保護作用など
重炭酸ナトリウム，リン酸ナトリウム	pHの緩衝作用など
Ca^{2+}，炭酸カルシウム，リン酸カルシウム，プロリンリッチタンパク質	歯の再石灰化作用など
アミラーゼ，リパーゼ，マルターゼ	デンプン等の消化作用など
リゾチーム，ラクトフェリン，ディフェンシン，ヒスタチン（histatin），ペルオキシダーゼ，分泌型IgA，凝集素	抗菌作用など
上皮成長因子（EGF），神経成長因子（NGF），線維芽細胞増殖因子（FGF），インスリン様成長因子（IGF）	粘膜の創傷治癒作用など
唾液腺ホルモン（パロチン：parotin）	結合組織の発育促進，血清カルシウムの減少作用など

EGF：epidermal growth factor, NGF：nerve growth factor, FGF：fibroblast growth factor, IGF：insulin-like growth factor

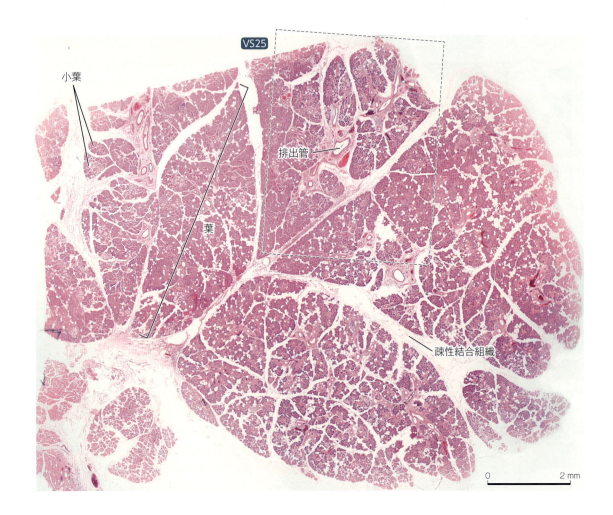

> **COLUMN**
>
> **唾液による粘膜の創傷治癒の促進**
>
> 　唾液には何種類かの成長因子が含まれ，主に顎下腺の線条部から分泌される．それらの成長因子は，唾液に含まれる抗菌物質，抗炎症物質，各種イオン，ムチンなどとともに創傷治癒を促進し，口腔，食道，胃の粘膜などを保護する．線条部は，漿液腺である顎下腺や耳下腺の導管の一部を構成し，電解質の分泌と再吸収，糖タンパク質の分泌などを行う．活発な能動輸送を行うために豊富なミトコンドリアが存在し，それらが基底部に列をなして分布する線条構造（基底線条）がその名の由来である．線条部の細胞には豊富なミトコンドリアが存在するので赤く染まる（p48 図2.2参照）．

A 大唾液腺

大唾液腺（major salivary gland）は疎性結合組織で区切られた領域の小葉から構成される．小葉には腺房や導管が見られる．分泌量の多い顎下腺や耳下腺では，腺房で産生された分泌液が介在部（intercalated duct）を経て線条部に至ると，そこでイオンの再吸収が行われる．その後，排出管（excretory duct）から唾液として分泌される．一方，粘液腺の舌下腺では線条部が見られない．写真は顎下腺を示す．

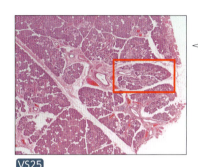

疎性結合組織（小葉間結合組織）
腺房
線条部
排出管

B 唾液の産生と再吸収

唾液腺の腺房からは血漿とほぼ等張のNaClを含んだ原液が分泌されるので，原液が線条部を通過する際にNa^+やCl^-が再吸収されると同時に，HCO_3^-とK^+が分泌され，その後に唾液として分泌される．そのために，分泌量が多い漿液腺の顎下腺では線条部がよく発達している．写真は顎下腺の腺房から線条部までの構造（左）と排出管（右）を示す．⇨は分泌経路を示す．

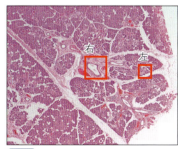
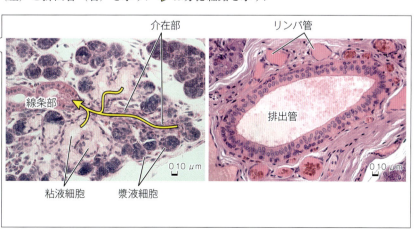

介在部
線条部
粘液細胞
漿液細胞
リンパ管
排出管

C 大唾液腺の比較

大唾液腺のなかで最も大きい耳下腺（parotid gland）は，アミラーゼに富む唾液を分泌する漿液腺である．耳下腺よりも小さい顎下腺は漿液細胞が多い混合腺で，糖タンパク質や成長因子などを含む唾液を分泌する．顎下腺よりも小さい舌下腺（sublingual gland）はムチンを分泌する粘液細胞が多い混合腺である．耳下腺の組織内には脂肪細胞が多く見られる．写真は3種類の大唾液腺を示す．

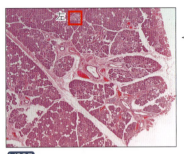
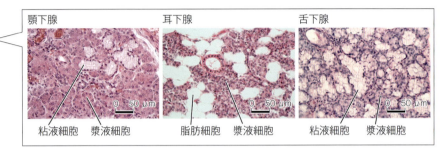

D 腺房の筋上皮細胞

平滑筋細胞によく似た筋上皮細胞（myoepithelial cell）とよばれる細胞がカゴのような構造を形成して主に腺房を包んでいる．中間径線維のケラチンを含む筋上皮細胞は上皮由来の細胞で，自律神経とシナプスを形成している．自律神経の刺激により筋上皮細胞が収縮すると，腺房内に蓄えられた分泌液の排出が促進される．写真はウサギの舌腺の筋上皮細胞（→）を示す．

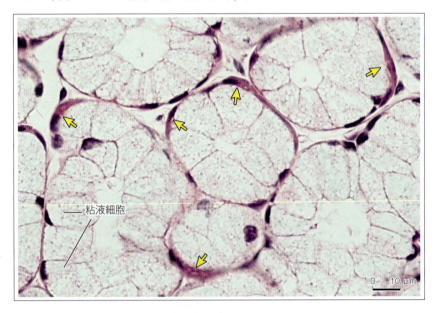

COLUMN

小唾液腺

　大唾液腺よりも小型（直径が1〜2 mm）の分泌腺が，口腔内の粘膜全体に数多く（800〜1,000個）存在する．それらは分布する場所により，口唇腺（labial gland），頬腺（cheek gland），口蓋腺（palatine gland），臼歯腺（molar gland），舌腺に分類される．それらの多くは混合腺であるが粘液腺や漿液腺もある．分泌液には分泌型IgA，リゾチーム，ムチンなどが含まれ，口腔内の抗菌や湿潤作用などにかかわる．写真は粘液腺タイプの小唾液腺（上）と混合腺（下）を示す．

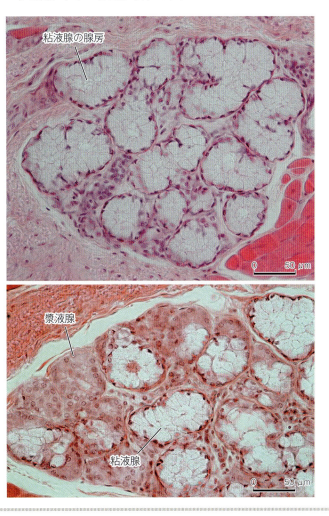

第11章 消化器系

4 食道
Esophagus

　食道から肛門に至るまでの管状の構造をまとめて消化管（digestive tract）とよんでいる．消化管の管壁の基本構造は粘膜，粘膜下組織，筋層からなり，腹腔内の消化管の表面は漿膜に覆われている．粘膜は粘膜上皮，粘膜固有層，粘膜筋板の3層で構成され，筋層は輪走筋と縦走筋の2層構造が基本である．また，消化管の部位により機能が異なるので，それに対応して粘膜や筋層の構造にはさまざまな変化が見られる．

　消化管の粘膜下組織と筋層には神経細胞と腸管グリア細胞（enteric glial cell）からなる2種類の神経叢（nerve plexus）が分布する．その1つは粘膜下組織に分布する粘膜下神経叢（submuscular plexus, マイスネル神経叢：Meissner's plexus）で，もう1つは筋層に分布する筋間神経叢（myenteric plexus, アウエルバッハ神経叢：Auerbach's plexus）である．これらはまとめて腸管神経系（enteric nervous system）とよばれ，自律神経系とともに消化管を支配する神経系の一つである．腸管神経系は消化管の運動，分泌や吸収，血流，免疫機能などの制御や，腸壁や内腔から生じる各種の刺激を感知する役割を担っている．その役割の多くは脳からの指令がなくても独自で行うことができるが，それに加えて自律神経系や消化管ホルモンなどによる制御も加わり，消化管を複雑に制御している．

消化管から合成および分泌される消化管ホルモンとペプチドについては50種類以上も知られており，それらのうちで役割が明らかになっている主な消化管ホルモンについて**表11.2**に示す．

　嚥下した食物を蠕動運動により胃に送る通路としての役割が中心である食道の入口と出口の部分には，それぞれ上部食道括約筋（upper esophageal sphincter）と下部食道括約筋（lower esophageal sphincter, 噴門括約筋）が存在し，食物や胃液が逆流するのを防止している．上部食道括約筋は輪状咽頭筋（cricopharyngeal muscle）を中心とするいくつかの横紋筋で構成される．これらの筋は食道の発生過程で頭蓋部の中胚葉に由来する前駆細胞が食道に移動して横紋筋に分化したもので，食物の嚥下に重要な役割を果たしている．上部食道括約筋の収縮は随意的な制御だけではなく，嚥下，嘔吐，げっぷ（曖気）などの際には反射的に開く不随意な制御も受けている．そして，下部食道括約筋は食道の肥厚した輪走筋と，食道を取り巻くように存在する横隔膜の横紋筋を中心に構成される．下部食道括約筋には拡張筋がないので，その開口は主に食道の輪走筋の弛緩に依存し，自律神経系や腸管神経系などにより制御される．

　VS26 で観察する標本は食道の下部の部分である．

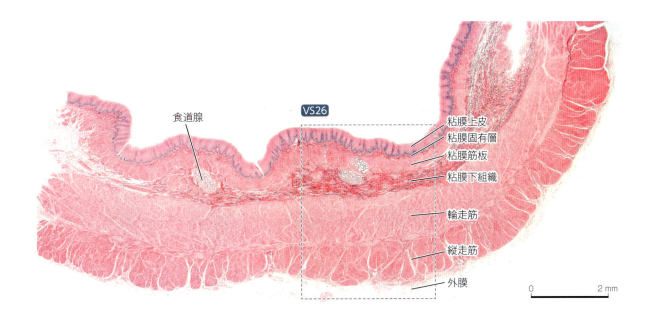

表11.2 消化管ホルモンの種類

ホルモン	主な分泌領域	作用
ガストリン（gastrin）	胃の幽門洞	胃液の分泌促進，胃壁細胞の増殖促進，インスリンの分泌促進など
グレリン（ghrelin）	胃	下垂体の成長ホルモンの分泌を促進，食欲の増進など
モチリン（motilin）	十二指腸	ペプシノーゲンの産生や胃の運動の増進など
コレシストキニン（cholecystokinin）	十二指腸から小腸の上部にかけて	胆汁の排出，膵液の分泌促進，胃の収縮（内容物の排出）や胃液の分泌の抑制など
セクレチン（secretin）	十二指腸から小腸の上部にかけて	膵臓による重炭酸塩の分泌の促進，胃液の分泌の抑制など
インクレチン（incretin）	十二指腸から小腸	インスリンの分泌の促進，グルカゴンの分泌の抑制，胃液の分泌や胃の運動の抑制など
セロトニン（serotonin）	小腸	消化管運動の調節，水分や電解質輸送の調節など
ペプチドYY（peptide YY）	小腸の下部から大腸にかけて	摂食の抑制など
ソマトスタチン（somatostatin）	小腸，膵臓のランゲルハンス島	消化管における吸収の抑制，胃液や胃酸の分泌の抑制，インスリンやグルカゴンの産生と分泌の抑制など
オキシントモジュリン（oxyntomodulin）	大腸	食欲の低下など

A 食道の構造

歯により噛み砕かれた粗い食物が通過する食道の粘膜上皮は丈夫な構造の重層扁平上皮からなり，その外側を，粘膜固有層，厚い粘膜筋板，疎性結合組織の粘膜下組織，よく発達した2層の筋層，結合組織の外膜が取り巻いている．食道には粘液を分泌する食道腺が存在する．写真は食道の壁の構造を示す．

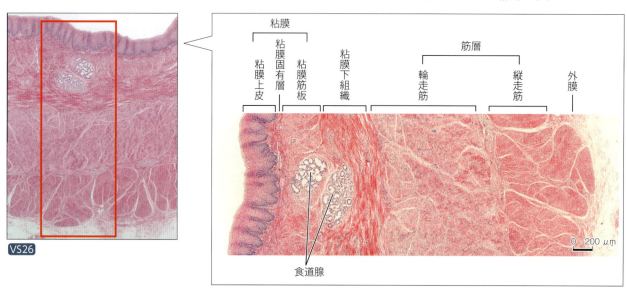

B 粘膜上皮と粘膜固有層

粘膜上皮（mucosal epithelium）は厚い重層扁平上皮からなり，その基底部には幹細胞が存在する基底細胞層と，細胞増殖が活発な傍基底細胞層（parabasal cell layer）が存在し，上皮の新陳代謝がさかんに行われている．上皮のほとんどを占める有棘層の細胞にはグリコーゲンが多量に含まれ，表層の細胞は角質化せずに剥がれ落ちる．粘膜固有層（lamina propria）は比較的に密な疎性結合組織である．写真は食道の粘膜上皮と粘膜固有層を示す．

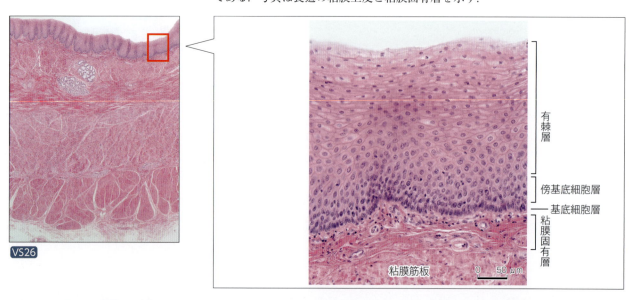

C 粘膜筋板

食道の粘膜筋板（muscularis mucosa）は胃，小腸，大腸などと比べて厚い．食道の上部の筋板は散在した筋層からなるが，下部に移行すると1層の厚い層になり，そのほとんどが縦走筋である．そして，胃の噴門付近では筋束がさまざまな方向に走る網状の構造になる．これらの違いは食道の各部位における機能の違いを反映する．写真は食道（左）と小腸（右）の粘膜筋板の比較を示す．

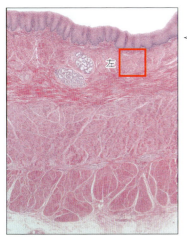
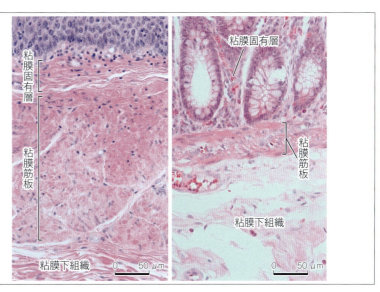

D 粘膜下組織と食道腺

粘膜下組織には食道腺（esophageal gland）が，そして，胃との境界部には食道噴門腺（esophageal cardiac gland）が存在する．食道腺と食道噴門腺は粘液腺で，HCO_3^-，ムチン，上皮成長因子，プロスタグランジンなどを含む塩基性の液を分泌する．それらの分泌物には食物を通りやすくし，逆流した胃液を中和して食道の粘膜を保護する役割などがある．写真は食道腺を示す．

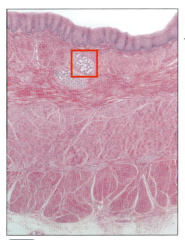
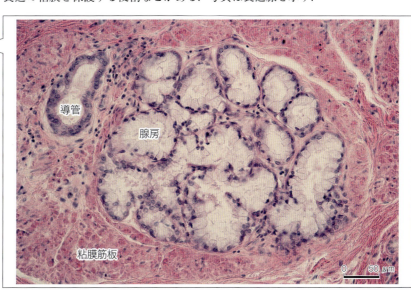

> **COLUMN**
>
> **食道粘膜の防御システム**
>
> 　食道にとって最も危険なのは，胃液の逆流による粘膜の傷害である．そのため，食道には，胃液の逆流防止と逆流した胃液から粘膜を守るしくみがいくつかある．その一つが，下部食道括約筋による胃液の逆流防止である．そして，逆流した胃液は唾液腺や食道腺による塩基性の分泌液で中和されて洗い流される．さらに，防御を完璧にするために，食道上皮には胃液に対する抵抗性がある．それは，上皮下の血管から分泌されたHCO_3^-が上皮の表面まで拡散して胃液を中和するとともに，損傷を受けた部分の粘膜上皮は上皮成長因子などの作用によりすばやく修復されるというしくみである．

E 筋層

　食道は部位により筋層（muscular layer）の構造が異なり，大きく3つに分けられる．上部は横紋筋のみ，中間部は横紋筋と平滑筋の混合，下部は平滑筋のみで構成される．上部食道括約筋を含めた上部の筋は嚥下反射により制御され，中間部から下部の平滑筋による蠕動運動により食物が胃に運ばれる．写真は中間部（左，アザン染色）と下部（右）の筋層を示す．

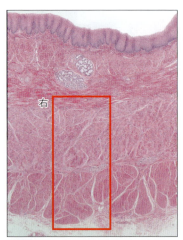

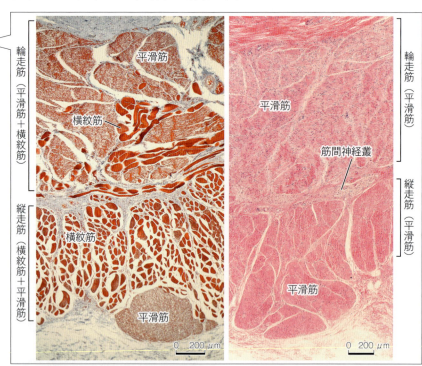

> **COLUMN**
>
> **消化管の自動運動とその制御**
>
> 　周期的な活動電位を自発的に発生するカハール介在細胞（interstitial cells of Cajal）が筋層を中心に分布している．カハール介在細胞どうしはギャップ結合により連絡したネットワークを形成している．カハール介在細胞が発する活動電位はギャップ結合を介して筋層全体に伝播され，蠕動運動などのような周期的で連動した運動を引き起こす．その運動は，カハール介在細胞とシナプスを形成する筋間神経叢を外部から制御している自律神経系により複雑に調節される．

F 神経叢

腸管神経系は消化管に張り巡らされた感覚ニューロン，運動ニューロン，介在ニューロンの網目構造からなる．消化管からの感覚情報を中枢神経系に送り，自律神経系を介して中枢神経系からの情報を受け取って，消化管の運動や分泌機能などを調節する．筋間神経叢は消化管全体に一様に分布しているが，粘膜下神経叢はとりわけ小腸と大腸でよく発達している．写真は筋間神経叢を示す．

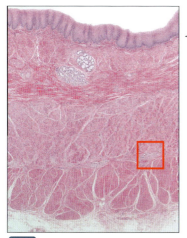
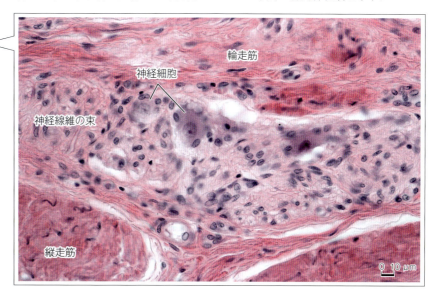

G 外膜

腹腔の中に存在する腹部器官（abdominal organ）である小腸，大腸，胃，肝臓，脾臓などは，腹腔に面する表面を単層扁平上皮の中皮と結合組織からなる漿膜（腹膜）により覆われている．一方，腹腔内に存在しない食道には漿膜はなく，薄い疎性結合組織の外膜（tunica adventitia）に包まれて周囲の器官と結合している．写真は外膜を示す．

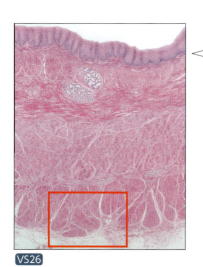

COLUMN

消化管の発生

　消化管は内胚葉，中胚葉，外胚葉の3つの組織から形成される．消化管の粘膜上皮は内胚葉に由来し，粘膜固有層，粘膜筋板，粘膜下組織，筋層，漿膜（腹膜）などは中胚葉に由来する．そして，腸管神経系を構成する神経細胞やグリア細胞は外胚葉の神経堤細胞に由来する．神経堤細胞は咽頭や食道の部分から消化管に侵入して消化管全体に移動しながら，神経細胞やグリア細胞に分化して腸管神経系を形成する．写真は胎児の発生過程の消化管を示す．

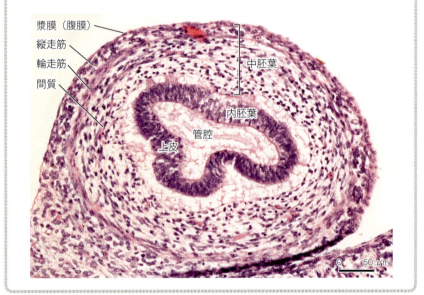

第11章 消化器系

5 胃 Stomach

　胃の構造は解剖学的に，噴門（cardia），胃底（fundus），胃体（body），幽門（pylorus）の4領域に大きく分けられている．胃の入口と出口の噴門と幽門には，それぞれ噴門括約筋と幽門括約筋が存在し，タンパク質分解酵素を含む強酸の胃液が胃の外に漏れ出て組織を傷害しないように胃の出入り口をしっかりと閉じている．胃は摂取した食物を一次的に貯蔵し，そこでタンパク質分解酵素のペプシンや脂質を分解する胃リパーゼ（gastric lipase，酸性リパーゼ）などによる食物の消化を行う．

　胃底と胃体の領域の粘膜は褶曲して胃粘膜ひだ（gastric fold）とよばれるしわを形成する．その粘膜には多くの胃底腺が存在して胃液を産生する．胃底腺は3種類の外分泌細胞（主細胞：chief cell，副細胞：accessory cell，壁細胞：parietal cell；p274 表11.3）を中心に構成された分岐単一管状腺（simple branched tubular gland）である．胃に存在する外分泌腺の胃腺（gastric gland）のほとんど（70～75％以上）が胃底腺である．その他に，幽門腺と噴門腺が，それぞれ幽門と噴門の領域に存在する．また，胃の粘膜の上皮細胞も粘液を分泌する外分泌細胞の一種で，表層粘液細胞とよばれる（表11.3）．

　複雑な蠕動運動をする胃の筋層は3層構造からなり，輪走筋（circular muscle）と縦走筋（longitudinal muscle）の内側に斜走筋（oblique muscle）が存在する．胃底と胃体の領域は伸縮性があり，食物が入ると弛緩して大きく拡張する．幽門の領域を中心に起きる蠕動運動が胃の内容物を攪拌して消化を促進する．摂取した食物が粥状になるまで消化されると，蠕動運動による圧力と幽門括約筋の間欠的な開閉により胃の内容物が少しずつ小腸に送られる．

　胃液の分泌は脳相（cephalic phase），胃相（gastric phase），腸相（intestinal phase）とよばれる3つの段階で制御される．脳相では脳が食物を認識すると，迷走神経を介した反射により胃液の分泌が促進される．胃相では胃に流入した食物の刺激がさらなる胃液の分泌を促進する．そして，腸相では消化された食物が十二指腸に送られると，それを感知して胃液の分泌が抑制される．これらの調節は消化管の腸管神経系，自律神経系，各種の消化管ホルモンにより制御される．

　VS27 では胃底を観察する．

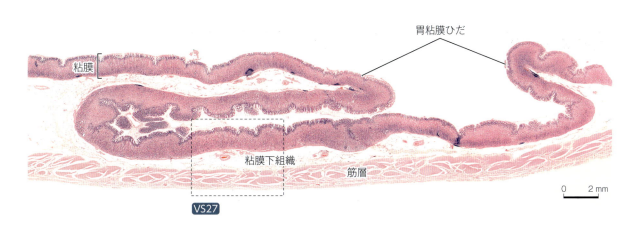

表11.3　胃の粘膜上皮と胃底腺の外分泌細胞

外分泌細胞	主な分布域	特徴など
表層粘液細胞 (surface mucous cell)	粘膜上皮	・粘膜を保護する中性の粘液を分泌 ・H・E染色では細胞質が染まらない
副細胞 (accessory cell)	腺頸部	・杯細胞と似た細胞で粘膜を保護する酸性粘液を分泌 ・H・E染色では細胞質が染まらない
壁細胞 (parietal cell)	腺体部	・H^+とCl^-とを細胞外に排出して塩酸を産生 ・ビタミンB_{12}の吸収にかかわる内因子を分泌 ・ミトコンドリアを多く含む細胞質はH・E染色で赤く染まる
主細胞 (chief cell)	腺底部	・ペプシノーゲン(pepsinogen)、胃リパーゼ、レンニン(rennin)などを分泌 ・粗面小胞体を多く含む細胞質はH・E染色で赤紫から青紫色に染まる

A 噴門

　消化酵素を含んだ強酸の胃の内容物が食道に逆流しないように、噴門は噴門括約筋(cardiac sphincter, 下部食道括約筋)により閉じられており、食物が胃に入るときにだけ反射的に開く。食道から噴門部に移行する境界部では、食道の重層扁平上皮が胃の単層円柱上皮へと急激に変化し、噴門の粘膜に噴門腺が出現する。写真は噴門(上)と境界部の拡大(下)を示す。

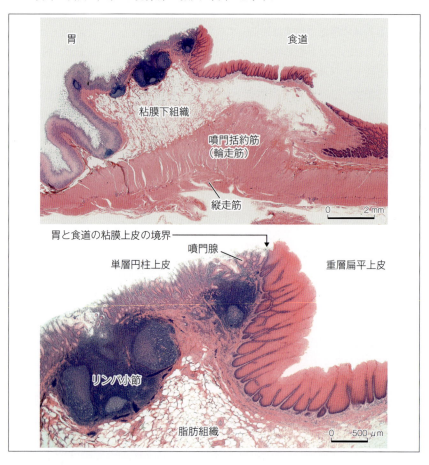

> **COLUMN**
>
> **重層扁平上皮と単層円柱上皮の境界**
>
> 　食道の重層扁平上皮から胃の単層円柱上皮に急激に移行する境界部は扁平円柱上皮接合部（squamous-columnar junction）とよばれ，このような上皮の急激な変化は噴門部，子宮頸，肛門などにも見られる．接合部は構造と性質が異なる2種類の上皮が隣接して存在するために互いに作用を及ぼしあうストレスの多い部位と考えられ，がんが発生しやすい場所としても知られている．そして，がんの発生源の可能性として接合部の上皮に分布する幹細胞の存在が考えられている．

B 噴門腺

　胃と食道の境界付近の狭い範囲に分布する噴門腺（cardiac gland）は分岐単一管状腺からなる粘液腺である．噴門腺から分泌される粘液は胃底腺や幽門腺から分泌される粘液と同じように，胃液による化学的な傷害，食物などによる機械的傷害，病原体の感染などから胃や食道の粘膜を保護する役割がある．写真は噴門腺を示す．

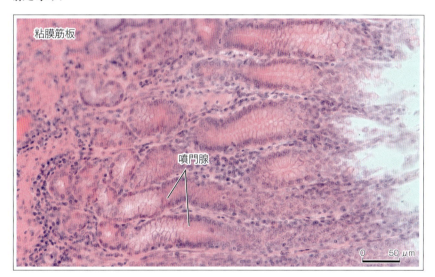

C 胃底腺

胃液（gastric juice）を分泌する胃底腺（fundus gland）は胃体と胃底に広く分布する分岐単一管状腺で，腺の構造は峡部（isthmus），頸部（neck），底部（base）の3領域に分けられる．胃底腺は3種類の外分泌細胞（主細胞，副細胞，壁細胞）を中心に構成され，それらは胃底腺の中に偏って分布している．写真はヒトの胃底腺（上）と，ウサギの胃底腺（下，トルイジンブルー染色）の3種類の外分泌細胞の分布を示す．

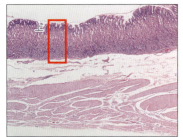
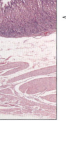
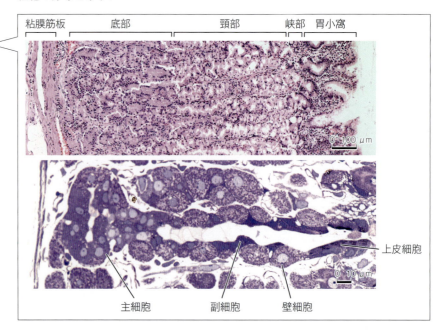

D 胃底腺の外分泌細胞

H・E染色では，粘液を分泌する粘膜の上皮細胞（表層粘液細胞）と副細胞はほとんど染まらない．壁細胞はミトコンドリアを多く含むので赤色に，そして，主細胞は粗面小胞体を多く含むので赤紫から青紫色に染まる．副細胞は胃底腺の峡部付近に，壁細胞は頸部から底部にかけて，そして，主細胞は底部を中心に分布する．写真に示した⇒はそれぞれの外分泌細胞を示す．

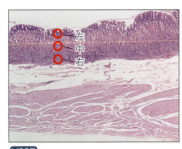
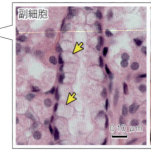
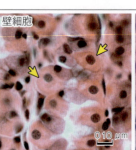
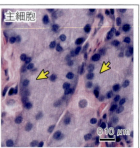

COLUMN

壁細胞の特殊な構造

壁細胞には細胞外へのイオンの排出にかかわる細胞内分泌細管（intracellular canaliculus）と，イオンの排出に必要なエネルギーを供給する多量のミトコンドリアが存在する．細胞内分泌細管の膜に分布するプロトンポンプ（H^+-K^+ATPase）とCl^-チャネルがそれぞれ排出するH^+とCl^-により，塩酸が産生される．また，小腸におけるビタミンB_{12}の吸収を促進する糖タンパク質の内因子（intrinsic factor）が壁細胞から分泌される．写真はマウスの壁細胞を示す．

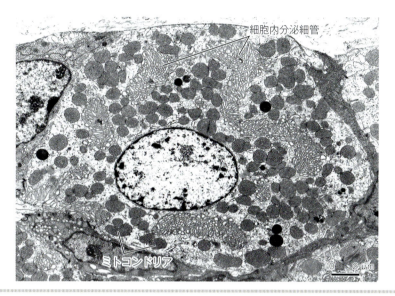

E 粘膜上皮

胃の粘膜上皮は単層円柱上皮からなり，その上皮細胞は表層粘液細胞（surface mucous cell）とよばれる外分泌細胞である．上皮がくぼんで孔のような構造（胃小窩：gastric pit）が形成されたその先に胃底腺が存在する．上皮細胞は胃底腺の副細胞とともにムチンを含む塩基性の粘液を分泌して粘膜上皮の表面を覆い，胃液や消化酵素から胃の粘膜を保護する．写真は粘膜上皮と胃小窩（⇨）を示す．

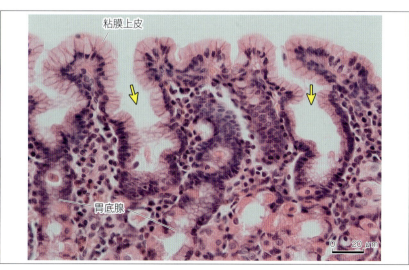

F 粘膜筋板と粘膜下組織

　胃の粘膜筋板は内層の輪走筋と外層の縦走筋からなり，その収縮が胃底腺からの分泌を促す．粘膜筋板の下に分布する粘膜下組織は柔軟性と可塑性があり，空腹時の胃では粘膜下組織を巻き込むようにして折れ曲がった粘膜が胃粘膜ひだを形成する．そして，食物が取り込まれて胃が拡張するとそのひだは消失する．写真はアザン染色した胃の粘膜筋板と粘膜下組織を示す．

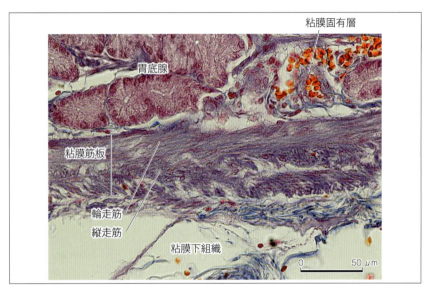

G 筋層

　外側から，縦走筋，輪走筋，斜走筋の順に重なる3層構造により構成され，斜走筋は胃体の部分を中心に分布して幽門の部分には見られない．縦走筋と輪走筋による蠕動運動とともに，斜走筋が加わった攪拌運動が行われる．組織標本では斜走筋と輪走筋の区別は明瞭でない．筋間神経叢は輪走筋と縦走筋の間に分布し，筋層の外側は腹膜に包まれる．写真は筋層を示す．

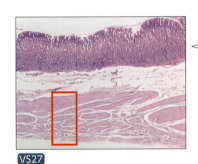

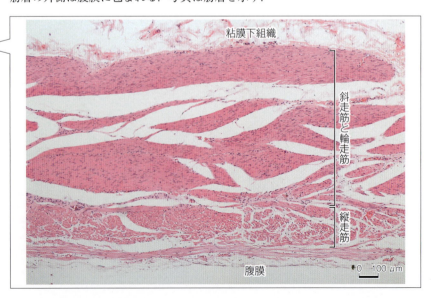

第11章 消化器系

6 幽門──胃と小腸の境界
Pylorus

　幽門では筋層を構成する輪走筋が顕著に肥厚して幽門括約筋（pyloric sphincter）を形成する．幽門括約筋は胃と十二指腸の間を強く閉じる弁のような役割をしているので，幽門弁（pyloric valve）ともよばれる．胃液による消化が完了すると胃の内容物は十二指腸に排出される．その過程には，幽門括約筋の手前に存在する厚い輪走筋からなる幽門洞（幽門前庭部：pyloric antrum）の蠕動運動と，幽門括約筋の間欠的な開閉運動がかかわる．それらの運動は，筋間神経叢とそれを外部から制御する自律神経系，そして，胃や小腸から分泌される各種の消化管ホルモンなどにより制御される．

　胃の幽門から小腸の十二指腸に移行する過程では，粘膜の構造と機能に急激な変化が見られる．さらに，十二指腸に移行すると幽門部に分布する粘液腺の幽門腺が見られなくなり，大型の粘液腺である十二指腸腺（duodenal gland, ブルンナー腺：Brunner's gland）が出現する．この十二指腸腺は粘膜筋板を貫いて粘膜下組織を占めるほど大きな複合管状腺で，そこから分泌される塩基性の粘液は，胃液から排出される強い酸性の内容物が十二指腸の粘膜上皮を傷害しないように保護する．

　VS28 ではサルの幽門を観察する．

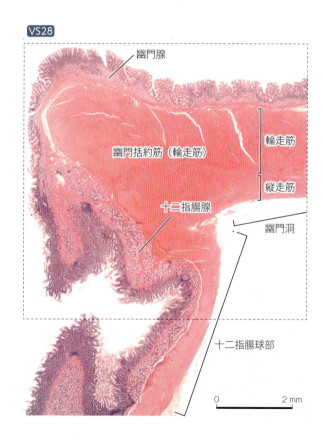

A 幽門腺

幽門腺（pyloric gland）は幽門洞を中心に分布する分岐単一管状腺で，HCO_3^-を含む塩基性の粘液を分泌する．その粘液は酸性の胃液の中和とともに，胃の粘膜の表面を粘液で覆ってタンパク質分解酵素から粘膜上皮を保護する役割がある．また，幽門腺には消化管ホルモンを分泌する基底顆粒細胞のG細胞やD細胞が分布する．写真はサルの幽門腺を示す．

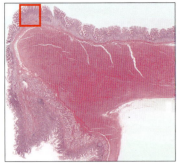

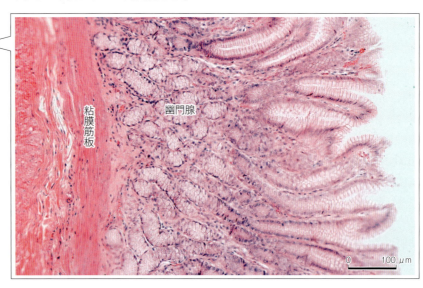

B 胃から小腸への移行に伴う粘膜上皮の変化

胃と小腸の粘膜上皮は同じ単層円柱上皮であるが，胃の幽門から十二指腸に移行する過程ではその構造と機能が大きく変化する．幽門の上皮は主に粘液を分泌する上皮であるが，小腸に移行すると吸収上皮になり細胞の表面に微絨毛が形成される．そして，小腸の腸腺から分泌される成分も幽門腺のものとは大きく異なる．写真はサルの幽門の粘膜上皮の変化を示す．

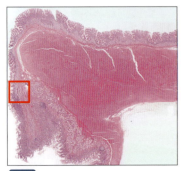

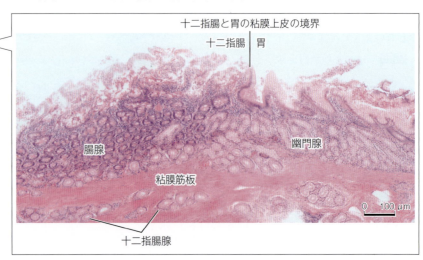

第11章 消化器系

7 小腸
Small intestine

　小腸は十二指腸（duodenum），空腸（jejunum），回腸（ileum）に分けられる．十二指腸は小腸のはじまりから12本の指の幅（約25 cm）の長さの部分を指す．空腸では内容物が比較的に速く通過するためにその内腔が空になっていることが多いこと，そして，回腸の形は屈曲蛇行していることがそれぞれの名称の由来である．十二指腸を除いた小腸の約2/5が空腸で3/5が回腸とされる．空腸と回腸には明瞭な境はないが，両者には構造と機能に違いが見られる．例えば，空腸のほうが回腸よりも管径が太くて輪状ひだや絨毛が多い．小腸の粘膜全体には腸腺とよばれる小型の外分泌腺が存在し，十二指腸には十二指腸腺とよばれる大型の外分泌腺（粘液腺）が存在する．また，回腸には集合リンパ小節のパイエル板が存在する．

　栄養素の吸収効率を上げるために，小腸の粘膜は輪状ひだ（circular fold）や絨毛（villi）を形成して内腔の表面積を拡張している．さらに，上皮細胞の頂端側の表面に微絨毛を形成してその表面積を拡大している．膵液と粘膜上皮（吸収上皮）の細胞膜に分布する消化酵素により小分子にまで分解された栄養素は，吸収上皮細胞に取り込まれた後，その細胞の基底側まで輸送されて細胞外へ排出される．排出された栄養素は粘膜固有層に分布する有窓性毛細血管とリンパ管に取り込まれる．その際には，栄養素とともに有害物質も消化管から吸収されるが，それらは肝臓による解毒と，消化管や腎臓による体外への選択的な排出により処理される．その過程には，細胞膜に組み込まれた多剤排出輸送体（multi-drug transporter）とよばれる輸送担体がかかわり，ATPのエネルギーや，Na^+やH^+のイオン濃度勾配によるエネルギーを利用して有害物質を能動的に排出する．

　小腸は胃から送られた内容物のさらなる消化と栄養素の吸収を行いながらそれを大腸に向けて輸送する．その輸送の役割を担うのが，輪走筋と縦走筋の局所的な収縮と弛緩を伴う蠕動運動である．その他にも，分節運動と振子運動（pendular movement）とよばれる律動的な収縮運動が消化管の内容物を攪拌して消化や吸収を促進する．

　VS29 では縦断された空腸の標本を観察する．

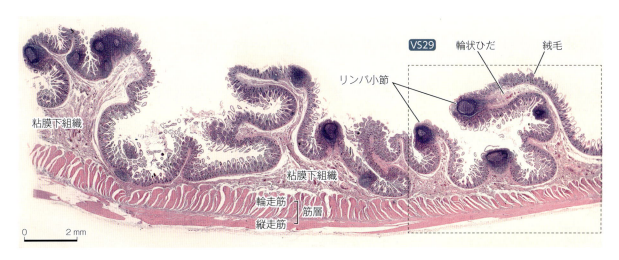

A 十二指腸腺

胃における消化が終わると，強酸で消化酵素を含んだかゆ状の糜粥(びじゅく)（chyme）が胃から十二指腸に送られる．その糜粥から粘膜を守るために，十二指腸には大型の粘液腺である十二指腸腺が粘膜筋板を貫いて粘膜下組織内に存在する．そこから塩基性の粘液が分泌され，糜粥をpH7〜8に調整するとともに十二指腸の粘膜を粘液で覆って保護する．写真は十二指腸腺を示す．

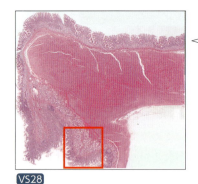

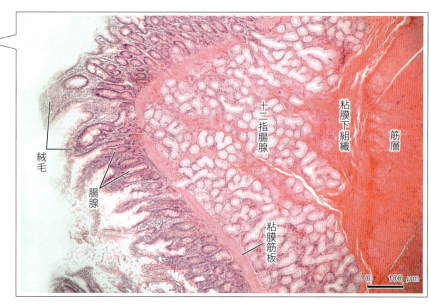

B 輪状ひだ

輪状ひだは吸収上皮が粘膜下組織を伴って管腔内に伸びたひだ状の構造である．表面に数多くの絨毛が形成された輪状ひだは，胃粘膜ひだ（第11章5参照）とは異なり消化管が拡張しても消失しない．絨毛は吸収上皮の面積を増大させて小腸の吸収効率を高めている．写真は輪状ひだを示す．

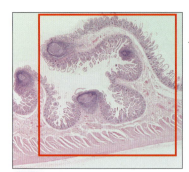

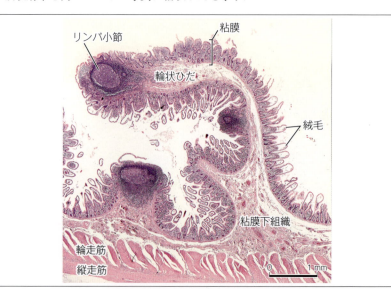

C 絨毛

吸収上皮が粘膜固有層を包み込むようにして形成された絨毛の内部の粘膜固有層には，毛細血管，リンパ管，平滑筋細胞，白血球などが分布する．絨毛に分布する平滑筋細胞の収縮は，リンパ管による脂質成分の吸収を促進する．上皮の中には細胞の表面を覆う粘液を分泌する杯細胞が混在する．写真は絨毛を示す．

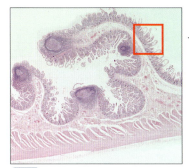

VS29

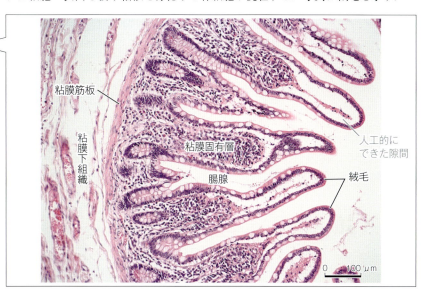

> COLUMN
>
> **吸収上皮細胞の微絨毛**
>
> 吸収上皮細胞の微絨毛は均一なサイズで，その中心にはアクチン線維束のコアとよばれる構造がある．その細胞膜には消化酵素（二糖類分解酵素やペプチダーゼなど）が組み込まれており，膜表面は糖衣（sugar coating）に覆われる．膵液の消化酵素により管腔内消化（intraluminal digestion）された栄養素は，さらに微絨毛の膜に組み込まれた消化酵素により膜消化（membrane digestion）されて単糖やアミノ酸にまで分解されてから吸収上皮細胞に取り込まれる．写真はマウスの微絨毛の断面を示す．
>
>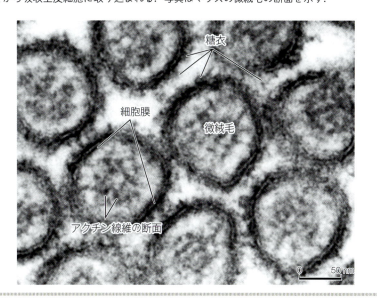

D 絨毛の中の粘膜固有層

吸収上皮細胞により取り込まれた単糖やアミノ酸は細胞の基底側に排出されて有窓性毛細血管に取り込まれる．また，吸収上皮細胞に取り込まれた脂肪酸やモノグリセリド（monoglyceride）は，カイロミクロン（chylomicron）とよばれるリポタンパク質に再構成されてから細胞の基底側に排出されてリンパ管（中心乳糜腔：central lacteal）に取り込まれる．写真は粘膜固有層の毛細血管とリンパ管を示す．

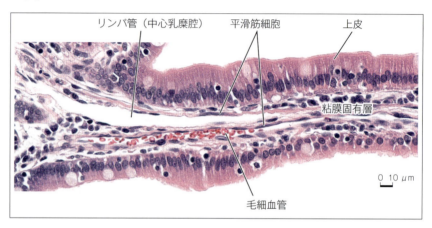

E 小腸の有窓性毛細血管

小腸の粘膜固有層には吸収上皮細胞の基底側に隣接して有窓性毛細血管が分布する．吸収上皮細胞が取り込んでその基底側に排出された栄養素は，有窓性毛細血管の有窓を通過して血液中に容易に取り込まれる．血管を取り巻く連続した基底膜は物質通過の一定のバリアとして働いている．写真はマウスの有窓性毛細血管を示す．図中の⇨は有窓を示す．

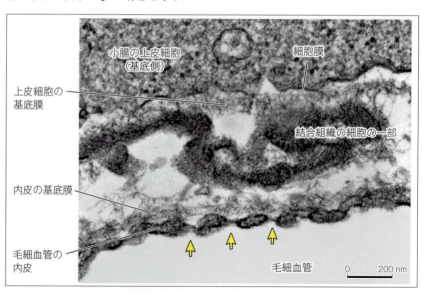

F 腸腺

　腸腺（intestinal gland，リーベルキューン腺：Lieberkuhn's gland）を構成する細胞は，吸収上皮の表面を覆う粘液を分泌する杯細胞，さまざまな種類の抗菌ペプチドを分泌するパネート細胞（paneth cell），消化管ホルモンを分泌する基底顆粒細胞，そして，パネート細胞のすぐ上に分布して腸管の上皮細胞を再生する多分化能の腸管上皮幹細胞（intestinal epithelial stem cell）などである．写真は腸腺を示す．

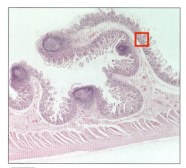
VS29

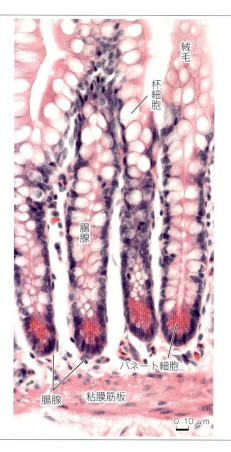

絨毛
杯細胞
腸腺
パネート細胞
腸腺　粘膜筋板
0 10 μm

COLUMN

腸管上皮幹細胞

　消化と吸収，ホルモンの分泌，生体防御などを行う腸管の上皮は，細菌や消化酵素などの過酷な環境につねにさらされる．そのために，上皮細胞は3～4日という短期間で再生を繰り返す．その際に細胞の供給源となるのが腸管上皮幹細胞である．増殖した腸管上皮幹細胞は上皮を構成するすべての細胞に分化し，腸線の底部から上に向かって押し上げるように細胞を供給する．供給された細胞は絨毛の頂端に達するとほどなくアポトーシスを起こして剝がれ落ちる．腸管上皮幹細胞は，周囲に分布するパネート細胞，線維芽細胞，平滑筋細胞などが構成する微小環境内で維持されている．

G パネート細胞

パネート細胞は腸腺の基底部に局在して抗菌ペプチドを分泌する．その抗菌ペプチドは杯細胞から分泌されるムチンとともに，消化管の粘膜を病原菌から保護する役割を果たす．その他にも，パネート細胞はその周囲に分布する腸管上皮幹細胞を維持する微小環境を構成する細胞の一つとして機能し，幹細胞増殖因子（stem cell factor）を分泌して腸管上皮幹細胞の自己複製や分化を制御している．写真は抗菌物質を含む顆粒を蓄えたパネート細胞を示す．

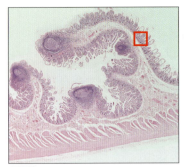

VS29

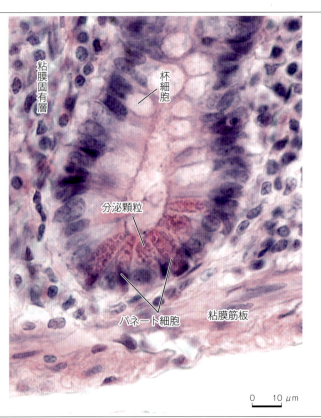

粘膜固有層／杯細胞／分泌顆粒／パネート細胞／粘膜筋板

0　10 μm

COLUMN

腸の内分泌細胞から分泌されるセロトニン

クロム染色で染まる腸の吸収上皮の内分泌細胞には腸クロム親和性細胞（enterochromaffin cell，EC細胞）とよばれるものがある．この細胞は生体内のセロトニン総産生量のうち90％を産生して分泌する．神経伝達物質であるセロトニンは血液脳関門を通過することができないので脳に直接作用することはないが，消化管の内分泌細胞から大量に分泌されるセロトニンは，腸の運動，免疫反応，骨の発達，心臓の働き，内臓感覚などさまざまな生体機能に影響を及ぼす．

COLUMN

消化管に分布する内分泌細胞（基底顆粒細胞）

　消化管の粘膜上皮や腸腺には内分泌細胞が多く（上皮細胞全体の約1％）分布する．それらは感覚機能と内分泌機能の両方を担う細胞で，消化管内の内容物の化学成分などを感知して消化管ホルモンを分泌するだけでなく，神経ポッド細胞とよばれる内分泌細胞は感知した情報を中枢に直接伝達している．上の写真はクロム染色したイヌの小腸の腸腺の横断面を示す．腸クロム親和性細胞に含まれる分泌顆粒が褐色に染まって見える．下の写真はマウスの腸線に見られる内分泌細胞の拡大を示す．

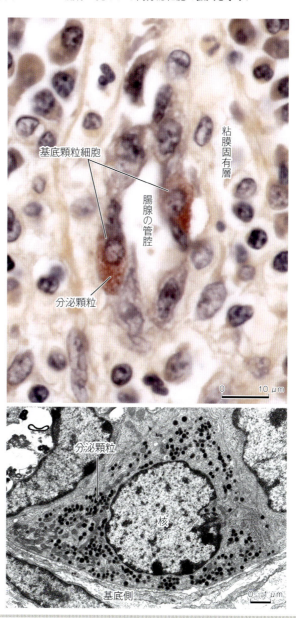

> **COLUMN**
>
> **神経ポッド細胞**
>
> 　消化管の粘膜上皮には，粘膜固有層に細胞突起を伸ばして迷走神経とグルタミン酸作動性のシナプスを形成する神経ポッド細胞（neuropod cell）とよばれる内分泌細胞が存在する．摂取した食物のグルコース，脂肪酸，アミノ酸，モノグリセリド，オリゴペプチドなどが神経ポッド細胞により感知されると，その情報は迷走神経を介して脳幹に直接伝達される．その役割は脳腸相関とよばれる脳と腸の間の相互コミュニケーションにかかわる．

> **COLUMN**
>
> **脳腸相間**
>
> 　脳と腸の間には脳腸相関（brain-gut interaction，脳腸軸：brain-gut axis）とよばれる関係がある．脳と腸は，ホルモン，サイトカイン，自律神経系，腸内の神経叢，迷走神経などを介して双方向的に情報をやりとりし，互いに影響を及ぼしあっている．それらの情報は，消化管の免疫機能，分泌機能，消化や吸収機能などに，そして，脳の学習，記憶，感情などの機能に影響を及ぼしている．脳から腸への情報は自律神経系を経て腸管の神経叢に伝達される．そして，消化管から脳へはホルモンによる情報伝達や，迷走神経による上皮の感覚細胞からの情報伝達が行われている．

H 粘膜筋板

　粘膜の外分泌腺が発達している小腸の粘膜筋板は，縦走と輪走する2層の薄い筋層からなる．それらの収縮により腸腺からの分泌液の排出が促進される．また，粘膜固有層の中まで伸びる平滑筋細胞の収縮は，リンパ管を圧迫してリンパ液の流れを促進し，リポタンパク質であるカイロミクロンの輸送を助ける．写真はサルの小腸の粘膜筋板と粘膜固有層の平滑筋を示す．

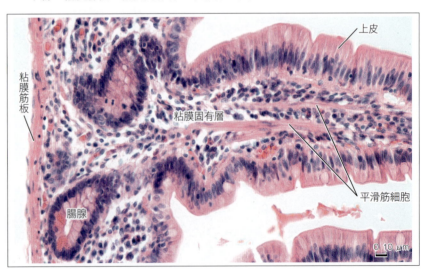

粘膜下組織と粘膜下神経叢

外分泌機能や吸収機能が活発な小腸と大腸の粘膜下組織には，それらの機能を支える血管やリンパ管が豊富に存在する．そして，小腸から大腸までの消化管の粘膜下組織にはそれらの機能を調節する粘膜下神経叢が分布し，粘膜筋板の運動，腸腺による外分泌，粘膜上皮による水分や電解質の分泌と吸収，小動脈の血流などを調節している．粘膜下組織には粘膜下神経叢を構成する神経細胞やグリア細胞が集合した孤立神経節とよばれる構造が見られる．写真は小腸の粘膜下組織（上）と粘膜下神経叢を構成する孤立神経節（下）を示す．

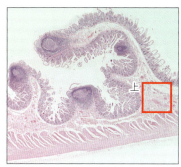

VS29

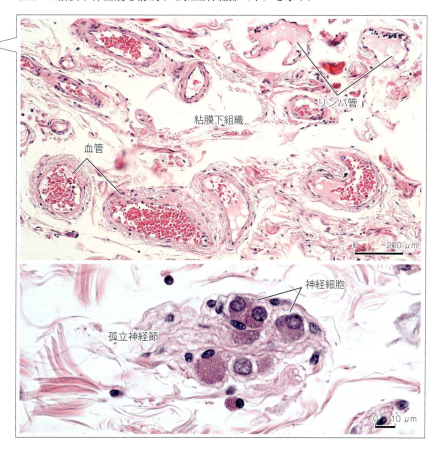

> **COLUMN**
>
> **蠕動運動**
>
> 蠕動運動は消化管が独自で行う基本的な運動で，輪状筋と縦走筋の不随意な収縮と弛緩の繰り返しが一定方向に伝播することにより引き起こされる．その運動を引き起こしているのはカハール介在細胞と筋間神経叢で，自律神経系による調節を受ける．同じような蠕動運動は，尿管，精管，胆管，卵管などにも見られる．

J 筋層

　小腸では，内容物を攪拌して食物の消化や吸収を促進するための分節運動や振り子運動，そして，内容物を移動させるための蠕動運動が活発に行われる．回腸よりも活発に運動する空腸では，とりわけ輪走筋がよく発達して腸の壁が厚くなっている．2層の筋層の間の結合組織には筋間神経叢が分布する．写真は空腸の筋層を示す．

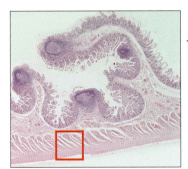

VS29

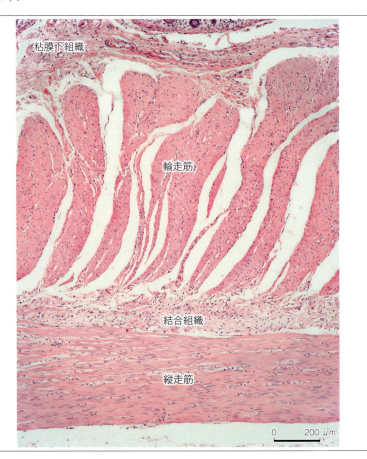

粘膜下組織
輪走筋
結合組織
縦走筋

0　200 μm

COLUMN

逆蠕動

　小腸から大腸の方向に向かう通常の蠕動運動とは逆向きの逆蠕動（retrograde peristalsis）とよばれる運動が消化管の2カ所で起きている．その1つは，回盲部（ileocecum）から回腸の方向に起きるもので，内容物を小腸にとどめて消化吸収を促進するためのものである．もう1つは上行結腸に起きるもので，内容物を上行結腸にとどめて水分や電解質の吸収を促進するためのものである．その他にも，緊急の嘔吐の際には十二指腸から胃に向けた逆蠕動が起きる．

K 腹膜

腹腔の内表面を覆う腹膜（peritoneum，漿膜：serosa）は，消化管を包む臓側腹膜（visceral peritoneum）と，腹壁の表面を覆う壁側腹膜（parietal peritoneum）に分けられる．腸間膜や大網（greater omentum）は臓側腹膜が二重に合わさって形成された構造である．腹膜の上皮から分泌される漿液は，内臓と腹壁の間の潤滑や腹腔内における生体防御機能などにかかわる．写真は虫垂の腹膜を示す．

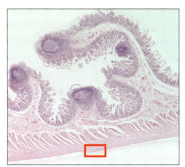

VS29

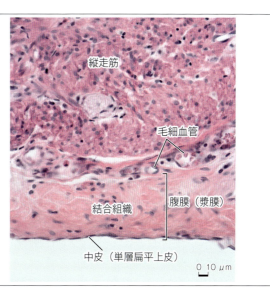

COLUMN

腸間膜の役割

腸間膜は2枚の腹膜が合わさった構造で，血管や神経などの通路や消化管を腹壁につなぎ止める役割をしている．しかし，最近の研究から，ホルモンやサイトカインを分泌する内臓脂肪組織やリンパ節が多く存在する腸間膜は，代謝や免疫機能などの制御と密接にかかわる重要な器官の一つと考えられるようになった．写真はウサギの小腸の腸間膜を示す．

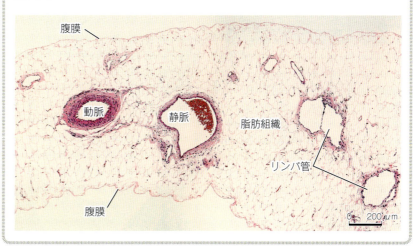

第11章 消化器系

8 大腸
Large intestine

　小腸と大腸の境では回盲括約筋（ileocecal sphincter）が発達し，大腸の内容物が小腸に逆流するのを防ぐ回盲弁（ileocecal valve）を形成する．大腸は虫垂，盲腸（caecum），結腸（colon），直腸に分けられる．大腸のほとんどを占める結腸は，上行結腸（ascending colon），横行結腸（transverse colon），下行結腸（descending colon），S状結腸（sigmoid colon）からなる．結腸は一定の間隔を置いてひもで結んだように見えるので，その名が付いている．結腸ひもとよばれる縦走筋の収縮により一定の間隔で膨らんだ結腸膨起（colonic haustra）が形成され，その境界部には粘膜が管腔側に突起した半月ひだ（semilunar fold）が見られる．

　栄養素の活発な吸収を行う小腸の粘膜とは異なり，大腸の粘膜には絨毛があまり発達していない．その一方，腸内細菌で満たされた大腸の粘膜上皮と腸腺には杯細胞が数多く存在し，それらはムチンを主成分とする粘液を多量に分泌して粘膜の表面を覆って保護している．小腸で消化吸収が行われた後の内容物は水分を多く含むため，大腸に送られた後，逆蠕動（p290 COLUMN 参照）を伴った往復の蠕動運動で上行結腸にしばらく留め置かれ，その間に水分や電解質などが吸収される．それが完了すると，集団蠕動運動（総蠕動：mass peristalsis）とよばれる大腸全体に及ぶ収縮運動により，内容物がS状結腸に送られ，そこで排便が起きるまで一時的に貯留される．

　大腸の中にはその内容物を栄養源として生息する細菌，ウイルス，真菌，酵母，バクテリオファージなどにより構成された腸内細菌叢（intestinal bacterial flora）が存在する．腸内細菌叢は小腸で消化吸収されなかった食物繊維などを栄養源として分解し，さまざまな代謝産物を産生する．代謝産物の多くは大腸が吸収してヒトに利用されている．その一方で，有害な毒素や発がん物質を産生する菌も存在するが，それらは有益な菌を元気な状態で維持するために必要な存在でもある．細菌が分泌する代謝産物にはヒトの健康維持に深くかかわっているものが多く，腸内細菌叢の乱れはさまざまな病気を引き起こす．最近では，ヒトの健康に密接にかかわる腸内細菌叢について，ヒトの体を構成する重要な器官の一つとして考えるようになった．

　VS30 では結腸を観察する．

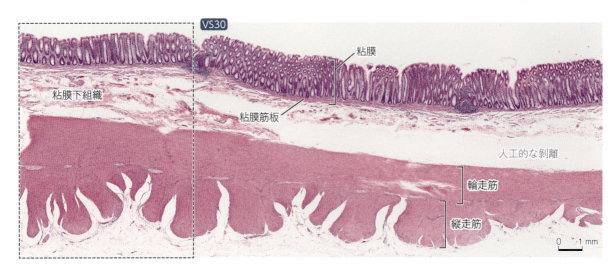

> **COLUMN**
>
> **腸内細菌叢の代謝産物**
> 　腸内細菌叢は多くの種類の代謝産物を産生している．それらには，酢酸や酪酸などの短鎖脂肪酸，ビタミン，胆汁酸，コレステロールやトリグリセリドなどの脂質の他にも，アセチルコリン，γ-アミノ酪酸，セロトニン，ドーパミンなどの神経伝達物質やサイトカインがある．それらは細菌が利用するだけでなく，大腸で吸収されてヒトの生命活動にもさまざまな影響を及ぼす．その影響は，免疫機能，消化管の内分泌機能，代謝機能，心機能，消化管の運動機能，精神機能など多方面に及ぶ．

> **COLUMN**
>
> **微生物叢-腸-脳軸**
> 　腸内細菌叢が迷走神経に作用するセロトニンや，免疫機能に影響を及ぼす短鎖脂肪酸やサイトカインなどを代謝産物の一部として産生していることが明らかになり，腸内細菌叢も脳腸相関にかかわる主要な調節因子の一つと考えられるようになった．その結果，脳腸相関に腸内細菌叢を加えた微生物叢-腸-脳軸（microbiota-gut-brain axis）とよばれる新たな調節系が提唱された．最近の研究では，この調節系が行動，記憶，学習，運動，神経変性疾患などにさまざまな影響を及ぼしていることが明らかにされている．

A 粘膜上皮

　主に水分を吸収する大腸の上皮には小腸のような絨毛は形成されていないので，粘膜の表面は比較的に平坦である．また，上皮細胞の微絨毛も小腸のものと比べて数が少なく，その丈も低い．そのために，大腸の粘膜上皮には刷子縁とよばれる構造は見られない．杯細胞を中心に構成された腸腺はムチンを含む粘液を多量に分泌している．写真は結腸の粘膜上皮を示す．

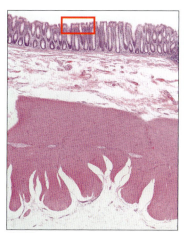

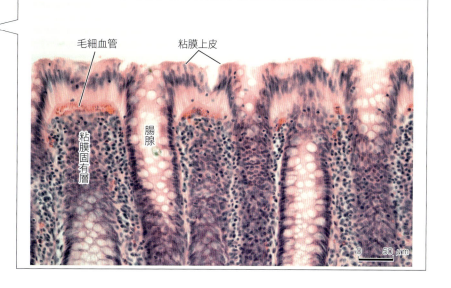

COLUMN

上皮細胞の表層を覆う糖衣

消化管の粘膜上皮は分泌型ムチンを中心とする糖衣（glycocalyx）に覆われてさまざまな有害物質や細菌などから保護されている．さらに，小腸や大腸の上皮細胞に形成された微絨毛の細胞膜からは，消化酵素や各種のタンパク質などが結合した膜結合型ムチンが伸びている．写真は大腸の微絨毛から伸びる膜結合型ムチンを示す．

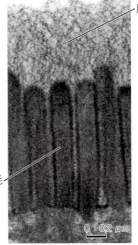

COLUMN

消化管の粘膜を覆う粘液の層

強酸の胃液にさらされる胃の粘膜と腸内細菌叢にさらされる大腸の粘膜は，とりわけ厚い（数百 μm～1 mm）分泌型ムチンの層に覆われて保護されている．大腸の粘液の層は，腸内細菌が生息する緩いゲル状の表層と，細菌の侵入を阻止する障壁として働く強固なゲル状の下層の2層からなる．さらに，粘液中には抗菌物質も分泌されている．写真は大腸の粘液の層を示す．

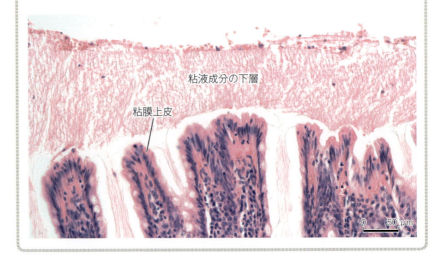

B 腸腺

大腸には小腸よりも数多くの腸腺が分布し，それを構成する細胞のほとんどが杯細胞である．パネート細胞が見られない大腸では，腸腺から分泌される大量の粘液が粘膜の保護や腸内細菌叢の維持などに重要な役割を担う．また，パネート細胞が存在しないので，腸管上皮幹細胞の維持にはその周囲に分布する線維芽細胞などがかかわると考えられている．写真は結腸の腸腺を示す．

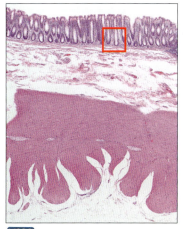
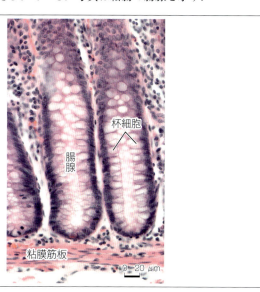

C 粘膜筋板の2層構造

消化管の粘膜筋板の基本構造は輪走筋と縦走筋の2層である．ほとんどの部位は輪走筋だけのように見えるが，消化管の部位によっては輪走筋と縦走筋の2層構造を明瞭に区別することができる．写真は2層構造が明瞭に見える結腸の粘膜筋板を示す．

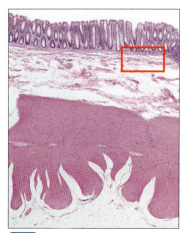
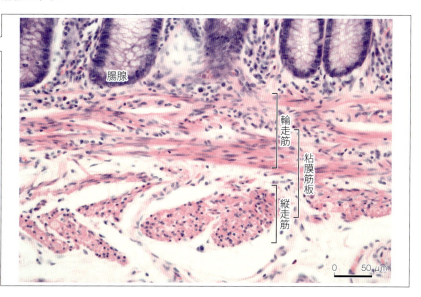

D 筋層

　虫垂や直腸を除く大腸の部分では，消化管の3カ所で縦走筋が肥厚して隆起した結腸ひも（colic tenia）を形成する．前壁に形成されたものは大網ひも（omental tenia），後壁に形成されたものは間膜ひも（mesocolic tenia）と自由ひも（free tenia）とよばれる．これらは小腸とは異なる結腸の運動を引き起こすための構造である．写真はサルの結腸ひもの部分（上）とそれがない部分（下）を示す．

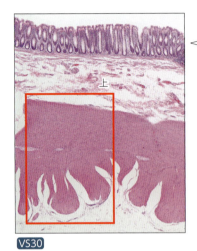

VS30

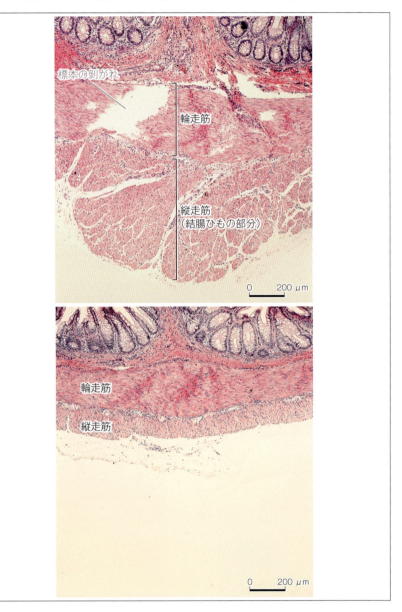

E 虫垂

集合リンパ小節（第10章2E参照）を形成する虫垂（appendix）は盲腸から伸びる長さ5〜10 cmの大腸の突起で，消化管の基本構造を維持しているが，その機能は退化している．消化管には大腸の虫垂と小腸のパイエル板を中心とした腸関連リンパ組織（gut-associated lymphoid tissue：GALT）とよばれる免疫系の組織が存在し，IgAの分泌を中心に胃から大腸の生体防御に重要な役割を果たしている．写真は虫垂の断面（上）とその拡大（下）を示す．

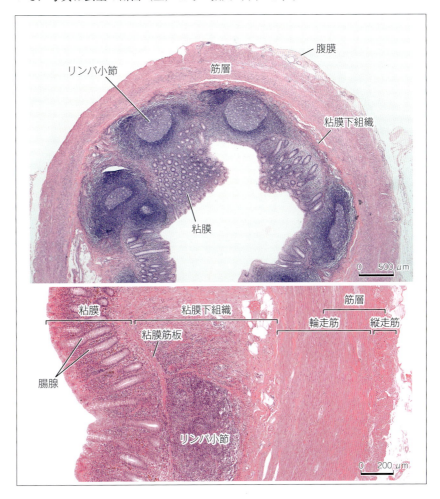

COLUMN

粘膜上皮によるIgAの分泌

消化管の粘膜上皮から分泌される分泌型IgA（secretory IgA）は，病原菌などの抗原と結合してそれらが体内に侵入するのを阻止する．形質細胞により産生されたIgAは，J鎖とよばれるペプチドと分泌因子（secretory component）を介して結合された二量体として存在する．IgAの二量体は上皮細胞の基底側から取り込まれ，トランスサイトーシスにより粘膜の頂端側まで運ばれて消化管内に分泌される．また，分泌型IgAは病原菌による感染のない平常時でも正常な腸内細菌叢を維持するために分泌されている．

第11章 消化器系

9 直腸と肛門
Rectum and Anus

　直腸はS状結腸と肛門の間に存在するまっすぐに伸びた領域で，小腸と大腸で栄養素や水分が吸収された後の残渣を一次的に貯留する場である．直腸までは消化管の基本構造が維持されているが，肛門に移行する過程では粘膜上皮や筋層の構造が大きく変化する．直腸の粘膜から肛門の皮膚への移行が見られるのは，肛門の歯状線の部分である．そこで，単層円柱上皮から重層扁平上皮へと変化した後，肛門の皮膚へと移行する．そして，直腸の輪走筋は肛門の部分で肥厚して内肛門括約筋を形成する．さらに，内肛門括約筋の外側を取り囲むように横紋筋の外肛門括約筋が出現する．

　通常の状態では排便が抑制されているので，内肛門括約筋は交感神経の刺激により収縮して肛門を閉じている．また，外肛門括約筋は陰部神経（pudendal nerve）からの刺激で安静時でも活動電位を発生して収縮し，肛門を閉じる力として働いている．そして，直腸に貯留された残渣が一定量に達して直腸壁が伸展すると，伸張受容体がそれを感知して情報を仙髄に送り，排便反射（defecation reflex）が引き起こされる．排便反射により直腸の蠕動運動と，それに同期した内肛門括約筋の弛緩が引き起こされる．ここまでの過程は不随意的に起き，その後に排便が起きるのは外肛門括約筋が随意的に弛緩したときである．さらに，糞便を完全に排出するために肛門挙筋と恥骨直腸筋が連携して働く．その際には，横隔膜（diaphragm）や腹筋（abdominal muscle）の収縮や，いきみによる腹腔内圧の上昇による圧力が排便を促進する．

　VS31 では直腸から肛門に至る構造を観察する．

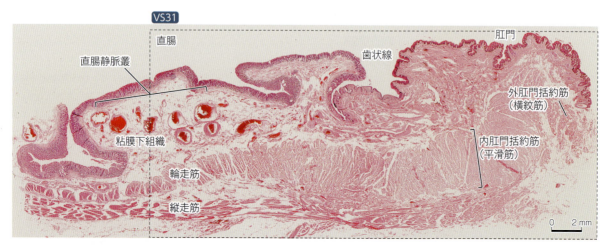

A 直腸から肛門への移行部

　直腸と肛門の境界部に存在する歯状線（dentate line）の部分には，隆起した肛門乳頭（anal papilla）とくぼんだ肛門小窩（anal crypt）が形成され，肛門小窩には退化した肛門腺（anal gland）が存在する．発生学的には，内胚葉由来の直腸と外胚葉由来の肛門の皮膚が融合した部分が歯状線で，その歯状線の部分を境に上皮の構造が大きく変化する．写真は歯状線の領域を示す．

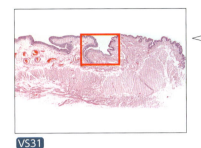
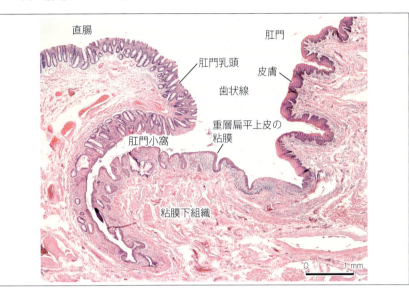

B 移行部における上皮の変化

　単層円柱上皮の直腸の粘膜上皮には腸腺が見られるが，歯状線の領域に移行すると重層扁平上皮の粘膜に変化する．そして，肛門の領域に移行すると重層扁平上皮が角質化した皮膚に変化する．また，歯状線の部分を境にしてその下部からは痛覚を感じるようになる．写真は直腸（左），歯状線（中央），肛門（右）の領域を示す．

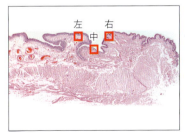
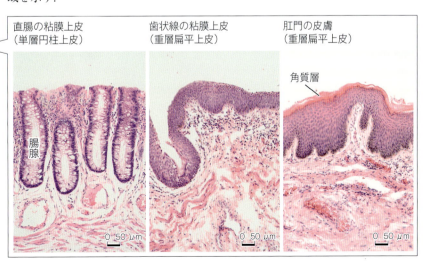

C 内肛門括約筋と外肛門括約筋

肛門には直腸の輪走筋が肥厚して形成された平滑筋の内肛門括約筋（internal sphincter of anus）と，その外側を輪状に取り巻く横紋筋の外肛門括約筋（external sphincter of anus）が存在する．外肛門括約筋は肛門の出口の皮下の部分にまで広範囲に分布して肛門挙筋（levator ani）と結合している．写真は内肛門括約筋（上）と外肛門括約筋（下）を示す．

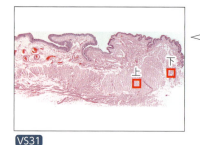

VS31

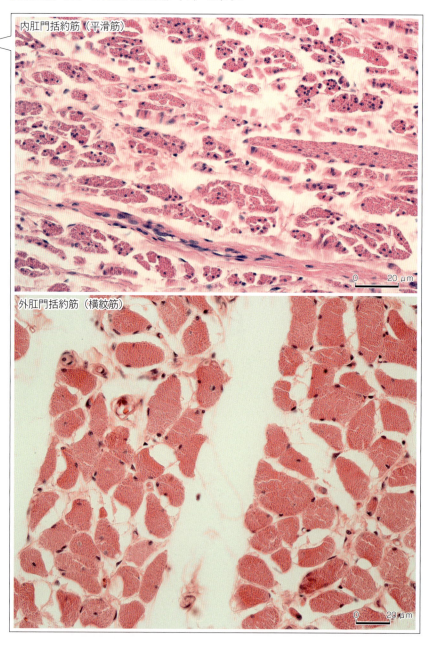

D 内直腸静脈叢

　直腸の粘膜下組織に分布する内直腸静脈叢（internal rectal venous plexus）は，直腸を取り巻くように分布する網目状の太い静脈である．直腸の上部2/3くらいの領域の内直腸静脈叢の血液は門脈を介して肝臓に排出される．そして，下部1/3くらいの領域の血液は下大静脈（inferior vena cava）に排出される．そのために，もし，門脈や肝臓に障害が起きたときには，内直腸静脈叢が側副血行路（collateral flow）とよばれる迂回路として機能し，門脈を迂回して心臓に血液を戻すことができる．このような迂回路には，食道静脈叢（esophageal venous plexus），臍傍静脈（paraumbilical vein）などがある．また，内直腸静脈叢が存在する粘膜下組織は，肛門を隙間なく閉じるためのクッションのような役割も果たしている．写真は直腸静脈叢を示す．

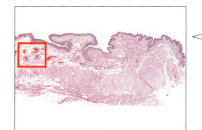

VS31

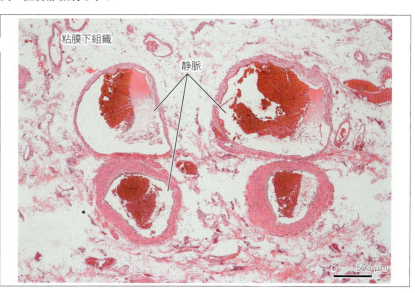

第11章 消化器系

10 膵臓
Pancreas

　膵臓は大型の分泌腺で，消化酵素の前駆体（チモーゲン：zymogen）を分泌する外分泌部と，ホルモンを分泌する内分泌部のランゲルハンス島から構成される（**表11.4**）．膵臓の体積の約85〜90％以上を複合胞状腺からなる外分泌部が占め，その中に小さな細胞集団のランゲルハンス島が点在する．

　外分泌部は食物を分解するための各種の加水分解酵素を合成し，それらを十二指腸に排出する．当然ながら，それらの消化酵素はあらゆる組織を分解してしまうほど強力である．そのために，消化管に達するまでは消化酵素が不活性な状態の前駆体として維持される．膵液が十二指腸に分泌されると，そこの粘膜から分泌されるタンパク質分解酵素のエンテロキナーゼ（enterokinase）が膵液中のトリプシンの前駆体であるトリプシノーゲン（trypsinogen）を活性化する．すると，活性化されたトリプシンが他の消化酵素の前駆体を一斉に活性化させる．十二指腸に分泌される膵液は弱塩基性（pH7.5〜8.8）の液で，HCO_3^- が多く含まれている．これは，胃から排出される強酸性の内容物を中和して膵液に含まれる消化酵素の至適pHに近づけるためと，胃液の強酸や消化酵素から小腸の粘膜を保護するため

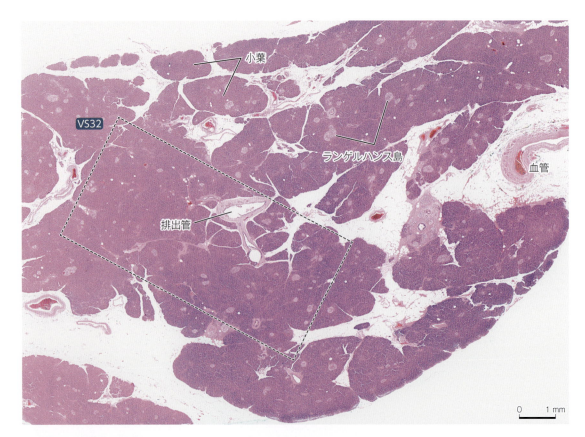

である．

内分泌部のランゲルハンス島は，A細胞（α細胞），B細胞（β細胞），D細胞（δ細胞），F細胞（PP細胞），ε細胞の5種類の内分泌細胞で構成される．それらの細胞から分泌されるホルモンは，血糖値，タンパク質合成，脂質の貯蔵など，さまざまな代謝機能を調節する．

膵臓の外分泌部は消化管ホルモンや自律神経系などにより制御されている．例えば，消化された内容物が胃から十二指腸に送られるのに伴い，消化管ホルモンのセクレチンが分泌されて膵液の分泌を促進するとともに胃液の分泌を抑制する．また，内分泌部のランゲルハンス島におけるホルモンの分泌も，自律神経系や消化管ホルモンにより制御される．例えば，交感神経はインスリンの分泌を促進し，グルカゴンの分泌を抑制する．

VS32 では膵臓を観察する．

表11.4 膵臓の分泌細胞

分泌細胞		分泌物とその作用など
外分泌部（消化酵素の前駆体を分泌）		・タンパク質，炭水化物，脂質，核酸などの分解酵素を分泌
内分泌部（ランゲルハンス島）	A細胞	・グルカゴン（glucagon）を分泌 ・内分泌部全体の15〜20%を占める ・肝臓のグリコーゲンや脂質の分解，血糖値の上昇などの促進
	B細胞	・インスリンを分泌 ・内分泌部全体の70〜80%を占める ・骨格筋細胞，肝細胞，脂肪細胞におけるグルコースの取り込み，肝臓におけるグリコーゲンの合成，血糖値の低下などの促進
	D細胞	・ソマトスタチンを分泌 ・内分泌部全体の約5%を占める ・インスリンやガストリンなどの分泌，胃の運動，消化管の分泌と吸収などの抑制
	F細胞	・膵ポリペプチド（pancreatic polypeptide）を分泌 ・内分泌部全体の約4%を占める ・膵臓の外分泌，胆嚢の収縮，食欲などの抑制
	ε細胞	・グレリンを分泌 ・内分泌部全体の約1%を占める ・空腹感を引き起こして食欲を増進

> **COLUMN**
>
> **膵液中の消化酵素の管理**
>
> 分泌された膵液中のトリプシノーゲンが何らかの原因により膵臓内で活性化してしまうと，活性化したトリプシンが他の消化酵素を活性化して膵臓を自己消化（auto-digestion）してしまい，急性膵炎を引き起こす恐れがある．それを防ぐために，膵臓内で活性化したトリプシンに結合してその機能を阻止する役割のトリプシンインヒビター（trypsin inhibitor）が膵液中に含まれている．その他にも，膵臓内で活性化したトリプシンを選択的に分解するしくみがある．

A 外分泌部と内分泌部

外分泌部（exocrine pancreas）を埋め尽くすように見える腺房の分泌細胞には，消化酵素の前駆体を含む酸好性のチモーゲン顆粒（zymogen granule）が含まれる．腺房を取り巻く筋上皮は存在しない．内分泌部（endocrine pancreas）のランゲルハンス島（Langerhans islet）は染色性の低い内分泌細胞の集団からなり，濃く染まった外分泌部の中に透けた島状の構造として点在する．写真は外分泌部と内分泌部を示す．

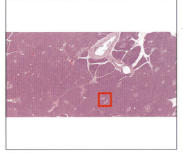
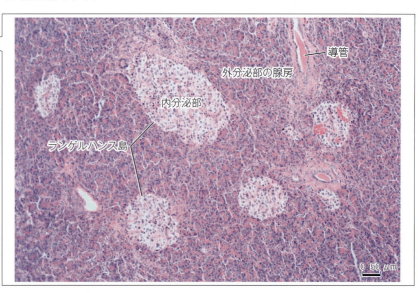

B 外分泌細胞と内分泌細胞

分泌顆粒を多量に含んで濃染された外分泌細胞と比べて内分泌細胞は染色性が低いので，ランゲルハンス島を構成する5種類の細胞を正確に区別することは難しい．しかしながら，他の細胞よりも少し赤く染まって見える酸好性のA細胞と，細胞の数が多くて核が比較的に大きいB細胞は他の細胞と区別できる．写真は外分泌細胞（左）と内分泌細胞（右）を示す．

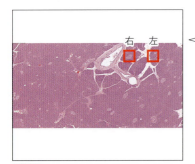
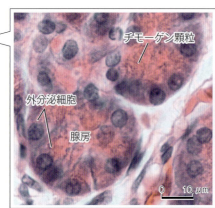
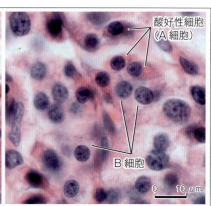

> **COLUMN**
>
> **内分泌細胞**
>
> 　ランゲルハンス島を電顕で観察すると，細胞内の内分泌顆粒の形態やその分布などの特徴により細胞の種類を大まかに判別することが可能である．B細胞の内分泌顆粒はその中に電子密度の高い芯のような構造が見え，一様に密なA細胞の顆粒とは明らかに異なる．写真はマウスのランゲルハンス島のA細胞とB細胞を示す．
>
>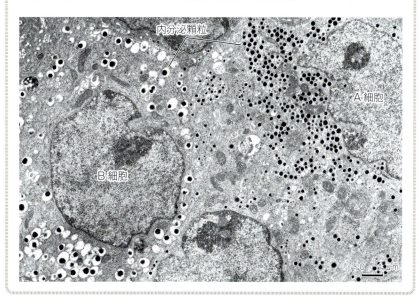

C 内分泌部の特殊染色

　通常のH・E染色でランゲルハンス島の内分泌細胞の種類を判別することは難しいが，B細胞だけを特別に染色する方法がある．それは弾性線維の染色に用いられるアルデヒドフクシン染色法である．この方法で染色するとランゲルハンス島のB細胞だけを青紫色に染めることができる．写真はアルデヒドフクシン染色したサルのランゲルハンス島を示す．

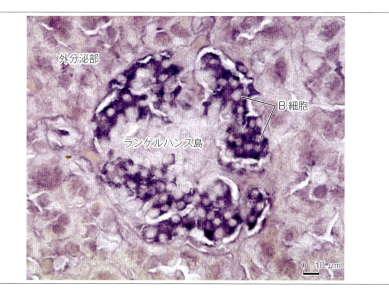

第11章 消化器系

11 肝臓
Liver

　肝臓は基本単位の肝小葉が数多く集合して形成された大型（1〜1.5 kg）の器官で，腹膜に包まれ，左右の2葉に分かれている．肝臓は血液と肝細胞（hepatocyte）との間における物質のやりとりを介した多様な機能を担うとともに，胆汁を分泌する大型の分泌腺でもある．肝小葉は板状に配置された肝細胞を中心に構成され，その隙間には不連続性毛細血管の類洞（p213 図9.5参照）が存在し，肝細胞どうしの間には胆汁が通る毛細胆管が形成されている．肝小葉内にはクッパー細胞，肝星細胞（hepatic stellate cell，伊東細胞），ナチュラルキラー細胞，樹状細胞などが分布する．

　肝臓の主要な機能は3つある．その1つは代謝機能で，血漿タンパク質の合成と分泌，糖や脂質の代謝，グリコーゲンの貯蓄，脂肪酸の合成と分解，コレステロールやリン脂質の合成などである．2つ目は，外部から取り込まれたり代謝過程で産生されたりする有毒物質の無毒化とその排出機能である．そして，3つ目は胆汁（bile）の産生とその分泌機能である．

　肝臓は交感神経と副交感神経による二重支配を受け，交感神経の亢進はグルコース産生を増加させて解糖系を抑制する．副交感神経の亢進はその逆の作用をもたらす．肝臓には痛みなどを感じる知覚神経はなく，求心性の神経は，門脈の浸透圧や，血中のグルコース，遊離脂肪酸，サイトカイン，コレシストキニン，グルカゴンなどを感知してその情報を中枢に送り，中枢からの遠心性の神経により代謝，血流，胆汁分泌などが調節される．

　肝臓に流れ込む血液のほとんど（70〜80％）が門脈からのもので，残りは肝臓に酸素を供給するための固有肝動脈（proper hepatic artery）や脾静脈からのものである．肝臓には，脾静脈（splenic vein），上腸間膜静脈（superior mesenteric vein），下腸間膜静脈（inferior mesenteric vein）を中心とした血管が合流して形成された門脈を経て消化管，膵臓，脾臓，胆嚢からの静脈血が流入する．門脈から流入した血液は肝小葉内を通過する過程でさまざまな処理を受け，肝静脈から流出される．肝臓は体を流れる全リンパ液の15〜20％を産生し，そのタンパク質含量は血漿に近いものである．リンパ液の多くはグリソン鞘（Glisson's capsule）に分布するリンパ管へと流れ，その後，小葉下リンパ管や被膜のリンパ管を経て肝臓から排出される．

　VS33では肝臓の肝小葉を中心に観察する．

COLUMN

解毒

　肝臓は体内の毒物を解毒（detoxification）して体外に排出する役割がある．肝細胞内で行われる解毒の最初の過程は，毒物の酸化，還元，加水分解などの化学処理による無毒化である．次に，それらを排出しやすい水溶性の物質に変えるために，グルクロン酸（glucuronic acid），硫酸，グルタチオン（glutathione），アミノ酸などが結合される．その後，細胞膜に分布する多剤排出輸送体などにより細胞外に排出された後，胆汁や尿から体外に排出される．

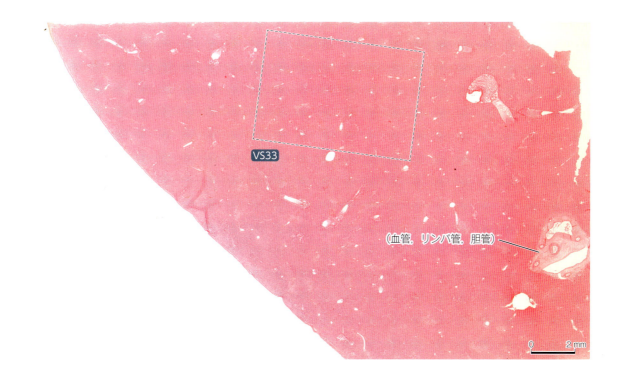

(血管，リンパ管，胆管)

A 肝小葉

　肝小葉（hepatic lobule）を構成する肝細胞には，染色体が倍数化して核が大きくなったものや，2核細胞のものなどが見られる．肝小葉は4〜6角の多角柱（断面の直径1〜2 mm，長さ1〜2 mm）に近い構造をしている．その角の部分に分布するグリソン鞘をたどると多角形の肝小葉の輪郭が確認できる．写真は肝小葉の領域（----で囲んだ部分）とグリソン鞘（→）を示す．

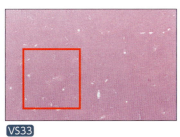

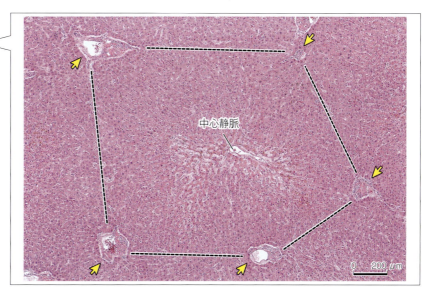

中心静脈

B グリソン鞘

　グリソン鞘は肝小葉の周囲に分布する小葉間結合組織（leaflets connective tissue）で，門脈の枝の小葉間静脈（interlobular vein），固有肝動脈の枝の小葉間動脈（interlobar artery），胆汁を排出する小葉間胆管（interlobular bile duct），リンパ管，神経線維などが分布する．写真はグリソン鞘を示す．

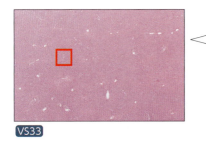
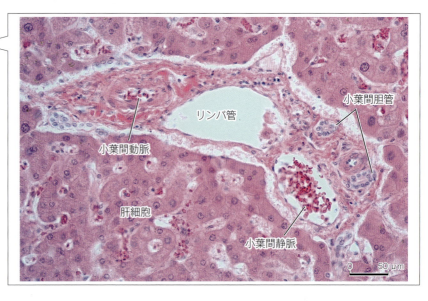

C 中心静脈，肝細胞索，類洞

　肝細胞がほぼ1列に並んで形成された肝細胞索（hepatic cord）の間に存在する類洞は不連続性毛細血管なので，肝細胞と血液の間における物質交換や白血球の通過などが容易に行われる．小葉間静脈と小葉間動脈からの血液は類洞内で合流して，肝小葉の中心部を貫く中心静脈を経て小葉下静脈（sublobular vein）へと流れる．写真は中心静脈，肝細胞索，類洞を示す．

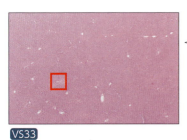
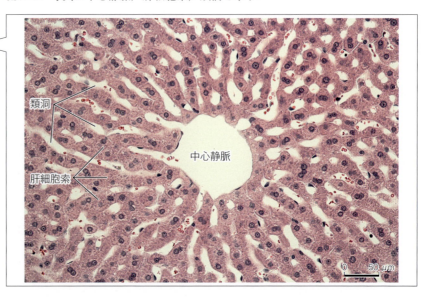

> **COLUMN**
>
> **肝臓の再生力**
>
> 　肝臓には顕著な再生能力があり，重篤な傷害や肝疾患でなければ，肝臓の組織の一部を失ってももとの肝臓の状態にまで再生することができる．肝細胞の平均寿命は約5カ月で，ほとんどの肝細胞に再生能力があると考えられている．そのために，例えば，肝臓をもとの大きさの70％くらいになるまで切除しても，残った肝細胞が細胞分裂を1〜2回することにより切除前の大きさにまで復元することができる．また，軽度の傷害では肝細胞の肥大化による補修が行われる．

D ディッセ腔

　ディッセ腔（Disse's space）は不連続性毛細血管からなる類洞と肝細胞の間の隙間で，類洞から滲出した間質液で満たされており，その間質液はグリソン鞘のリンパ管に流れ込む．肝細胞はディッセ腔に向けて微絨毛を伸ばし，血液との間で活発な物質交換を行っている．類洞の直径は一般の毛細血管より太いので，血流速度は遅い．写真は肝細胞索，類洞，ディッセ腔を示す．

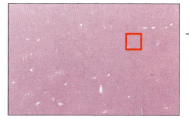

VS33

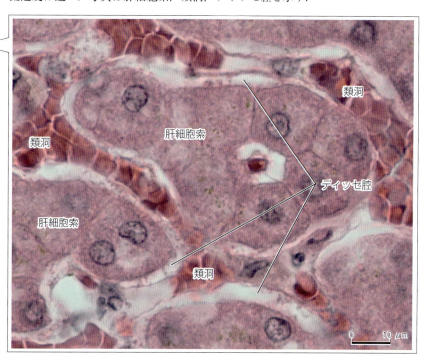

> **COLUMN**
>
> **ディッセ腔の細胞と肝星細胞によるビタミンの貯蔵**
>
> 　ディッセ腔に分布する肝星細胞はビタミンA貯蔵細胞（vitamin A-storing cell）ともよばれ，体全体の50〜80％のビタミンAを蓄えている．ヒトはビタミンAを合成できないので，食物から摂取したビタミンAを肝星細胞の脂肪滴の中に蓄え，必要に応じて血中に放出する．また，肝星細胞は肝臓が傷害を受けたときにはその補修を行うが，過剰に活性化するとコラーゲン線維などを多量に産生して肝臓の線維化（fibrosis）や肝硬変（cirrhosis）などを引き起こす．

E ディッセ腔の細網線維

　ディッセ腔に分布する細網線維は類洞の周囲を網状に取り巻いて，類洞や肝小葉の構造の維持とその補強にかかわる．その細網線維を産生しているのが肝星細胞である．肝星細胞は，肝臓が傷害を受けたときには線維芽細胞のような細胞に分化してコラーゲン線維や各種の細胞外基質を産生し，肝臓の修復や組織の再生に貢献する．写真は銀染色で細網線維を黒く染めた標本を示す．

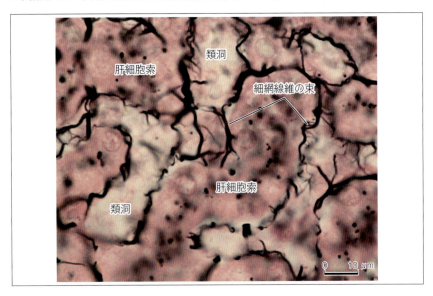

F 毛細胆管

　肝細胞が産生した胆汁は，肝細胞どうしの間に形成された毛細胆管（biliary canaliculus）に分泌される．毛細胆管は肝細胞どうしの間に形成された管状の密閉された隙間で，その隙間が胆汁の通路となり肝細胞索の中を網目状に連なっている．肝細胞から毛細胆管に分泌された胆汁は毛細胆管を巡って小葉間胆管へと排出される．写真の⇒は肝細胞索に見られる毛細胆管を示す．

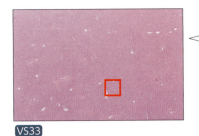

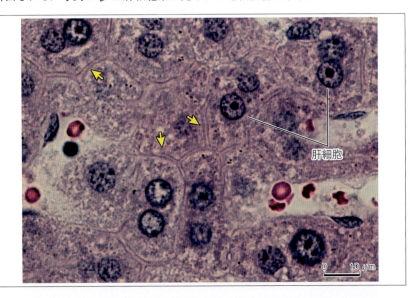

COLUMN

毛細胆管の微細構造

　肝細胞どうしが密着結合して形成された毛細胆管は密閉されているので，その中を流れる胆汁が類洞内に漏れ出ることはない．また，ギャップ結合を介した肝細胞どうしのコミュニケーションにより肝細胞の律動的な収縮が制御され，胆汁の分泌と分泌された胆汁の輸送が調節されている．写真はマウスの3個の肝細胞（★）の間に形成された毛細胆管の断面を示す．⇨は密着結合を示す．

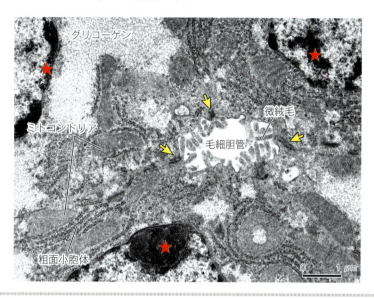

COLUMN

類洞の内皮細胞の免疫機能

　類洞の内皮細胞の細胞膜には，MHCのクラスI，IIを発現して抗原提示をする機能や血液内の異物を貪食する機能などがある．それらの機能により，消化管から吸収されて肝臓に絶え間なく流入してくる食物抗原や細菌などをクッパー細胞や樹状細胞などと一緒になって処理している．また，食物抗原に対する必要以上の免疫反応が起こるのを抑制する免疫寛容にもかかわっている．写真は類洞の内皮細胞を示す．

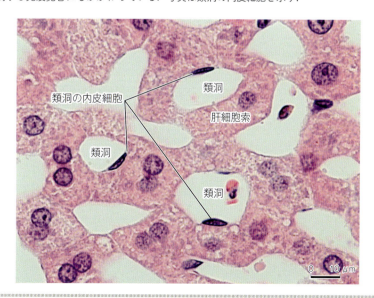

G クッパー細胞

マクロファージは存在している組織や器官により異なる名称が付けられており（表11.5），肝臓ではクッパー細胞（Kupffer cell）とよばれている．一般にマクロファージは結合組織中に分布するが，門脈系の肝臓や脾臓では血管内に常在して，古くなった赤血球，消化管由来の異物や抗原などを分解処理している．写真は類洞内で赤血球を貪食中のクッパー細胞を示す．

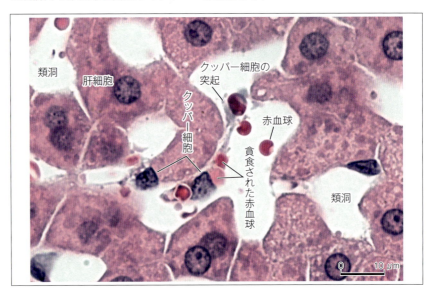

表11.5 マクロファージの分布とその名称

分布	マクロファージの名称	主な機能など
結合組織	大食細胞 （macrophage）	組織球ともよばれ，異物の貪食を行う
血液	単球 （monocyte）	マクロファージや樹状細胞になる
骨	破骨細胞 （osteoclast）	骨基質の分解とその吸収などを行う
脳	ミクログリア （microglia）	傷害を受けた神経細胞やアミロイド（amyloid）タンパク質などの貪食を行う
脾臓	赤脾髄マクロファージ （red pulp macrophage）	赤血球の貪食を行う
肝臓	クッパー細胞 （Kupffer cell）	血液中の異物や赤血球などの貪食を行う
肺	塵埃細胞 （肺胞マクロファージ： alveolar macrophage）	肺胞上皮に入り込んだ異物の貪食を行う

H 胆嚢

　胆汁を貯蔵する胆嚢（gallbladder）の壁は単層円柱上皮と筋層を中心に構成され，その外表面の多くの部分が腹膜に覆われる．上皮細胞には微絨毛があり，胆汁から水分や電解質を吸収して濃縮する機能がある．筋層は副交感神経と消化管ホルモンのコレシストキニンの作用で収縮して胆汁を十二指腸に排出する．写真は胆嚢の壁（左）と粘膜上皮（右）を示す．

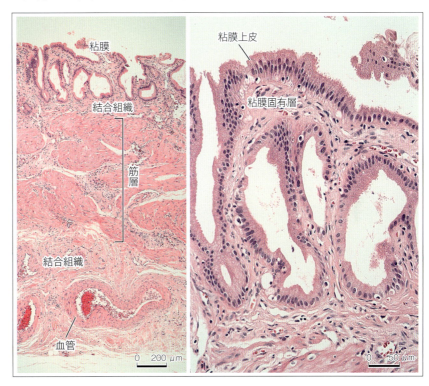

COLUMN

胆汁

　肝細胞が分泌する胆汁の主成分は，コレステロールから産生される胆汁酸（bile acid）と分解された赤血球のヘムに由来する黄色のビリルビン（bilirubin）である．胆汁酸はリパーゼの活性化や界面活性剤として働いて脂質の消化吸収を促進する．分泌された胆汁酸のほとんどは，回腸で吸収されて肝臓に戻される腸肝循環（enterohepatic circulation）を繰り返す．ビリルビンのほとんどは便と一緒に体外に排出され，その一部は尿中に排出される．便や尿の色が黄色になるのはそのためである．

第12章

呼吸器系

　呼吸器系(respiratory system)は空気の通路を形成する気道(respiratory tract)と，呼吸器の重要な役割である酸素と二酸化炭素のガス交換を行う呼吸領域(呼吸部：respiratory portion)に大きく分けられる．さらに，気道は鼻腔から咽頭(pharynx)を経て喉頭までの上気道と，気管から気管支を経て肺の肺胞に至るまでの下気道に分けられる．それらの構造と，呼気や吸気に必要な呼吸筋(respiratory muscle)などを含めた構造全体を呼吸器系とよんでいる．外界の空気と接する気道は粘膜で覆われ，消化器系と同じように生体防御機能がよく発達している．ここでは，気道と呼吸領域の構造について解説する．

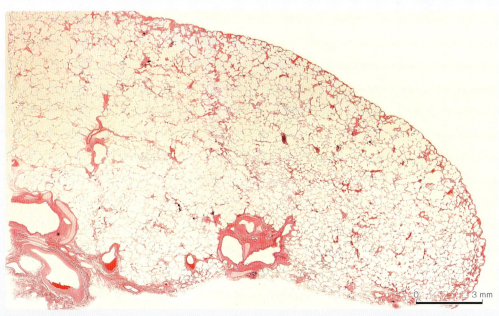

サルの肺

第12章 呼吸器系

1 上気道
Upper respiratory tract

　上気道は空気の通路としての役割だけでなく，声帯による発声，鼻腔の嗅上皮による嗅覚の感知，鼻腔の粘膜による吸気（inspiration）と呼気（expiration）の際の空気の温度と湿度の調節，嚥下などさまざまな機能にかかわる．しかも，粘膜に覆われた気道の内部は外界と直接に接しているために，吸気の中に含まれる異物や病原体などに絶えずさらされている．そのために，気道の粘膜には外部から取り込まれた異物や病原体などを排除する生体防御機能が発達している．

　生体防御の機能として，上気道の咽頭の周囲には，舌扁桃，口蓋扁桃，耳管扁桃（tubal tonsil），咽頭扁桃（pharyngeal tonsil）などの集合リンパ小節を中心とした鼻咽頭関連リンパ組織（NALT）とよばれる免疫系の組織が発達している．それらの扁桃は咽頭部に輪状に分布しているので，まとめてワルダイエルの扁桃輪（咽頭輪）（Waldeyer's tonsillar ring）とよばれている．さらに，気道の粘膜上皮全体に分布する杯細胞や気道の粘膜に分布する粘膜下腺（submucosal gland）などからは，粘液，抗菌物質，分泌型IgAなどが分泌される．

　鼻腔や上顎洞（maxillary sinus）を含めた気道の粘膜の表面は，粘液の層に厚く覆われている．吸気中に含まれる病原体やゴミなどの異物はその粘液に吸着され，気道の粘膜上に数多く分布する線毛細胞による線毛運動で粘液と一緒に咽頭まで運ばれ，異物とともに喀痰（sputum）として外に排出されるか，食道から胃に送られて消化される．このしくみは粘液線毛クリアランス（mucociliary clearance）とよばれる．

　気道の機能は自律神経系により制御されている．運動時における交感神経の作用は酸素要求量の増加に応じて気道を拡張し，気道を通る空気の量を増加させる．さらに，杯細胞や粘膜下腺からの粘液の分泌と粘膜上皮からの水分の分泌を抑制する．一方，安静時における副交感神経の作用はその逆の作用を及ぼす．

　VS34では喉頭（larynx）の声帯の部分を観察する．

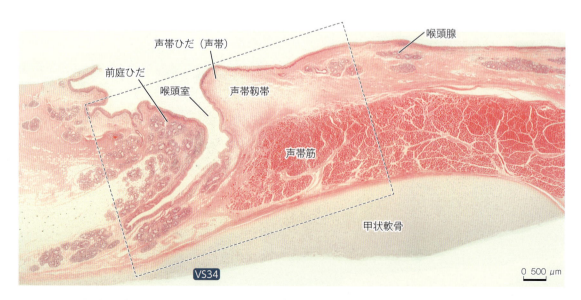

1 鼻腔

　鼻の内側の鼻腔（nasal cavity）は鼻中隔により左右2つの空間に分かれている．鼻腔内には鼻腔の粘膜の表面積を増大させる鼻甲介と豊富な血管が存在する．それらの構造には，吸気を体温に近づけるための熱交換と加湿効果がある．鼻腔内の粘膜は多列円柱上皮からなり，線毛細胞と杯細胞を中心に構成される．その表面は上皮の杯細胞や鼻腔の粘膜に分布する鼻腺や嗅腺などから分泌される粘液に覆われている．鼻腔内の粘膜は，嗅覚にかかわる嗅上皮とそれ以外の呼吸上皮に分けられている．嗅上皮では神経細胞の嗅細胞が樹状突起を伸ばして粘液に溶け込んだ化学物質を感知している．呼吸上皮は吸気と一緒に取り込まれた病原体やゴミなどの異物を粘液でとらえ，粘液線毛クリアランスにより粘液と一緒に排除する．鼻腔は自律神経系によって支配され，交感神経は粘膜の血管を収縮させ，副交感神経は粘液の分泌を促進する．

A 鼻腔の粘膜

　粘膜上皮は線毛細胞，杯細胞，基底細胞（basal cell）から構成され，線毛細胞が多く分布するので多列円柱線毛上皮ともよばれる．その表面は杯細胞や粘膜固有層の鼻腺（nasal gland）などから分泌される粘液に覆われる．鼻腔の粘膜固有層に分布する豊富な毛細血管網が，粘膜の表面を通過する吸気の温度や湿度を調節する．写真はアザン染色した鼻腔の粘膜を示す．

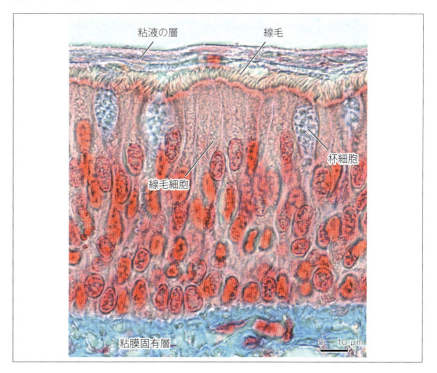

B 鼻腺

　粘膜固有層に豊富に存在する混合腺である．漿液細胞からは水分や電解質，そして，リゾチーム，分泌型IgA，ラクトフェリン（lactoferrin），ディフェンシンなどの抗菌物質が，そして，粘液細胞からはムチンを主成分とする粘液が分泌される．鼻腺から分泌された水分，電解質，抗菌物質，ムチンなどの混合物が鼻汁（nasal mucus）となる．写真はアザン染色した鼻腺を示す．

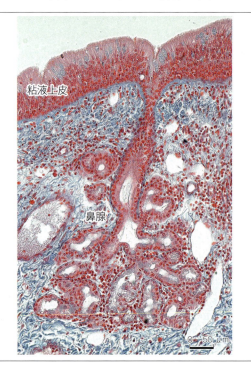

COLUMN

抗菌物質の作用

　病原体などを死滅させる抗菌物質にはさまざまな作用がある．例えば，リゾチームは細菌の細胞壁を構成する糖鎖を加水分解する．ラクトフェリンは鉄と結合する性質により細菌の増殖に必要な鉄を奪い取ったり，細菌の細胞膜のリポ多糖（lipopolysaccharide）に結合したり，ナチュラルキラー細胞やマクロファージを活性化したりする．ディフェンシンは細菌の細胞膜に結合してその膜に孔を開ける．分泌型IgAは細菌やウイルスと結合して体内への侵入を阻止する．

2 咽頭と喉頭

咽頭（pharynx）と喉頭（larynx）は呼吸，発声，構音，嚥下などにかかわる．それらの役割を簡単にいうと，咽頭は飲食の際に食物が通る通路で，喉頭は呼吸の際に空気が通る通路である．そして，食物が咽頭を通る際に喉頭にふたをしているのが喉頭蓋である．

1）咽頭

咽頭は，頭蓋底（skull base）から硬口蓋（hard palate）と軟口蓋（soft palate）の移行部までが上咽頭（epipharynx），硬口蓋から舌骨（hyoid bone）の上縁までが中咽頭（mesopharynx），舌骨の上縁から輪状軟骨（cricoid cartilage）の下縁の高さまでが下咽頭（hypopharynx）の3領域に分けられる．上咽頭の粘膜は多列円柱線毛上皮で，中咽頭と下咽頭の粘膜は重層扁平上皮である．

咽頭には軟口蓋と咽頭後壁による鼻咽腔閉鎖と，喉頭蓋による喉頭口の閉鎖の2カ所の閉鎖部がある．嚥下が行われる際にはこれらがタイミングよく閉鎖される．また，鼻咽腔閉鎖は言葉をしゃべる際の構音に重要で，閉鎖不全になると子音の発音が不明瞭になる．

食物と空気の通路として機能する下咽頭は咽頭神経叢（pharyngeal plexus）と反回神経によって支配されている．また，上気道の入り口として生体防御の最前線に位置する咽頭や喉頭には，咽頭のワルダイエルの扁桃輪や頸部リンパ節（cervical lymph nodes）などの生体防御機能が発達している．

2）喉頭

喉頭は気管へと続く管状の構造で，喉頭蓋の舌面から輪状軟骨の下縁までを指す．呼吸，発声，嚥下などにかかわる領域で，4種類の軟骨（喉頭蓋軟骨：epiglottis cartilage，甲状軟骨：thyroid cartilage，輪状軟骨：cricoid cartilage，披裂軟骨：arytenoid cartilage），靱帯，そして，いくつかの小型の筋からなる．

> **COLUMN**
> **上気道の反射運動**
> 　上気道には侵入した異物を排除する気道反射（airway reflex）とよばれる防御機能が存在する．気道の粘膜には物理的や化学的な刺激を感知する受容器が存在し，それらが刺激されると気道反射が引き起こされる．よく知られているのが咳嗽反射（cough reflex）とくしゃみ反射（sneeze reflex）である．これらの反射では，気道に分布している受容器の興奮が迷走神経を経て延髄の咳中枢に伝えられると，咳中枢から呼吸筋に情報が伝達されて呼吸筋が一気に収縮して，咳やくしゃみなどの症状が現れる．

A 喉頭の粘膜

喉頭には前庭ひだ（vestibular fold）と声帯ひだが存在する．前庭ひだは仮声帯（false vocal fold）ともよばれ，発声に重要な構造ではない．前庭ひだと声帯ひだの間のくぼんだ空間の喉頭室（laryngeal ventricle）は多列円柱線毛上皮に覆われる．そして，前庭ひだと声帯ひだは重層扁平上皮に覆われる．粘膜固有層の喉頭腺は混合腺である．写真は喉頭室（左）と声帯ひだ（右）を示す．

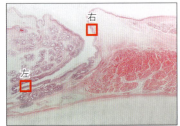

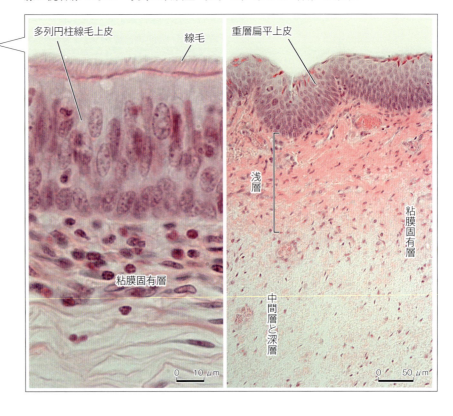

B 声帯ひだ

　声帯ひだ（vocal cord）の下部には横紋筋の声帯筋（甲状披裂筋：thyroarytenoid muscle）が存在する．粘膜上皮は重層扁平上皮で，粘膜固有層は浅層，中間層，深層の3層構造からなり，浅層はムコ多糖を多く含む柔軟な結合組織である．中間層と深層は弾性線維を多く含み，声帯靱帯（vocal ligament）とよばれる強靱な結合組織である．写真はH・E染色（左）とワイゲルト染色（右）の標本を示す．

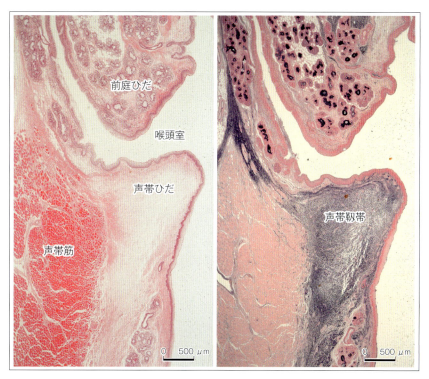

> **COLUMN**
>
> **発声**
> 　声帯ひだの中に存在する声帯筋は甲状軟骨と披裂軟骨に結合している．声帯筋が収縮すると声帯ひだどうしの間の隙間である声門（glottis）が狭められ，その状態で息を吐くと声帯ひだが振動して音波が生じる．声帯筋の収縮は反回神経（recurrent laryngeal nerve）に支配される．声帯ひだで発生された音は，舌，口唇，口の開閉などを調節して母音と子音を組み合わせると声になる．声の高低は声帯ひだの長さと張力による．思春期の声変わりは甲状軟骨の成長が主な原因である．

C 喉頭蓋

喉頭の入り口にある喉頭蓋（epiglottis）は，食物を嚥下する際に気道をふさいで食物が気道に入らないようにする役割がある．喉頭蓋の口腔側の粘膜上皮は重層扁平上皮で，喉頭側は多列円柱線毛上皮である．喉頭蓋の内部には弾性軟骨が存在する．粘膜下組織には混合腺の前喉頭腺（anterior laryngeal gland）が存在する．写真は喉頭蓋の全体の断面（左）とその一部拡大（右）を示す．

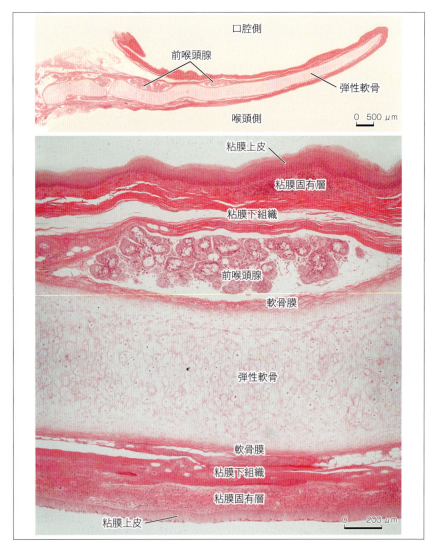

第12章 呼吸器系

2 下気道
Lower respiratory tract

　下気道では気管（trachea）が分枝して左右の肺と連絡する主気管支（main bronchus）を形成する．主気管支は分枝するごとに細くなり，その名称も，肺葉（pulmonary lobe）と連絡する葉気管支（lobar bronchus），肺区域（segmentum pulmonis）と連絡する区域気管支へと変わる．区域気管支は，さらに分枝して細気管支と終末細気管支を経てガス交換を行う呼吸細気管支と肺胞に至る．気管や主気管支には，その前面と側面を取り巻くC字形をした硝子軟骨からなる気管軟骨が一定の間隔で存在する．それにより，頸部の屈曲や呼吸に伴う内圧の低下が生じても気管が潰れないようになっている．軟骨が取り巻く部分を軟骨性壁，そして，気管の後面で軟骨が欠けている部分を膜性壁とよんでいる．気管や主気管支の粘膜上皮は異物を排出する線毛細胞や基底細胞を中心に構成され，混合腺の気管腺や気管支腺により分泌された粘液に覆われている．細気管支や終末気管支になると，肺サーファクタントを分泌するクラブ細胞が中心になる．

　肺の血管系は肺の組織に栄養素を送る栄養血管（気管支動脈と気管支静脈）と，肺胞を取り囲むように分布してガス交換を行う機能血管（肺動脈と肺静脈）により構成される．機能血管は，右心室の肺動脈（pulmonary artery）から肺に流れ，ガス交換をした後，動脈血となって肺静脈（pulmonary vein）から左心房へ流れ込み，左心室を経て大動脈から全身に送られる．一方，栄養血管は気管支動脈（bronchial artery）から肺に流れ，肺の組織に栄養素を供給した後で気管支静脈（bronchial vein）へ流れる．

　肺のリンパ系には，空気中から取り込まれた異物や病原体などの除去，肺の粘膜における免疫機能，そして，肺内の過剰な間質液を排出してガス交換を損なう浮腫を予防する役割などがある．肺のリンパ系は胸膜に分布する表在性リンパ管と，肺の深部に分布する深在性リンパ管に大きく分けられる．深在性リンパ管は小葉間結合組織内を走行するものと，肺静脈・気管支・肺動脈に伴って走行するものがある．肺と胸膜のリンパ液は気管支周辺に分布するリンパ節に流れ込み，その後，肺門や縦隔などに分布するリンパ節を経由して胸管に流れ込む．

　ここでは下気道の気管や主気管支の構造について，気管の断面を示す VS35 で観察する．

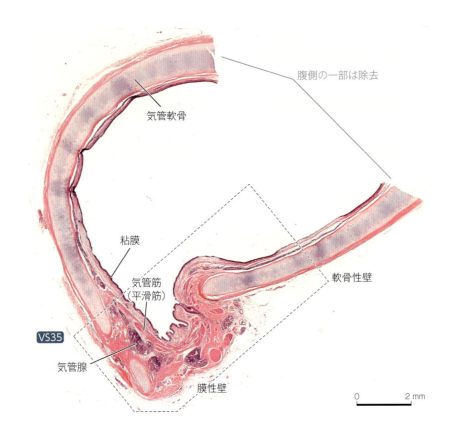

A 粘膜上皮

　気管から細気管支あたりまでの粘膜上皮は線毛細胞を中心に構成された多列円柱線毛上皮で，線毛細胞の他に杯細胞と基底細胞が存在する．上皮の表面は気管腺，気管支腺，杯細胞などが分泌する粘液に覆われる．上皮の基底部には幹細胞を含む基底細胞の層が見られ，その層の下には比較的に厚い基底膜の層が見られる．写真は粘膜上皮を示す．

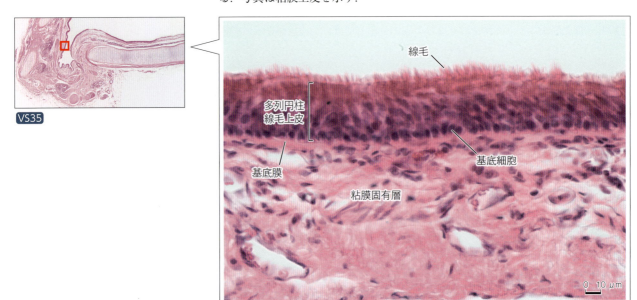

B 軟骨性壁

　気管は弾力性のある構造をしており，それを支えているのがC字形をした硝子軟骨の気管軟骨と，C字形の軟骨が途切れた部分の両端を結んでいる平滑筋の気管筋である．そして，気管軟骨どうしは，弾性線維とコラーゲン線維からなる密な結合組織の輪状靱帯（annular ligament）で連結されている．気管は疎性結合組織の外膜に包まれ，膜性壁の部分で食道と接している．写真は気管の軟骨性壁（cartilaginous wall）の縦断面を示す．

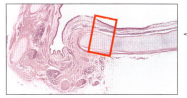

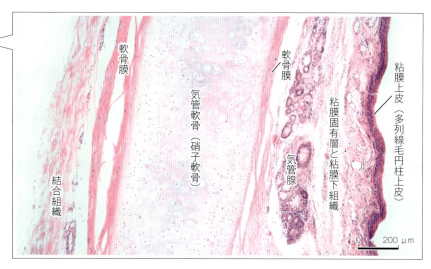

C 膜性壁

　C字形の軟骨が途切れた部分をつないでいる構造は膜性壁（membranous wall）とよばれ，粘膜上皮の下の結合組織には気管筋（tracheal muscle）や気管腺が存在する．平滑筋である気管筋の収縮は自律神経系により制御され，副交感神経と交感神経の亢進はそれぞれ気管筋を収縮と弛緩させる．また，気管筋の中には気管支の拡張を検知する伸展受容器が存在し，肺伸展受容器反射（pulmonary stretch receptors reflection）により換気量が調節される．写真は気管の断面の写真を示す．

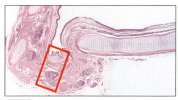

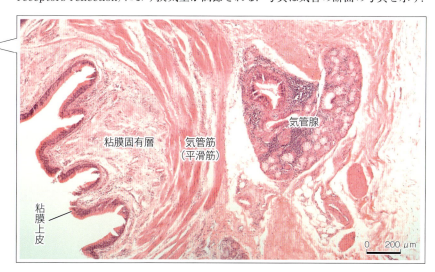

D 気管腺

　気管と気管支には同じ構造の混合腺が存在するが，それらが分布する場所の違いにより，前者を気管腺（tracheal gland），後者を気管支腺（bronchial gland）とよんでいる．粘液細胞からは多量のムチンが分泌され，漿液細胞からは水分や電解質，そして，β-ディフェンシン，リゾチーム，ラクトフェリン，分泌型IgAなどの抗菌物質が分泌される．写真は気管腺を示す．

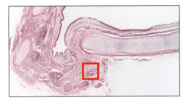

VS35

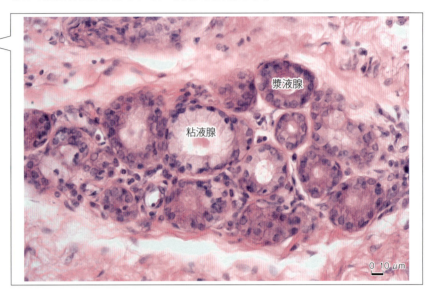

第12章 呼吸器系

3 肺
Lung

　空気が肺胞に達するまでの口腔から終末細気管支の部分（約150 mLの容量）は，ガス交換に関与しないので解剖学的死腔（anatomical dead space）とよんでいる．ガス交換の役割を担うのが肺胞で，肺胞が出現するのは呼吸細気管支あたりからである．呼吸細気管支はさらに分枝して肺胞が連なった肺胞管や肺胞嚢を形成する．肺の体積のほとんどは直径0.1〜0.3 mmの球形をした肺胞で占められている．その数は左右の肺を合わせると3〜8億個にもおよび，その総表面積は70〜200 m^{2}にもなる．肺胞の中の吸気と，肺胞を密に取り巻く毛細血管の間でガス交換が行われる．

　呼吸は横隔膜や肋間筋（intercostal muscle）などの呼吸筋（respiratory muscle）の収縮により行われる．その運動は，大脳皮質の運動野と前運動野による随意的な制御と，脳幹にある呼吸中枢からの不随意的な制御により行われる．さらに，頸動脈小体などの化学受容器からの情報（血中の酸素濃度，二酸化炭素濃度，pHなど），気道の平滑筋に分布する伸展受容器からの呼吸リズムの情報などが呼吸の調節にかかわる．また，感情の高揚や激しい運動による情報などが呼吸の調節に影響する．呼吸筋は横紋筋にもかかわらず，例外的に自律神経系の支配を受けており，無意識下でも脳幹の呼吸中枢からの制御により律動的な収縮を繰り返すことが可能である．この不随意性の呼吸中枢が働かなくなると自律的な呼吸運動の機能は停止するが，随意的な呼吸運動により呼吸が止まることはない．しかし，睡眠中の無意識下に呼吸中枢が働かなくなると中枢性睡眠時無呼吸（central sleep apnea）になって呼吸が停止してしまう．

　肺の血管系は，ガス交換にかかわる機能血管と，肺の組織に酸素や栄養素を供給する栄養血管に分けられる．機能血管とよばれるのは，脱酸素化された血液を肺に送る肺動脈と，ガス交換により酸素化した血液を肺から送り出す肺静脈である．肺では，動脈が酸素化された動脈血が静脈を流れるという意味では他の血管系とは異なる．そして，栄養血管とよばれる気管支動脈と気管支静脈は，酸素と密接に接触できない気管支などの組織を中心に酸素や栄養素を供給している．気管支動脈の血液には酸素化した肺静脈の血液が約60％も含まれ，その血液が肺に還流されている．

　肺の粘膜は外から侵入する細菌やウイルスなどの病原体に感染しやすい場所になっているので，それらの粘膜にはさまざまな生体防御のしくみが働いている．例えば，気管支関連リンパ組織（BALT）による分泌型IgAなどの産生と分泌，粘液線毛クリアランス，気管腺や気管支腺による抗菌物質の分泌，肺に常在する肺胞マクロファージによる異物の貪食などである．

　VS36 ではサルの肺を観察する．

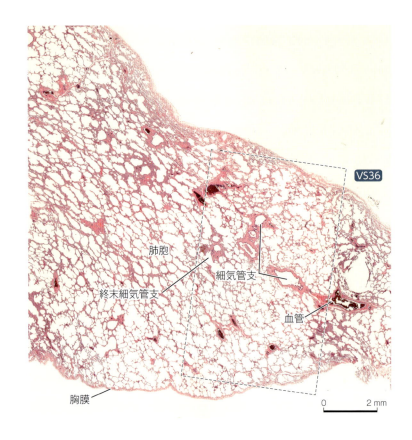

COLUMN

肺の血管

　肺動脈は他の器官の動脈よりも伸縮性があり，血流に対する抵抗性（血管抵抗：vascular resistance）が低い．そのために，運動中に発生するような心拍出量（cardiac output）の大幅な増加にも対応できる．それは，肺の細動脈の平滑筋層が他の組織の細動脈と比べて薄く，血圧の上昇に対して膨張しやすいためである．その他にも，肺胞を取り巻く多量の毛細血管網が肺における血管抵抗を低くしている．写真は肺の細動脈と他の組織に見られるの細動脈の比較を示す．

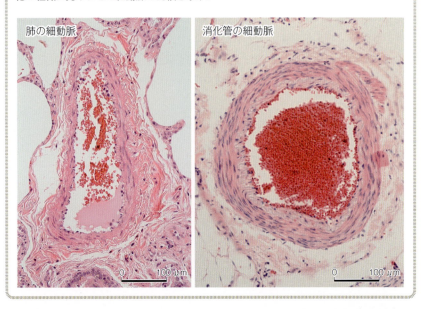

A 区域気管支，細気管支，終末細気管支

　区域気管支（segmental bronchus）から細気管支（bronchiole）を経て終末細気管支（terminal bronchiole）に移行する過程では，粘膜上皮が多列円柱上皮から単層円柱上皮を経て単層立方上皮に変化する．その過程で，軟骨は消失し，平滑筋もしだいに減少する．写真は区域気管支（上），細気管支（中），終末細気管支（下）を示す．

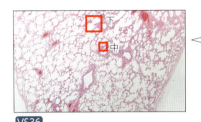

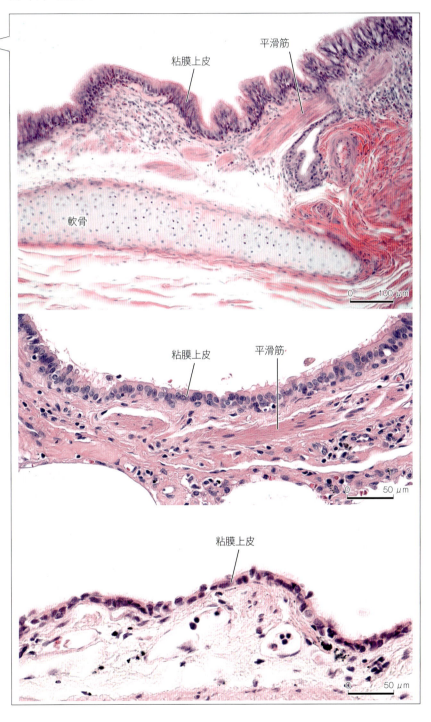

B 粘膜上皮

気道の粘膜上皮は線毛細胞，杯細胞，クラブ細胞，基底細胞，酸素濃度を感知する肺神経内分泌細胞（p338 COLUMN 参照）などにより構成される．基底細胞は，線毛細胞，杯細胞，クラブ細胞などに分化する多能性の幹細胞である．写真はウサギ（上）とヒト（下）の粘膜上皮で，それぞれクラブ細胞と杯細胞を示す．

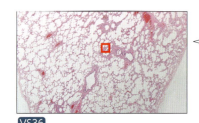

VS36

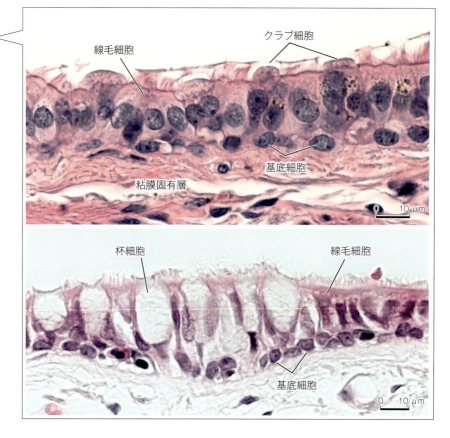

> **COLUMN**
>
> **クラブ細胞**
>
> 　クラブ細胞（club cell）は以前にクララ細胞（Clara cell）とよばれていた細胞で，肺サーファクタントタンパク質（pulmonary surfactant protein），肺の炎症や線維化を抑制するクラブ細胞分泌タンパク質（club cell secretory protein），粘液などを分泌する外分泌細胞である．その一方で，線毛細胞や杯細胞などに分化する能力がある幹細胞の一種として，肺の損傷の修復などにかかわると考えられている．写真は分泌顆粒を含むマウスのクラブ細胞を示す．
>
>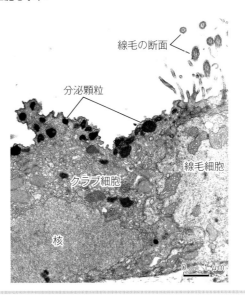

> **COLUMN**
>
> **肺サーファクタント**
>
> 　肺胞の内表面はリン脂質とリポタンパク質を主成分とする肺サーファクタント（pulmonary surfactant）に覆われる．界面活性物質の肺サーファクタントは肺胞の表面張力を低下させて，吸気と呼気における肺胞の過膨張と虚脱を防ぐ．II型肺胞上皮細胞（p333参照）内には肺サーファクタントを含む分泌顆粒の層状封入体（lamellar inclusion body）が見られる．II型肺胞上皮細胞は，肺が損傷した際にはI型肺胞上皮細胞に分化して肺を修復する．写真はマウスのII型肺胞上皮細胞を示す．
>
>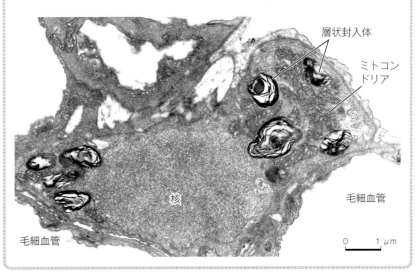

C 終末細気管支から呼吸細気管支へ

終末細気管支が分枝して呼吸細気管支（respiratory bronchiole）に移行すると，粘膜上皮は単層立方上皮から単層扁平上皮に変化する．単層立方上皮には線毛細胞が見られるが，単層扁平上皮になると見られなくなる．また，この段階の気管支でも，疎らではあるがその周囲には平滑筋細胞が見られる．写真は終末細気管支から呼吸細気管支への移行部を示す．

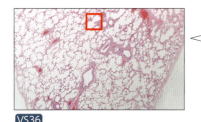

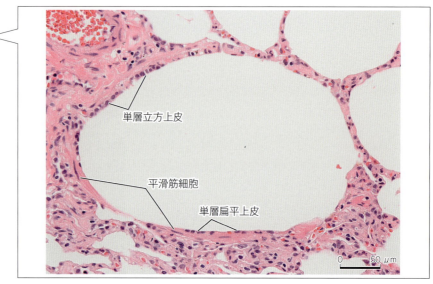

D 呼吸細気管支から肺胞管と肺胞嚢へ

呼吸細気管支になると，その管壁に肺胞が出現するようになる．呼吸細気管支が分枝すると，肺胞により構成された管状の肺胞管（alveolar duct）になる．肺胞管はさらに分枝して，最後には肺胞が嚢状に集合した肺胞嚢（alveolar sac）になる．肺胞が出現するようになると平滑筋細胞は肺胞の入り口の部分だけに見られるようになる．写真は肺胞管と肺胞嚢を示す．

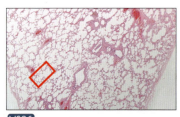

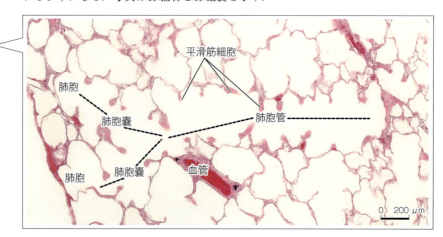

E 肺胞

　肺胞（alveolar）の上皮はその表面積の約96％を占める扁平なI型肺胞上皮細胞（alveolar type I cell）を中心に構成される．さらに，その上皮を構成する全細胞数の約60％を占めるII型肺胞上皮細胞（alveolar type II cell）が存在し，肺胞の内表面を覆う肺サーファクタントを分泌している．肺胞の周囲に分布する薄い結合組織の弾性線維やコラーゲン線維と肺サーファクタントが肺胞の構造を支えている．写真は肺胞（上）とその拡大（下）を示す．

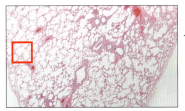

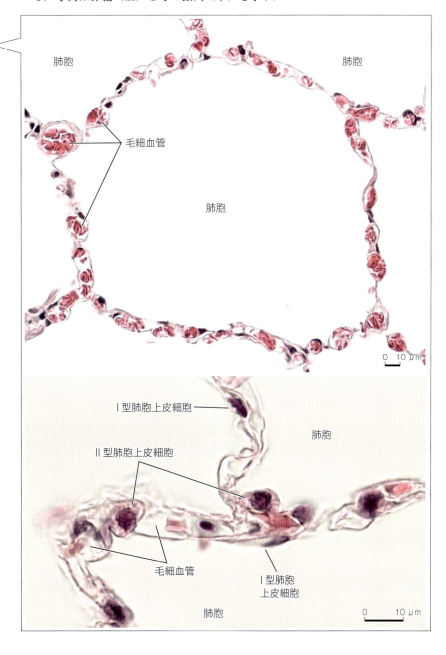

COLUMN

血液空気関門

　肺胞の壁は，I型肺胞上皮細胞，I型肺胞上皮細胞と毛細血管の基底膜が融合した基底膜，そして，毛細血管の内皮細胞の3層構造からなる．この薄い壁（厚さが0.1〜0.5 μm）は血液空気関門（blood-air barrier）とよばれ，この壁を通してガス交換が効率的に行われる．また，この壁は肺胞内への血液成分の濾出や血管内への気泡の侵入などを防ぐバリアとしても働いている．写真はマウスの肺胞（上）と血液空気関門の拡大（下）を示す．★が毛細血管を，⇨が血液空気関門を表す．

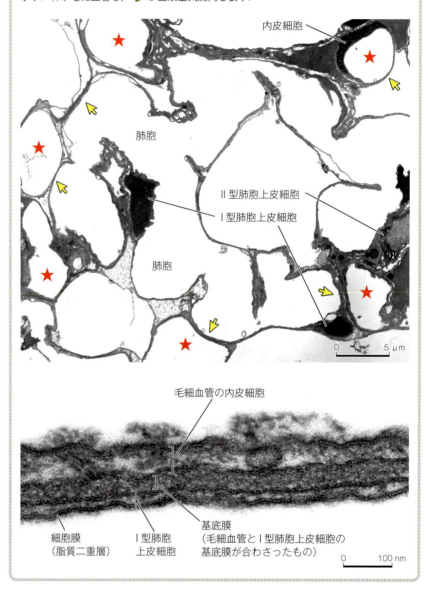

COLUMN

肺の発生

　肺は妊娠22日目頃に，前腸内胚葉から出芽する肺芽から形成される．肺芽が分枝して細気管支を形成し，その先端に終末嚢（terminal sac）とよばれる構造を形成する．終末嚢はその周囲の血管と合わさって肺胞嚢を形成する．肺胞嚢の周囲に巻き付いた平滑筋細胞に似た筋線維芽細胞（myofibroblast）が収縮することにより，肺胞嚢がくびれて数多くの肺胞が形成される．写真は発達中の肺を示す．

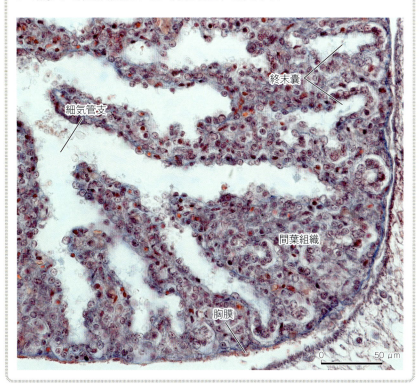

F 肺胞マクロファージ

　空気と一緒に肺胞の中にまで入り込んでしまった微細なゴミや病原体などの異物は，肺胞に常在する肺胞マクロファージ（alveolar macrophage）や好中球により貪食されて分解処理される．しかし，分解できない炭素粒子などは肺の中に蓄積されてしまう．写真は肺胞マクロファージ（上）と，塵埃細胞（dust cell）ともよばれる炭素粒子を取り込んだ肺胞マクロファージ（下）を示す．

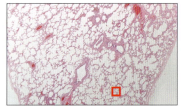

VS36

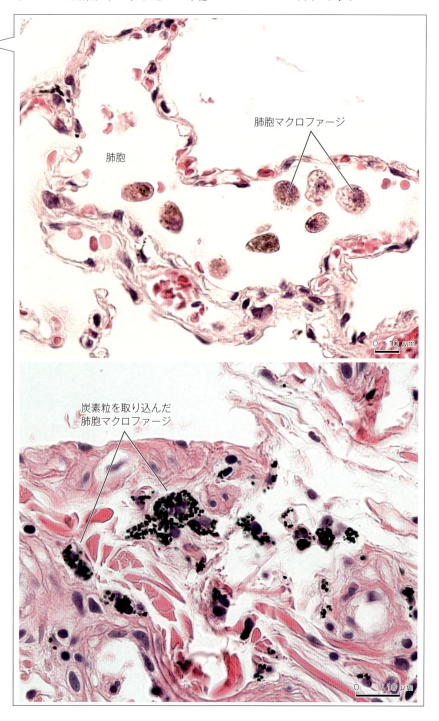

G 胸膜

胸膜（pleura）は弾性線維が豊富な結合組織と中皮からなり、胸壁を覆う壁側胸膜（parietal pleura）と肺を覆う臓側胸膜（visceral pleura）に分けられているが、両者は連続した構造である。前者には肋間神経（intercostal nerve）が支配する知覚神経が分布するが後者にはない。胸膜が分泌する漿液は胸膜どうしの摩擦を低減して胸郭の拡張や肺の拡張を容易にする役割がある。写真は臓側胸膜を示す。

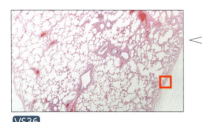

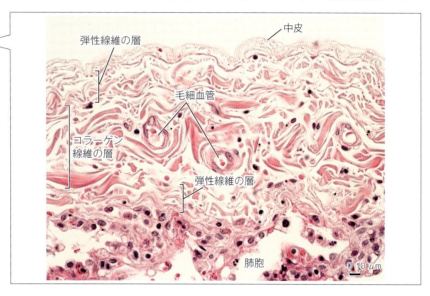

H 胸膜のリンパ系

臓側胸膜に分布する表在性リンパ管は胸膜内を巡って肺門のリンパ節に流れ込む。肺の内部を流れる深在性リンパ管は肺内のリンパ節を経て肺門のリンパ節に流れ込む。その後、縦隔（mediastinum）のリンパ節を経て気管支縦隔リンパ本幹（broncho-mediastinal trunk）から排出される。肺のリンパ管は漿液の吸収や肺に入り込んだ不溶性の粒子の排出にもかかわる。写真は肺のリンパ管を示す。

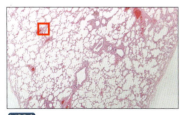

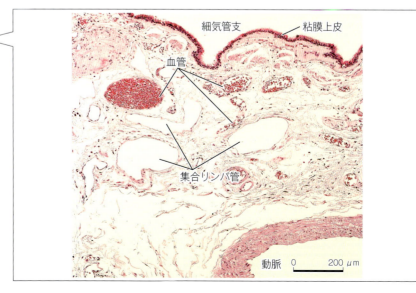

> **COLUMN**
>
> **肺神経内分泌細胞**
> 　肺の粘膜上皮には酸素濃度の変化を感知して神経ペプチドやセロトニンを分泌する肺神経内分泌細胞（pulmonary neuroendocrine cell）が存在する．肺神経内分泌細胞は主に気管支が分枝する周辺の粘膜上皮に集団で点在している．化学受容器，肺血流の調節，気管支緊張の制御，免疫応答の調節などと幅広い機能がある．さらに，肺損傷の修復の際にはクラブ細胞，線毛細胞，杯細胞などに分化することができる幹細胞でもある．

Ⅰ 傍気管神経節

　気道を支配する副交感神経は小型（約100 μm）の傍気管神経節（paratracheal ganglion）を平滑筋の近傍に形成し，その節後ニューロンからアセチルコリンを放出して下気道の平滑筋や血管の収縮，粘膜の外分泌機能などを制御する．また，傍気管神経節の神経細胞は気道の知覚神経分枝からの入力を受けて気道過敏症や喘息などにもかかわる．写真は傍気管神経節を示す．

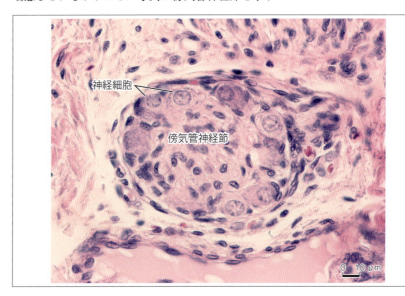

> **COLUMN**
>
> **肺の発達と自力呼吸**
>
> ヒトの胎児では妊娠24〜28週までに肺の基本構造が形成され，妊娠32週頃までに肺サーファクタントも十分に分泌されるようになる．その結果，肺の拡張とガス交換が可能になるので自力で呼吸できるようになる．肺サーファクタントの分泌が不十分だと肺胞が容易に膨らまないので自力での呼吸は困難である．写真は肺サーファクタントを分泌するマウスの胎仔のII型肺胞上皮細胞を示す．
>
>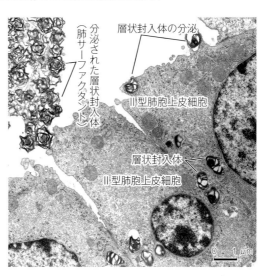

第13章

泌尿器系

　泌尿器系（urinary system）は，尿を産生する腎臓，産生された尿を腎臓から膀胱に送る尿管，尿を一時的に蓄える膀胱，そして，尿を体外に排出する通路の尿道などから構成される．尿が運ばれる一連の通路をまとめて尿路とよんでいる．腎臓は水分やNa^+を中心とした体液中の電解質の調節，代謝で生じた老廃物や毒物などの排出，血圧の調節，赤血球の産生を促すホルモンの分泌，ビタミンDの活性化などの多くの役割を担っている．この章では腎臓を中心とした泌尿器系の構造について解説する．

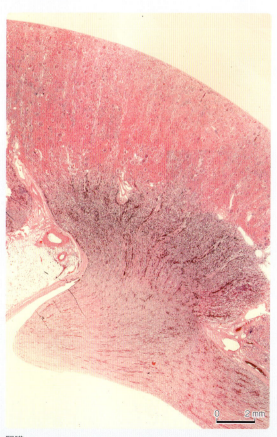

腎臓

第13章 泌尿器系

1 腎臓
Kidney

　腎臓は腎葉とよばれる構成単位からなる．小動物の腎臓は1つの腎葉からなるが，大型のヒトの腎臓は8〜16個の腎葉で構成される．腎葉は皮質と髄質に分けられ，三角形の構造をした髄質の部分は腎錐体とよばれ，腎錐体の先端の突出した部分が腎乳頭で，腎臓で産生された尿は腎乳頭の部分から腎杯に排出され，尿管を経て膀胱に送られる．

　腎臓を構成する機能単位のネフロン（nephron）は腎小体と尿細管（renal tubule）からなり，1つの腎臓には約100万個のネフロンが存在する．腎小体は糸球体とボーマン嚢からなる．糸球体を構成する有窓性毛細血管からボーマン嚢の中に限外濾過（ultrafiltration）された液を原尿とよぶ．限外濾過は血液に一定の圧力をかけて濾過膜を通して原尿を濾し出すしくみである．その際に濾過膜として働いているのが血液尿関門を構成するフィルター構造で（p50 図2.6参照），濾過に必要な血圧は糸球体に出入りする輸入細動脈と輸出細動脈の血流量により調節されている．限外濾過されたばかりの原尿は血漿からタンパク質を除いたものとほぼ同じ成分からなり，電解質，糖，アミノ酸，水分などの有用物質が多く含まれる．それらは尿細管の上皮により再吸収されて血液中に戻される．

　尿細管は腎臓のほとんどを占める構造で，その形態や機能の違いから，近位曲尿細管，ヘンレのループ，遠位曲尿細管，集合管とよばれる領域に分けられている．原尿が尿細管を通過する過程で，原尿中の有用物質が再吸収され，体内の老廃物が原尿中へ分泌される．原尿は1日に150〜200Lも産生されるが，再吸収された後，その約1％が尿として体外に排出される．

　腎小体には腎臓の機能を制御する傍糸球体装置とよばれる構造が存在する．傍糸球体装置には原尿に含まれるNaClの濃度や糸球体に流入する血液の血圧を監視するセンサー，そして，レニンやプロスタグランジンなどのホルモンを分泌する内分泌細胞などが存在し，それらが互いに連携して体液中の水分や電解質のバランス，血圧などを調節している．また，その調節には輸入細動脈を支配する交感神経もかかわる．

　VS37 では腎臓の断面の一部を観察する．

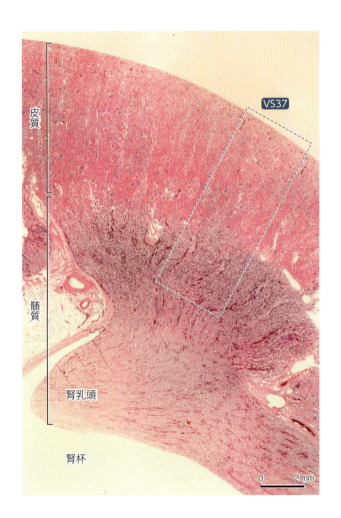

COLUMN

血液尿関門の構造

血液尿関門（blood-urine barrier）は，有窓性毛細血管，内皮細胞と足細胞（podocyte）の基底膜が合わさった厚い基底膜，毛細血管を包む足細胞の突起からなる．内皮細胞や足細胞の表面には負に荷電した糖タンパク質が分布し，基底膜にも負に荷電した細胞外マトリクスが含まれる．その結果，基底膜による濾過機能と，関門部に分布する負電荷による反発力が血液から原尿を産生する際のフィルターとして働いている．さらに，足細胞の突起どうしの間には物質透過のバリアやセンサー機能があるスリット膜（slit diaphragm, ⇨）が存在する．写真はマウスの血液尿関門を示す．

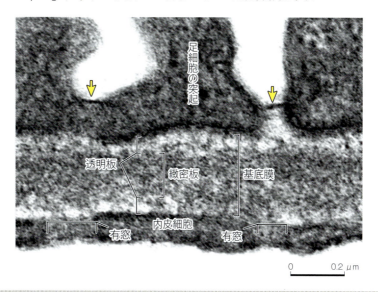

A 腎葉

1つの腎葉（renal lobe）から構成される小動物の腎臓を見ると，その基本構造がよくわかる．錐体状の髄質（腎錐体：renal pyramid）とそれを覆うようにして扇状に広がる皮質からなる．腎錐体の突出した部分の腎乳頭を包むように存在する腎杯と，それに連なる尿管が存在する．写真はウサギの腎臓の正中断を示す．

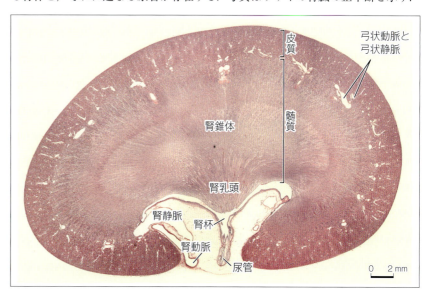

B 皮質と髄質

皮質（renal cortex）は，腎小体，近位曲尿細管，遠位曲尿細管などが分布する皮質迷路（cortical labyrinth）と，ヘンレのループと集合管などが束になって走行する髄放線（medullary ray）の領域が一定の間隔で交互に分布して見られる．髄質（renal medulla）にはヘンレのループと集合管が分布し，それらの尿細管の分布の違いによりいくつかの領域に分けられる．写真は皮質（上）と髄質（下）を示す．

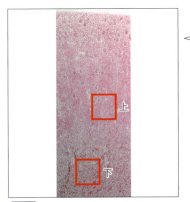

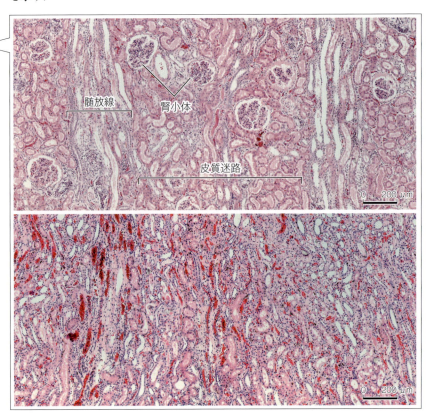

COLUMN

ネフロンの分布

皮質の表層を中心に分布する皮質ネフロン（cortical nephron）と，髄質の近傍に分布する傍髄質ネフロン（juxtamedullary nephron）の2種類がある．前者は全ネフロンの80％を占め，その短いヘンレのループは髄質の表層までしか伸びていない．後者は腎小体が大きく，その長いヘンレのループは腎乳頭あたりまで伸びているので，原尿の濾過量や再吸収の量が皮質ネフロンよりも多い．また，皮質ネフロンの輸入細動脈はアンジオテンシンIIによる収縮反応が傍髄質ネフロンよりも強い．

C 髄質の層構造

髄質は尿細管の分布とその染色性の違いにより内層（inner zone）と外層（outer zone）に，さらに，外層は外帯（outer stripe）と内帯（inner stripe）に分けられる．外層にはヘンレのループの太い管と集合管が，そして，内層にはヘンレのループの細い管と集合管が分布する．外帯にはヘンレの下行脚と上行脚の太い部分が，そして，内帯にはヘンレの下行脚の細い部分と上行脚の太い部分が存在する．写真はアザン染色したウサギの腎臓を示す．

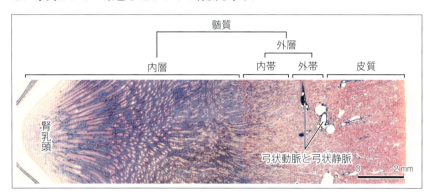

D 腎乳頭と乳頭管

集合管は皮質から腎乳頭（renal papilla）にかけてしだいに太くなり，腎乳頭部の集合管は乳頭管（papillary duct）とよばれている．乳頭管では水分，ナトリウム，尿素の再吸収などが活発に行われる．乳頭管を構成する単層円柱上皮は腎乳頭を覆う単層円柱上皮に連なり，その後，腎杯を覆う移行上皮へと変化する．写真は腎乳頭の乳頭管に見られる単層円柱上皮から移行上皮への移行を示す．

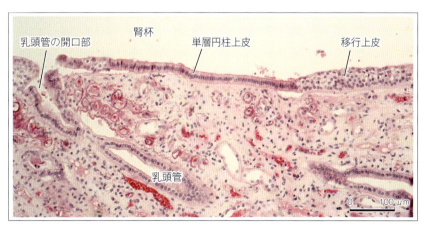

E 腎杯と腎盤

　複数の腎葉からなるヒトの腎臓では，腎杯（renal calix）が集合して腎盤（renal pelvis，腎盂）を形成する．腎乳頭から排出された尿は腎盤に集められ，そこから尿管に向けて押し出される．腎杯と腎盤の上皮下には平滑筋が存在し，腎盤には尿管の筋層と連なる2層の平滑筋の層（内層の縦走筋と外層の輪走筋）が見られる．腎杯の部分には自動興奮するペースメーカー細胞が存在し，平滑筋の自動的な収縮運動を引き起こす．平滑筋の収縮により生じた蠕動運動は腎盤から尿管へと伝播し，尿を腎盤から膀胱に向けて押し出す力となる．その運動は自律神経系により調節されている．写真は腎盤の上皮下に分布する平滑筋を示す．

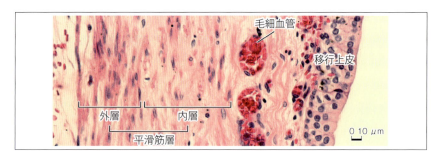

F 腎臓を覆う構造

　腎臓の表面を覆う密性結合組織の線維皮膜（fibrous capsule，腎被膜：renal capsule）は腎臓の内部の構造を保護している．さらに，その上を脂肪被膜（fatty capsule）と密性結合組織の腎筋膜（renal fascia，ゲロタ筋膜：Gerota's fascia）が覆う．腎臓と副腎をまとめて覆う腎筋膜は腹壁の筋膜と連なるのでその名がある．写真はアザン染色した線維被膜を示す．

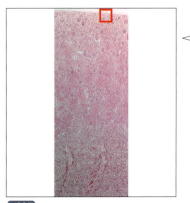

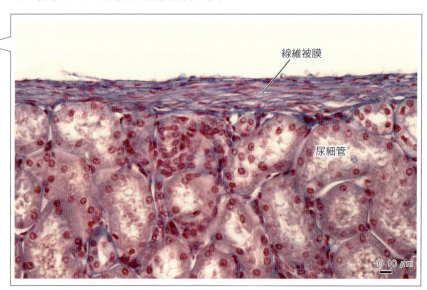

G 腎小体

腎小体（renal corpuscle）は輸入細動脈が分枝して形成された毛細血管の球状の塊からなる糸球体（glomerulus）と，それを取り囲むボーマン嚢（Bowman's capsule）を中心に構成される．糸球体を構成する毛細血管は有窓性毛細血管で，腎小体には数多くのメサンギウム細胞が分布する．ボーマン嚢は連続する2層（臓側葉：visceral layer，壁側葉：parietal layer）の上皮からなる袋状の構造で，臓側葉は足細胞を形成して糸球体の毛細血管を包んでいる．そして，壁側葉は糸球体から濾過される原尿を入れるボーマン腔を形成して尿細管と連続する．糸球体への血液は輸入細動脈（afferent arteriole）から入り，糸球体の中を巡った後，輸出細動脈（efferent arteriole）となり糸球体から出る．糸球体に血管が出入りする側を血管極（vascular pole），ボーマン嚢が尿細管と連絡する側を尿管極（urinary pole）とよんでいる．血管極には遠位曲尿細管が密着して傍糸球体装置を形成している．写真は腎小体（上）とマウスの腎小体の拡大（下）を示す．

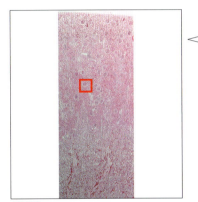

VS37

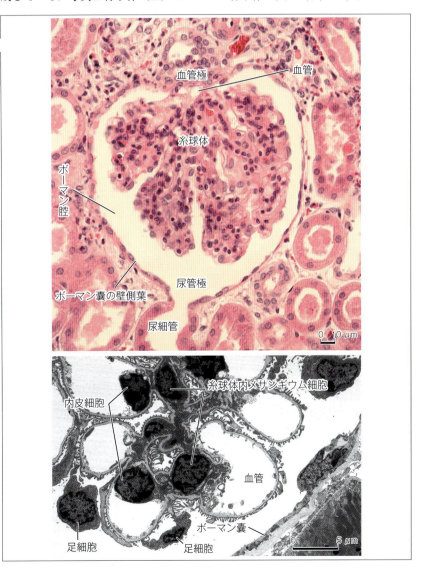

H メサンギウム細胞の分布

メサンギウム細胞は糸球体と傍糸球体装置に分布し，それぞれ糸球体内メサンギウム細胞（intraglomerular mesangial cell）と糸球体外メサンギウム細胞（extraglomerular mesangial cell）とよばれる．糸球体内メサンギウム細胞は一定領域の毛細血管を取りまとめるように分布する．写真は糸球体内メサンギウム細胞の分布（赤紫色の部分：⇨）を示す．PAS（periodic acid-schiff）染色．

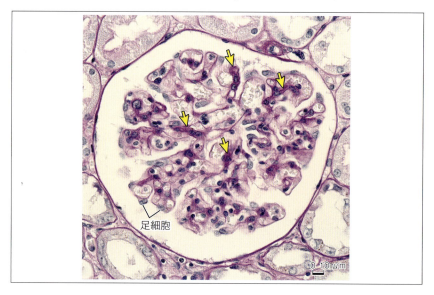

I メサンギウム細胞

メサンギウム細胞（mesangial cell）は収縮機能と食作用がある細胞で，自身が分泌したタイプIVのコラーゲン線維やプロテオグリカンなどの細胞外基質の厚い層に包まれている．糸球体を構成する全細胞数の30〜40％を占める糸球体内メサンギウム細胞は，その収縮機能により糸球体における原尿の濾過量や血圧などを調節している．写真は糸球体内メサンギウム細胞を示す．

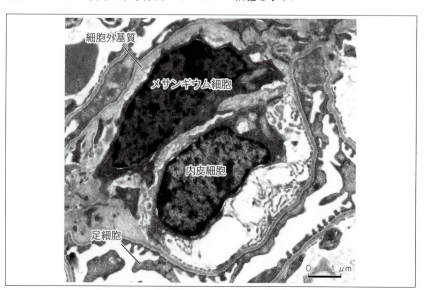

J 傍糸球体装置の構造

傍糸球体装置（juxtaglomerular apparatus）は，遠位曲尿細管の緻密斑，糸球体外メサンギウム細胞，輸入細動脈に分布する特殊な平滑筋で内分泌細胞の傍糸球体細胞（juxtaglomerular cell），交感神経の支配を受ける輸入細動脈などにより構成される．それらの協調的な働きにより体液中の水分や電解質，そして，血圧などが調節される．写真はアザン染色した腎小体を示す．

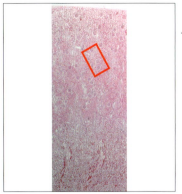

VS37

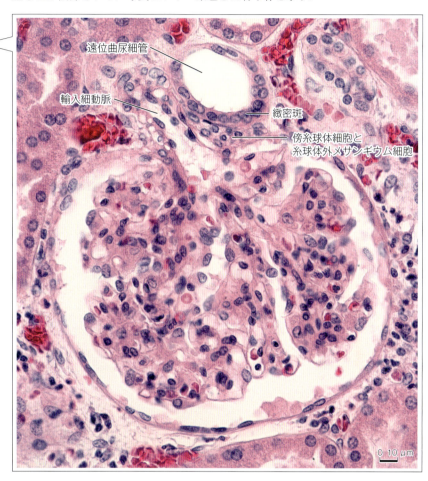

遠位曲尿細管
輸入細動脈
緻密斑
傍糸球体細胞と糸球体外メサンギウム細胞

0 10μm

> **COLUMN**
>
> **傍糸球体装置の働き**
>
> 　遠位曲尿細管の中を流れる原尿のNaClの濃度を反映したCl⁻濃度が緻密斑（macula densa）の細胞により検知され，その情報が近くに分布する糸球体外メサンギウム細胞を介して輸入細動脈の平滑筋細胞や傍糸球体細胞にフィードバックされる．原尿中のCl⁻の濃度が高くなると，輸入細動脈の平滑筋細胞を収縮させて糸球体へ流入する血流量を減らして濾過量を減少させる．反対にCl⁻の濃度が低くなると傍糸球体細胞を刺激してレニンを分泌させ，血管収縮ペプチドのアンジオテンシンⅡ（angiotensin Ⅱ）を活性化させることにより輸出細動脈を収縮させ，糸球体内の血圧を高めて濾過量を増加させる．

> **COLUMN**
>
> **腎臓の内分泌機能**
>
> 　尿細管の周囲の結合組織に分布するエリスロポエチン産生細胞（erythropoietin-producing cell）と緻密斑の細胞は，それぞれエリスロポエチン（erythropoietin）とプロスタグランジン（prostaglandin）を分泌する．エリスロポエチンは骨髄における赤血球の分化の促進やビタミンDの活性化にかかわる．プロスタグランジンは輸入細動脈の拡張や傍糸球体細胞からのレニン分泌などを引き起こし，腎臓の血流量や再吸収機能の調節にかかわる．

K 尿細管

　尿細管を構成する上皮はその吸収と排出機能により，酸塩基バランスの維持，代謝で生じた老廃物や取り込まれた薬物の排出など，人体の恒常性維持に欠かせない重要な役割を果たしている．尿細管は近位曲尿細管，ヘンレのループの下行脚と上行脚，遠位曲尿細管，集合管（腎乳頭部では乳頭管）に領域分けされた連続する管で，各領域が役割を分担して水や塩化物，老廃物のアンモニアなどの受動的な排出や再吸収，そして，グルコース，アミノ酸，ペプチドなどの能動的な再吸収を行っている．

L 近位曲尿細管

　吸収機能が活発な近位曲尿細管（proximal convoluted tubule）は蛇行した管からなり，この部分で原尿に含まれる糖やアミノ酸などのほとんどが再吸収されて血中に戻される．その他にも，水分，HCO_3^-，Na^+，Cl^-，K^+などの再吸収やH^+の分泌が行われる．吸収効率を高めるために管を構成する上皮細胞は刷子縁を形成している．そして，能動輸送に必要なエネルギーを産生するためのミトコンドリアを豊富に含む細胞質が赤く染まっている．写真は近位曲尿細管を示す．

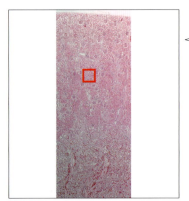

VS37

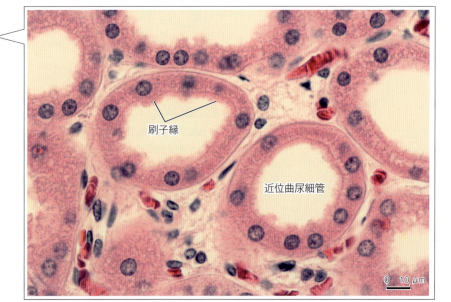

M ヘンレのループ

　ヘンレのループ（Henle's loop）は近位曲尿細管と遠位曲尿細管の間を連絡するU字型の管で，下行脚（descending limb）と上行脚（ascending limb）からなり，それぞれ原尿からの水分と電解質の再吸収を行っている．下行脚と上行脚は細い部分と太い部分からなり，太い部分はそれぞれ近位曲尿細管の直部（proximal straight tubule），遠位曲尿細管の直部（distal straight tubule）とよばれる．写真はヘンレのループの断面を示す．

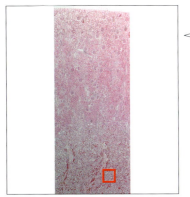

VS37

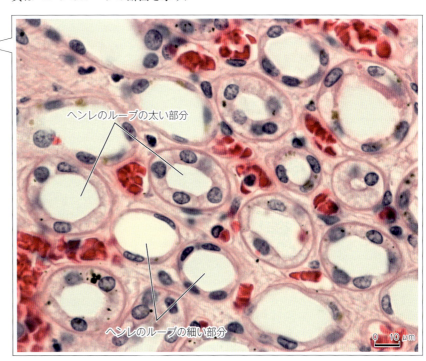

ヘンレのループの太い部分

ヘンレのループの細い部分

0　10 μm

COLUMN

対向流増幅系

　ヘンレのループと集合管の間には，原尿に含まれる水分やNa^+などを効率よく再吸収する対向流増幅系（countercurrent multiplier system）とよばれるしくみがある．ヘンレのループの上行脚から再吸収されたCl^-とNa^+や集合管から排出された尿素などの存在により，髄質の間質液の浸透圧は高い状態にある．その高い浸透圧を利用して下行脚や集合管を流れる原尿から水分が再吸収される．

N 遠位曲尿細管

　遠位曲尿細管（distal convoluted tubule）を構成する細胞は近位曲尿細管のものよりも少し丈が低い．刷子縁は不明瞭であるが基底陥入は発達している．ミトコンドリアの量が少ないために細胞質の染色性は低い．水分，Na^+，Cl^-，K^+などを再吸収する．副腎皮質ホルモンのアルドステロン（aldosterone）によりNa^+の再吸収が促進される．写真は近位曲尿細管と遠位曲尿細管の断面を示す．

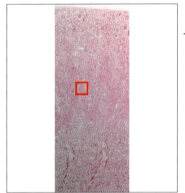

VS37

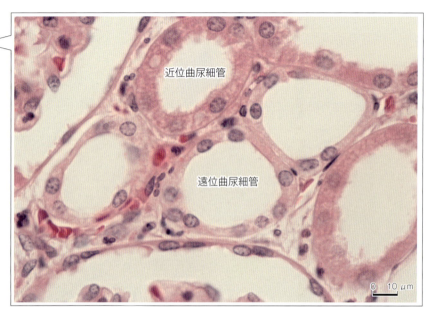

COLUMN

尿細管の吸収上皮

　吸収機能が活発な近位曲尿細管と遠位曲尿細管の上皮細胞の頂端側には微絨毛が数多く形成されている．基底側の細胞膜には基底陥入（p48 図2.2 参照）とよばれる陥入が見られ，その陥入に沿って一列に並んだ数多くのミトコンドリアが存在する．微絨毛の基部ではエンドサイトーシス（⇒）が活発である．写真はマウスの尿細管の微絨毛（左）と基底陥入（右）を示す．

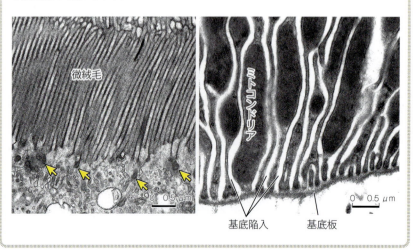

> **COLUMN**
>
> **尿細管分泌**
>
> 尿細管の細胞は栄養素，水分，Na^+などの有用な物質を原尿から再吸収するだけでなく，不要になったアンモニア，尿素，クレアチニン，尿酸などの老廃物を尿中に積極的に排出する役割がある．この排出機能は尿細管分泌（tubular secretion）とよばれ，血液中に取り込まれた薬物などを尿中に排出する役割もその一つである．例えば，近位曲尿細管の微絨毛の細胞膜には多剤排出輸送体が存在し，体内に取り込まれた毒物や薬物などを能動輸送により尿中に排出している．

集合管

腎杯に開口して尿を排出する集合管（collecting tube）は皮質と髄質の領域にまたがって走向している．腎乳頭部では乳頭管とよばれる．集合管は染色性の低い単層円柱上皮からなり，主に水分の再吸収を行っている．集合管を構成する細胞は下垂体の後葉から分泌される抗利尿ホルモンのバソプレシン（vasopressin）の標的の一つで，その作用により集合管の水分の再吸収が促進される．写真は集合管の断面を示す．

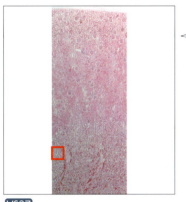

VS37

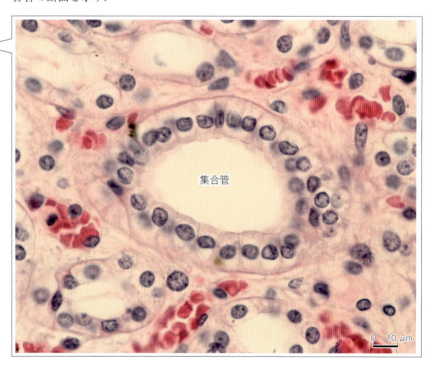

P 腎臓の血管系

　腎臓に入った腎動脈は分枝して各腎葉に向かう葉間動脈（interlobar artery）になり，皮質を貫いて髄質に向かう．髄質に至ると分枝して皮質と髄質の境界部を横に走向する弓状動脈（arcuate artery）になる．その後，弓状動脈から分枝して髄質内を走行する小葉間動脈になり，そこから分枝した枝が輸入細動脈になって糸球体に入る．原尿の濾過を経た後，糸球体から出た輸出細動脈は尿細管の周囲に分布する毛細血管網と連なり，尿細管が再吸収した分子を取り込んで腎静脈へと連なる．写真は尿細管の周囲に分布する毛細血管網を示す．

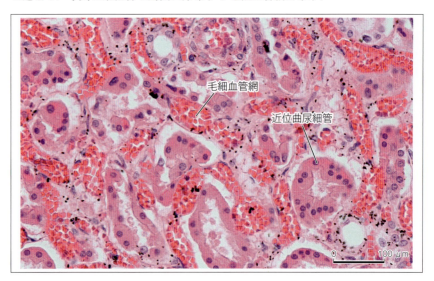

COLUMN

腎臓の発生

　中腎管（mesonephric duct，ウォルフ管：Wolffian duct）から出芽した尿管芽（ureteric bud）が後腎の間葉組織に侵入すると，尿管芽の周囲に間葉細胞が集合した凝集体が形成される（左）．その凝集体はS字状に変形して尿管芽と融合して尿細管と腎小体を形成する（中）．腎小体になる部分には2層の上皮構造（将来のボーマン嚢）が形成され，尿細管になる部分と2層の上皮との間に血管の前駆細胞が入り込んで糸球体，ボーマン嚢，尿細管などが形成される（右）．そして，尿管芽から集合管，尿管，膀胱の一部も形成される．写真はトルイジンブルー染色したマウスの腎臓の発生過程を示す．

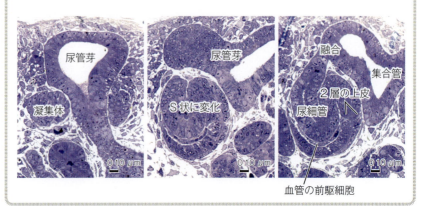

第13章 泌尿器系

2 尿管 Ureter

　尿管（外径4～6 mm）は粘膜上皮，粘膜固有層と粘膜下組織，筋層，外膜により構成される．粘膜上皮は移行上皮で，尿が流れていないときの粘膜は収縮してひだ状の構造を形成している．そのひだは尿管をふさぐ弁のように働いて尿が腎臓へ逆流するのを防いでいる．一方，尿が流れて管が拡張しているときにはひだが消失する．

　尿管の筋層は平滑筋からなり，腎臓に近い尿管の上部と尿管の下部では筋層の構造に違いが見られる．尿管には，その管径が狭くなっている生理的狭窄部（physiological narrowing）とよばれる部位が3カ所ある．それらは，腎盤から尿管に移行する部位，尿管と総腸骨動脈（common iliac artery）が交叉する部位，尿管が膀胱に移行する部位である．生理的狭窄部は尿管結石（ureteral stone）などの異物が通過障害を起こしやすい場所としても知られている．

　尿管は腎臓から膀胱に向けて周期的（1～4回/分）な蠕動運動を繰り返し，尿を腎臓から膀胱に向けて輸送する．尿管の蠕動運動は腎盤に分布する特殊な平滑筋細胞により誘発される．この細胞は消化管のカハール介在細胞（p270下 COLUMN 参照）とよく似た細胞で，周期的に繰り返す自発的な興奮を尿管の筋層に伝達して尿管の蠕動運動を引き起こす，ペースメーカーの役割を果たしていると考えられている．蠕動運動は尿管の粘膜上皮下の結合組織や外膜の尿管神経叢（ureteric plexus）に分布する自律神経系による影響を受ける．交感神経の亢進は尿管の運動性を減少させ，副交感神経の亢進はその逆の作用を及ぼす．尿管には知覚神経が存在するので，尿路結石などの刺激により尿管疝痛（ureteral colic）が引き起こされる．

　VS38 では尿管の上部を観察する．

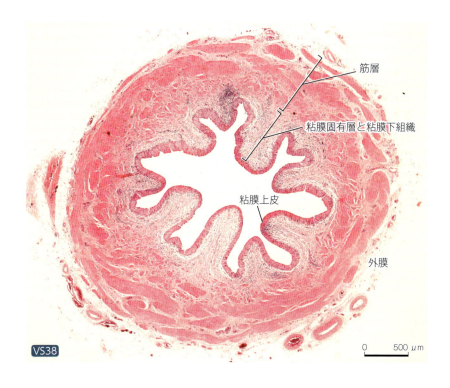

A 粘膜

粘膜上皮は移行上皮で，表在層，中間層，基底層の3層に分けられる．表在層は2～3個の核をもつ大型で不透過性の被蓋細胞（umbrella cell），中間層は増殖性が高い不定形の細胞，基底層は幹細胞が分布する立方体の細胞からなる．粘膜上皮下には粘膜筋板が見られないので，粘膜固有層と粘膜下組織の境は明瞭ではない．写真は収縮時の尿管の粘膜上皮を示す．

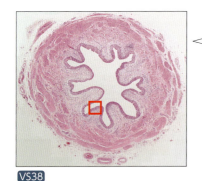

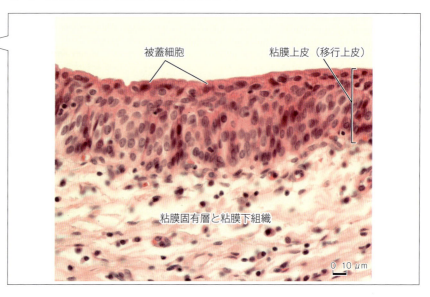

B 筋層

尿管の上部と中間部の筋層は，消化管の筋層とは逆に内側の縦走筋と外側の輪走筋の2層からなる．下部の筋層は2層構造の外側にさらに縦走筋が加わった3層構造になる．そして，膀胱の近くでは縦走筋が中心となり輪走筋は減少する．筋層の外側は，疎性結合組織と脂肪組織からなる外膜に覆われて周囲の組織と結合している．写真は尿管の断面の層構造を示す．

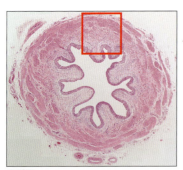

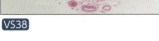

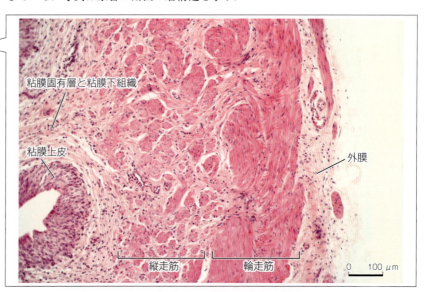

第13章 泌尿器系

3 膀胱
Urinary bladder

　膀胱の壁は粘膜上皮，粘膜固有層と粘膜下組織，筋層，外膜や外表面の一部を覆う腹膜からなる．粘膜上皮は尿管と同じ移行上皮で，膀胱が膨張すると上皮は薄くなり円柱状や立方形の細胞が不規則な扁平状に変化する．粘膜筋板の発達は悪いが筋層はよく発達している．筋層は内側の縦走筋，中間の輪走筋，外側の縦走筋の3層の平滑筋からなる．それらの筋層の厚さは膀胱内に蓄えられた尿の量によって変化し，膀胱内の尿の量が多くなると伸展して薄い層になる．その筋層の収縮により排尿が引き起こされるので，膀胱の筋層は排尿筋（detrusor muscle）ともよばれる．膀胱の出口に分布する輪走筋は肥厚して内尿道括約筋（inner urethral sphincter）を形成し，膀胱を閉じる役割を担う．さらに，その先の尿道の周囲には輪走する横紋筋により構成された外尿道括約筋（outer urethral sphincter）が存在する．

　膀胱の蓄尿量は成人で300～500 mLである．膀胱内に尿が150～300 mLたまると，膀胱壁に分布する伸展受容器（細胞膜に存在するイオンチャネルの一種）からの情報が骨盤神経（pelvic nerve）から脊髄を経て大脳に伝わり，尿意（micturitiondesire）が催されて蓄尿から排尿の過程に移行する．排尿の過程は脳幹の橋排尿中枢（pons micturition center）を中心とする排尿反射（vesical reflex）により制御され，その反射には陰部神経（体性神経系），自律神経系の下腹神経（hypogastric nerve；交感神経）と骨盤神経（pelvic nerve；副交感神経）がかかわる．

　膀胱の上皮細胞に分布する伸展受容器は，膀胱の拡張を感知してATPを放出する．そのATPが情報伝達因子として膀胱に分布する感覚神経を刺激すると，その情報は大脳の前頭葉，脳幹，仙髄などに存在する排尿中枢に送られて尿意が催される．蓄尿時には交感神経の働きで排尿筋が弛緩し，不随意筋の内尿道括約筋は収縮している．そして，陰部神経に支配される随意筋の外尿道括約筋も収縮している．排尿時には副交感神経の刺激により内尿道括約筋の弛緩と排尿筋の収縮が引き起こされる．そして，陰部神経からの随意的な抑制により外尿道括約筋が弛緩すると，排尿筋の収縮により尿が膀胱から押し出される．

　VS39 ではサルの膀胱の断面を観察する．

COLUMN

移行上皮の不透過性とバリア機能

　尿路の移行上皮は尿の高い浸透圧，尿に含まれる尿素などの有害物質，病原体などにさらされているので，尿成分の粘膜内への拡散や病原体などの侵入を防止する必要がある．そのために，上皮の表在層を構成する被蓋細胞どうしは密着結合を形成して不透過性の構造を維持している．さらに病原体などの侵入を防止するためのバリアとして，膜結合型の糖タンパク質，糖脂質，プロテオグリカンなどが上皮の表層を覆っている．

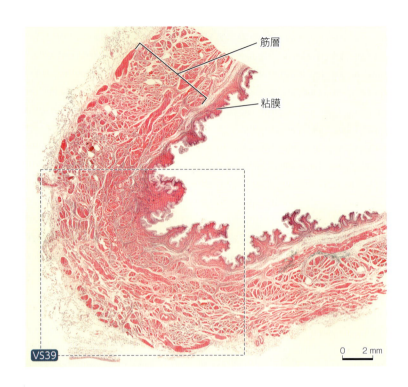

A 粘膜

　尿管と同じように粘膜筋板が見られないので粘膜固有層と粘膜下組織の境は明瞭でないが，染色性の違いや構造の違いなどから両者を区別することができる．顕著に伸縮する膀胱壁は粘膜や筋層が伸縮しやすい構造になっている．例えば，基底膜は弱い構造で，上皮下の結合組織の深層部には伸縮しやすいらせん状のコラーゲン線維の網状構造が存在する．写真は収縮時のサルの膀胱の粘膜を示す．

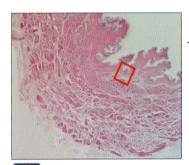

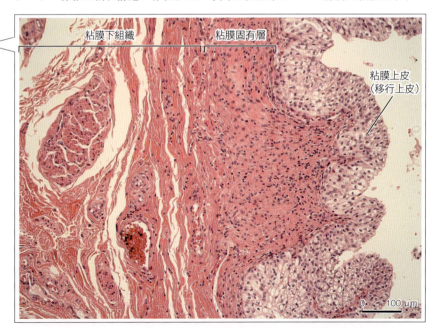

B 筋層

3方向に走向する筋層は複雑に重なりあっているので，それらの層構造は明瞭ではない．3方向の走向は排尿筋としてボール状の膀胱全体を収縮させるのには効果的な構造である．平滑筋細胞に巻きつくようにコラーゲン線維が分布し，それらは平滑筋細胞を過伸展から保護し，細胞の伸展や収縮の方向を規定するなどの役割を担う．写真はサルの膀胱の筋層を示す．

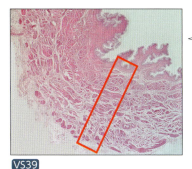
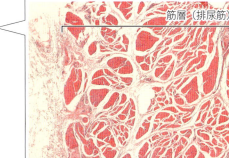

COLUMN

膀胱の自発収縮

膀胱には自発的に収縮する機能がある．その自発収縮を引き起こしているのは消化管に分布するカハール介在細胞とよく似た間質細胞で，膀胱の粘膜固有層に分布している．その間質細胞どうしはギャップ結合で連結されているために，そこから発せられる興奮は組織全体に伝わる．蓄尿による膀胱容量が増大すると筋層が伸展して膀胱の各所で局所的な自発収縮が発生するようになり，それが排尿反射を引き起こす引き金になっていると考えられている．

C 尿道

　収縮時の尿道（urethra）の粘膜はひだ状に折れ曲がって尿道を閉じている．尿道の粘膜には小型の粘液腺である尿道腺（urethral gland）が分布する．精子の通路を兼ねた男性の尿道には1対の尿道球腺（bulbourethral gland，カウパー腺：Cowper's gland）が存在し，性的興奮に伴い弱塩基性の粘液を分泌する．男性の尿道（約20 cm）は女性のもの（約4 cm）よりも長い．写真は陰茎部の尿道を示す．

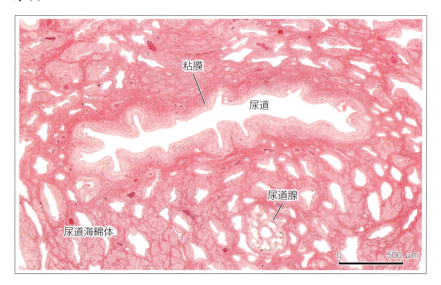

D 尿道の粘膜

　男性では膀胱から前立腺あたりまでが移行上皮で，その先の陰茎（penis）の部分になると重層円柱上皮に移行し，さらにその先になると重層扁平上皮に変化する．女性では，膀胱の出口付近が移行上皮で，その先は重層扁平上皮に移行する．粘膜上皮下の結合組織は弾性線維を含む密性結合組織からなる．写真は陰茎部の尿道の粘膜上皮を示す．

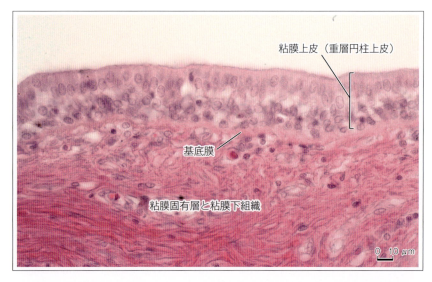

第14章

生殖器系

　哺乳類 (mammal) の生殖器系 (reproductive system) は，配偶子を産生する生殖腺 (sexual gland) の卵巣と精巣を中心に，配偶子や接合子 (zygote) が体内を移動するための通路となる卵管や精管，接合子を体内で発生させるための子宮，出産後の子に栄養素を与えるための乳腺，生殖活動にかかわる外生殖器 (external genitalia) などの器官により構成される．ここでは，それら一連の生殖器系の構造について解説する．

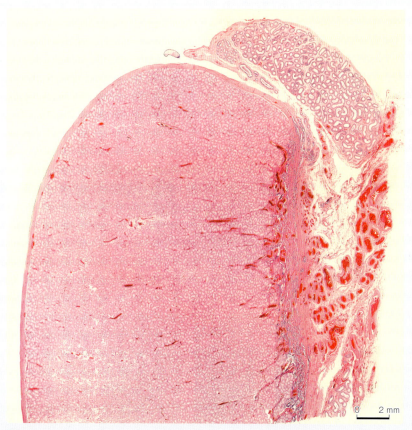

精巣

第14章 生殖器系

1 精巣 Testis

　精巣はそこに出入りする血管，リンパ管，精管，神経線維，精巣を上に引き上げる精巣挙筋（cremaster muscle）などにより構成される精索（testicular cord）につりさがるようにして存在する．発生学的に腎臓と共通点が多い精巣は，腎臓と共有の自律神経系や感覚神経の支配を受ける．腹腔内から下降する精巣は陰嚢に包まれる．陰嚢は精巣を保護するとともに，その表面積を変化させて精巣の温度を調節する役割がある．

　精巣は密性結合組織の白膜に包まれ，その白膜は精巣の後縁部で精巣縦隔を形成する．精巣縦隔には，精巣から精子が出る通路の精巣網，精巣輸出管や，精巣に出入りする血管などが存在する．精巣縦隔から精巣内に伸びた結合組織は精巣中隔を形成し，精巣を多くの精巣小葉に分ける．精巣小葉の中には蛇行する曲精細管が存在し，その管の中で精子形成（spermatogenesis）が行われる．産生された精子は曲精細管から排出される際の通路となる直精細管に連なる．精細管の周囲には筋様細胞（peritubular myoid cell）とよばれる平滑筋に似た細胞が存在する．この細胞は収縮能をもち，精細管内の精子の輸送にかかわる．曲精細管どうしの隙間には間質（stroma）とよばれる疎性結合組織が存在する．

　精巣は内分泌器官としての役割も兼ね，曲精細管の間の間質に分布する内分泌細胞のライディッヒ細胞から男性ホルモン（アンドロゲン：androgen）の一種であるテストステロン（testosterone）が分泌される．ステロイドホルモンの一種であるテストステロンは精子形成，筋組織や脳の発達，男性の二次性徴の発達などを促進する．

　精母細胞，精子細胞，精子など，免疫機能が発達した後に産生される細胞については自己寛容が成立しない非自己として認識される抗原を多く含むものがある．そのために，免疫機能からそれらの細胞を保護するしくみが発達している．生殖細胞では精巣における血液精巣関門や精巣上体管における血液精巣上体関門などのしくみがある．

　精巣は自律神経による支配を受けており，曲精細管を取り巻く筋様細胞の運動による精子の輸送，精子形成，ライディッヒ細胞によるホルモン分泌，精巣の血流の制御などがその影響を受ける．

　VS40 では精子が通る導管を含めた精巣の構造，そして，VS41 では精子形成の過程を観察する．

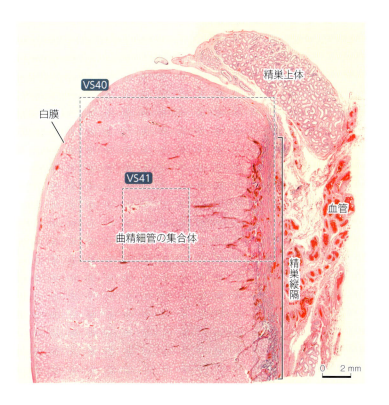

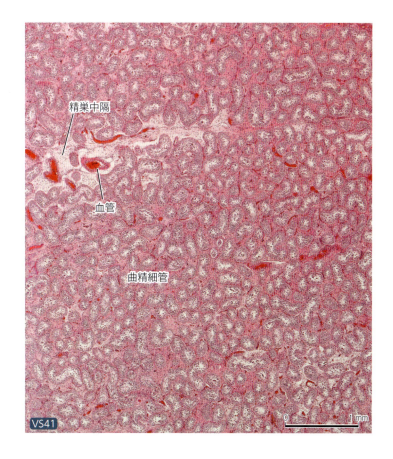

A 白膜

　厚い密性結合組織からなる強靱な構造の白膜（albuginea）は，精巣全体を包んで保護している．白膜の約2/3の領域を覆う精巣鞘膜（tunica vaginalis testis）は，腹腔内で形成された精巣が胎児期に陰嚢まで下降する際に精巣に結合して降りてきた腹膜に由来し，精巣を陰嚢内に固定する役割がある．精子は白膜の精巣縦隔の部分に存在する輸送路を経て精巣の外に移動する．写真は白膜を示す．

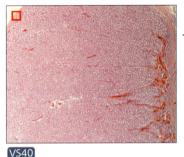
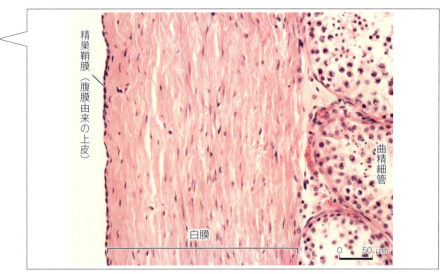

B 精巣小葉

　精巣縦隔（mediastinum testis）の部分から血管とともに精巣内に侵入する結合組織の精巣中隔（septulum testis）は，精巣内を数多く（200〜300）の精巣小葉（testicular lobule）に分ける．その1つの小葉の中には，精巣網に連なる1〜4本の曲精細管（直径0.2〜0.3 mm，長さ30〜100 cm）が曲がりくねった状態で収納されている．曲精細管の隙間には疎性結合組織の間質が存在する．写真は精巣小葉を示す．

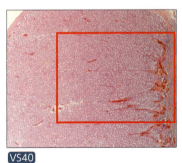
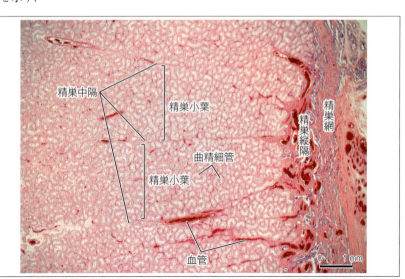

> **COLUMN**
>
> **精子の運動性とpH環境**
>
> 　精子の運動性，生存率，受精能力，先体反応などの機能はpHに大きく依存する．精子は精巣で形成されてからいくつもの異なるpH環境を移動して，精子の移動と生存に適したpH環境（pH 7.0〜8.5）の排卵期の頸管粘液にたどり着く．それまでの移動経路には，精子の運動性を低下させる酸性環境の精巣上体管や腟などがある．そのために，精子にはHCO$_3^-$流入，H$^+$を通す電位依存性のプロトンチャネル，Na$^+$/H$^+$交換体など，細胞内のpHを調節するしくみが備わっている．

C 曲精細管における精子形成

　曲精細管（convoluted seminiferous tubule）はセルトリ細胞が形成する単層円柱上皮の管で，セルトリ細胞どうしの間で精子形成が行われている．管の基底部には精子を形成する幹細胞の精原細胞（spermatogonia）が存在し，その内腔に向かって，精母細胞（spermatocyte），精子細胞（spermatid），精子の順に精子に分化する過程の細胞が見られる．写真は曲精細管の断面を示す．

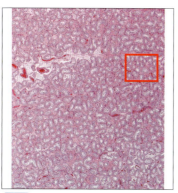

VS41

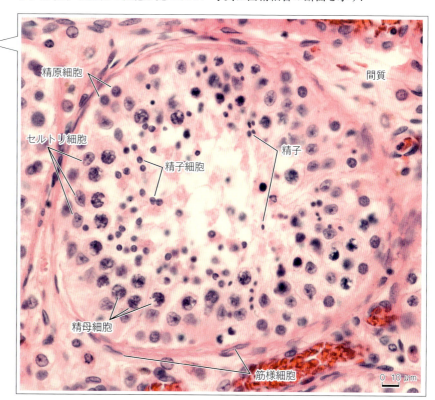

> **COLUMN**
>
> **セルトリ細胞の機能**
>
> 　セルトリ細胞（Sertoli cell）は，精子形成に移行した細胞の免疫学的な隔離（血液精巣関門）とそれらの細胞への栄養素の供給，異物の貪食や曲精細管内への水分の分泌，精子形成の制御などを担う．さらに，テストステロンの濃度を高く維持するアンドロゲン結合タンパク質（androgen-binding protein），卵胞刺激ホルモンの分泌を抑制するインヒビン（inhibin），増殖因子のアクチビン（activin），鉄結合タンパク質のトランスフェリン（transferrin）などを分泌している．

> **COLUMN**
>
> **血液精巣関門**
>
> 精細管を構成するセルトリ細胞どうしはその側面で密着結合し，管腔側に分布する精子形成過程の精原細胞や精母細胞，精子細胞を基底側の血管から隔離する血液精巣関門（blood testis barrier）を形成している．それにより，自己免疫応答や有害な物質などから生殖細胞を保護している．この関門により精子形成過程の細胞は血液からの物質供給が絶たれてしまうので，セルトリ細胞が精子形成に必要な栄養素や各種の物質を生殖細胞に供給する．

D 精子

精子（sperm）は雄のゲノム（genome）を雌の卵子（ovum）の中に運搬するために特化した細胞である．

図14.1 精子の基本構造

精子は頭部，中間部，尾部からなる．DNAが詰め込まれた頭部の先端には加水分解酵素を詰め込んだ先体（acrosome）が存在し，後方の尾部には細胞の移動に必要な鞭毛が，そして，中間部には鞭毛運動に必要なエネルギーを供給するミトコンドリアが存在する．ATPの供給は，ミトコンドリア以外に解糖系からも行われている．また，精子が目標の卵子に向かって移動する際には，排卵された卵子とその周囲に付着している顆粒層の細胞から分泌される走化性の因子に誘引される．写真は精子を示す．

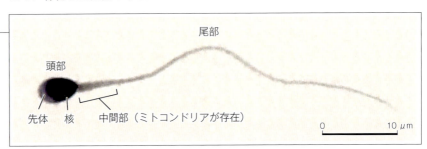

図14.2 精子の微細構造

先体には，受精の際に精子が卵子の細胞膜と融合する先体反応（acrosome reaction）に必要なタンパク質分解酵素のアクロシン（acrosin）やヒアルロン酸を分解するヒアルロニダーゼ（hyaluronidase）などが詰め込まれている．その後方には半数体のゲノムを詰め込んだ核が存在する．尾部の鞭毛には9＋2構造の軸糸が形成され，中間部には鞭毛運動に必要なエネルギーを供給するミトコンドリアがらせん状に軸糸を取り巻いている．それらのミトコンドリアは互いに強く接着している．軸糸を取り巻く線維鞘は，精子の成熟，解糖，激しい鞭毛運動（超活性化：hyperactivation）などの機能にかかわる．写真はマウスの精子の頭部の縦断（上）と鞭毛の横断（下）を示す．

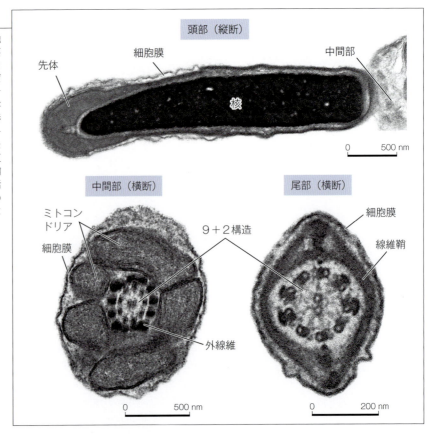

E ライディッヒ細胞

ステロイドホルモン（steroid hormone）のテストステロンを分泌するライディッヒ細胞（Leydig cell，間細胞：interstitial cell）の細胞質には，ホルモンを合成する滑面小胞体（smooth endoplasmic reticulum）やミトコンドリアが多く含まれる．酸好性の細胞内小器官である滑面小胞体やミトコンドリアを多く含んだ細胞質はエオシンで薄い赤色に染まって見える．写真はライディッヒ細胞を示す．

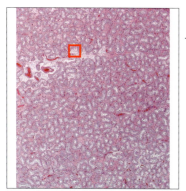

VS41

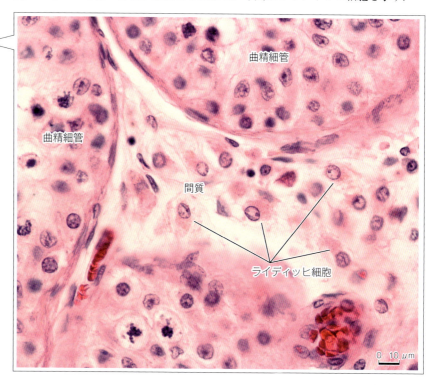

F 精子の通路

曲精細管で形成された精子は，直精細管，精巣網，精巣輸出管，精巣上体管へと送られる．そして，精巣上体管まで移動した精子はそこにしばらくとどまり，その間に成熟して受精能力を獲得する．その後，精囊や前立腺の分泌液が加わって精液（seminal fluid）となって体外に排出（射精：ejaculation）される．精囊からは精子に運動のエネルギーを与えるフルクトースを含んだアルカリ性の分泌液が，そして，前立腺からはタンパク質分解酵素，クエン酸，酸性ホスファターゼ，脂質，亜鉛などを含んだ，精子の保護や活性化を促進する分泌液が分泌される．

G 直精細管

　曲精細管が精巣縦隔の精巣網へと移行する境界部には，精子形成が行われていない直精細管（straight seminiferous tubule）とよばれる短い部位が存在する．直精細管は単層円柱状のセルトリ細胞からなる管で，管径が細い直精細管では丈の高いセルトリ細胞が管腔をふさぐ弁のような働きをして精子の逆流を防止している．写真は曲精細管から直精細管への移行部を示す．

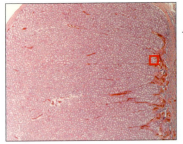
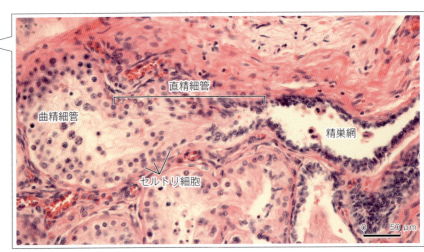

H 精巣網

　直精細管と精巣輸出管の間を連絡する網目状の導管で，精細管から運ばれてくる精子の一時的な貯留場所にもなっている．精巣網（rete testis）には平滑筋細胞が存在し，その収縮により精巣輸出管に向けて精子が押し出される．管を構成する上皮は単層扁平上皮から単層立方上皮で，精巣輸出管に移行すると単層円柱上皮になる．写真は精巣網を示す．

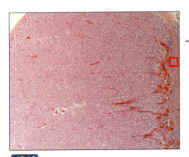
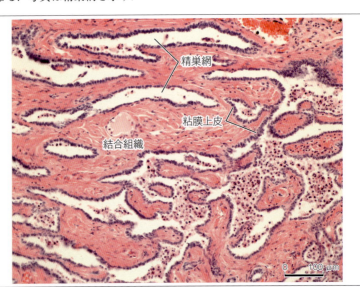

I 精巣輸出管

精巣輸出管(efferent duct)は精巣網と精巣上体管の間を連絡する導管で,10〜15本存在する.管を構成する単層円柱上皮は線毛細胞と無線毛細胞からなる.上皮の周囲を薄い平滑筋の層が輪走している.線毛運動と平滑筋の収縮運動により精巣上体管に向けて精子が押し出される.無線毛細胞には分泌や貪食などの機能がある.写真は精巣輸出管の断面(左)とその拡大(右)を示す.

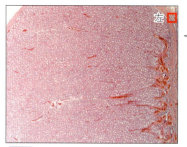
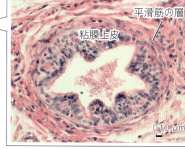
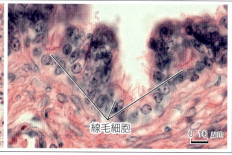

J 精巣上体管

多列円柱上皮からなる精巣上体管(ductus epididymidis)は,主細胞(principal cell),明細胞(clear cell),基底細胞からなり,その周囲を平滑筋が輪走する.長い微絨毛をもつ主細胞は糖タンパク質,シアル酸,HCO_3^-などの分泌,精巣由来の分泌液の吸収,欠陥のある異常な精子やその死骸などの貪食を行う.明細胞はH^+を分泌し,基底細胞は幹細胞である.写真は精巣上体管の断面を示す.

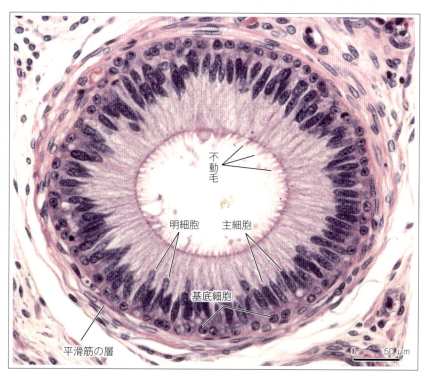

COLUMN

精巣上体管内における精子の成熟

精子は精巣上体管にとどまる間，主細胞などが分泌した成分の取り込みや細胞表面への糖鎖の付加などにより成熟して運動能や受精能を獲得する．その間，明細胞が分泌するH^+による酸性環境により精子の運動が抑制される．さらに，異物として排除する自己免疫反応（autoimmune reaction）から精子を守るために，精巣上体管の上皮には血液精巣上体関門（blood-epididymis barrier, p373上 COLUMN 参照）の機能が働いている．写真は多量の精子を蓄えた精巣上体管の断面を示す．

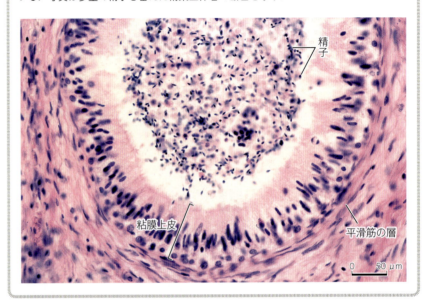

K 精管

精管（ductus deferens）の粘膜上皮は多列円柱上皮からなる．筋層は内側の縦走筋，中間の輪走筋，外側の縦走筋からなるが，それらの筋層の区別は難しい．自律的で周期的な筋層の蠕動運動により精子が輸送される．前立腺に至る前には曲がりくねって膨らんだ構造からなる精管膨大部が存在する．写真は精管の断面（左）とその拡大（右）を示す．

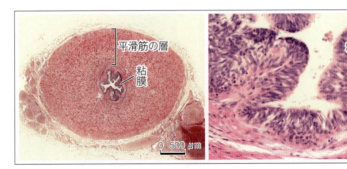

L 精管膨大部

精管膨大部(ampulla of deferent duct)は精囊とよく似た構造で,射精前の精子を一時的に蓄える役割がある.射精時には精囊から分泌される精囊液(seminal vesicle fluid)と合わさって精液になる.精液の約70〜80％を精囊液が占める.射精時には,精管膨大部と精囊の周囲を取り巻く平滑筋の層が収縮して精液が押し出される.写真は精管膨大部の断面(上)とその拡大(下)を示す.

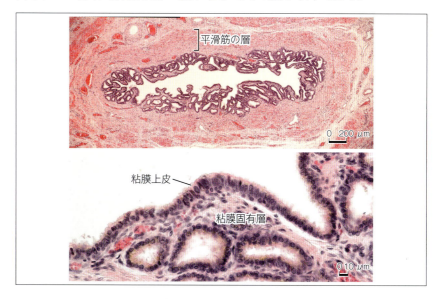

M 精囊

精囊(seminal vesicle,精囊腺)の粘膜上皮は多列円柱上皮で,その周囲を平滑筋の層が取り巻いている.上皮細胞は塩基性の精囊液を分泌し,その中には精子の運動エネルギー源となる糖のフルクトースや卵管と子宮の収縮を促すプロスタグランジンなどが含まれる.射精時の精液には前立腺から分泌される前立腺液が加わる.写真は精囊の断面(上)とその拡大(下)を示す.

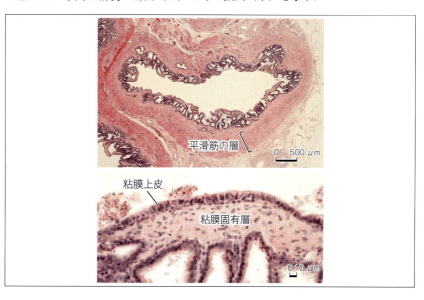

N 前立腺

前立腺（prostate）は大型の複合管状胞状腺で、主部（main）、粘膜下部（submucosal）、粘膜部（mucosal）の3領域に分けられ、それらは尿道に開口する。腺の周囲に存在する平滑筋が射精時に収縮すると、前立腺液（prostatic fluid）が押し出されて精液に加えられる。前立腺液には精子の栄養補給、運動性の賦活、抗菌作用などにかかわる成分が含まれる。写真は前立腺の断面で、上方が前立腺の後部である。

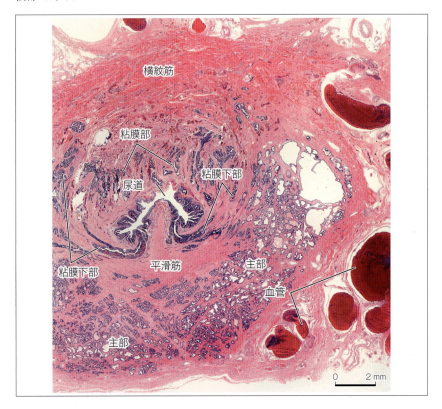

O 前立腺の分泌細胞

粘膜上皮は酸好性に染まる分泌細胞と基底細胞を中心に構成され、分泌細胞から分泌される前立腺液は弱酸性（約pH6.5）で、スペルミン（spermine）、クエン酸、コレステロール、リン脂質、亜鉛、酸性ホスファターゼなどを含む。加齢に伴って分泌物が石灰化した前立腺石（prostatic concretion）が形成される。写真は分泌腺（左）、前立腺石（中）、平滑筋（右）を示す。

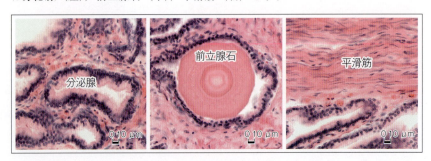

> **COLUMN**
>
> **血液精巣上体関門**
>
> 　血液精巣上体関門は，管を構成する上皮細胞どうしの間に形成された密着結合が，管腔内の精子を周囲の血管や間質から隔離する物理的なバリアとして働いている．このバリアにより，細胞傷害性の分子や，免疫グロブリンや免疫細胞による自己免疫反応から精子を保護している．その一方で，精子の維持や成熟に必要な物質は外部から内腔に向けて選択的に輸送される．

P 陰茎

　陰茎（penis）は陰茎海綿体（corpus cavernosum）と尿道海綿体（corpus spongiosum）を中心に構成される．陰茎海綿体は小柱（trabecula）と静脈洞（venous sinus）からなるスポンジ状の構造で，その周囲を密性結合組織の白膜に包まれる．静脈洞には陰茎深動脈から伸びるらせん動脈（spiral artery）から血液が流入し，陰茎の背側を走行する浅陰茎背静脈（superficial dorsal vein）や深陰茎背静脈（deep dorsal vein）などを中心に流出する．写真は陰茎を示す．

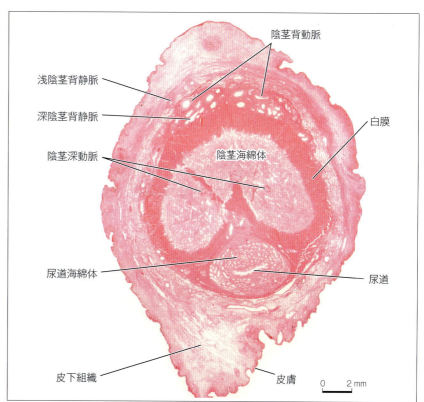

> **COLUMN**
>
> **精子形成と温度**
>
> 　精子形成は温度に敏感で，体温と同じ温度では精子形成が抑制される．そのために，多くの哺乳類では精巣の温度が体温よりも低くなるように調節される．ヒトでは，精巣挙筋の弛緩による精巣の降下，ダルトス筋による陰嚢のしわの形成，精索の蔓状静脈叢（第9章2 D -1参照）による精巣内の血流の冷却などにより，精巣の温度が体温よりも2〜8℃低くなるように調節されている．

> **COLUMN**
>
> **陰茎の勃起**
>
> 　勃起（erection）は陰茎海綿体の血流が自律神経系に調節されて起きる．性的興奮による副交感神経の亢進が陰茎海綿体の平滑筋やらせん動脈の平滑筋を弛緩させると静脈洞内に血液が流れ込み，その圧力で陰茎が勃起する．そして，性的な興奮が最大になると，交感神経の亢進に切り替わって射精が引き起こされる．副交感神経の亢進が収まると静脈洞の血液は静脈から排出されて勃起が解消される．写真は陰茎海綿体の静脈洞（上）とらせん動脈（下）を示す．
>
>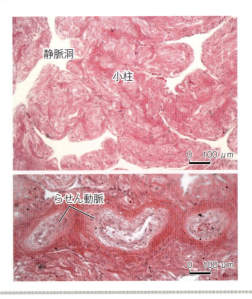

Q 陰嚢

　陰嚢（scrotum）は腹腔内から下降した精巣を収納する皮膚の袋で，その皮下組織にはダルトス筋（dartos muscle，肉様膜）とよばれる平滑筋の層が存在する．その伸縮は精索に存在する不随意筋の精巣挙筋と連携して精巣の温度を調節する役割がある．それらの収縮と弛緩は自律神経により制御され，体温だけでなく恐怖感などの刺激によっても影響を受ける．写真は陰嚢を示す．

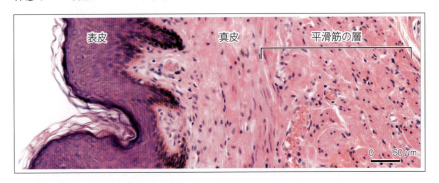

第14章 生殖器系

2 卵巣
Ovary

　卵巣は皮質と髄質に分けられ，皮質は特殊な密性結合組織の卵巣支質からなる．髄質も比較的に密な結合組織からなり，その中には血管，リンパ管，神経線維の束が存在する．卵巣の表面を覆う腹膜は一般の単層扁平上皮とは異なり，胚上皮とよばれる単層立方上皮からなる．卵巣を包む腹膜が2枚合わさり，卵巣と子宮の間の卵巣間膜（mesovarium）を形成し，その中を卵巣に向かう太い血管や神経が走行する．

　皮質には胎児期に形成された原始卵胞とよばれる数多くの卵胞（follicle）が休眠状態で保存されている．妊娠5～6カ月頃の胎児の卵巣には500～700万個の卵胞が存在するが，その後，アポトーシスにより急速に減少して出生時には100～200万個になる．その後も減少を続けて思春期や生殖年齢の頃までには20～50万個までに減少する．そして，初潮後は毎月約1,000個の卵胞が失われる．

　内分泌腺としての機能がある卵巣は視床下部や下垂体と密接に連携し，卵胞の発達，排卵，胚の着床（implantation）などを制御する．それらの制御は主に卵巣や下垂体から分泌されるホルモンを介して行われる．その際のホルモンには，視床下部の黄体形成ホルモン放出ホルモン（luteinizing hormone-releasing hormone），下垂体前葉の黄体形成ホルモン（luteinizing hormone）と卵胞刺激ホルモン（follicle stimulating hormone），そして，卵巣から分泌される卵胞ホルモン（エストロゲン：estrogen）と黄体ホルモン（プロゲステロン：progesterone）などがある．また，視床下部や下垂体の作用に加え，自律神経系による支配もある．例えば，身体的ストレスによる交感神経の亢進により卵巣の血管収縮や卵胞ホルモン分泌の減少などが引き起こされる．

　VS42では卵巣を縦断した標本を観察する．

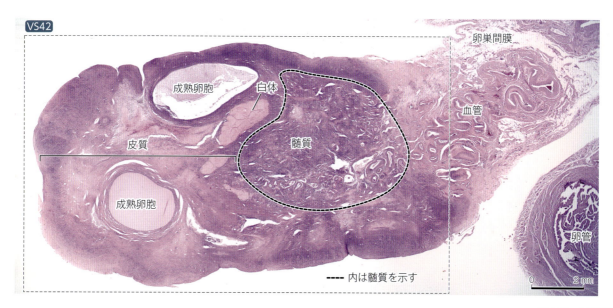

A 卵巣

卵巣は単層立方上皮の胚上皮（germinal epithelium）に覆われ，皮質を構成する卵巣支質（ovarian stroma）には紡錘形をした線維芽細胞が密に存在し，コラーゲン線維は少ない．卵巣間膜と卵巣が結合した卵巣門（ovarian hilum）から髄質に侵入した動脈は分枝して皮質で毛細血管網を形成する．皮質と髄質の境は不明瞭である．写真は胚上皮（左上），皮質（左下），髄質（右）を示す．

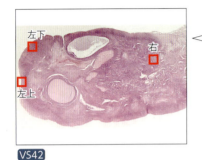
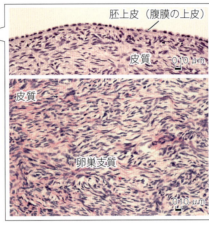
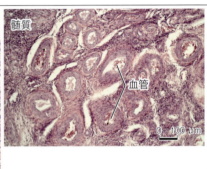

B 卵胞

卵胞は卵母細胞の成長にかかわる機能単位で，卵母細胞とそれを取り囲む上皮細胞の卵胞上皮からなる．性周期（sexual cycle）に伴って原始卵胞の一部が成長を開始する．卵胞の成長段階によって，一次卵胞，二次卵胞，三次卵胞（あるいは，卵胞内に卵胞液を蓄えた胞状卵胞），成熟卵胞に分類される．皮質には，それらの他に排卵（ovulation）後の卵胞が変化した赤体，黄体，白体などが見られる．

COLUMN

卵胞液

卵胞液（follicular fluid）は卵胞上皮の増殖により形成された顆粒層の細胞や，卵胞膜の細胞，卵母細胞などから卵胞内に分泌される液で，卵子の成熟に不可欠な特別な微小環境を提供している．その液の中には，成長因子，各種のホルモン（黄体形成ホルモン，卵胞刺激ホルモン，プロラクチン，オキシトシン，バソプレシン，卵胞ホルモンなど），糖類や脂質などの栄養素，抗酸化物質，ヒアルロン酸などが含まれ，卵胞液に含まれる各種のホルモンの組成などは卵胞の成長過程で大きく変化する．その役割は，卵胞と卵母細胞の成長と成熟，卵胞細胞の保護などである．

C 原始卵胞

ヒトの組織標本で成長段階にあるすべての時期の卵胞を同時に観察することは難しいが，閉経（climacteric）前の卵巣ならば原始卵胞（primordial follicle）は容易に観察できる．それは，胎児期の卵形成（oogenesis）の過程で形成された数多くの原始卵胞が閉経になるまでの間，減数第一分裂の前期で細胞周期を停止させた状態のままで卵巣の皮質内に蓄えられているからである．写真は原始卵胞を示す．

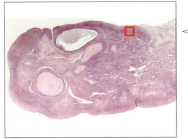
VS42

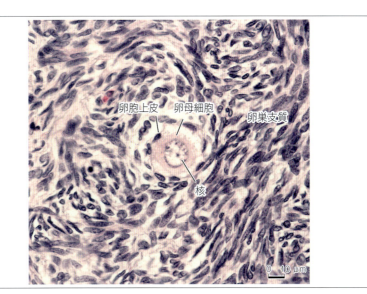

D 一次卵胞

休眠状態の原始卵胞は毎月数百〜1,000個程度が活性化されて成長を開始する．それに伴って卵母細胞（oocyte）が成長し，その周囲を取り巻く卵胞上皮（follicular epithelium）も発達して原始卵胞から一次卵胞（primary follicle）に移行する．写真はサルの原始卵胞（左）と一次卵胞（右）を示す．両者を合わせて一次卵胞とよぶ場合もある．

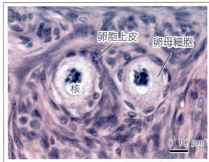 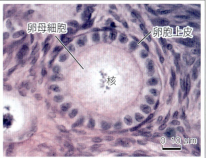

E 二次卵胞

一次卵胞が成長すると，二次卵胞（secondary follicle）とよばれる構造に発達する．

図14.3 二次卵胞

卵胞の成長が進むと卵母細胞が大きく成長するとともに，卵胞上皮も増殖して細胞の数を増し，顆粒層（granulosa）とよばれる重層構造の上皮になる．そして，顆粒層と卵母細胞の間には透明帯が形成される．さらに，卵胞の周囲を取り囲むようにして血管の豊富な結合組織の卵胞膜が形成される．写真はサルの二次卵胞を示す．

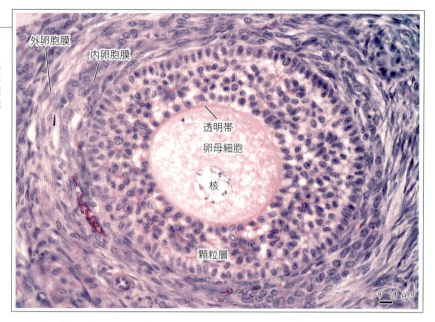

図14.4 透明帯

透明帯（zona pellucida）は卵母細胞と顆粒層の間に存在する細胞外基質の層で，卵母細胞が分泌したヒアルロン酸や糖タンパク質などにより構成される．顆粒層の細胞は透明帯の中に細胞突起を伸ばして，卵母細胞の微絨毛とギャップ結合を形成している．受精の際に，この透明帯が同種の精子の認識，先体反応の誘起，多精子受精（polyspermy）の防止などにかかわる．写真はマウスの透明帯を示す．⇨は顆粒細胞の細胞突起を示す．

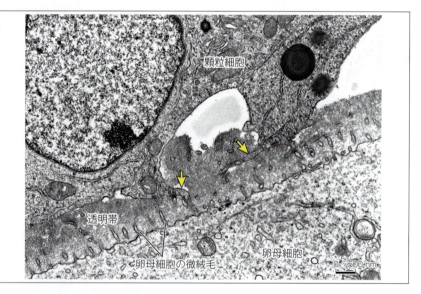

図14.5 顆粒層

卵母細胞の周囲を取り囲む顆粒層の細胞は，卵母細胞の成長とその制御に重要な役割を果たす．例えば，卵母細胞への栄養素の補給，卵胞腔を満たす卵胞液の分泌，内卵胞膜と連携した卵胞ホルモンの分泌，卵胞刺激ホルモンの分泌を抑制するインヒビンの分泌，排卵後の黄体ホルモンの分泌などである．写真はマウスの顆粒層を示す．

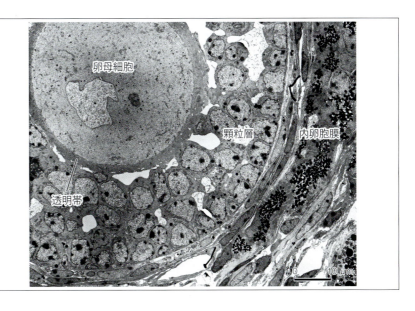

F 三次卵胞

二次卵胞が成長するにつれて厚くなった顆粒層には，顆粒細胞が分泌した卵胞液（p376 COLUMN 参照）を蓄えた卵胞腔（follicular cavity）が形成され，卵胞のサイズが増加する．この時期の卵胞は三次卵胞（vesicular follicle）とよばれる．写真はサルの三次卵胞を示す．

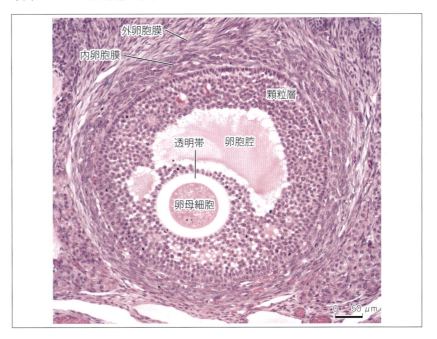

G 成熟卵胞

排卵が近い大型の成熟卵胞（mature follicle）はグラーフ卵胞（Graafian follicle）ともよばれ，卵胞内のほとんどを卵胞腔が占め，卵胞腔に突き出た卵丘（ovarian cumulus）の中に卵母細胞が存在する．その後，卵母細胞は減数第一分裂中期へと進行し，減数第二分裂中期で排卵されて受精を待つ．写真はウサギの成熟卵胞を示す．

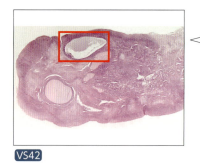

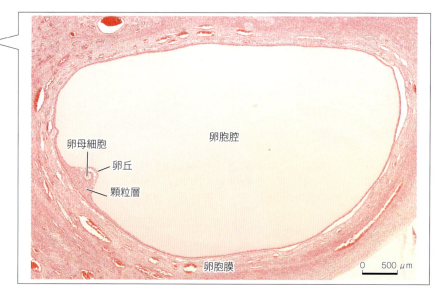

H 成熟卵胞の卵母細胞

卵丘の中に存在する卵母細胞は透明帯に包まれ，その周囲には顆粒細胞が放射状に配列して取り巻いた放線冠（corona radiata）が存在する．排卵される際には透明帯と放線冠を伴って卵巣から放出されるので，受精の際には，精子がそれらの構造を通り抜けてから減数分裂後の卵子と融合することになる．写真はウサギの成熟卵胞の卵母細胞を示す．

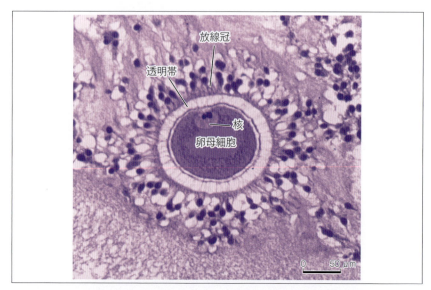

I 卵胞膜

卵胞の周囲を取り巻く結合組織の卵胞膜（theca folliculi）は内卵胞膜（theca interna）と外卵胞膜（theca externa）の2層からなる．卵胞の成長過程では内卵胞膜の細胞からテストステロン（男性ホルモン）が分泌されて顆粒層の細胞に供給される．そして，排卵後には，内卵胞膜と顆粒層の細胞は黄体細胞に分化して黄体ホルモンを分泌する．写真は成熟卵胞の卵胞膜を示す．➔は内卵胞膜の細胞を示す．

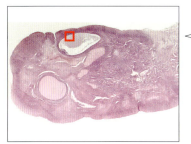

VS42

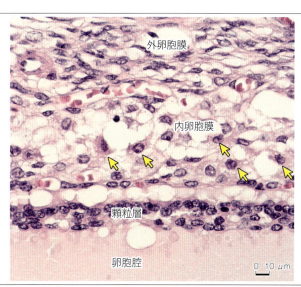

COLUMN
卵胞膜におけるテストステロンの分泌

内卵胞膜の細胞が分泌するテストステロンが顆粒層の細胞に取り込まれて卵胞ホルモンに変換された後，顆粒層から分泌される．このしくみは卵胞ホルモン合成の2細胞説（two cell theory）とよばれる．卵胞から分泌される卵胞ホルモンは，視床下部と下垂体から分泌されるホルモンに対するフィードバックの制御や，胚の着床に備えるための子宮環境の整備（子宮内膜や子宮筋の増殖）などにかかわる．

J 卵胞膜の毛細血管網

卵胞の周囲を取り巻く卵胞膜には，髄質に分布する太い血管と連絡する毛細血管網が形成される．その毛細血管網の形成は血管新生によるもので，血管網は卵胞の成長に伴って発達し，卵胞の成長や，排卵後の黄体の形成とその維持に貢献する．その後，黄体の退化とともに毛細血管網も退行する．写真は成熟卵胞の卵胞膜に分布する発達した毛細血管網を示す．

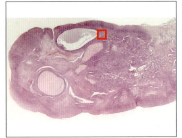
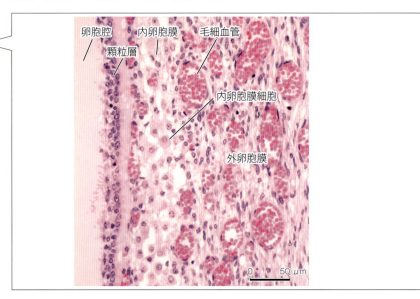

K 卵胞閉鎖

月経周期（menstrual cycle）に伴い，毎月多量の原始卵胞が成長を開始し，数カ月をかけて成長する．そして，主席卵胞（dominant follicle）とよばれる1個だけが月ごとに排卵され，残りの卵胞はアポトーシスによる卵胞閉鎖（follicular atresia）で処分される．この現象はホルモンの作用や顆粒細胞のアポトーシスなどが原因で引き起こされる．写真は閉鎖された卵胞の例を2つ示す．

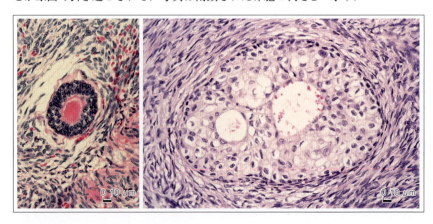

L 赤体

排卵後の卵胞腔内は，出血した血液で満たされて赤く見えるので赤体（corpus rubrum）とよばれる．排卵後に残された顆粒層と内卵胞膜の細胞は黄体細胞に分化して黄体ホルモンを分泌する．黄体ホルモンは子宮に作用して子宮内膜の発達や基礎体温の上昇などを引き起こして胚の着床に備える．写真は赤体を示す．

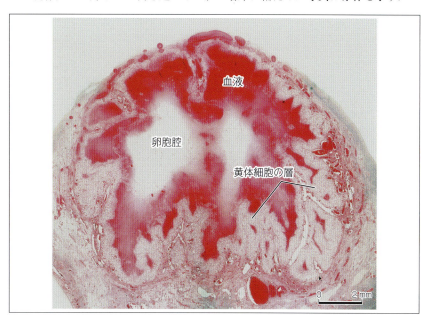

M 排卵後の黄体

排卵後に妊娠が成立しない場合，黄体（corpus luteum）が退化するので，子宮の内膜が脱落して再び月経周期が始まる．一方，妊娠が成立した場合，胎盤が産生するヒト絨毛性ゴナドトロピン（human chorionic gonadotropin）の刺激により黄体ホルモンの機能はしばらく維持される．写真は排卵後に形成された黄体を示す．

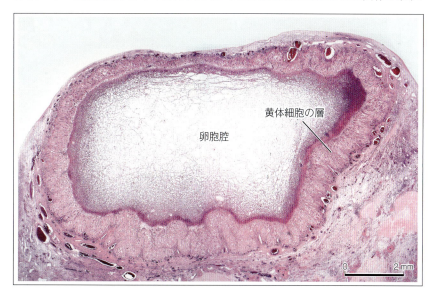

N 妊娠中の黄体

胚が着床して妊娠が成立すると，黄体は発達して黄体ホルモンと卵胞ホルモンの分泌を続けて胎盤や胎児の成長を維持するとともに，血圧の制御などにもかかわる．やがて，妊娠してから12週目頃になると胎盤が黄体ホルモンを分泌するようになるので，それと入れ替わるようにして黄体は退化して白体になる．写真は妊娠中の発達した黄体を示す．

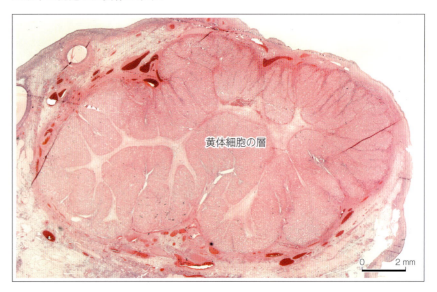

O 黄体細胞

黄体細胞は細胞質内に黄色のルテイン（lutein）や脂肪滴を多く含んで黄色く見える内分泌細胞である．分泌する卵胞ホルモンと黄体ホルモンは着床と妊娠の維持にかかわる．

図14.6　2種類の黄体細胞

黄体は由来が異なる2種類の黄体細胞から構成される．その1つは，顆粒層の細胞から分化した大型の顆粒層黄体細胞（granulosa lutein cell）で，もう1つは，内卵胞膜の細胞から分化した小型の卵胞膜黄体細胞（theca lutein cell）である．前者は黄体細胞の約80％を占め，卵胞ホルモン，黄体ホルモン，インヒビンを分泌する．後者は男性ホルモンと黄体ホルモンを分泌する．写真は2種類の黄体細胞を示す．

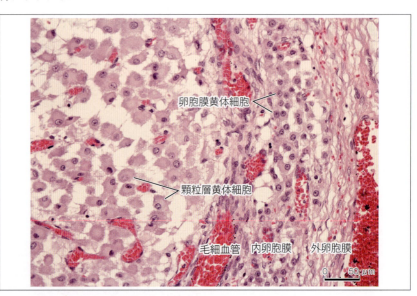

P 白体

妊娠の不成立や妊娠後に黄体が不要になると，黄体細胞にアポトーシスが引き起こされる．その後，黄体はコラーゲン線維が中心の細胞外基質に置きかえられて線維化した白体（corpus album）になる．白体は数カ月間も残るので卵巣内には白体がいくつも見られる．やがて，マクロファージにより処理されて消える．写真は白体を示す．

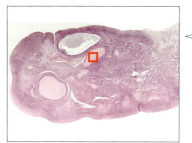
VS42

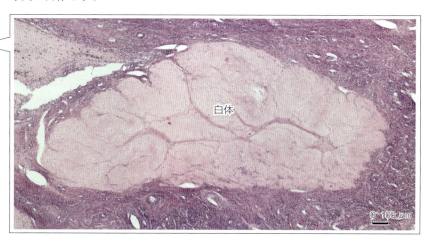

Q 卵管

卵管（oviduct）は腹腔内に開口する卵管采（fimbria），卵管膨大部（ampulla），卵管峡部（isthmus），子宮腔と連絡する卵管間質部（interstitial）の領域に分けられ，その粘膜上皮は多くの線毛細胞が分布する単層円柱上皮で，粘膜筋板は見られない．筋層は輪走筋と縦走筋の2層からなる．排卵された卵子は卵巣の線毛運動や蠕動運動により卵管采から卵管内に取り込まれ，卵管膨大部まで運ばれて精子の到着を待って受精する．その後，受精卵は発生を続けながら子宮まで運ばれる．写真は卵管膨大部を示す．

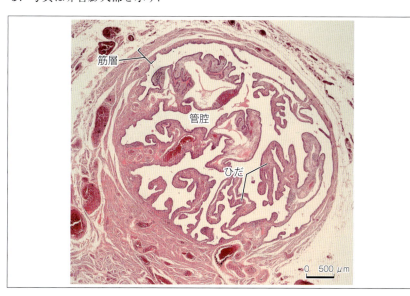

> **COLUMN**
>
> **卵管液**
>
> 　卵管の内腔は，血漿成分と卵管の上皮細胞が分泌したさまざまな物質を含んだ卵管液（oviductal fluid）に満たされている．卵管液にはグルコース，遊離アミノ酸，脂質，タンパク質などの栄養素をはじめとして，情報伝達因子を内包したエクソソームなども含まれる．このように，卵管液は精子，卵子，受精卵の輸送や栄養素の供給だけでなく，卵管内で行われる受精や初期の胚発生などの出来事を維持管理するために重要な役割を担っている．

R 卵管の粘膜

　卵管の粘膜上皮は線毛細胞と外分泌細胞により構成され，その内腔は粘膜のひだで迷路のようになっている．卵管内の卵子や胚は卵管の蠕動運動や線毛運動により引き起こされる卵管液の水流に乗って子宮まで運ばれる．その過程では，上皮細胞が分泌する糖やアミノ酸などの栄養素により胚の発生が維持される．写真は卵管の粘膜上皮を示す．

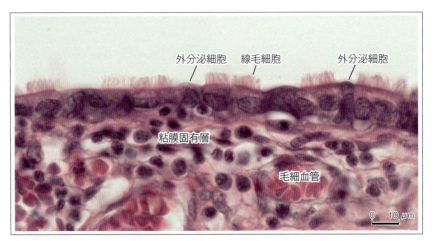

> **COLUMN**
>
> **卵管内における受精**
>
> 　排卵された卵子は卵管采の線毛運動により卵管内に拾い上げられ，卵管内の線毛運動や卵管の蠕動運動により卵管膨大部まで運ばれる．一方，精子は卵管液の流れに反応した走性，卵管内の温度勾配に反応した走性，卵子から分泌される物質による走化性などにより卵管まで誘導される．精子は卵管峡部に至ると，卵管の上皮細胞に付着してそこにいったんとどまる．その後，卵子を取り巻く放線冠から分泌される黄体ホルモンにより精子の過剰活性化（hyperactivation）が引き起こされ，卵子に向かって突進し，卵管膨大部で受精する．

COLUMN

胎児の卵巣

　精巣では幹細胞の精原細胞が成人になっても存在して精子形成を続けるが，卵巣では卵原細胞（oogonia）が胎児期の頃に膨大な数の卵母細胞（一次卵母細胞：primary oocyte）を産生した後，変性するか卵母細胞の産生を終えてしまう．そして，胎児期に膨大に産生された卵母細胞もそのほとんどが出生時までにはアポトーシスにより処分され，その後も減少を続け思春期までにはその一部しか残らない．写真は胎児の卵巣を示す．

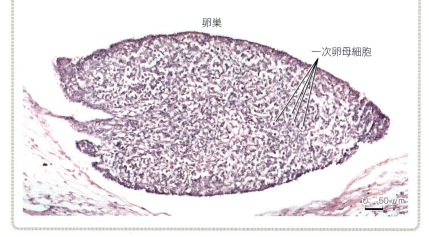

第14章 生殖器系

3 子宮
Uterus

　子宮の構造は子宮体（uterine body）と子宮頸に分けられ，全体の約2/3が子宮の本体となる子宮体で，残りの約1/3が子宮の入り口となる管状の子宮頸である．子宮体は粘膜の子宮内膜と平滑筋の厚い層からなる子宮筋層により構成され，その外表のほとんどは腹膜に覆われる．子宮内膜は胚が着床する機能層と増殖機能がある基底層に分けられる．子宮筋層は平滑筋の走向の向きが異なる3層により構成され，それらの筋層による子宮の収縮が分娩（partus）の際に重要な役割を果たす．

　成熟した卵胞から分泌される卵胞ホルモンの作用により子宮内膜の増殖が促進され，排卵後に黄体から分泌される黄体ホルモンの作用により子宮内膜が成熟して胚が着床可能な分泌期（secretory phase）に移行する．胚が着床するまで分泌期が維持され，その後，妊娠が成立しなかった場合には黄体が退化して黄体ホルモンと卵胞ホルモンの分泌が減少する．それに伴い子宮の機能層に炎症が引き起こされ，機能層が崩壊して子宮内膜から脱落する．この時期を月経期（menstruation）とよんでいる．その後，残った基底層が増殖して子宮内膜をもとどおりに再生する．このように基底層から機能層が新たに再生される時期を増殖期（proliferative phase）とよんでいる．以上のような変化が約28日の周期で繰り返すのが月経周期である．

　黄体が退化して黄体ホルモンが減少すると，黄体ホルモンにより抑制されていた下垂体の卵胞刺激ホルモンの分泌が再開して新たな月経周期が開始される．そして，新たな卵胞の発育と卵胞ホルモンの分泌が始まる．

　VS43 では分泌期の子宮，そして，VS44 では増殖期の子宮を観察する．

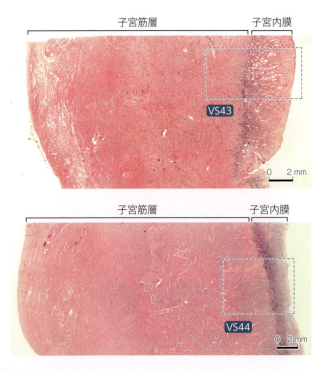

A 子宮内膜（分泌期）

子宮内膜（endometrium）は粘膜上皮と厚い粘膜固有層により構成される粘膜である．その2/3を占める機能層（functional layer）の粘膜固有層には子宮腺が存在する．下部の1/3を占める基底層（basal layer）には線維芽細胞が比較的に密に分布するので濃く染まって見える．月経期の際にはらせん動脈を含めた機能層の部分が脱落し，その下の基底層だけが残る．写真は子宮内膜を示す．

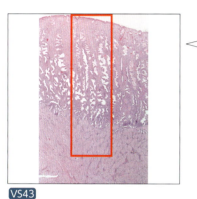
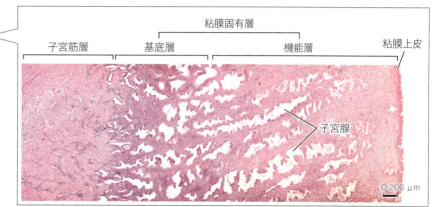

B 粘膜上皮と子宮腺

粘膜上皮は単層円柱上皮で線毛細胞が存在する．粘膜上皮が陥入して形成された子宮腺（uterine gland）は長い単一管状腺（simple tubular gland）で，子宮内膜の分泌期にその分泌機能が活発になる．子宮腺の分泌液に含まれるグリコーゲンや脂質などの栄養素，増殖因子，サイトカインなどは胚が子宮内膜に着床して胎盤を形成する際に重要な役割を果たす．写真は粘膜上皮（左）と分泌期の子宮腺（右）を示す．⇨は線毛細胞を示す．

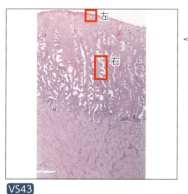
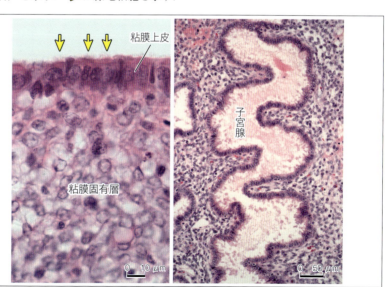

> **COLUMN**
>
> **子宮内膜の脱落**
>
> 月経期に黄体ホルモンと卵胞ホルモンのレベルが急激に低下すると，それらに支配されている子宮内膜は大きな影響を受け，機能層に分布する間質細胞からサイトカインなどの炎症を引き起こす物質が分泌される．その結果，好中球やマクロファージなどが機能層に集合して重度の炎症を引き起こし，機能層を破壊して脱落させる．その後，速やかに止血されて基底層を覆う上皮が形成されると，基底層の再生と増殖により失われた機能層が再構築される．

C 子宮内膜（増殖期）

　機能層が脱落した後，残った基底層により速やかに機能層の修復が開始され，月経後の子宮内膜の傷跡は3～5日間くらいで瘢痕を残さずに修復される．その後10日間くらいで失われた機能層はもとどおりに再生される．その過程では，基底層に分布する幹細胞の活発な増殖が重要な役割を果たす．写真は機能層を再生中の増殖期の子宮内膜を示す．

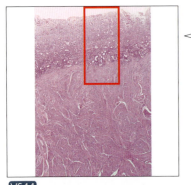

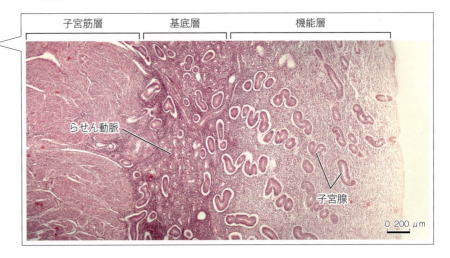

D 子宮筋層

子宮筋層（myometrium）は内層，中層，外層の3層からなるが，その区分は明瞭でない．内層と外層の平滑筋細胞は子宮の長軸方向に走行し，中層は輪状あるいはらせん状に走行する．中層には血管とリンパ管が分布する．妊娠中の平滑筋細胞は卵胞ホルモンや黄体ホルモンなどの影響により肥大化するとともに弛緩して長くなる．写真は子宮筋層を示す．

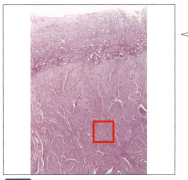

VS44

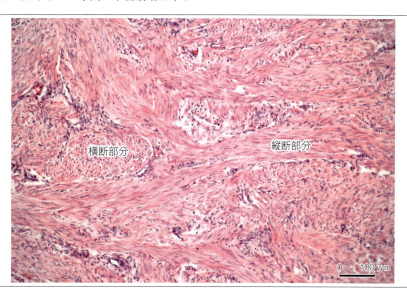

横断部分　縦断部分

0　100 μm

E 子宮頸

管状の子宮頸（cervix）は子宮頸管（cervical canal）ともよばれ，その粘膜はひだ状で月経に伴う脱落はない．粘膜上皮は単層円柱上皮で子宮頸腺が存在する．子宮膣部に移行する部分では単層円柱上皮から重層扁平上皮に急激に変化する．写真は子宮から膣への移行部（左）と，子宮膣部への移行部に見られる粘膜上皮の変化（右）を示す．

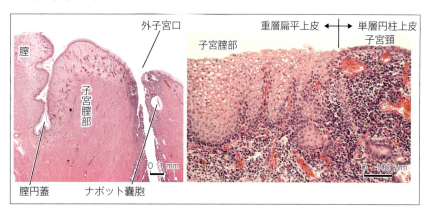

膣　外子宮口　重層扁平上皮　単層円柱上皮　子宮膣部　子宮頸

子宮膣部

膣円蓋　ナボット嚢胞

0　1 mm　　0　100 μm

F 子宮頸腺

子宮頸腺（cervical gland）は粘稠性がある塩基性の粘液を分泌する管状腺である．その分泌物は子宮頸管を栓状にふさぐような役割も果たしている．子宮口の入り口の外子宮口（external uterine orifice）の付近には，その腺腔内に分泌物が貯留して大きくなったナボット嚢胞（nabothian cyst）とよばれる嚢胞状の子宮頸腺がしばしば見られる．写真は子宮頸腺を示す．

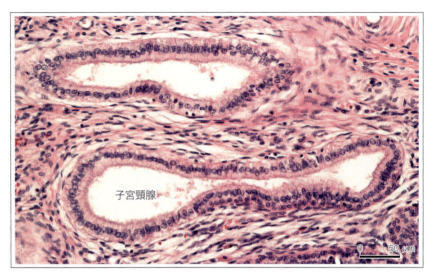

G 膣

膣（vagina）は重層扁平上皮，密性結合組織の粘膜固有層，平滑筋層から構成され，上皮細胞にはグリコーゲンが多く含まれている．膣内に存在する200種以上の細菌からなる細菌叢が粘膜の生体防御などにかかわる．常在する乳酸菌が，剥離した上皮細胞内のグリコーゲンを分解して乳酸を産生し，膣内を酸性（pH4〜5）に保って雑菌の繁殖を防いでいる．上皮細胞の増殖は卵胞ホルモンの影響を受ける．写真は膣の管壁の構造（左）とその粘膜上皮（右）を示す．

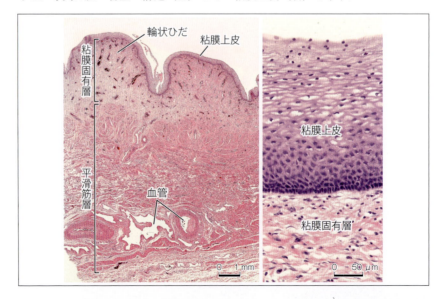

第14章 生殖器系

4 胎盤 Placenta

　受精後，卵管内を移動して子宮に達した胚は子宮内膜に着床し，そこで胎盤を形成して成長する．胎盤は胚由来の組織と母親由来の組織から形成される．胚に由来する構造は絨毛膜板と絨毛である．絨毛は絨毛膜板から伸びる管状の突起で，その中には胎児の毛細血管と結合組織の間質が存在し，表面が栄養膜合胞体層により覆われている．栄養膜合胞体層は，胚の栄養膜（trophoblast）の細胞が増殖して細胞融合して形成された多核細胞からなる特殊な上皮である．そして，脱落膜とそこから伸びた胎盤中隔（septum placentae）は母親の子宮内膜に由来する組織である．胎児と母親の間に形成された絨毛間腔の中は母親由来の血液で満たされ，その中に胎児の絨毛が浸るように存在する．絨毛間腔を満たす母親の血液は子宮内膜のらせん動脈から流入して静脈洞から流出する．また，絨毛の中を流れる胎児の血液は胎児の臍動脈から流入して絨毛内を還流した後，臍静脈を経て胎児の肝臓に戻る．

　胎児の成長に必要な栄養素と酸素の補給や胎児の老廃物の排泄などは，絨毛内に分布する毛細血管と絨毛間腔内の母親の血液との間で行われる．その際の物質交換は絨毛の栄養膜合胞体層を隔てて行われるので，胎児と母親の血液が直接に接触することはない．しかも，栄養膜合胞体層は栄養膜を構成する細胞が融合してできた合胞体（syncytium）により形成された上皮で，細胞間の物質の拡散を制限する血液胎盤関門とよばれるバリアを形成している．しかし，アルコール，ニコチン，小分子の薬物などは栄養膜合胞体層の細胞膜を拡散して容易に通過するので，胎児はそれらの影響を受けやすい．

　胎盤はホルモンを分泌する内分泌組織でもある．胚が着床して栄養膜合胞体層が形成されると，そこから何種類かのホルモン（ヒト絨毛性ゴナドトロピン：human chorionic gonadotropin，ヒト絨毛性ソマトトロピン：human chorionic somatotropin，卵胞ホルモン，黄体ホルモンなど）が分泌される．これらのホルモンは黄体の維持や月経の抑制などに働く．

　VS45 では胎盤の構造を観察する．

> **COLUMN**
>
> **着床と免疫寛容**
> 　胚が子宮内膜に着床する際には，胎児がもつ父親由来の抗原に対して母親側の免疫機能が寛容になる必要がある．その一つとして，母体と直接に接触する胚の栄養膜合胞体層の細胞の膜表面には，自己と非自己の認識にかかわるMHCが発現されない．その他に，栄養膜合胞体層から分泌されるヒト絨毛性ゴナドトロピンが免疫寛容にもかかわる．さらに，胎児が発現する父親由来の抗原を特異的に認識する制御性T細胞が増殖し，胎児に対する母親側の免疫応答を抑制する．

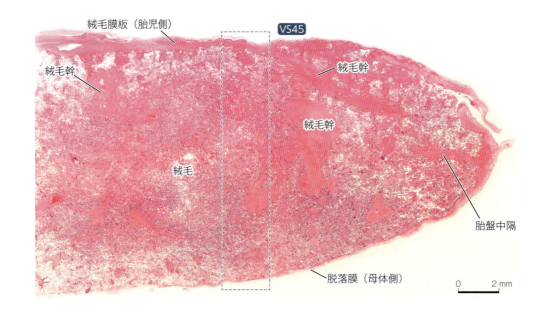

A 絨毛膜板

絨毛膜板（chorionic plate）は羊膜（amnion），結合組織，栄養膜合胞体層（syncytiotrophoblast）の3層から構成される胎児由来の組織である．そこから絨毛間腔（intervillous space）の中に伸びる絨毛幹（villous stem）には数多くの絨毛が形成されている．絨毛間腔の内表は胎児由来の栄養膜合胞体層で覆われる．写真は絨毛膜板（上）とその表面を覆う栄養膜合胞体層（下）を示す．

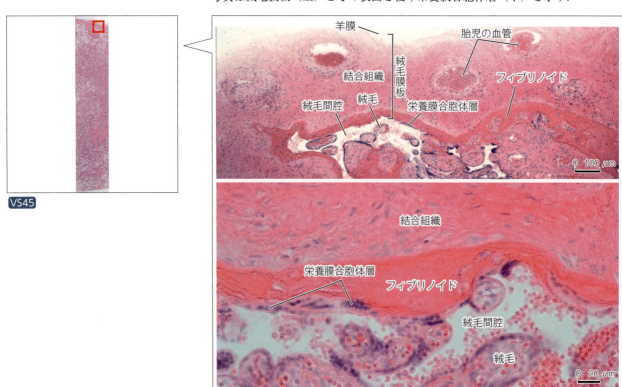

COLUMN

羊膜

羊膜は，立方から円柱状の上皮細胞からなる単層の羊膜上皮（amniotic epithelium）と間葉組織により構成され，その膜に包まれた羊水腔（amniotic cavity）の中は羊水（amniotic fluid）で満たされる．羊水腔は胎児が成長するための水生環境を提供するとともに，胎児への水分の補給や衝撃から胎児を守るクッションの役割を果たす．さらに，羊水に含まれる栄養素，ホルモン，抗体などが胎児の発育を助ける．また，羊膜には多分化能を有する幹細胞が存在し，細胞移植による治療などに利用されている．写真は羊膜を示す．

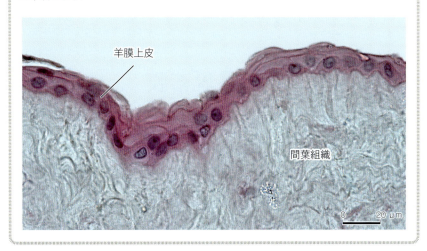

B 絨毛

絨毛（villi）の表面を覆う栄養膜合胞体層の重要な役割は，血液胎盤関門（blood-placenta barrier）を構築して胎児と母親の血液の間における物質のやりとりを制限することである．写真は，絨毛間腔の中に分布する多数の絨毛（左），絨毛の基本構造（右上），母親の血液中に浸った状態の絨毛（右下）を示す．

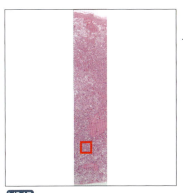

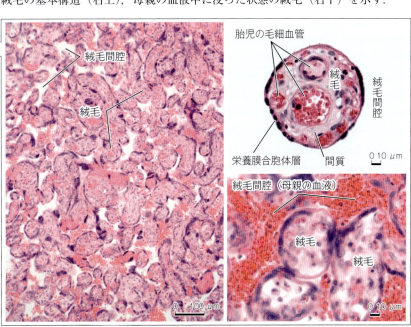

> **COLUMN**
>
> **血液胎盤関門**
>
> 　栄養膜合胞体層と胎児の毛細血管内皮を中心に構成された関門で，胎児に有害物質や病原体などが侵入するのを防いでいる．栄養膜合胞体層の細胞は表面に微絨毛が形成された吸収機能が活発な細胞で，胎児の成長に必要な栄養素を母親の血液から絨毛内に積極的に取り込んでいる．さらに，栄養膜合胞体層にはIgGやアルブミンなどの受容体が存在し，母親の血液中からIgGやアルブミンなどをエンドサイトーシスにより取り込んで胎児に供給している．酸素，二酸化炭素，水分，電解質などはこの関門を拡散により透過できるが，グルコース，アミノ酸，脂肪酸などの栄養素や代謝産物などは輸送担体により輸送される．また，栄養膜合胞体層が分泌するヒト絨毛性ゴナドトロピン，黄体ホルモン，卵胞ホルモンなどのホルモンは，胎児の血管新生や発育などにかかわる．

C 脱落膜

　子宮内膜由来の脱落膜（decidua）には脱落膜性プロラクチン（decidual prolactin）を分泌する脱落膜細胞（decidual cell）が数多く存在する．脱落膜にはラミニン，タイプⅣのコラーゲン線維，ヘパラン硫酸などを含む細胞外基質のフィブリノイド（fibrinoid）が存在し，栄養膜合胞体層の脱落膜への浸潤の阻止，胎児に対する免疫寛容，胎盤を子宮壁に固定する役割などにかかわる．写真は脱落膜を示す．

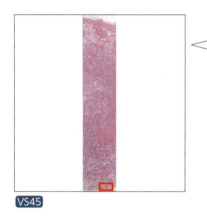

VS45

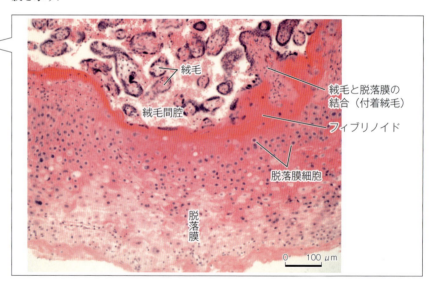

D 臍帯

臍帯（umbilical cord）は胎児と胎盤を連絡する血管が通る管で，羊膜に覆われた臍帯の中にはワルトン膠質（p105 図4.8 参照）が存在する．臍帯には2本の臍動脈（umbilical artery）と1本の臍静脈（umbilical vein）が走向する．それらの血管は筋層がよく発達しており，臍動脈と臍静脈はそれぞれ胎児の内腸骨動脈（internal iliac artery）と下大静脈（inferior vena cava）に連絡する．写真はアザン染色した臍帯の断面を示す．

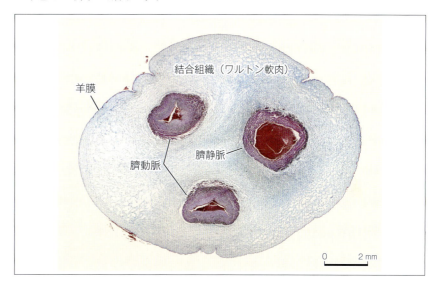

COLUMN

胎盤を経由した感染

有害物質の胎児への取り込みは血液胎盤関門により阻止されるが，一部のウイルス（風疹ウイルス：rubella virus やサイトメガロウイルス：cytomegalovirus など）は栄養膜合胞体層の細胞膜と融合し，その細胞内に容易に侵入して胎児に感染してしまう．その他にも，胎盤内で増殖した母親側のウイルスや細菌などが絨毛に炎症を引き起こして血液胎盤関門が破壊されると，胎児がウイルスや細菌に感染してしまう．

COLUMN

哺乳類の胎盤の進化

哺乳類のゲノムには，過去に感染したレトロウイルスの遺伝子が約8％も含まれている．それらの遺伝子のなかにはヒトの胎盤形成にかかわるものがいくつか知られている．例えば，栄養膜合胞体層の細胞融合にかかわるタンパク質のシンシチン（syncytin）の遺伝子や，胎児の毛細血管の維持にかかわる*PEG10*遺伝子などがある．これらの内在性レトロウイルス（endogenous retrovirus）は哺乳類の胎盤の進化に重要な役割を果たしたと考えられている．

E 乳腺

　哺乳類では，乳腺（mammary gland）から分泌される分泌液（乳汁：milk）を出産後の乳児に一定の期間与えて栄養素などを補給する必要がある．そのために，卵巣，胎盤，下垂体から分泌されるホルモンにより乳腺の発達や乳汁の産生と分泌などが制御されている．乳腺は複合管状胞状腺からなるアポクリン腺（apocrine gland）で，腺房の周囲を筋上皮が取り巻いている．腺房が集合して小葉を形成し，小葉がいくつか集まって乳腺葉（mammary lobe）を形成している．1つの乳房は15～20個の乳腺葉で構成され，乳腺葉から伸びた乳管（mammary duct）が乳頭（nipple）に開口している．乳腺からは各種の栄養素を中心に，抗菌物質，各種の生理活性物質（ホルモンや成長因子など）を含んだ乳汁が分泌される．乳汁の分泌は，授乳の刺激により視床下部から分泌されたオキシトシンにより筋上皮細胞が収縮して引き起こされる．離乳後，乳腺の分泌細胞はアポトーシスにより死滅して休止状態に戻る．そして再び妊娠すると，それに伴って分泌されるプロラクチンなどのホルモンにより乳腺の細胞が増殖して腺房が再構築され，乳汁の分泌が再開する．写真は分泌機能があまり活発でない状態の乳腺の小葉を示す．

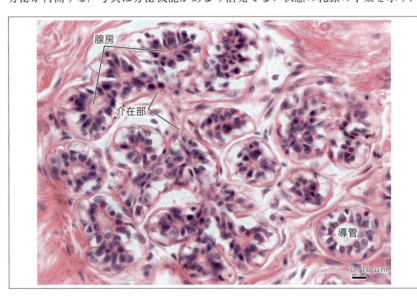

COLUMN

乳腺の発達と退縮のサイクル

　授乳時に発達した乳腺は，哺乳が終わるとその分泌細胞や筋上皮細胞などにアポトーシスが引き起こされる．そして，崩壊した腺房のあとに脂肪細胞が充填されるなど，組織のリモデリングが行われて授乳前の状態に戻される．やがて，次の妊娠が始まると，乳腺は再び授乳できる状態に発達する．このように乳腺は妊娠に伴い崩壊と発達のサイクルを繰り返す．このサイクルは離乳の刺激やプロラクチン，卵胞ホルモン，黄体ホルモンなどのホルモンの影響を受けて制御される．

第15章

内分泌系

　代謝，性周期，体温，体液組成などの恒常性（homeostasis）の維持は，間脳を構成する視床と視床下部，そして，視床下部に連なる下垂体を中心に制御されている．視床と視床下部には体の内外からのさまざまな情報が入ってくる．それらの情報をもとに，視床下部はその支配下にある自律神経系と内分泌系の機能を調節している．そして，内分泌腺から分泌されるホルモンは血液や体液を介して体中を循環し，広範囲の標的細胞に作用してさまざまな組織や器官の機能を調節する．この章では，内分泌系の上位に位置する下垂体と，その支配下にある副腎，甲状腺，副甲状腺，松果体などの内分泌腺の構造を中心に解説する．

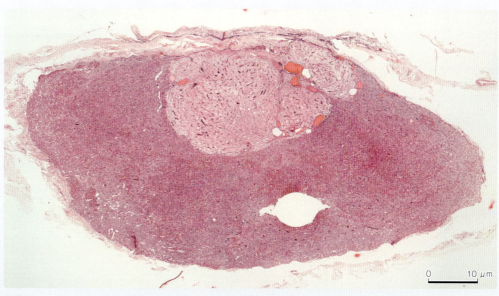

下垂体

第15章 内分泌系

1 視床下部と下垂体
Hypothalamus and Pituitary gland

　視床下部はわずか4gくらいの重さの構造で，主要な11個の神経核を中心に構成される．視床下部は体の内外から得られるさまざまな情報をもとに，下垂体から分泌されるホルモンの量や種類を制御し，下垂体の支配下にある末梢の内分泌腺の機能を調節している．さらに，視床下部は大脳辺縁系との密接な関連をもとに自律神経系の機能も制御している．このように，視床下部は内分泌系と自律神経系を統合的に制御することにより，体温，エネルギー代謝，血圧，水分と電解質のバランス，睡眠パターン，食欲，概日リズム，生殖機能，情動など，生体機能を幅広く調節する司令塔として働いている．

　下垂体は前葉，中葉，後葉の3領域に分ける場合もあるが，ヒトを含めた哺乳類では中葉の発達が悪いので，その領域を明瞭に区別することができない．そのために，中葉に相当する部分を中間部とよぶ場合が多い．下垂体の前葉と中間部の内分泌機能は，視床下部から分泌されるホルモンによりその分泌量が調節されている．そして，前葉と中間部から分泌されたホルモンは血流にのって全身を巡り，その標的となる末梢の内分泌腺から分泌されるホルモンの量を調節する．一方，後葉から分泌されるホルモンは，視床下部の神経細胞により合成されたものが軸索輸送により後葉まで運ばれ，そこから分泌されたものである．後葉のホルモンは血中を巡って標的となる腎臓や乳腺などに直接作用する．

　視床下部，下垂体，末梢の内分泌腺から分泌される各種のホルモンは，その構造から，ペプチドホルモン（peptide hormone），ステロイドホルモン，アミノ酸誘導体ホルモン（amino acid derivative hormone）の3種類に分けられ，それらが標的の細胞に作用するしくみはそれぞれ異なる．細胞膜を通過できない水溶性ホルモンのペプチドホルモンやアミノ酸誘導体ホルモンのアドレナリンなどは，標的細胞の細胞膜に分布する受容体に結合して作用を及ぼす．一方，細胞膜を容易に通過できる脂溶性ホルモンのステロイドホルモンやアミノ酸誘導体ホルモンなどは，標的細胞内に入り込んで作用する．細胞内に入り込んだホルモンは核内に存在する受容体や細胞内小器官などに結合して，新たな遺伝子の発現や細胞の生理機能の変化などを引き起こす．

　VS46 では下垂体の水平断を観察する．

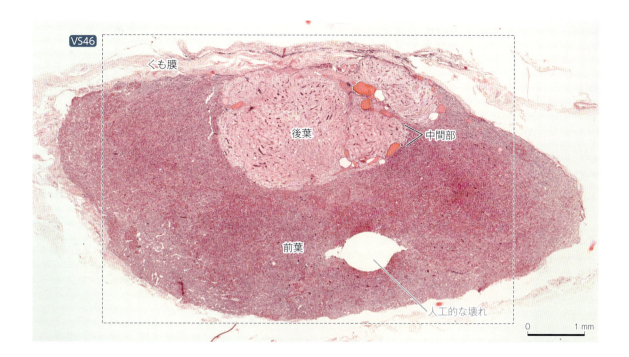

> **COLUMN**
>
> **ホルモン分泌のフィードバック制御**
>
> 　視床下部，下垂体，末梢の内分泌腺における階層的な制御機構では，その下層に位置する末梢の内分泌腺からホルモンが過剰に分泌されると，その情報が上層の下垂体や視床下部にフィードバックされて下垂体や視床からのホルモン分泌を抑制する．このしくみは負のフィードバック（negative feedback）とよばれ，末梢におけるホルモン分泌を一定に保つ働きがある．それとは逆に，血中の卵胞ホルモン濃度が一定の高さで2〜3日間継続すると，その情報が視床下部や下垂体にフィードバックされてLHサージ（LH surge）とよばれる黄体形成ホルモンの急激な増加が引き起こされ，排卵が誘発される．このしくみは正のフィードバック（positive feedback）とよばれる．

> **COLUMN**
>
> **脳室周囲器官**
>
> 　視床下部はホルモンを血中に分泌すると同時に，その支配下にある内分泌腺から分泌される血中のホルモンや，それらのホルモンの影響を受けて変化する血中の物質などの量をつねに監視する必要がある．そのためには物質透過のバリアを形成する血液脳関門は大きな障害になる．そこで，脳からホルモンを分泌する部分の血管は有窓性毛細血管に変化して物質の透過を容易にしている．このように血液脳関門が欠失している部位は視床下部と下垂体前葉の間の正中隆起，松果体，下垂体後葉などに見られ，それらの器官をまとめて脳室周囲器官（circumventricular organ）とよんでいる．

A 視床下部

視床下部から分泌されるペプチドホルモン（表15.1）は下垂体の前葉と中間部のホルモンの分泌を制御することにより，下垂体の支配下にある末梢の内分泌腺のホルモンの分泌を階層的に制御している．このような制御系とは別に，視床下部の視索上核（supraoptic nucleus）や室傍核（paraventricular nucleus）の神経細胞で合成されたホルモン（バソプレシンやオキシトシン：oxytocin）のように，神経細胞から標的器官に向けて直接分泌されるものもある．写真はKB染色した視床下部（上）と室傍核の神経細胞（下）を示す．

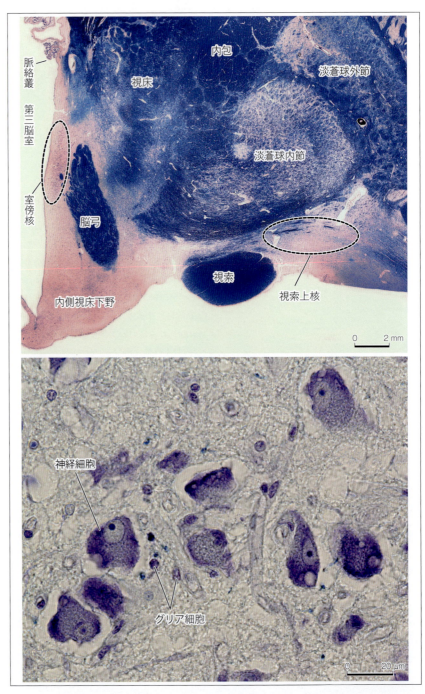

表15.1　視床下部から分泌されるホルモン

視床下部から分泌されるホルモン	作用
成長ホルモン放出ホルモン (growth hormone-releasing hormone)	成長ホルモンの分泌を促進
成長ホルモン抑制ホルモン (growth hormone-inhibiting hormone)	成長ホルモンの分泌を抑制
甲状腺刺激ホルモン放出ホルモン (thyrotropin-releasing hormone)	甲状腺刺激ホルモンの分泌を促進
性腺刺激ホルモン放出ホルモン (gonadotropin-releasing hormone)	性腺刺激ホルモンの分泌を促進
副腎皮質刺激ホルモン放出ホルモン (corticotropin-releasing hormone)	副腎皮質刺激ホルモンの分泌を促進
プロラクチン放出ホルモン (prolactin-releasing hormone)	プロラクチンの分泌を促進
プロラクチン抑制ホルモン (prolactin-inhibiting hormone)	プロラクチンの分泌を抑制

B 下垂体

視床下部で産生されたホルモンは，有窓性毛細血管からなる正中隆起の毛細血管網と前葉の洞様毛細血管網が連なる下垂体門脈系（pituitary portal system）に分泌され，下垂体に作用してその分泌機能を制御する．前葉と中間部は内分泌細胞の集団により構成されているので腺性下垂体（adenohypophysis），後葉は視床下部から伸びる神経線維により構成されているので神経性下垂体（neurohypophysis）とよばれる．両者の違いは，発生過程で下垂体が形成される際の組織の違いに由来する．

表15.2　下垂体から分泌されるホルモン

	下垂体から分泌されるホルモン	作用［分泌細胞の染色性］
前葉 (anterior lobe)	成長ホルモン (growth hormone)	骨や筋の成長を促進，代謝活性の増進［酸好性］
	プロラクチン（prolactin）	乳汁の産生を促進［酸好性］
	甲状腺刺激ホルモン (thyroid-stimulating hormone)	甲状腺ホルモンの分泌を促進［塩基好性］
	副腎皮質刺激ホルモン (adrenocorticotropic hormone)	副腎皮質ホルモンの分泌を促進［塩基好性 / 色素嫌性］
	性腺刺激ホルモン（黄体形成ホルモン：luteinizing hormone，卵胞刺激ホルモン：follicle-stimulating hormone)	卵巣や精巣からのホルモンの分泌を促進，排卵の促進，卵胞の成長や精子形成を促進［塩基好性］
中間部 (intermediate lobe)	メラニン細胞刺激ホルモン (melanocyte stimulating hormone)	色素細胞のメラニンの合成を促進
	コルチコトロピン様中間体ペプチド	膵臓からのインスリンの分泌を促進
後葉 (posterior lobe)	バソプレシン（vasopressin）	腎臓における水分の再吸収を促進，血管の収縮を促進
	オキシトシン（oxytocin）	子宮の収縮や乳汁の分泌などを促進

C 前葉

前葉（anterior lobe）の内分泌細胞はその染色性の違いにより，ペプチドホルモンを分泌する酸好性細胞（acidophilic cell），糖タンパク質性のペプチドホルモンを分泌する塩基好性細胞（basophilic cell），ホルモンを分泌して空になった細胞や分泌細胞の前駆細胞と考えられる色素嫌性細胞（chromophobic cell）などに分けられる．場所によりそれらの細胞の割合は異なるが，写真は酸好性の細胞が多く見られる部位の前葉を示す．

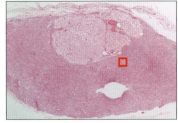
VS46

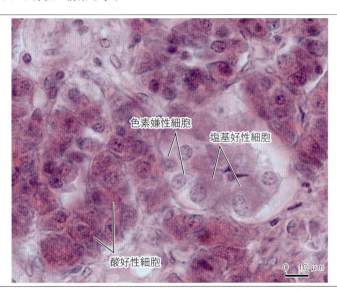
色素嫌性細胞　塩基好性細胞　酸好性細胞　0 10 μm

COLUMN

前葉の内分泌細胞

前葉に分布する5種類の内分泌細胞から6種類のホルモンが分泌される．それらの細胞を簡便な化学染色法で染め分けることもできるが，正確に同定するためにはホルモンの免疫組織化学などの染色法（immunohistochemistry）が用いられる．また，細胞に含まれる内分泌顆粒の形態や分布に特徴があるので，それらを目安にいくつかの種類を区別することもできる．写真はマウスの前葉に存在する2種類の内分泌細胞を示す．

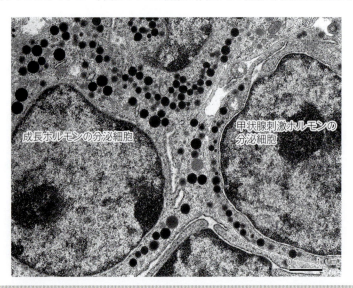
成長ホルモンの分泌細胞　甲状腺刺激ホルモンの分泌細胞　0 1 μm

1) 前葉を構成する細胞（Mann染色）

　塩基好性（青色）で大型の細胞は甲状腺刺激ホルモン，塩基好性で小型の細胞は性腺刺激ホルモン（gonadotropic hormone），酸好性（赤色）で大型の細胞は成長ホルモン，酸好性で小型の細胞はプロラクチン，色素嫌性（無色）で大型の細胞は副腎皮質刺激ホルモンの分泌細胞，色素嫌性で小型の細胞は未成熟のγ細胞と考えられる．写真は染色液にメチルブルーとエオシンを含むMann染色法で染めた前葉を示す．

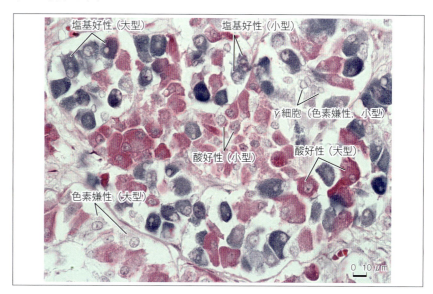

2) 前葉を構成する細胞（PAS染色）

　PAS染色法は多糖類を赤紫色に染める方法である．この染色法により，多糖類を含むペプチドホルモンである甲状腺刺激ホルモンや性腺刺激ホルモンを分泌する細胞を選択的に染めることができる．写真はPAS染色した前葉を示す．

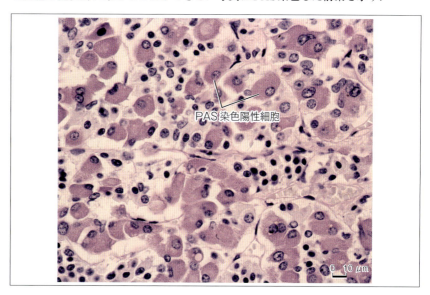

3）前葉を構成する細胞（アルデヒドフクシン染色）

　アルデヒドフクシン染色法は弾性線維や膵臓のランゲルハンス島のB細胞だけを選択的に紫色に染める方法として知られている．この方法により下垂体を染色すると，甲状腺刺激ホルモンの分泌細胞だけを赤紫から青紫色に選択的に染めることができる．写真はアルデヒドフクシン染色した前葉を示す．

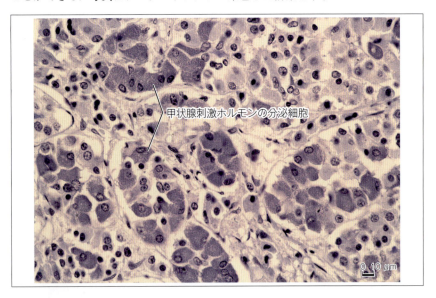

甲状腺刺激ホルモンの分泌細胞

COLUMN

下垂体の発生

　発生過程で，下垂体は2つの組織が合わさって形成される．1つは口蓋の粘膜上皮で，もう1つは間脳の神経組織である．間脳に向かって陥入した口蓋の粘膜上皮と間脳から突出した部分が合体し，前者が前葉と中間部を，そして，後者が後葉を形成する．粘膜上皮が陥入する際に形成されたラトケ嚢（Rathke's pouch）の遺残物が下垂体の前葉と後葉の間の中間部に胞状の構造として残る．写真は発生過程の下垂体を示す．

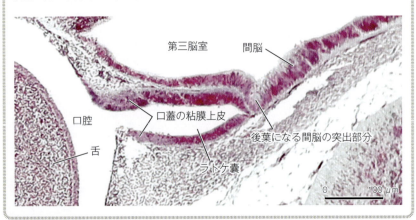

第三脳室　間脳　口腔　舌　口蓋の粘膜上皮　ラトケ嚢　後葉になる間脳の突出部分

D 中間部

中間部（intermediate lobe）には，皮膚の色素細胞のメラニン形成を促進するメラニン細胞刺激ホルモン（melanocyte stimulating hormone）や，膵臓からインスリンの分泌を促進するコルチコトロピン様中間体ペプチド（corticotropin-like intermediate peptide）を分泌する細胞が存在する．単層上皮の胞状構造がラトケ囊で，その中に酸好性のコロイド（colloid）を蓄える．写真は中間部を示す．----は前葉と中間部の境を示す．

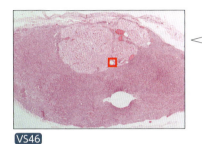

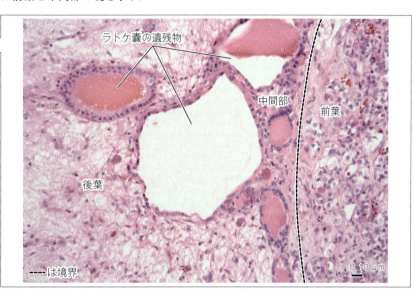

E 後葉

後葉（posterior lobe）は無髄神経線維と毛細血管を中心に構成され，その中には後葉細胞（pituicyte）とよばれるグリア細胞が存在する．視床下部の視索上核と室傍核の神経細胞が合成したホルモンを後葉まで運んで，そこで分泌する．このような神経細胞を神経分泌細胞とよんでいる．写真は後葉を示す．

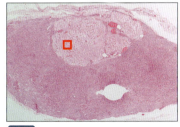

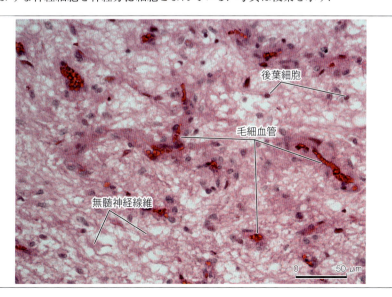

> **COLUMN**
>
> **神経分泌細胞**
>
> 　神経分泌細胞（neurosecretory cell，神経内分泌細胞：neuroendocrine cell）はさまざまな刺激や化学物質などを感知すると，神経伝達物質やホルモンなどを分泌してその情報を他の細胞に伝達する細胞の総称である．このような機能をもつ細胞は視床下部の神経細胞以外にも体の随処に存在する．例えば，副腎髄質のクロム親和性細胞，消化管の基底顆粒細胞，味蕾の味細胞，内耳の有毛細胞，嗅粘膜の嗅細胞，網膜の視細胞，松果体細胞，皮膚のメルケル細胞などが知られている．神経分泌細胞と神経細胞の間に明確な違いはないが，これらの神経分泌細胞をまとめてパラニューロン（paraneuron）と総称することが日本の解剖学者の藤田恒夫により提唱された．

F ヘリング小体

　視床下部の視索上核と室傍核にはペプチドホルモンのバソプレシンやオキシトシンを産生するそれぞれの神経細胞が存在し，合成されたホルモンを含む内分泌顆粒が軸索輸送により後葉まで運ばれる．後葉には，軸索の中を輸送中のものや血管の周辺に貯留された内分泌顆粒の塊（ヘリング小体：Herring body）が見られる．写真は毛細血管周囲に分布するヘリング小体（→）を示す．

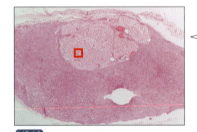

VS46

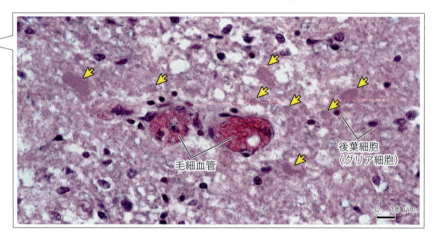

毛細血管　　後葉細胞（グリア細胞）

COLUMN

ヘリング小体に含まれる内分泌顆粒

　視索上核と室傍核にはバソプレシンとオキシトシンを産生する神経細胞がそれぞれ存在するので，同じヘリング小体の中に両方のホルモンは含まれない．視床下部から輸送されてきた分泌顆粒は分泌されるまでの間，後葉の毛細血管の周囲にとどめられる．その後，体液浸透圧の上昇や授乳などの刺激により神経分泌細胞が興奮すると，ヘリング小体が後葉の毛細血管に向けて放出される．後葉の毛細血管は血液脳関門が欠落している部位の一つで，毛細血管は有窓性である．写真はマウスの後葉の毛細血管の周辺に貯留されているヘリング小体に含まれる内分泌顆粒（上）と後葉の有窓性毛細血管（下）を示す．血管の内皮に有窓（⇨）が見られる．

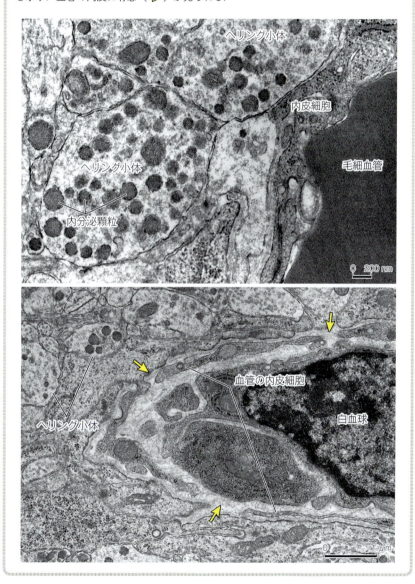

第15章 内分泌系

2 副腎
Adrenal gland

　副腎は腎臓の上部に張りつくように存在する内分泌腺で腎上体（suprarenal body）ともよばれる．副腎の体積の75～90％を占める副腎皮質（adrenal cortex）とその中心部に分布する副腎髄質からなる．

　副腎皮質の構造は，形態的な特徴，分布，細胞の染色性などの違いにより，球状帯，束状帯，網状帯の3層に分けられる．下垂体から分泌される副腎皮質刺激ホルモンにより，副腎皮質からのホルモン分泌が促進される．球状帯からは体液の塩分と水分のバランスの調節にかかわる鉱質コルチコイド（mineralocorticoid）と総称されるステロイドホルモンが分泌される．その中心はアルドステロンである．束状帯からは代謝や免疫機能の調節，抗ストレス作用などにかかわる糖質コルチコイド（glucocorticoid）と総称されるいくつかのステロイドホルモンが分泌される．その中心はコルチゾール（cortisol）である．そして，網状帯からはアンドロゲンと卵胞ホルモンなどの性ホルモン（sex hormone）が分泌される．

　副腎髄質にはアドレナリンを分泌するA細胞とノルアドレナリンを分泌するNA細胞が存在する．それらのホルモンはカテコールアミン（catecholamine）と総称される．それらの細胞に含まれる分泌顆粒は重クロム酸カリウム（$K_2Cr_2O_7$）を含んだクロム染色液で褐色に染まるので，一般に，クロム親和性細胞ともよばれている．髄質から分泌されるカテコールアミンは，血圧上昇，気管支拡張，消化管運動抑制，血糖値上昇など，ストレスに対応する作用を引き起こす．

　副腎髄質まで伸びた交感神経の終末からアセチルコリンが分泌されると，クロム親和性細胞からカテコールアミンが分泌される．この現象は副腎髄質が交感神経節でクロム親和性細胞が交感神経の節後ニューロンと考えると理解しやすい．つまり，交感神経系では節前ニューロンの終末からアセチルコリンが分泌され，交感神経節の節後ニューロンからカテコールアミンが分泌されて情報が伝達されるからである．実際に，副腎髄質には神経節に分布する神経細胞とその周囲を取り巻くサテライトグリア細胞なども見られる．

　VS47 では副腎の断面を観察する．

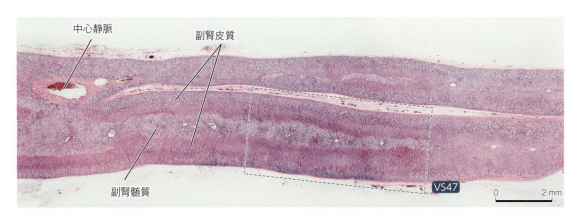

> **COLUMN**
>
> **ホルモンの分泌周期**
>
> 　ホルモンの分泌には一定の周期で分泌量が変化する拍動性分泌（pulsatile secretion）とよばれる現象がある．例えば，下垂体から分泌される成長ホルモンは睡眠中に2〜3時間の周期で，そして，副腎皮質刺激ホルモン（adrenocorticotropic hormone）やメラトニンなどは24時間の周期で変化する．長いものでは，黄体形成ホルモンや卵胞刺激ホルモンなどのように約28日の周期で変化する．このような周期的な分泌量の変化は，性周期を調節する性ホルモンなどではとりわけ重要である．

A 被膜

　副腎を包んでいる線維性の被膜には細動脈の血管網が分布する．その細動脈から分枝し，副腎皮質を貫いて副腎髄質に向かう血管は2種類ある．その一つは，副腎皮質のホルモンを受け取りながら副腎髄質に向かう洞様毛細血管で，もう一つは副腎皮質を素通りして副腎髄質に向かう貫通動脈（perforating artery）である．写真は被膜を示す．

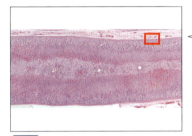

VS47

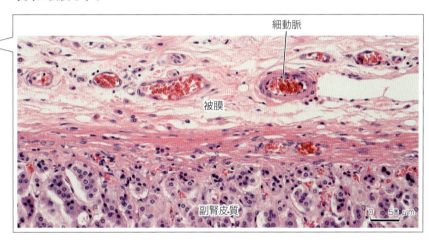

> **COLUMN**
>
> **ストレスホルモン**
>
> 　ヒトの体はストレスを感じると，副腎からコルチゾールやカテコールアミンなどのホルモンを分泌する．これらのなかで，体のほぼすべての組織や器官に作用するコルチゾールはストレスに対応するために必須のホルモンである．コルチゾールには，血糖値を上げてエネルギーの生産を増やすとともに，消化，生殖，免疫などの非必須機能を抑制し，差し迫った問題に体のリソースを振り向けるように調節する役割がある．ストレスに反応して分泌されるこれらのホルモンは，まとめてストレスホルモン（stress hormone）とよばれている．

B 副腎皮質

　副腎皮質は副腎の体積のほとんどを占め，細胞が球状の塊に集合した球状帯，細胞が洞様毛細血管と平行に配列した束状帯，そして，細胞が網目状に分布する網状帯の3層からなる．束状帯が副腎皮質全体の体積の約80%を占め，各層の細胞は洞様毛細血管にホルモンを分泌する．写真は皮質を示す．赤く見えるのは洞様毛細血管である．

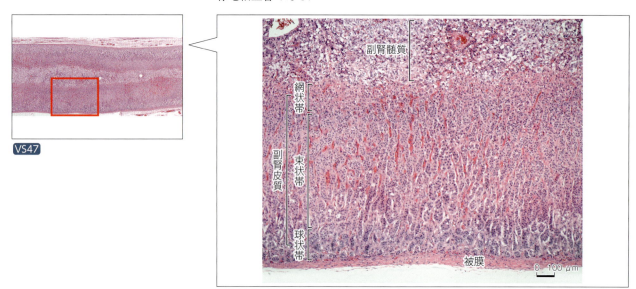

C 球状帯

　球状帯（zona glomerulosa）は塩基好性の細胞で鉱質コルチコイドを分泌する．鉱質コルチコイドのなかのアルドステロンは，腎臓の尿細管に作用して原尿から水分やNa^+の再吸収を促進したりK^+の再吸収を抑制したりして，体液の浸透圧を調節する．写真は球状帯を示す．

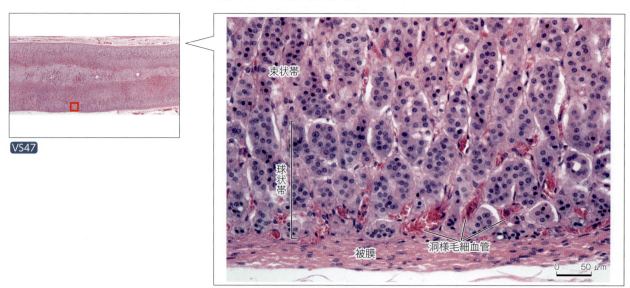

D 束状帯

束状帯（zona fasciculata）は副腎皮質を構成する3層のなかで最も厚く，比較的に大型の細胞で構成される．糖質コルチコイドを分泌する束状帯の細胞は多くのミトコンドリアを含む酸好性の細胞である．写真は束状帯を示す．

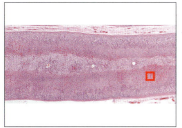

VS47

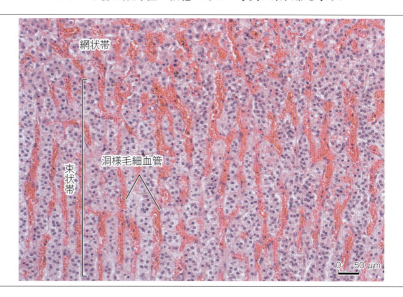

網状帯
束状帯
洞様毛細血管
0　50 μm

COLUMN

ステロイドホルモンを分泌する細胞

ステロイドホルモンが合成される過程では，ミトコンドリアや小胞体に分布する一連の酵素がかかわる．そのために，ステロイドホルモンを合成する副腎皮質の内分泌細胞には，小胞状やチューブ状のクリステ（cristae）をもつ球形のミトコンドリア，細胞内を埋め尽くす滑面小胞体，コレステロールを含む脂肪滴など，その機能にかかわる細胞内小器官が多く見られる．写真はマウスの束状帯の内分泌細胞を示す．

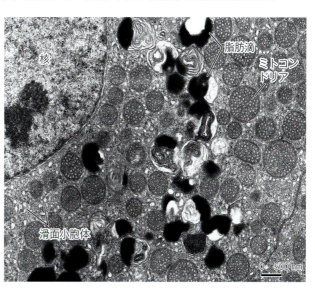

核
脂肪滴
ミトコンドリア
滑面小胞体
0　500 nm

E 網状帯

　網状帯（zona reticularis）は主に男性ホルモンのデヒドロエピアンドロステロン（dehydroepiandrosterone）を分泌する酸好性の細胞からなる．このホルモンはテストステロンや卵胞ホルモンの前駆体で，テストステロンよりも弱いが精子形成の促進作用などがある．分泌量は思春期頃にピークに達して老化に伴い減少する．その他に糖質コルチコイドも分泌する．写真は網状帯を示す．

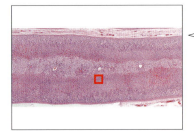
VS47

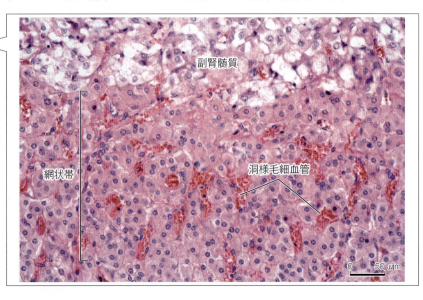

F 副腎髄質

　副腎髄質（adrenal medulla）から分泌されるホルモンの約90％が大型のA細胞から分泌されるアドレナリンで，小型のNA細胞からはノルアドレナリンが分泌される．その他に少量のドーパミン（dopamine）が分泌される．写真は副腎髄質を示す．

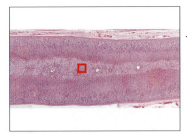
VS47

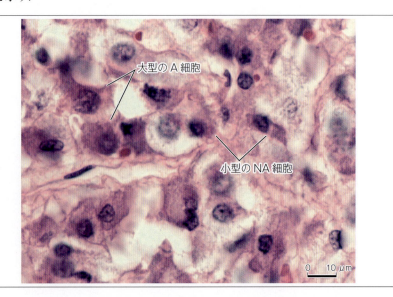

G クロム親和性細胞

クロム染色によりカテコールアミンやセロトニン（serotonin）を含む分泌顆粒が褐色に染まる．この方法で副腎の髄質を染色すると内分泌細胞を選択的に染めることができる．セロトニンを分泌する消化管の内分泌細胞もこの方法で染まる（p286 COLUMN 参照）．写真は重クロム酸カリウムで処理したイヌの副腎髄質を示す．

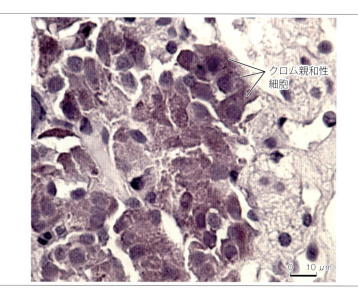

COLUMN
パラガングリオン

パラガングリオン（paraganglion，傍神経節）は，自律神経に沿って分布する神経堤細胞由来の非神経細胞の集団である．パラガングリオンには，交感神経の傍らに存在するクロム親和性細胞の集団のように内分泌機能をもつものと，副交感神経の傍らに存在する頸動脈小体や大動脈小体などのように化学受容体の機能をもつものがある．写真はマウスの副腎髄質のクロム親和性細胞の内分泌顆粒を示す．

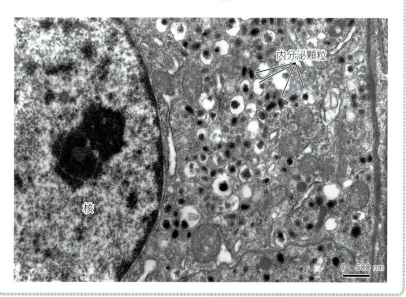

H 副腎髄質の神経細胞

　副腎髄質は交感神経節が変化した構造と考えられる．カテコールアミンを分泌するクロム親和性細胞を中心に構成されているが，その中には本来の交感神経節を構成する神経細胞（多極性ニューロン）も散在して見られ，その周囲にはサテライトグリア細胞も存在する．写真は副腎髄質に存在する神経細胞を示す．

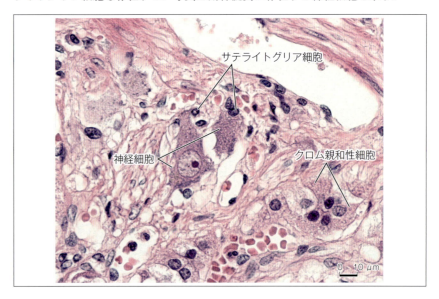

I 中心静脈

　副腎皮質を貫いて流れる洞様毛細血管と貫通動脈は，副腎髄質に存在する中心静脈へと流れ込む．中心静脈は厚い縦走筋をもった特殊な静脈で，副腎皮質と副腎髄質から分泌されるホルモンを多量に含んだ血液は中心静脈から副腎静脈を経て腎静脈へと流れる．写真は厚い縦走筋をもつ中心静脈を示す．

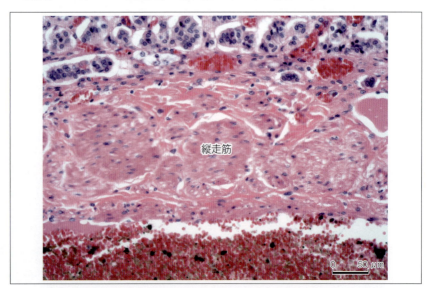

> **COLUMN**
>
> **副腎の発生**
>
> 　副腎皮質は中胚葉から形成される体腔上皮に由来し，副腎髄質は外胚葉から形成される神経堤細胞に由来する．最初に副腎皮質の原基が形成され，その原基に向かって神経堤から神経堤細胞が移動してくる．神経堤細胞は副腎皮質の中で内分泌細胞に分化して副腎髄質を形成する．そして，脊髄から神経線維を伸ばした節前ニューロンが副腎髄質の内分泌細胞とシナプスを形成する．写真は発生過程の副腎を示す．
>
>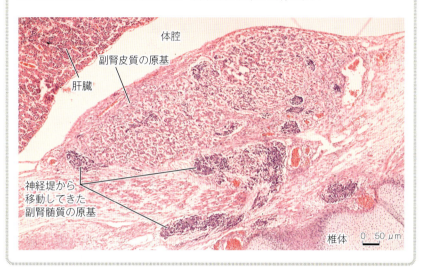

第15章　内分泌系

3　甲状腺
Thyroid gland

　甲状腺は発生過程で最初に形成される内胚葉由来の内分泌腺で，気管の前方で喉頭のすぐ下に存在する．甲状腺の表面は結合組織の被膜で覆われ，その被膜は甲状腺の内部の小葉間結合組織と連なる．甲状腺は小葉間結合組織により小葉に分けられ，その中に濾胞上皮が形成する胞状の濾胞が数多く存在する．その濾胞内は甲状腺ホルモン（thyroid hormone）の前駆体であるサイログロブリン（thyroglobulin）を含むゼラチン状のコロイドで満たされている．また，濾胞どうしの間の結合組織にはホルモンのカルシトニンを分泌する傍濾胞細胞が存在する．

　濾胞上皮細胞は，自身が合成したサイログロブリンと血液から取り込んだI⁻（ヨウ化物イオン）を濾胞腔内に分泌する．濾胞腔の中で，サイログロブリンのチロシン（tyrosine）にヨウ素が結合（ヨード化：iodize）する．濾胞上皮細胞が甲状腺刺激ホルモンにより刺激されると，ヨード化されたサイログロブリンをエンドサイトーシスによりコロイドの中から細胞内に取り込んで加水分解し，チロシンにヨウ素が3個結合したトリヨードサイロニン（triiodothyronine：T_3）と4個結合したサイロキシン（thyroxine：T_4）を甲状腺ホルモンとして分泌する．

　血中の甲状腺ホルモンの濃度は一定に保たれているが，寒冷刺激や交感神経の亢進により甲状腺ホルモンの分泌が促進される．分泌された甲状腺ホルモンは標的細胞内に拡散し，核内の受容体や細胞内小器官に結合して遺伝子発現や生理機能などに影響を及ぼす．その結果，代謝の活性化，熱産生，血糖値上昇，タンパク質合成の活性化，発育成長，心機能の活性化など，さまざまな変化が引き起こされる．甲状腺ホルモンの受容体はほとんどの細胞に存在するので，その作用は全身に及ぶ．

　VS48 では甲状腺を観察する．

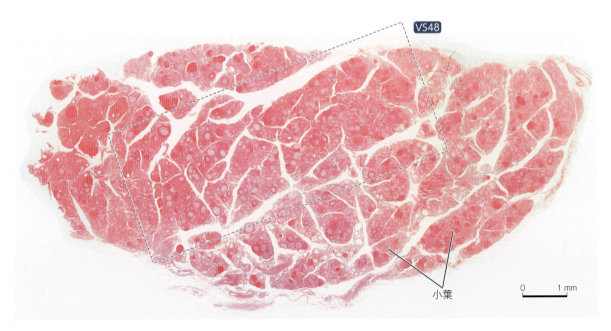

> **COLUMN**
> **甲状腺ホルモンの活性化**
> 　甲状腺から分泌されるホルモンのほとんど（約90％）は活性が低いサイロキシンである．しかも，分泌されたホルモンのほとんどはサイロキシン結合グロブリン（thyroxine binding globulin）やアルブミンなどと結合した不活性な状態で血中を移動する．結合タンパク質から遊離したサイロキシンが標的細胞に取り込まれると，脱ヨード酵素によりサイロキシンのヨウ素が1つ取り除かれて活性の高いトリヨードサイロニンに変化して作用を及ぼす．

A 小葉

　小葉間結合組織で区切られた小葉の中には多数の濾胞が存在し，その濾胞を取り巻くように毛細血管が密に分布する．さらに，濾胞どうしの間の結合組織には内分泌細胞の傍濾胞細胞の集団が分布する．H・E染色した標本では，結合組織中の傍濾胞細胞をその形態や染色性の違いなどから判別するのは難しい．写真は小葉を示す．

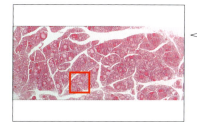

VS48

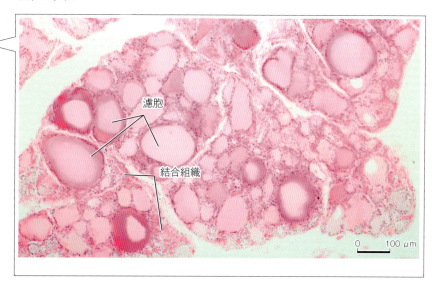

B 濾胞

濾胞（follicle）を形成する濾胞上皮（follicular epithelium）は立方から円柱の形をした細胞からなる単層上皮である．丈の高い円柱形の上皮細胞のほうが，立方形のものよりもホルモンの合成と分泌活動が活発である．濾胞腔（follicular antrum）を満たすコロイドの色はH・E染色で薄いピンク色から濃いピンク色に染まるが，その色の濃さは濾胞のコロイドに含まれるサイログロブリンなどの濃度を反映する．写真は濾胞を示す．

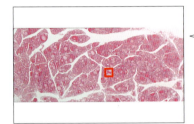

VS48

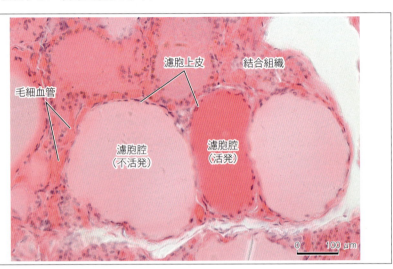

COLUMN

濾胞の上皮細胞

濾胞上皮には極性があり外分泌と内分泌の両方の機能がある．濾胞上皮によりサイログロブリンとヨウ素が濾胞内に外分泌され，上皮細胞の頂端側の細胞膜表面に分布する糖タンパク質の甲状腺ペルオキシダーゼ（thyroid peroxidase）と過酸化水素によりサイログロブリンのヨード化が行われる．過酸化水素を用いるサイログロブリンのヨード化は細胞内ではできないので濾胞内で行われる．写真はマウスの濾胞上皮細胞を示す．細胞の頂端側には短い微絨毛が見られる．

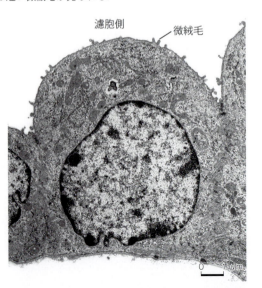

C 傍濾胞細胞

傍濾胞細胞（parafollicular cell，C細胞）は血中のCa^{2+}濃度が高くなるとカルシトニン（calcitonin）を分泌して破骨細胞の働きを抑制する．そのために，カルシトニンの分泌を促進する卵胞ホルモンが閉経後に減少すると，破骨細胞による骨の分解を抑制する働きが減少して骨がもろくなる．写真は鉛ヘマトキシリン染色（lead-hematoxylin staining）により傍濾胞細胞を染めたイヌの甲状腺を示す．

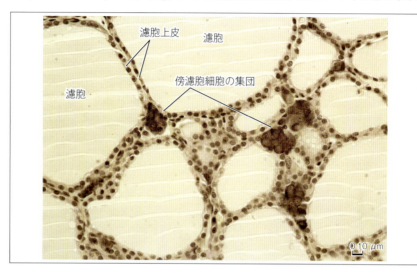

COLUMN

甲状腺の発生と進化

甲状腺と相同の構造は脊索動物（chordate）にもすでに存在する．それは咽頭部に存在する内柱（endostyle）とよばれる構造で，そこから分泌される粘液性のタンパク質は口腔内に流入した食物を捕える役割をしている．内柱には哺乳類の甲状腺ホルモンの合成にかかわる遺伝子の多くが発現し，ヨウ素を取り込む機能もある．写真の----内が脊索動物のナメクジウオの内柱を示す．

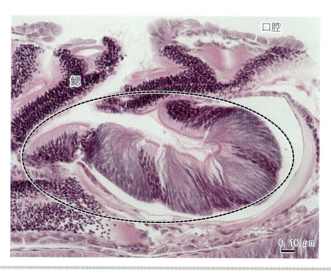

第15章 内分泌系

4 その他の内分泌腺

内分泌腺には副腎，下垂体，甲状腺などのようによく知られたものの他にも，甲状腺の背側に存在する米粒ほどの大きさの副甲状腺や，脳に存在する豆粒ほどの大きさの松果体などがある．それらは小さな内分泌腺で解剖学的にはあまり目立たない構造ではあるが，体の生理機能の調節において重要な役割を果たしている．

A 副甲状腺

副甲状腺（parathyroid gland）は発生過程の咽頭嚢（pharyngeal pouch）の上皮から形成された内胚葉由来の構造で，甲状腺の背側に通常4個存在する．卵形（長径3〜8 mm）の小さな内分泌腺で，上皮小体（epithelial body）ともよばれ，血中のCa^{2+}濃度を調節するホルモンのパラトルモン（parathormone）を分泌する．血中のCa^{2+}濃度は主に，甲状腺から分泌されるカルシトニンと副甲状腺から分泌されるパラトルモンのバランスで一定に保たれている．両者は，それぞれ血中のCa^{2+}濃度を減少と増加させる作用がある．また，副甲状腺は脊椎動物が水生から陸生に移行した進化の過程で鰓が変化して形成された内分泌腺と考えられる．写真は副甲状腺を示す．

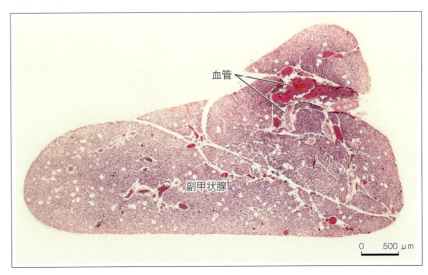

B 主細胞

　副甲状腺のほとんどを占める主細胞は，Ca^{2+}を感知するカルシウム感知受容体（calcium-sensing receptor）をもち，血中のCa^{2+}濃度が減少するとパラトルモンを分泌する．パラトルモンは骨の分解によるCa^{2+}の供給，腎臓からのCa^{2+}の排出の抑制，消化管によるCa^{2+}の吸収を促進して，血中のCa^{2+}濃度を上げる．主細胞には，細胞質が塩基好性に濃く染まる分泌期と，染色性が薄い休止期の細胞が見られる．写真は分泌期と休止期の細胞を示す．

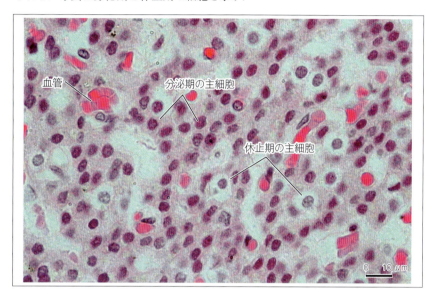

C 酸好性細胞

　主細胞よりも大型で，多量のミトコンドリアを含んでいるので細胞質が赤く染まるので酸好性細胞（oxyphil cell）とよばれる．カルシウム感知受容体を主細胞よりも多く発現する酸好性細胞は加齢に伴って増加することから，主細胞が分化や転換したものと考えられているが，その機能は明らかでない．写真は酸好性細胞を示す．

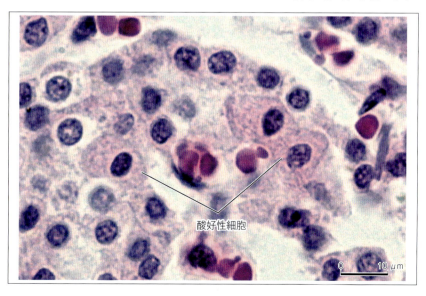

D 松果体

松ぼっくりの形をした松果体（pineal body）は間脳の後方に存在する小型の内分泌腺で，その内部は数多くの小葉に分かれている．小葉内には神経上皮に由来する内分泌細胞の松果体細胞（pinealocyte）とグリア細胞が存在する．進化的にみると，爬虫類などの頭部に存在し，太陽の位置を測るために用いる頭頂眼（parietal eye）とよばれる構造が起源と考えられる．松果体はメラトニン（melatonin）を24時間周期で分泌し，睡眠，体温，血圧などの生体リズム（概日リズム：circadian rhythm）を調節している．この概日リズムを制御している中枢は視床下部の視交叉上核（suprachiasmatic nucleus）で，松果体はその支配下にある．写真は松果体（上）とその小葉（下）を示す．

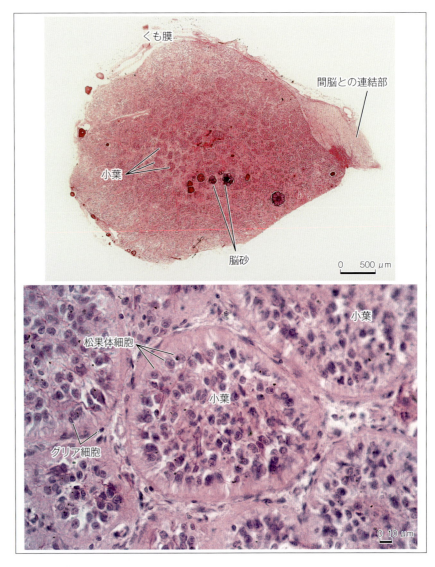

E 脳砂

　脳砂（brain sand）はリン酸カルシウムや炭酸カルシウムなどが沈着した構造物で，松果体の実質内や被膜内に見られる．加齢に伴う脳砂の量的な変化は見られない．カルシウムを多く含む脳砂の存在はX線造影の際に容易に確認できるので，松果体は脳を画像診断する際の位置の確認にも用いられる．写真は脳砂を示す．

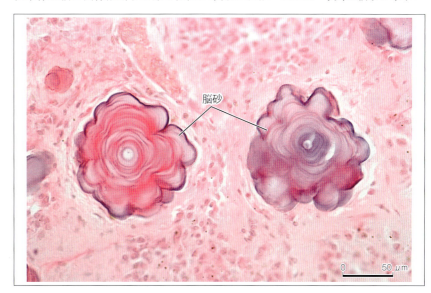

脳砂

COLUMN

内分泌器官

　内分泌腺や，内分泌細胞が分布する視床下部，卵巣，精巣，消化管，肝臓，心臓，膵臓，腎臓，胸腺などをまとめて内分泌器官（endocrine organ）とよんでいる．最近では，ホルモンのレプチンを分泌する脂肪組織，ホルモンのマイオカインを分泌する骨格筋，ホルモンのオステオカルシンを分泌する骨，ステロイドホルモンの一種であるビタミンDを分泌する皮膚なども内分泌器官の一種として分類されている．さらに，各種の神経伝達物質や短鎖脂肪酸などのホルモンに似た代謝産物を分泌する腸内細菌叢も内分泌器官の一つとして注目されている．

第16章

外皮系

　体表を覆う外皮系（integumentary system）の皮膚は体を構成する最大の器官（総重量3.5〜4 kg）で，外界から体を隔離するバリアとしてさまざまな役割を果たしている．ヒトを含めて陸上で生活する動物の外皮系には，体内からの水分の蒸発防止，外部から加わる化学的や機械的な傷害からの保護，病原体の侵入からの防御，外界からの刺激（触覚，圧覚，痛覚，温覚，冷覚など）の感知，紫外線からの体の保護，紫外線を利用したビタミンDの合成，体温の調節など多くの機能がある．この章では，それらの多様な機能を担う皮膚の基本構造と皮膚の付属器である汗腺，脂腺，毛，爪の構造について解説する．

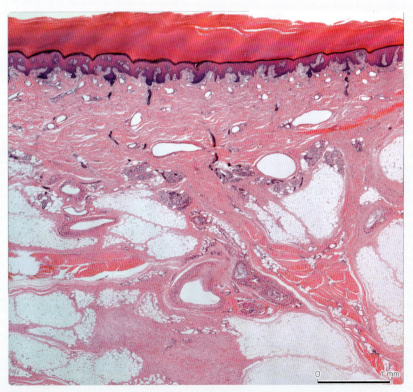

足底の皮膚

第16章 外皮系

1 皮膚
Skin

　皮膚は，表皮，真皮，皮下組織の3層構造からなる．重層扁平上皮の表皮は，基底層，有棘層，顆粒層，淡明層，角質層により構成される．基底層を除くすべての層，あるいは基底層を含めたすべての層の細胞をまとめてケラチノサイト（角化細胞：keratinocyte）とよんでいる．表皮は基底膜をはさんで強靱な密性結合組織の真皮と強く結合し，さらに，その下の疎性結合組織の皮下組織を介して筋組織などと結合している．血管やリンパ管が分布しない表皮と体内を隔てる基底膜は，表皮と真皮との結合だけでなく，基底膜とじかに結合する基底層の細胞の増殖機能の調節，表皮に供給される栄養分や表皮から排出される代謝産物の濾過などにもかかわり，皮膚の構造と機能の維持に重要な役割を果たしている．

　傷つきやすい表皮は，頻繁に再生を繰り返すことによりその構造と機能を正常に維持している．表皮のターンオーバーは10〜45日である．頻繁な再生を可能にしているのは基底層に存在する幹細胞の活発な増殖である．基底層で増殖した細胞は中間径線維のケラチンを産生しながら有棘層から顆粒層へと移行し，やがてアポトーシスを引き起こして皮膚の表面を覆う角質層になる．

　水分や化学物質などの透過を阻止する皮膚のバリアとして働いているのが，顆粒層の細胞間に形成された密着結合である．そして，外力から皮膚を保護しているのが，角質層，有棘層，真皮などの強靱な構造である．さらに，病原体につねにさらされている皮膚には，その侵入を防ぐ特別な生体防御機能も備わっている．それにかかわっているのが，表皮の外表に常在する細菌叢，表皮内に分布するランゲルハンス細胞，真皮に分布する真皮樹状細胞，表皮下の結合組織に分布するマクロファージなどである．

　環境から皮膚に及ぼされるさまざまな刺激は，表皮内に分布する感覚ニューロン（C線維）の神経終末や神経分泌細胞のメルケル細胞（Merkel cell）などにより検知される．また，最近の研究から，ケラチノサイトが触覚，味覚，聴覚，視覚，嗅覚，電場や磁場など幅広い刺激を感知していることもわかった．ケラチノサイトは刺激を感知すると神経伝達物質やATPなどを分泌して，表皮内に張り巡らされた感覚ニューロンに興奮を伝達する神経分泌細胞としても働いている．

　VS49 では皮膚の基本構造がわかりやすい足底の皮膚を観察する．

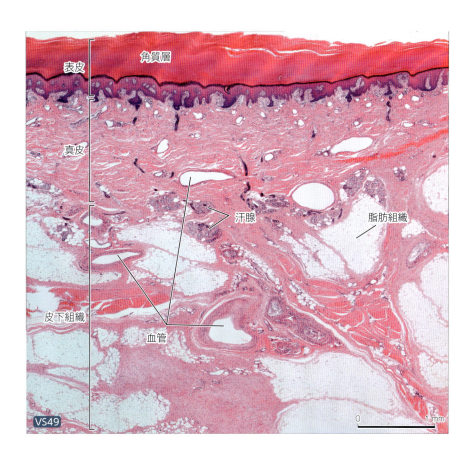

A 表皮

　外胚葉由来の表皮は幹細胞が存在する基底層，細胞どうしが接着斑で強く結合している有棘層，特殊な顆粒を含む顆粒層，顆粒細胞がアポトーシスにより細胞死した淡明層，死細胞が積み重なって形成された角質層からなる．そして，真皮が陥入して形成された真皮乳頭の部分には，表皮のための毛細血管やリンパ管などが分布する．写真は足底の皮膚を示す．

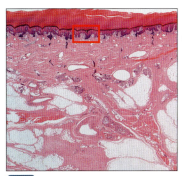

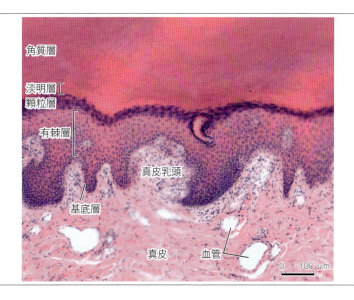

B 体の部位による表皮の構造の違い

表皮の基本構造は体の各部位で同じであるが，層構造や付属器の分布については体の場所による違いがある．例えば，手掌（palma）や足底（planta pedis）では角質層が厚くなっており，とりわけ足底ではその層が厚い．また，触覚の敏感さを必要とする指先では感覚受容器が他よりも密に分布する．写真は足底（左），指先（中），頭皮（右）の皮膚を示す．

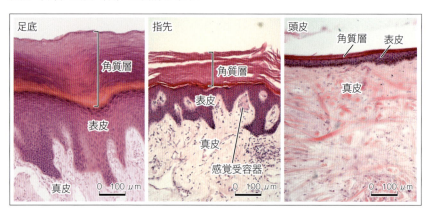

C 基底層

基底層（basal layer）は円柱や立方形の細胞が1列に並んで見える．そのなかには増殖して有棘層の細胞に分化する幹細胞，色素細胞，触覚受容器のメルケル細胞などが存在する．基底層と有棘層の細胞は紫外線を利用して不活性型のビタミンD_3を合成する機能がある．そのビタミンD_3は肝臓と腎臓で水酸化されて活性型のビタミンDに変化する．写真は基底層を示す．

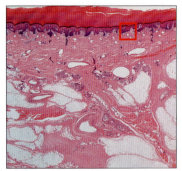
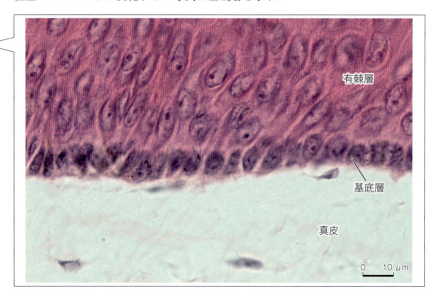

D 色素細胞

神経堤細胞に由来する色素細胞は基底層に分布してメラニン顆粒を産生し，そのメラニン顆粒を含んだ細胞突起を有棘層まで伸ばしている．有棘細胞はその細胞突起を貪食して細胞内にメラニン顆粒を取り込む．その結果，メラニン顆粒を取り込んだ有棘細胞が，紫外線からの皮膚の保護や紫外線の作用により発生する活性酸素の吸収などを行っている．写真は指先の皮膚の色素細胞を示す．

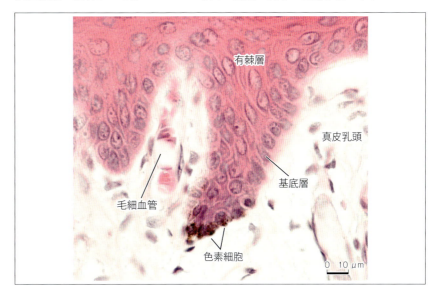

> **COLUMN**
>
> **色素細胞の多様な機能**
>
> 　色素細胞はメラニンを生成して皮膚を保護する役割だけでなく，紫外線や熱などの刺激に反応してサイトカイン，セロトニン，カテコールアミン，一酸化窒素などさまざまな情報伝達因子を分泌する神経分泌細胞としての機能もある．これらの情報伝達因子の標的と考えられるのが，ケラチノサイト，リンパ球，線維芽細胞，肥満細胞，および内皮細胞などであり，皮膚の免疫系，概日リズムなど，体の恒常性維持に深くかかわっている．

E 有棘層

有棘層（spinous layer）の細胞間には棘のような構造が数多く見えるのでその名がある．その棘のように見える構造は細胞間に形成された接着斑である．外界からの外力に耐えるために，細胞どうしが数多くの接着斑を形成して強力に結合している．有棘層にはランゲルハンス細胞が分布し，上層部の細胞には層板顆粒（lamellar granule；p433 COLUMN 参照）が含まれる．写真は有棘層を示す．

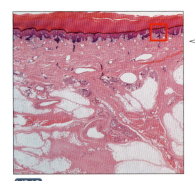

VS49

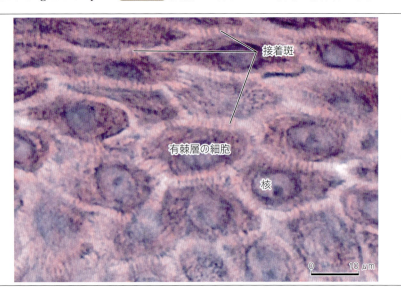

COLUMN

有棘層の接着斑

接着斑は，膜タンパク質で細胞接着分子のデスモグレイン（desmoglein；カドヘリン：cadherinの一種）を中心に形成された強固な細胞接着である．接着斑を形成している部分の細胞膜は，膜タンパク質が集積して太く見える．接着斑の部分に結合した中間径線維のケラチン線維が細胞どうしの接着を補強している．写真は両生類の表皮の接着斑を示す．

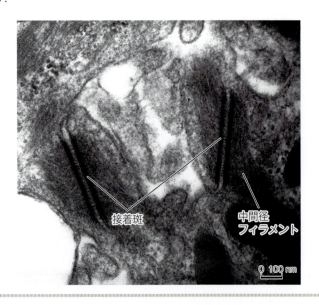

F ランゲルハンス細胞

表皮を構成する細胞全体の2〜5％を占めるランゲルハンス細胞（Langerhans cell）は樹状細胞とマクロファージの両方の性質をもつ細胞である．ランゲルハンス細胞はその細胞突起を角質層まで伸ばし，皮膚に侵入した異物を認識すると表皮から離脱する．そして，リンパ管を経由してリンパ節へ移動し，そこで抗原提示をしてT細胞を活性化させる．写真は指先の皮膚を示す．

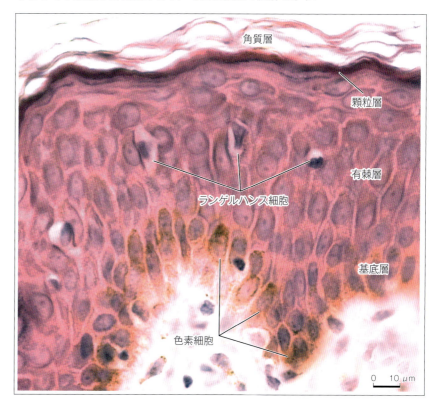

> **COLUMN**
>
> **層板顆粒**
>
> 　有棘層の上層部に分布する細胞と顆粒層の細胞には，層板状の構造からなる層板顆粒が含まれる．この顆粒は有棘細胞が産生したもので，その中には脂質（ホスホグリセリド：phosphoglyceride，セラミド：ceramideやコレステロールなど）が含まれる．層板顆粒は顆粒細胞にアポトーシスが引き起こされる前に分泌され，角質細胞の隙間を埋める細胞間脂質（intercellular lipid）として働いて皮膚の透過性を制限する．

G 顆粒層

　顆粒層（granular layer）の表層近くに分布する細胞どうしは密着結合を形成し，有棘層と角質層の間を遮断して両層の間における物質の移動を制限する．しかし，ランゲルハンス細胞の突起はそれを貫いて角質層まで伸びている．顆粒細胞は層板顆粒とケラトヒアリン顆粒（keratohyalin granule）を含み，それらの顆粒は角質層の形成の際に重要な役割を果たす．写真は足底の顆粒層を示す．

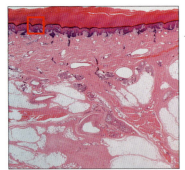

VS49

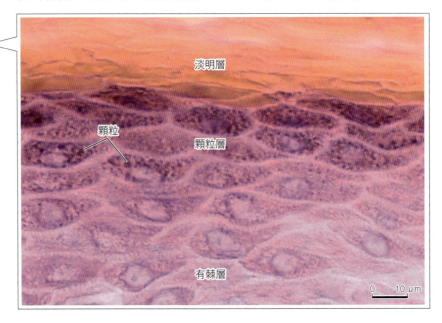

淡明層
顆粒
顆粒層
有棘層

COLUMN

ケラトヒアリン顆粒

　顆粒に含まれる塩基性タンパク質のプロフィラグリン（profilaggrin）が角質化（keratinization）に伴って分解されるとフィラグリン（filaggrin）になり，細胞内のケラチン線維と結合して線維を凝集させて強固にする．さらに，フィラグリンがアミノ酸にまで分解されると，天然保湿因子（natural moisturizing factor）として細胞内に蓄積される．また，ケラトヒアリン顆粒には皮膚に有害な紫外線を反射する働きもある．

H 淡明層

　顆粒層から角質層に移行する過程で顆粒細胞にアポトーシスが引き起こされると，その細胞内の核や細胞内顆粒が消失して透き通った色の淡明層（clear layer）が形成される．この層を角質層に含める場合もある．指先，手掌，足底など，角質層が厚い場所では淡明層が明瞭に見られる．写真は足底の淡明層を示す．⇨はアポトーシスが引き起こされた顆粒層の細胞を示す．

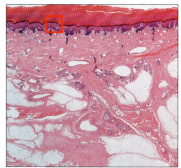

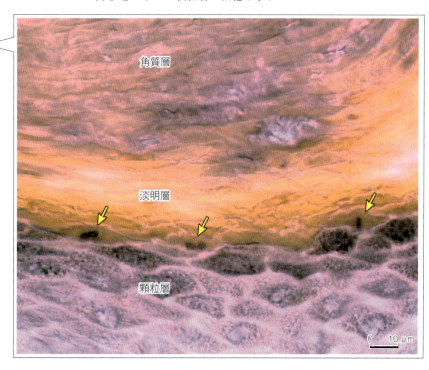

COLUMN

レトロウイルス型プロテアーゼ

　角質化に伴い，ケラトヒアリン顆粒に含まれるプロフィラグリンがアスパラギン酸プロテアーゼにより分解される．この酵素は哺乳類の皮膚の角質化に重要な役割を果たす酵素の一つであるが，実はレトロウイルスがもっている酵素と同じタイプのものである．つまり，哺乳類の進化の過程で感染したか，あるいは内在性レトロウイルスの転移により獲得されたウイルスの酵素遺伝子が，ヒトの皮膚において重要な役割を果たすことになったと考えられる．

I 角質層

　角質層（cornified layer）はケラチン線維や天然保湿因子などを含んだ死細胞が積み重なって形成された層である．その表面は脂腺から分泌された皮脂で覆われ，細胞間は細胞間脂質で満たされている．角質層には皮膚の保湿や外界からの異物の侵入を阻止するバリアとしての機能がある．写真は足底（左）と頭皮（右）の角質層の厚さの違いを示す．

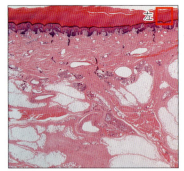

VS49

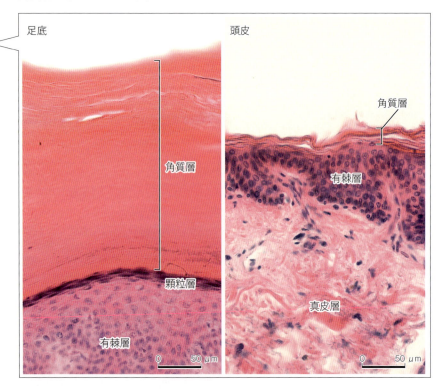

COLUMN

角質層のバリア機能にかかわる因子

　角質層の重要なバリア機能の一つである水分の蒸発防止や保湿には，角質層の表面を覆う皮脂，分泌された層板顆粒に由来する細胞間脂質，角質細胞内の天然保湿因子などがかかわる．細胞間脂質の主成分のセラミドは水分保持にかかわる．そして，アミノ酸が主成分で尿酸や乳酸ナトリウムなどを含む天然保湿因子は，水分を保持して皮膚の柔軟性を保つ．さらに，それらの因子は角質層を酸性状態（pH4～6）に保って細菌の繁殖を抑える．

J 真皮

　真皮（dermis）はコラーゲン線維（タイプⅠとⅢ）の束と弾性線維を中心に構成された強靱な密性結合組織で，乳頭層（papillary layer），乳頭下層（subpapillary layer），網状層（reticular layer）に分けられているが，それらの境は不明瞭である．脂腺や汗腺，真皮樹状細胞（dermal dendritic cell）などが分布する．写真は足底の真皮を示す．

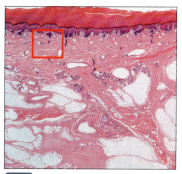
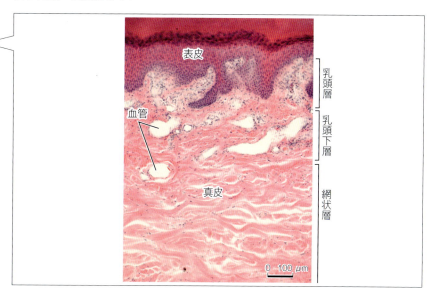

K 真皮乳頭

　真皮乳頭（dermal papilla）は線維成分が比較的にまばらで，その中には，表皮に栄養素や酸素を供給するための毛細血管，リンパ管，皮膚感覚にかかわる受容器などが分布する．リンパ管は皮膚の免疫機能に重要な役割を果たし，抗原を捕捉したランゲルハンス細胞がリンパ節に移動する際の通路になる．写真は指先の真皮乳頭を示す．

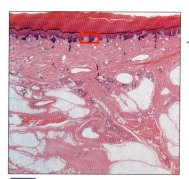
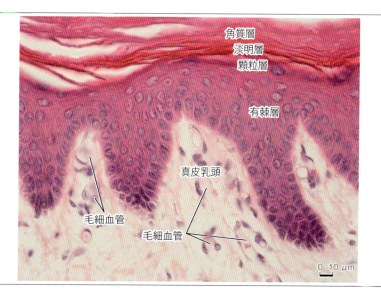

L 皮下組織

疎性結合組織からなる皮下組織（subcutaneous tissue）は，太い血管，リンパ管，神経線維の束の通路，そして脂肪細胞が集積して皮下脂肪組織（subcutaneous adipose tissue）を形成する場にもなっている．皮下脂肪組織は脂質の貯蓄だけでなく，体に加わる外力の緩衝機能，断熱作用，サイトカインなどの分泌も行っている．写真は皮下組織を示す．

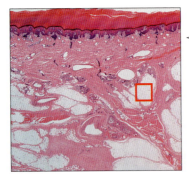

VS49

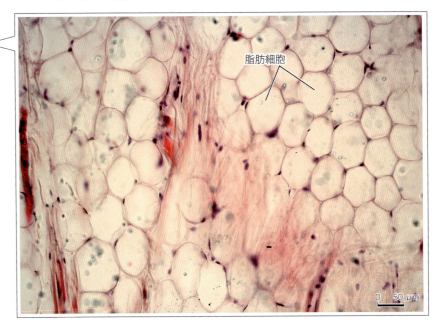

脂肪細胞

COLUMN

脂肪組織によるサイトカインの分泌

脂肪細胞はアディポサイトカイン（adipo-cytokine）と総称される多くの種類の生理活性物質を分泌している．それらにはアディポネクチン（adiponectin）やレプチン（leptin）とよばれるホルモンなどをはじめとして，摂食機能，筋細胞や肝臓の代謝，血管の機能などに影響を及ぼすさまざまな物質が含まれる．それゆえ，皮下組織や内臓周辺における過剰な脂肪細胞の蓄積によるアディポサイトカインの分泌異常は，動脈硬化，高血糖，高血圧などのメタボリックシンドローム（metabolic syndrome）の原因にもなっている．

第16章 外皮系

2 皮膚の付属器
Skin appendages

　皮膚の付属器には汗腺（sweat gland）や脂腺などの外分泌腺と，毛や爪などの構造物がある．汗腺にはエクリン汗腺とアポクリン汗腺がある．エクリン腺は唇と生殖器を除いた体全体に分布し，とりわけ額，頭皮，腋窩，手掌，足底などに多く存在する．その数は体全体で200万〜400万個にも及ぶ．エクリン汗腺の分泌物は体温調節に必要な水分がほとんどで，その気化熱を体温の調節に用いる．水分の他には，電解質，天然保湿因子（アミノ酸，乳酸，尿素など），抗菌物質（抗菌ペプチド，IgAなど），尿素，アンモニア，HCO_3^-などの微量成分が含まれる．毛包の付属器であるアポクリン汗腺は頭皮，腋窩，外陰部（external genitalia）など体の特定の部位にだけ分布する．その分泌液には脂質，タンパク質，糖，アンモニアなどが含まれる．同じく，毛包の付属器である脂腺はホロクリン腺で，その分泌液にはトリグリセリド，ワックスエステル（wax ester），スクアレン（squalene），コレステロール，およびコレステロールエステルなどが含まれる．

　皮膚の表層を覆う角質層，毛，爪などは中間径線維のケラチンを多く含む構造である．角質層を構成するのは軟ケラチン（soft keratin）とよばれる種類のケラチンで，毛や爪を構成するケラチンは硬ケラチン（hard keratin）とよばれる種類のケラチンである．剛性で弾力性のあるケラチンの特性は，ケラチンに多く含まれるジスルフィド架橋（disulfide bridge）によるものである．毛には，太陽の熱から頭を保護する頭髪や，異物を阻止する鼻，耳，目などに分布する毛などがある．そして，手足の指の先端に形成された爪には指先を保護する役割がある．

> **COLUMN**
>
> **毛包の免疫特権**
> 　過剰な免疫反応により引き起こされる炎症は，再生不可能で重要な組織を破壊して致命的な損傷をもたらす可能性がある．そのために，胎盤と胎児，脳，精巣，眼球などの重要な器官を免疫反応から守る免疫特権（immune privilege）とよばれるしくみがある．そのしくみには，免疫反応を抑制する血液間の関門，MHCの低発現，免疫抑制因子の生産，制御性T細胞の産生促進などがかかわる．皮膚では毛包の部分にそのしくみが見られる．ヒト以外の多くの哺乳類では，毛は体温維持には欠かせない構造なので，過剰な免疫反応による傷害（脱毛など）を避けるための免疫特権が働いている．もちろん，毛が退化したヒトの皮膚にもそのしくみは残っている．

A エクリン汗腺

エクリン汗腺（eccrine sweat gland）は長い導管とコイル状に曲がりくねった管状の腺房からなる．汗の原液は2層の細胞層からなる導管を通過する際にNa$^+$やCl$^-$などが再吸収される．腺房は分泌顆粒を蓄えた暗調細胞（dark cell）とグリコーゲンを多く含んだ染色性の低い明調細胞（clear cell）により構成される．暗調細胞は主に糖タンパク質を，そして，明調細胞は主に水分を分泌する．汗の排出は腺房を取り巻く筋上皮細胞の収縮が腺房の管を圧迫することにより行われる．筋上皮細胞どうしはギャップ結合で連絡しており，協調した収縮運動を行う．写真はエクリン汗腺（上）と腺房の拡大（下）を示す．

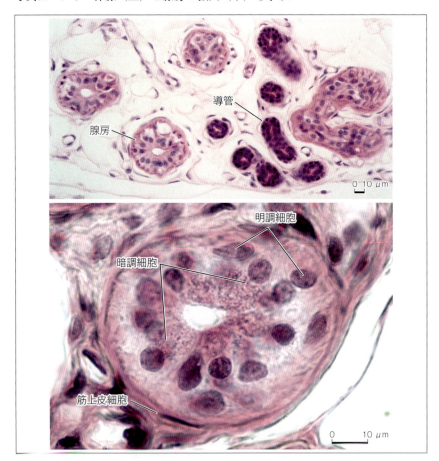

COLUMN

発汗の制御

エクリン汗腺の分泌は視床下部の視索前野（preoptic area）にある体温調節中枢（thermoregulatory center）により制御される．発汗は主にコリン作動性の交感神経の亢進によりエクリン汗腺の明細胞が刺激されると，その細胞膜に分布する水チャネルのアクアポリン（aquaporin）が開いて発汗が誘発される．発汗には，熱の刺激による温熱性発汗（thermal sweating），ストレスなどによる精神性発汗（psychogenic sweating），香辛料などによる味覚性発汗（gustatory sweating）の3種類がある．温熱性発汗では最初に額と頭皮に発汗し，やがて，体全体に広がる．精神性発汗では，手掌，足底，腋窩（axilla）などを中心に発汗が引き起こされる．

B アポクリン汗腺

　アポクリン汗腺（apocrine sweat gland）は分泌物の匂いを個体識別や性的サインなどに用いる動物の芳香腺（aromatic gland）の名残と考えられ，その分泌液は微生物の分解により特有の匂いを発する．腺房はその周囲を筋上皮に取り巻かれたコイル状に曲がりくねった管状線で，アドレナリン作動性の交感神経亢進により発汗が引き起こされ，性ホルモンによる影響も受ける．写真は腋窩のアポクリン汗腺を示す．

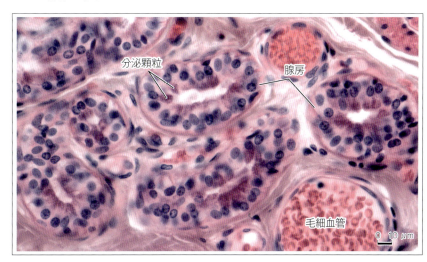

C 脂腺

　ホロクリン腺の脂腺（sebaceous gland，皮脂腺）は顔と頭皮に多く分布する．脂腺では，脂肪滴を満たした分泌細胞が壊れ，その全体が分泌液として毛包内に排出される．分泌された脂質は汗と乳化して皮脂（sebum）となり，その中に含まれる脂質成分には角質層の保湿効果や脂肪酸による抗菌作用などがある．脂腺の発達や分泌機能はアンドロゲンによる影響を受ける．写真は脂腺を示す．

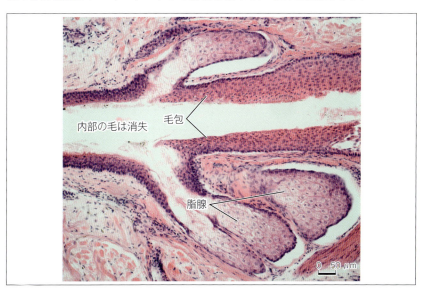

D 毛

　毛（hair）は表皮が管状に陥入して形成された毛包の中で形成される．毛はケラチン線維を含んで角質化した硬いケラチノサイトから構成される．毛の構造は，中心部の毛髄質（medulla）とその周囲の毛皮質（cortex），そして，毛皮質の外表を取り巻く毛小皮（cuticle）からなる．毛に取り込まれた色素細胞のメラニン顆粒が毛の黒い色のもとになる．毛の成長はアンドロゲンによる影響を受ける．毛包の周囲を取り巻くように感覚神経の終末が存在し，毛の振動により触覚が感知される．写真は毛と毛包の横断を示す．

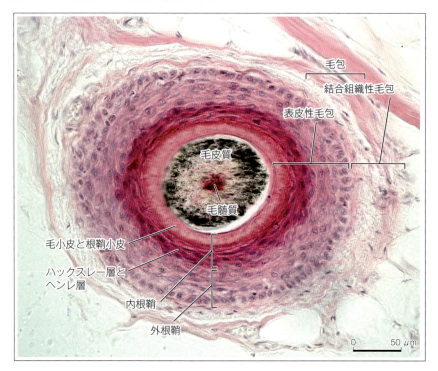

COLUMN

毛周期

　毛には寿命があり，周期的に脱毛と毛の再生が行われる．その周期は，成長期（anagen），退行期（catagen），休止期（telogen），脱毛期（exogen）からなり，まとめて毛周期（hair cycle）とよんでいる．毛周期の長さは体の部位により異なる．例えば，眉では約4カ月，頭皮では3〜6年である．毛周期が長いと毛は長く成長する．退行期になると毛母細胞にアポトーシスが引き起こされて脱毛する．

E 毛の成長

毛の成長は毛包（hair follicle）の基部にある毛球（hair bulb）の部分で行われる．毛球に存在する毛乳頭（hair papilla）の中には毛細血管が入り込み，その周囲を取り囲むように毛母細胞（hair matrix cell）や色素細胞が分布する．毛母細胞の活発な増殖と分化により毛が成長する．写真は頭皮（左）と毛の縦断（右）を示す．

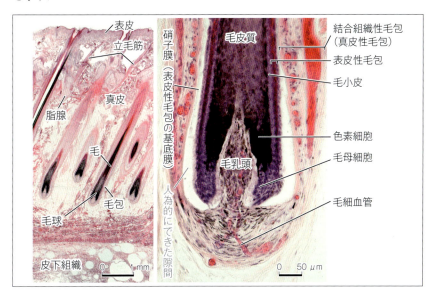

F 爪

毛と同じように，死んで角質化した細胞から爪（nail, 爪甲）が形成される．指先に形成された爪は指先の保護が主な役割である．ヒトの爪は動物の鉤爪（claw）と異なり扁爪とよばれる．爪母基（nail matrix）で形成された爪は指先方向に成長する．爪の基部で角質化が不完全な部分は爪半月（lunula）とよばれる．写真は爪の形成を示す．

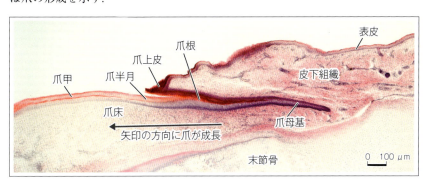

第17章

感覚器系

　感覚器系（sensory system）で受容される感覚は，特殊感覚（special sense），体性感覚（somatic sense），内臓感覚（visceral sense）に大きく分けられる．特殊感覚は，視覚，聴覚，味覚，嗅覚などである．体性感覚は皮膚感覚と深部感覚からなり，皮膚感覚は皮膚の表面で感知される触覚，温覚，痛覚などである．深部感覚（deep sensation）は筋，腱，関節などの身体内部の受容器で感知される感覚で，体の運動や位置の変化を感じる．内臓感覚は空腹感や渇きなどを感じる内臓由来の感覚である．この章では，特殊感覚と皮膚感覚にかかわる組織や器官の構造について解説する．

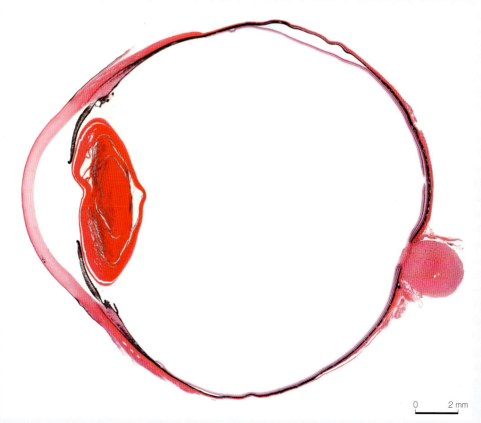

眼球

第17章 感覚器系

1 視覚
Visual sense

　眼球（eyeball）により受容された光の情報は網膜で簡単な処理を受けた後，外側漆状体（lateral geniculate body）を経由して大脳皮質の後頭葉（occipital lobe）にある視覚野（visual cortex）へと送られる．そこで情報が映像化され，それをもとにした事物の認識や記憶との照合が行われる．その結果，目で得られた光の情報をもとに外界の事物を理解する．

　眼球は密性結合組織の強膜とそれに連なる角膜固有質による強靱な外壁構造に包まれ，その内部には外部から入力される光の映像を感知するための一連の構造が収まっている．それらは，外壁の内側に存在して血管が通る脈絡膜，入射光の量を調節する虹彩，レンズのような働きをする水晶体，水晶体を調節して網膜上に焦点を合わせる毛様体，光を感知する感覚受容器の網膜などである．そして，眼球の内腔を満たす透明なゲル状の硝子体が，眼球の形状の維持や入射する光の屈折などを行っている．

　眼球内の前方部には，光彩と水晶体の間の後眼房（posterior chamber），角膜と虹彩の間の前眼房（anterior chamber）とよばれる連絡した隙間があり，そこを眼房水が流れる．眼房水は栄養素や酸素などが含まれるリンパ液の一種で，主に毛様体から分泌され，血管が分布しない角膜や水晶体に栄養素と酸素を供給するとともに，眼圧を一定に保つ働きがある．眼房水は眼房を還流した後で静脈に流れ込む．

　眼球内の構造に血液を供給する主要な血管系が2つ存在する．その1つは眼動脈から分枝して眼球の後方の視神経乳頭から眼球内に入り込む網膜中心動脈で，網膜の層の内側の2/3の部分に血液を供給する．もう1つは，眼動脈から分枝して眼球の前方と後方から強膜を貫いて脈絡膜の中に入り込む毛様体動脈（ciliary artery）で，眼球全体を取り巻くように分布して視細胞層，色素上皮層，毛様体，虹彩などを中心に血液を供給する．

　VS50 では角膜，光彩，毛様体，水晶体などを，そして，VS51 では網膜や視神経などを中心に観察する．標本はサルの眼球である．標本の硝子体は消失している．

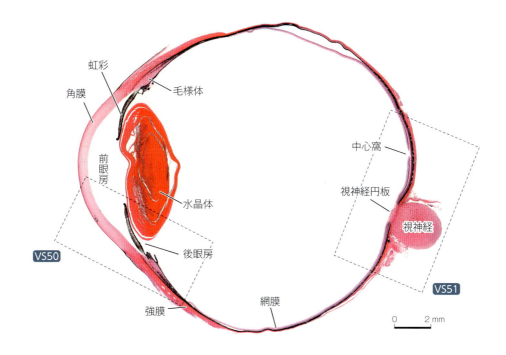

A 眼球の壁

眼球は密性結合組織の強膜と結合組織の脈絡膜に包まれ，強膜は眼球の後方部で脳を包む密性結合組織の硬膜と連続する．眼球を包む密性結合組織の層の約80％の領域が強膜で，残りの部分はそれと連続する角膜固有質からなる．そして，強膜の内側に張り付くように存在する脈絡膜には，毛様体と虹彩，そして網膜の外側に酸素と栄養素を供給する血管が網目状に走行する．さらに脈絡膜の内側には網膜が張り付くように存在し，網膜の前方には毛様体と虹彩が存在する．写真はサルの眼球の壁を示す．

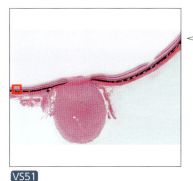

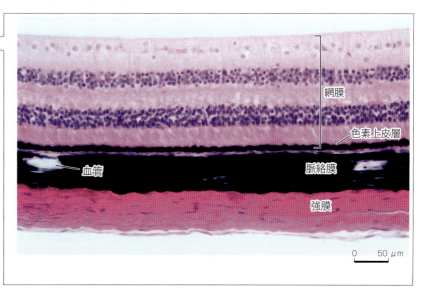

第17章 感覚器系

1) 強膜

　強膜（sclera）はコラーゲン線維と弾性線維が混在した強靱な交織結合組織からなり，外から白目として見える部分である．眼球を包んで保護する役割があり，その外側には眼球を動かす動眼筋（oculomotor muscle）が結合している．眼球の発生過程で強膜は神経堤細胞から形成される．写真はサルの強膜を示す．

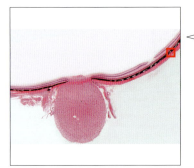
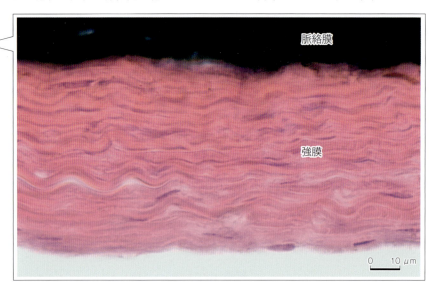

2) 脈絡膜

　脈絡膜（choroid）は弾性線維を多く含む結合組織で，毛様体血管系の通路になっており，網膜の色素上皮層，毛様体，虹彩などに栄養素や酸素を供給している．また，網膜への物質の供給を制限する血液網膜関門とよばれるしくみがある．脈絡膜には色素細胞が多く存在するために黒褐色をしており，入射した光の散乱光を吸収している．写真はサルの脈絡膜を示す．

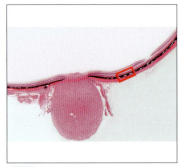
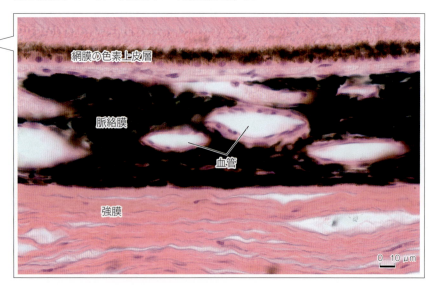

> **COLUMN**
>
> **血液網膜関門**
>
> 　脳組織の一部でもある網膜の神経細胞を損なうような異物が血管から拡散して網膜に入り込まないように，血管と網膜の間の血液網膜関門（blood-retinal barrier）が存在する．血液網膜関門を構成する中心は，網膜内の毛細血管の内皮細胞に形成された密着結合と，網膜と接する色素上皮層の細胞間に形成された密着結合である．血管から網膜内への栄養素などの取り込みは，輸送担体を介した促進拡散（facilitated diffusion）により行われる．

B 角膜

　角膜（cornea）の層構造は，重層扁平上皮の角膜上皮，ボーマン膜（Bowman's membrane），密性結合組織の角膜固有質，デスメ膜（Descemet's membrane）と単層扁平上皮の角膜内皮からなり，光をよく通す透明な構造である．ボーマン膜とデスメ膜は基底膜を含む厚い細胞外基質の層である．角膜上皮には三叉神経（trigeminal）の知覚神経が豊富に分布するが，角膜には血管とリンパ管は存在しない．それは，角膜の周囲に分布する血管やリンパ管が角膜内まで入り込まないように抑制されているからである．写真はサルの角膜を示す．

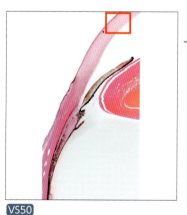

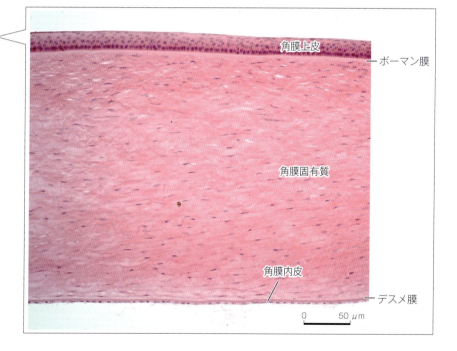

1）角膜上皮

　角膜には血管が存在しないので，酸素や栄養素は涙液や眼房水から供給される．涙液から栄養素などを効率的に吸収できるように，角膜を構成する表層の上皮細胞には短い微絨毛が存在する．また，隣接する細胞どうしの間に形成された密着結合にはバリア機能がある．新陳代謝が活発な角膜上皮（corneal epithelium）を再生する基底層の細胞は，角膜の辺縁領域に分布する幹細胞から補充される．角膜上皮の中には知覚神経の自由神経終末（free nerve ending）が豊富に分布するので刺激に対して非常に敏感である．角膜上皮に刺激が加わると反射的に目を閉じる瞬目反射（blink reflex）が引き起こされる．角膜上皮は一般の上皮と同じように再生を頻繁に繰り返す．写真はサルの角膜上皮を示す．

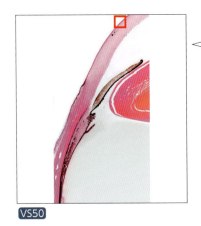

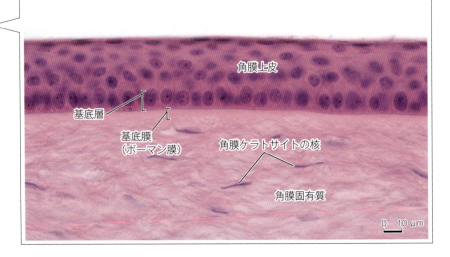

COLUMN

角膜の透明性

　角膜の厚さの約90％を占める角膜固有質には，その透明性を維持するために血管が存在しない．そして，均一な太さ（直径25〜35 nm）のコラーゲン線維が一定間隔（55〜65 nm）で配列した構造により入射光の散乱と干渉が減少され，その透明性が維持されている．また，水分子を多量に含んだグリコサミノグリカンがコラーゲン線維どうしの間隔を一定に保つ役割を果たしているので，角膜固有質の水分量はその透明性の維持に重要である．その水分量を調節しているのが角膜内皮である．さらに，角膜固有質に分布してその容積の約3％を占める神経堤細胞由来の角膜ケラトサイト（corneal keratocyte）は細胞内にクリスタリンを蓄えてその透明性を維持している．

2) 角膜固有質

角膜固有質（corneal stroma）の線維構造はタイプⅠとⅤのコラーゲン線維を中心に，タイプⅢ，Ⅳ，Ⅵ，ⅩⅡなどのコラーゲン線維により構成される．一定方向に配列したコラーゲン線維の層が交互に約200層重なった交織結合組織からなる．角膜ケラトサイトはコラーゲン線維やプロテオグリカンなどを分泌して角膜の構造と機能を維持している．写真はサルの角膜固有質を示す．

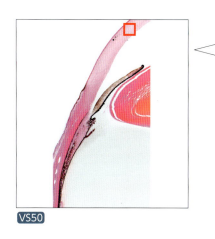

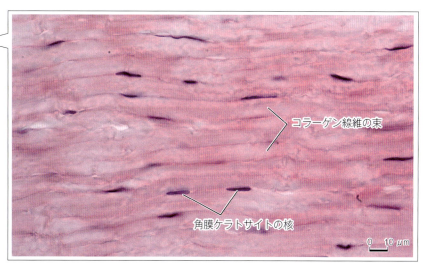

3) 角膜内皮

神経堤細胞由来の角膜内皮（corneal endothelium）は角膜固有質に浸透する水分を排出してその水分含量を一定に保ち，角膜が白濁しないように維持する．眼房水から角膜固有質への栄養素と酸素の供給も行う．神経堤細胞由来の角膜内皮の細胞には増殖能がなく，加齢に伴って細胞がしだいに脱落するとそれを補うように細胞が大きくなる．写真はサルの角膜内皮を示す．

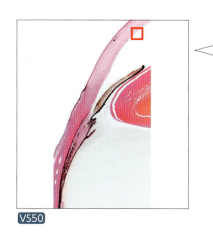

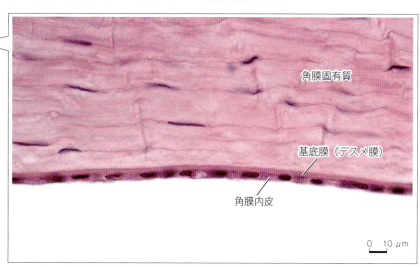

> **COLUMN**
>
> **硝子体**
>
> 　眼球の内腔を満たす硝子体（vitreous body）は約99％の水分と，ヒアルロン酸，糖タンパク質，タイプⅡのコラーゲン線維などからなる．透明なゼリー状の構造で，屈折率は水とほぼ同じ値の約1.33である．線維状の膜で包まれ，血管は存在しない．眼球を球形に維持したり，光を屈折させたりする役割などがある．加齢とともに硝子体の一部が変性して液状化すると，線維成分が凝集して飛蚊症（muscae volitantes）とよばれる症状が生じる．また，加齢とともに硝子体が縮むと網膜剥離が引き起こされることがある．

C 網膜

　発生過程では網膜（retina），毛様体，虹彩が連続した構造として前脳から形成される．一般に網膜とよばれているのは光を感知する網膜視部を指す．網膜視部は神経細胞が集合した層，神経線維からなる層，境界膜などを合わせて10層構造に分けられている．内境界膜から色素上皮層までが網膜である．それらのなかで細胞が集合した層は，視細胞を維持管理する色素上皮層，光を感知する視細胞が分布する外顆粒層，介在ニューロンとグリア細胞のミュラー細胞が分布する内顆粒層，網膜からの情報を脳に出力する神経細胞が分布する神経節細胞層である．写真はサルの網膜を示す．

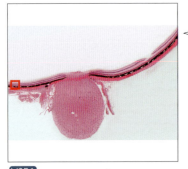

1) 外顆粒層

外顆粒層（outer granular layer）には神経細胞である視細胞の核が分布する．視細胞は内節（inner segment）と外節（outer segment）からなり，内節の部分に核が存在し，外節の部分が桿状体錐状体層（layer of rods and cones）を形成する．視細胞は内顆粒層の介在ニューロンとシナプスで結合し，神経伝達物質のグルタミン酸を分泌して光の情報を介在ニューロンに出力する．写真はサルの外顆粒層を示す．

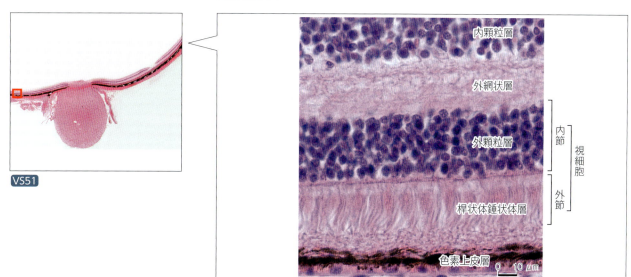

2) 視細胞

視細胞（photoreceptor cell）の外節の形から，錐状体細胞（錐体細胞：cone cell）と桿状体細胞（桿体細胞：rod cell）の2種類があり，1つの眼球内にそれぞれ600万個と1.2億個が存在する．錐状体細胞には3原色に別々に反応する赤錐体（red cone），緑錐体（green cone），青錐体（blue cone）が存在して色を識別する．桿状体細胞は感度が高いが色の識別能はない．写真はサルの視細胞を示す．

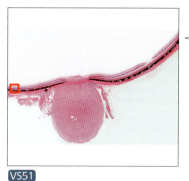
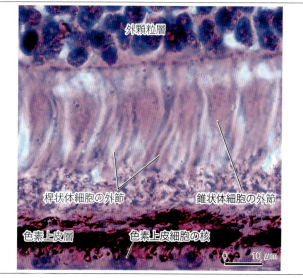

COLUMN

視細胞の円盤膜

　視細胞の外節の部分には積層した小胞体の円盤膜（disk membrane）が存在する．桿状体細胞と錐状体細胞の円盤膜には，それぞれロドプシン（rhodopsin）とヨドプシン（iodopsin）とよばれる視物質（visual pigment）が存在する．それらの視物質に含まれるレチナール（retinal）が光に反応すると視細胞が興奮し，その情報がシナプスを介して内顆粒層に存在する介在ニューロンの双極細胞や水平細胞へ伝達される．写真はマウスの円盤膜を示す．

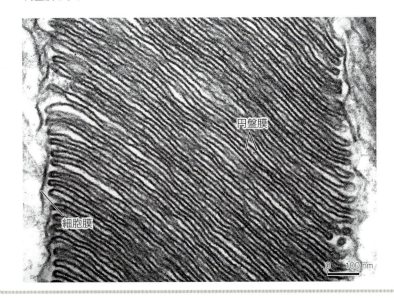

3）色素上皮層

　色素上皮層（pigment epithelium）は発生過程で網膜などと一緒に眼杯から形成される．色素細胞からなる単層立方上皮で，網膜の視細胞の外節に向けて長い微絨毛を伸ばして外節を支えている．色素上皮層は脈絡膜の血管と網膜の間で血液網膜関門を形成している．写真はサルの色素上皮層を示す．

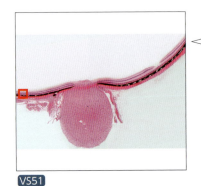

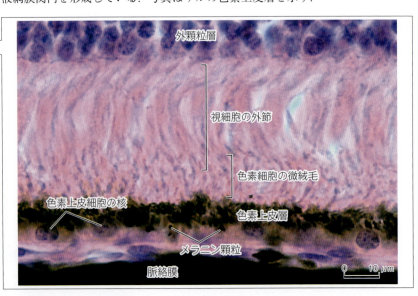

COLUMN

網膜の色素上皮細胞の役割

色素上皮細胞は，視細胞の支持，ビタミンAの代謝，光の反射防止，脱落した視細胞の外節の貪食など，視細胞の機能の維持管理に重要な役割を果たす．外節の円盤膜は絶えず再生され，古くなった外節の一部はその先端から少しずつ脱落する．その脱落した断片を色素上皮細胞が貪食してレチナールなどをリサイクルする．色素上皮細胞と視細胞の結合は弱く，両者が分離すると網膜剝離（retinal detachment）になる．写真はマウスの色素上皮細胞を示す．

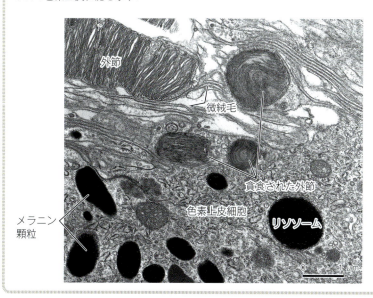

4）内顆粒層と神経節細胞層

内顆粒層（inner granular layer）には介在ニューロンの双極細胞（bipolar cell），水平細胞（horizontal cell），アマクリン細胞（amacrine cell）と，グリア細胞のミュラー細胞（Müller cell）が存在する．視細胞から内顆粒層に入力された情報は，そこで統合処理されてから多極性ニューロンの神経節細胞へ伝達される．写真は内顆粒層と神経節細胞層を示す．

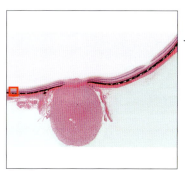

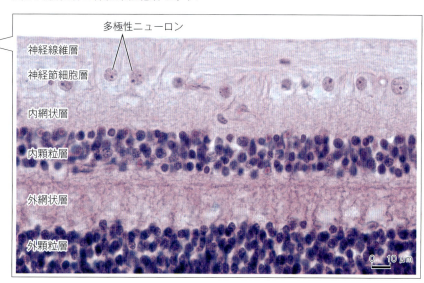

> **COLUMN**
>
> **内顆粒層における情報処理**
>
> 　1つの眼球に1.2億以上も存在する視細胞に対し，神経節細胞は網膜に約120万個しか存在しない．単純に計算すると，1つの神経節細胞が約100個の視細胞からの入力を受けることになる．そのために，受容野（receptive field）とよばれる網膜上の一定領域に分布する多数の視細胞から得られた情報は，内顆粒層で統合処理されてから神経節細胞に伝達される．内顆粒層では，コントラスト，色，動き，質感，光のレベルなどが抽出され，色情報やコントラスト検出などの統合処理が行われる．その情報が神経節細胞に送られると，そこでアナログ信号の緩電位（slow potential）からパルス状のデジタル信号（活動電位，スパイク電位：spike potential）に変換され，視神経を経て間脳の外側膝状体（lateral geniculate body）に向けて出力される．

5）黄斑

　網膜の中央付近に存在する直径1.5〜2.0 mmの円形の領域で，この部分は神経節細胞層と内顆粒層が他の領域と比べて非常に厚くなっている．黄斑（macula lutea）には錐状体細胞が高密度に分布して高解像度の視力を担っている．そして，黄斑の周囲には桿状体細胞が高密度に分布する．その名の由来は，黄色の色素であるキサントフィル（xanthophyll）が黄斑の領域に多く含まれるために黄色く見えるからである．写真はサルの黄斑（左）とそれ以外の領域（右）の比較を示す．

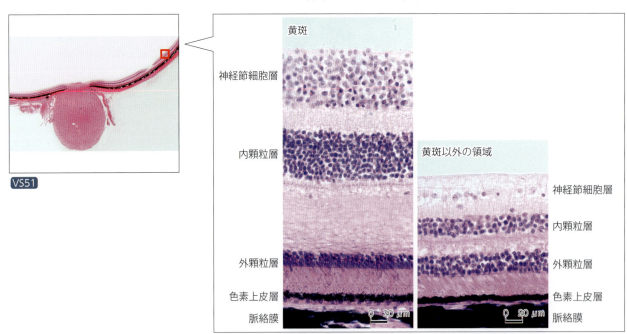

VS51

6）中心窩

黄斑の中心部には中心窩（fovea centralis）とよばれる領域が存在し，神経節細胞層と内顆粒層を欠いてくぼんでいる．中心窩の領域には桿状体細胞とよく似た形状の外節をもつ特殊な錐状体細胞が高密度に分布する．そのために，中心窩は他の領域と比べて解像度は高いが，桿状体細胞を欠くので感度は低い．写真はサルの中心窩（上）とその拡大（下）を示す．

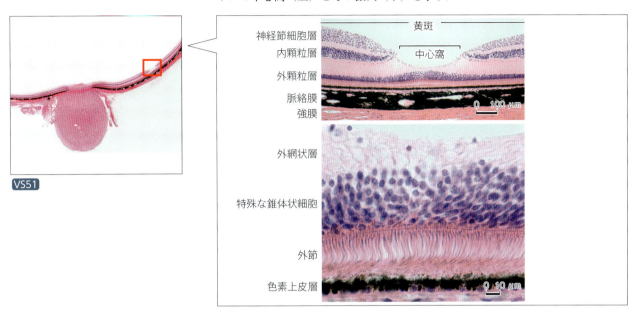

7）視神経乳頭

神経節細胞の軸索が視神経として眼球から出る部分を視神経乳頭（optic papilla，視神経円板：optic disc），そして，その中央のへこんだ部分を乳頭陥凹（excavatio disci）とよんでいる．網膜がないので光を感じない視神経乳頭の領域は盲点（blind spot）ともよばれている．また，視神経乳頭の部分から網膜中心動脈（central retinal artery）と網膜中心静脈（central retinal vein）が眼球内に出入りする．写真はサルの視神経乳頭を示す．

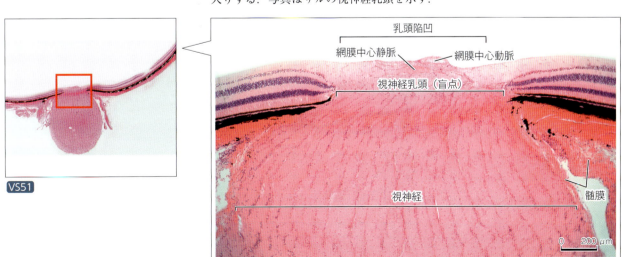

8) 鋸状縁

発生過程で前脳の眼杯から形成される網膜視部（pars optica retinae），網膜毛様体部，網膜虹彩部は連続した構造である．網膜視部から網膜毛様体部に移行する境界部は鋸状縁（ora serrata）とよばれ，そこでは網膜を構成していた複数の細胞層がミュラー細胞だけの1層になり，その後，単層立方上皮の網膜毛様体部へと移行する．写真はサルの鋸状縁を示す．

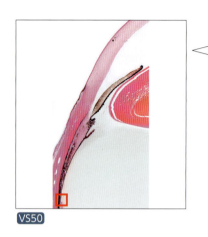
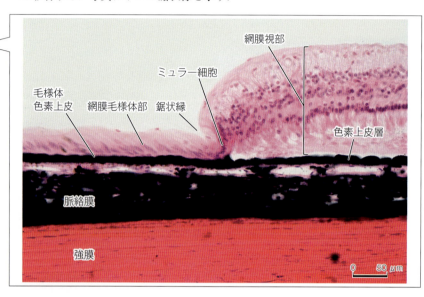

D 毛様体

毛様体（ciliary body）は2層の上皮に覆われ，眼房水を分泌する毛様体突起（ciliary process）を形成し，その中には水晶体の形状を制御する平滑筋の毛様体筋が存在する．2層の上皮は網膜視部と連続する網膜毛様体部（pars ciliaris retinae，毛様体無色素上皮：nonpigmented ciliary epithelium）と，網膜の色素上皮層と連続する毛様体色素上皮（pigmented ciliary epithelium）からなる．2層の上皮が毛細血管を巻き込むようにして形成されたひだ状の構造が毛様体突起で，その先端の部分で毛様体小帯とよばれる線維を介して水晶体と結合する．写真はサルの毛様体を示す．

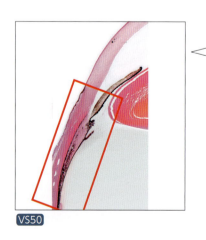
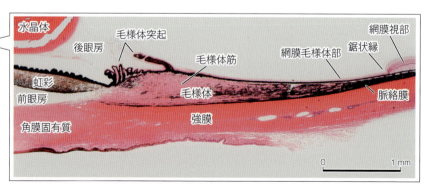

1）網膜毛様体部

毛様体を覆う上皮の層は毛細血管を巻き込むようにして毛様体突起（ciliary process）を形成し，後眼房内に眼房水を排出する．網膜毛様体部の上皮は血液房水関門（p464下 COLUMN 参照）とよばれる構造を形成し，血液から眼房内に移動する物質を制御している．その突起の部分で毛様体小帯と結合している．写真はサルの毛様体突起を示す．

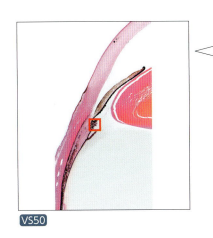
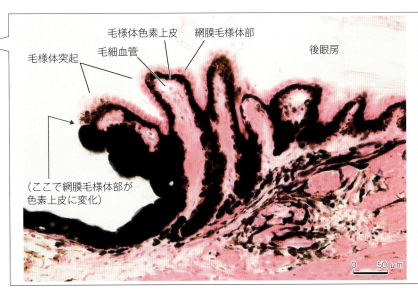

2）毛様体筋

毛様体筋（ciliary muscle）は眼球の経線方向に走行する縦走線維（longitudinal fiber）と，緯線方向に走行する輪走線維（circular fiber）を中心に構成される．それらの収縮により水晶体の厚さ（曲率：curvature）を変化させて網膜上に映像の焦点を合わせる．毛様体筋は発生過程の神経堤細胞から形成され，筋を収縮させる副交感神経とそれを抑制する交感神経により支配される．写真はサルの毛様体筋を示す．

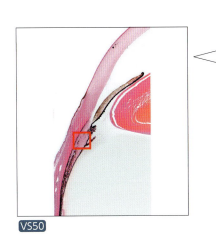
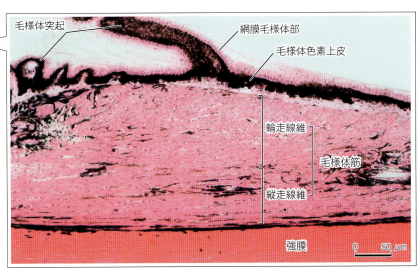

3) 毛様体小帯

　毛様体小帯（ciliary zonule，チン小帯：Zinn's zonule）は水晶体を包む基底膜の水晶体包（lens capsule）と毛様体突起の間を連結する線維である．水晶体を保持するとともに毛様体筋の収縮力を水晶体に伝える役割を果たす．毛様体小帯は糖タンパク質のフィブリリンを主成分とする直径1〜2μmの線維からなる．写真は水晶体包（上）と毛様体突起（下）を連結するサルの毛様体小帯を示す．

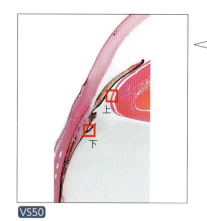

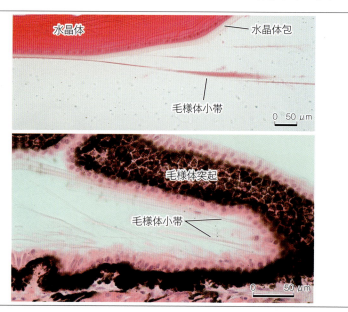

COLUMN

眼房水

　毛様体突起を中心に毎分数μLの眼房水（aqueous humor）が後眼房内に分泌される．眼房水には栄養素，酸素，イオン，免疫グロブリンなどが含まれ，血管がない水晶体や角膜にそれらの成分を供給するとともに，組織から排出された老廃物の運搬などを行う．眼房水は後眼房から前眼房へ流れた後，角膜と強膜の移行部にある線維柱帯を通過して強膜静脈洞に流れ込む．眼房水の産生と排出のバランスにより眼圧（intraocular pressure）が一定に保たれる．

E 線維柱帯と強膜静脈洞

線維柱帯（trabecular meshwork）はコラーゲン線維，弾性線維，内皮細胞などから構成された海綿状の構造で，眼房水の流出口に存在するフィルターの役割を果たす．眼房水は強膜静脈洞（scleral venous sinus，シュレム管：Schlemm's canal）を経て強膜上静脈（episcleral vein）へ流れる．線維柱帯が閉塞して眼房水の排出が困難になると，眼圧が上昇して緑内障（glaucoma）を引き起こすことがある．写真はサルの線維柱帯と強膜静脈洞を示す．

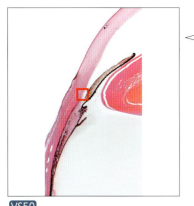

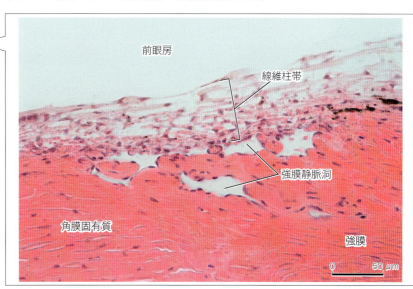

COLUMN

眼球の免疫特権

容易に再生できない角膜内皮や網膜などが過剰な免疫反応により損傷されると，失明に直結する．そのために，過剰な免疫反応による傷害から眼球の組織を守るしくみがいくつかある．その一つが，血液眼関門（blood eye barrier）とよばれる2つの関門（血液網膜関門と血液房水関門）である．さらに，角膜内皮から眼房水の中に分泌される免疫抑制因子や，涙液に含まれるコレステロール硫酸（cholesterol sulfate）などが，眼内に侵入した免疫細胞の機能を抑制している．

F 水晶体

水晶体（crystalline lens）は発生過程で上皮が陥入して形成された構造で，その名残として，水晶体の前面には単層上皮の水晶体上皮が存在する．水晶体の本体は細長い形をした水晶体線維により構成されており，その中心部には水晶体核（lens nucleus）が存在する．水晶体核は加齢に伴い硬化して白濁することが多い．水晶体全体は上皮組織の基底膜に由来する水晶体包に包まれる．水晶体の屈折率はプラスチックとほぼ同じで約1.43である．写真はサルの水晶体を示す．

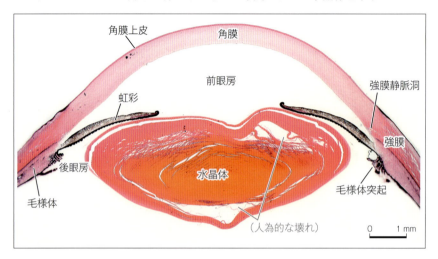

1）水晶体上皮

水晶体の前面を覆うように分布する水晶体上皮（lens epithelium）は，眼房水から取り込んだ栄養素などの物質を水晶体の本体へ輸送したり，水晶体の代謝産物などを眼房水内へ排出したりする役割を担う．これらの役割は水晶体を構成する水晶体線維の代謝を正常に保ち，水晶体を透明に維持するために重要である．写真はサルの水晶体上皮を示す．

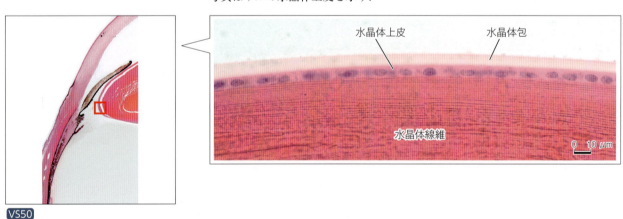

2) 水晶体上皮から水晶体線維への分化

　水晶体の前面は水晶体上皮に覆われているが，その上皮細胞は水晶体の赤道付近で増殖して細長い水晶体線維細胞（lens fiber cell）に変化する．その後，水晶体線維細胞は細胞内小器官を分解処理して六角形の断面をした水晶体線維に分化し，その構造を一生涯維持する．写真はサルの水晶体の赤道付近を示す．⇨は水晶体線維細胞から水晶体線維に分化する過程の細胞を示す．

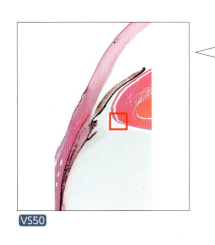
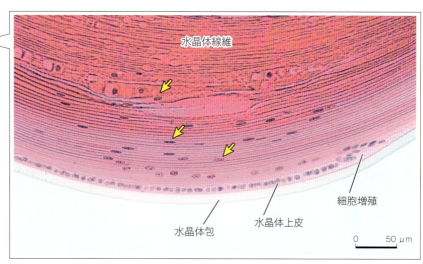

3) 水晶体線維

　水晶体線維（lens fiber）どうしはギャップ結合と嵌合（interdigitation）とよばれる嚙み合った結合様式で密に結合している．水晶体線維に含まれるタンパク質の約90％が3種類のクリスタリン（α-, β-, γ-crystallin）である．β-とγ-クリスタリンは水晶体の透明性を維持する機能があり，α-クリスタリンは変性した他のクリスタリンをもとの状態に戻す役割がある．写真はサルの水晶体線維を示す．

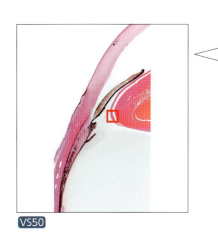
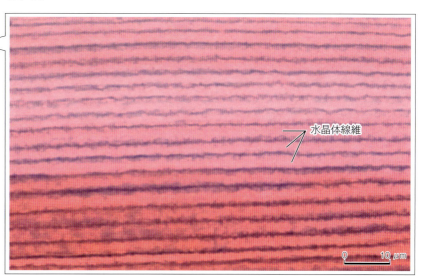

> **COLUMN**
>
> **クリスタリンの変性**
> 　水晶体線維に含まれるクリスタリンは結晶化しない水溶性タンパク質の一種で，上皮から水晶体線維細胞が分化する際に多量に合成されて細胞内に蓄えられ，それが一生涯保持される．クリスタリンは紫外線などに長い間さらされると変性して不溶性になり，それらが凝集すると水晶体を白濁させてしまう．それを防ぐために，熱ショックタンパク質（heat shock protein）の一種でもあるα-クリスタリンが分子シャペロン（molecular chaperone）として働き，変性したβ-とγ-クリスタリンをもとの水溶性の状態に戻す役割を担っている．

G 虹彩

　網膜毛様体部は虹彩（iris）に移行する過程で色素上皮に変化する．虹彩は網膜虹彩部（pars iridica retinae）と虹彩色素上皮（iris pigment epithelium）の2層の色素上皮，疎性結合組織の虹彩支質（stroma iridis），前境界層（anterior boundary layer），瞳孔の開閉を制御する平滑筋の瞳孔括約筋と瞳孔散大筋などにより構成される．虹彩の中央には円形の小窓である瞳孔（pupil）が開口する．虹彩の平滑筋は外胚葉由来の虹彩色素上皮から分化して形成されたもので，副交感神経に支配される瞳孔括約筋と交感神経により支配される瞳孔散大筋の拮抗作用により瞳孔の開閉が反射的に調節される．明るい環境では瞳孔が縮んで縮瞳（miosis）し，暗い環境では瞳孔が開いて散瞳（mydriasis）する．写真はサルの虹彩を示す．--▶は眼房水の流路を示す．

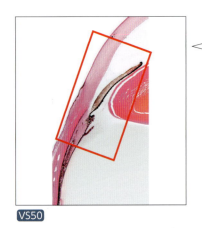

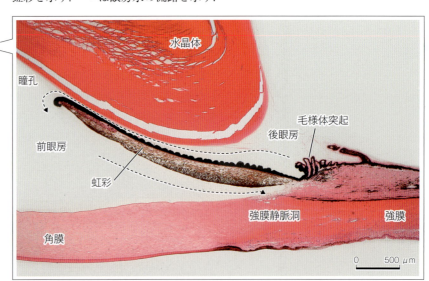

> **COLUMN**
>
> **血液房水関門**
> 　血液房水関門（blood-aqueous barrier）は血管の内皮細胞や網膜毛様体部の細胞どうしの間に形成された密着結合を中心に構成された関門である．毛様体突起などにより眼房水が分泌される際，血漿由来のタンパク質が眼房内に入るのを防いでいる．これは眼の免疫特権を維持するために不可欠なしくみである．

1）瞳孔括約筋

瞳孔括約筋（sphincter pupillae muscle）は虹彩の先端部に存在し，瞳孔の周囲を輪走するように分布する．明るい環境やリラックスした状態では副交感神経が亢進して瞳孔括約筋が収縮し，瞳孔散大筋の収縮が抑制されるので縮瞳して眼球に入射する光の量が減少する．写真はサルの瞳孔括約筋を示す．

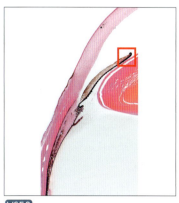

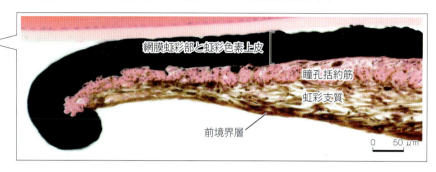

2）瞳孔散大筋

瞳孔散大筋（pupillary dilator muscle）は瞳孔括約筋と直角の方向に走向して分布する．虹彩色素上皮に由来するその細胞内にはメラニン顆粒が含まれる．暗い環境では交感神経が亢進して瞳孔散大筋が収縮し，瞳孔括約筋の収縮が抑制されるので散瞳して眼球に入射する光の量が増加する．写真はサルの瞳孔散大筋（⇨）を示す．

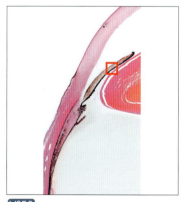

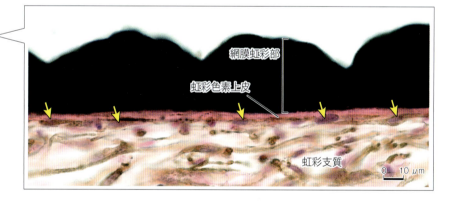

> **COLUMN**
>
> **眼球の反射運動**
>
> 　近くのものを見るときには眼球を動かす横紋筋の内直筋が収縮して両眼が内転する．この際に縮瞳が反射的に引き起こされる．この現象を輻輳反射（accommodation reflex）とよんでいる．そして，明暗の環境変化により散瞳と縮瞳が起こる瞳孔の反射運動を対光反射（consensual light reflex）とよんでいる．対光反射は脳死判定の基準の一つに含まれる．これらの他にも，眼球に関係した反射運動には，角膜に物が触れると眼が閉じる角膜反射（corneal reflex）や，首や前胸部の痛みの刺激で散瞳する毛様体脊髄反射（ciliary spinal reflex）などがある．

第17章 感覚器系

2 眼球の付属器
Ocular appendages

　一般にまぶたとよばれる眼瞼(がんけん)(eyelid)の主な役割は，角膜の保護，角膜表面を覆う涙液の安定的な維持，眼球への入射光量の調節などがある．それらの機能と関連し，眼瞼には外分泌腺の瞼板腺と睫毛腺が存在し，角膜の表面を保護する成分を分泌している．これらの腺は睫毛（まつ毛：eyelash）が生えている付近に導管が開口し，そこから分泌物を眼瞼の結膜と角膜の間に分泌する．

　眼瞼の開閉には，横紋筋の眼輪筋（orbicularis oculi muscle），上眼瞼挙筋（levator palpebrae superioris muscle），瞼板に連なる平滑筋のミュラー筋（Müller's muscle）などがかかわる．眼輪筋は眼を取り囲むように輪状に分布する括約筋で，その収縮により眼瞼が閉じる．そして，眼輪筋と直角に走向する上眼瞼挙筋が収縮すると眼瞼が開く．ミュラー筋は交感神経の亢進により収縮して眼瞼が開くのを増強する．そして，ミュラー筋の中に存在する伸展受容器からの刺激が中枢神経系に送られると，眼瞼が開いたままの状態に維持される．

　まばたき（瞬目(しゅんもく)：eyeblink）には，不随意的で周期的に起きる自発瞬目（spontaneous blink），随意的に起きる随意瞬目（voluntary blink），突発的な刺激で反射的に起きる瞬目反射などがある．瞬目を引き起こす眼輪筋と上眼瞼挙筋の収縮は，眼輪筋が顔面神経，そして上眼瞼挙筋が動眼神経と交感神経に支配される．不随意的で周期的な瞬目は角膜の湿潤を保つ働きがあり，その頻度は興味やストレスなどの心理的要素にも影響される．

　VS52 で観察するのは上眼瞼の断面である．

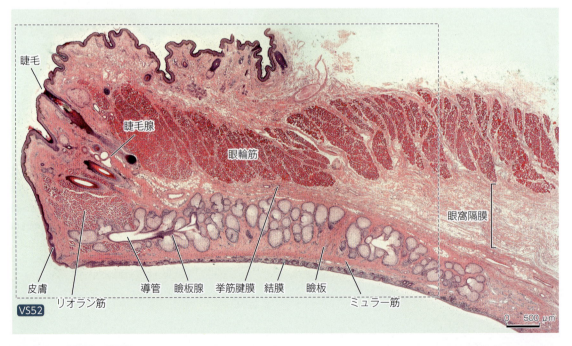

A 睫毛腺と瞼板腺

睫毛腺（ciliary gland）は脂質を含んだ成分を分泌するアポクリン腺で，瞼板腺（tarsal gland，マイボーム腺：Meibomian gland）は大型の脂腺である．脂質を含むそれらの分泌液は角膜の表面を覆い，涙液の蒸発防止や涙液の伸展を促進し，瞬目を滑らかにする役割がある．瞼板腺の排出口の周囲には眼輪筋から分離したリオラン筋（Riolan's muscle）が存在する．写真は睫毛腺（左）と瞼板腺（右）を示す．

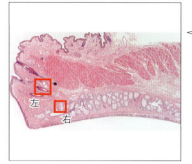

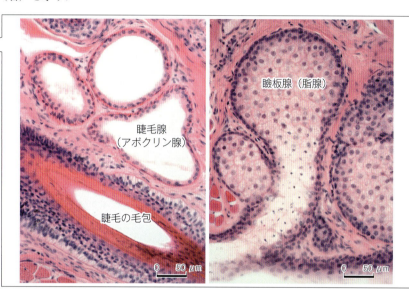

COLUMN

角膜の表面を覆う涙液

　角膜の表面は，瞼板腺から分泌されるコレステロールエステルやワックスエステルなどの脂質を主成分とする油層と，電解質，リゾチーム，分泌型IgA，栄養素，増殖因子様タンパク質，ビタミンなどを含む涙腺からの分泌物である水層，そして，結膜の杯細胞から分泌されて角膜上皮を覆うムチン層の3層から構成された涙液に覆われる．油層は涙液の蒸発の防止や感染防御にかかわり，ムチン層は角膜表面の保護や水層の保持にかかわる．

B 瞼板と結膜

密性結合組織からなる瞼板（tarsal plate）は眼瞼を補強し，眼瞼の内側を覆う重層円柱上皮の結膜（conjunctiva）は角膜上皮と連なる．結膜は粘膜であり，ムチンを分泌するヘンレの陰窩（crypts of Henle）が存在し，豊富な毛細血管による血色が貧血の検査に用いられる．写真は瞼板と結膜を示す．

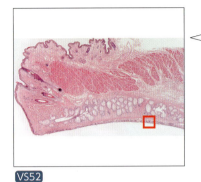
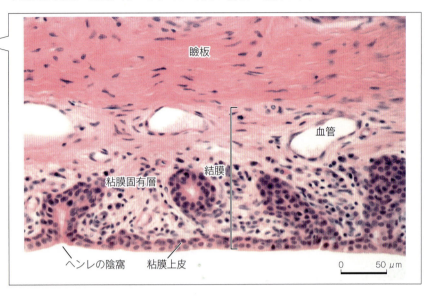

C 涙腺

涙腺（lacrimal gland）は眼球に付属する複合管状腺の漿液腺で，涙液（lacrimal fluid）を分泌する．涙液の分泌には，角膜に加わる刺激などによる反射的分泌と，常時の分泌や感情的な分泌がある．それぞれ三叉神経と自律神経がかかわる．分泌された涙液は角膜の表面を流れた後，涙小管（lacrimal canaliculus）から涙鼻管（nasolacrimal duct）を経て鼻腔内へ排出される．写真は涙腺を示す．

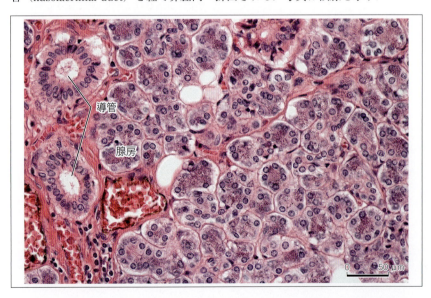

COLUMN

視覚器の発生

　前脳の一部から形成された眼杯（optic cup）が表皮外胚葉（epidermal ectoderm）に作用して水晶体胞（lens vesicle）の形成を誘導する．眼杯から網膜，毛様体，虹彩，色素上皮層などが，水晶体胞から水晶体が，そして，表皮外胚葉から角膜の上皮が形成される．眼杯と水晶体の周辺の神経堤細胞から強膜，脈絡膜，色素細胞，毛様体筋などが，眼球の前方の神経堤細胞から角膜固有質と角膜内皮などが形成される．写真は発生中の眼球の原基を示す．

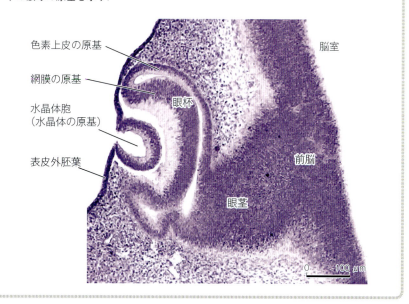

第17章 感覚器系

3 聴覚と平衡覚
Auditory and Static sense

　聴覚器（auditory organ）は耳介と外耳道（ear canal）からなる外耳（outer ear），鼓膜から耳小骨を経て前庭窓（vestibule window）に至るまでの中耳腔を構成する中耳，そして，聴覚と平衡覚にかかわる器官が存在する内耳からなる．内耳は側頭骨（temporal bone）の中に存在し，上皮からなる膜迷路と，その膜迷路がはまり込んでいる骨の空洞の骨迷路から構成される．

　内耳は構造と機能の違いにより，蝸牛，前庭，半規管の3つの領域に分けられている．聴覚を感知するのは蝸牛の中に存在するらせん器である．音波は鼓膜の振動に変換された後，3つの耳小骨（auditory ossicle）を経てリンパ液の振動に変換され，それが蝸牛のらせん器を振動させる．らせん器の振動に伴い有毛細胞（hair cell）の感覚毛（微絨毛）が一定方向に押し曲げられると，感覚毛に分布するイオンチャネルが開いて細胞が興奮し，その情報がらせん神経節を経て聴覚の中枢に送られる．

　平衡覚を感知するのは前庭（vestibule）に存在する耳石器官（otolithic organ）の平衡斑と，半規管に存在する膨大部稜である．平衡斑は前庭の球形嚢（sacculus）と卵形嚢（utriculus）に1つずつ存在し，体の向きや直線加速度（linear acceleration）を2方向で感知するために直交して分布する．平衡斑の有毛細胞の上を覆う平衡砂膜には平衡砂が存在し，その平衡砂に重力や加速度が加わると有毛細胞の感覚毛が押し曲げられて細胞が興奮する．

　3つの半規管（三半規管：semicircular canal）は互いに直交するように配置されている．内リンパ液に満たされた管の両端は卵形嚢に開いており，その一方に膨大部が形成されている．膨大部に存在する膨大部稜には有毛細胞が分布する．頭部の回転により生じた半規管内のリンパ液の流れが有毛細胞の感覚毛を一定方向に押し曲げると有毛細胞が興奮する．平衡斑と膨大部稜の有毛細胞の興奮は前庭神経節（vestibular ganglion）を経て平衡覚の中枢に送られる．

　写真はモリブデン・ヘマトキシリン染色したサルの蝸牛を示す．VS53 ではH・E染色したサルの蝸牛を観察する．

COLUMN

血液迷路関門

　内耳の迷路を満たす外リンパ液と内リンパ液は，聴覚や平衡覚を感知する有毛細胞の興奮機能を調節する特殊なイオン組成からなる．それらリンパ液の組成は，血液の間に形成された血液迷路関門（blood-labyrinth barrier）とよばれるバリアにより維持されている．血液迷路関門は血管の内皮細胞，ペリサイト，基底膜，血管周囲に常在するマクロファージ様メラノサイト（macrophage-like melanocyte）などにより構成され，選択的な透過性によるリンパ液のイオン組成の維持や，血液から内耳への有害物質の侵入を阻止している．その関門が破綻すると，聴覚や平衡覚の機能に障害が生じる．

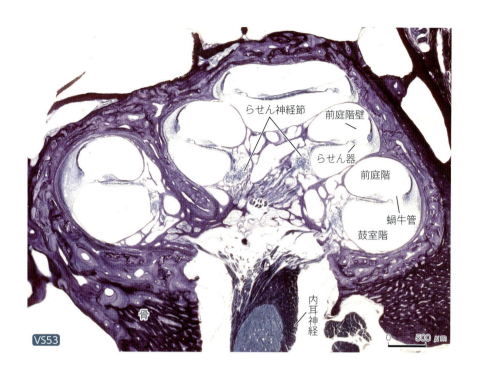

A 内耳（骨迷路と膜迷路）

　内耳（inner ear）を構成する膜迷路（membranous labyrinth）は一部の領域（蝸牛のらせん器，前庭の平衡斑や半規管の膨大部稜など）を除いて単層扁平上皮からなる．膜迷路は骨迷路（osseous labyrinth）の中にはまり込むように存在し，両者は結合組織により固定されている．膜迷路の中は内リンパ液（endolymph）に，そして，膜迷路と骨迷路の間の隙間は脳脊髄液と連絡する外リンパ液（perilymph）に満たされる．写真は膜迷路の中に存在する半規管の断面を示す．

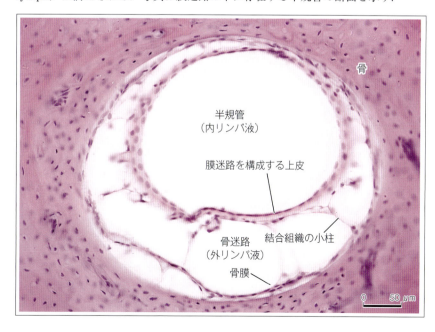

B 蝸牛

　蝸牛（cochlea）は蝸牛管（cochlear duct）が2.5〜2.8回転して形成されたカタツムリの殻のような形で，引き伸ばすとその全長は約35 cmになる．その断面は前庭階（vestibular duct），蝸牛管，鼓室階（tympanic canal）からなる．蝸牛管は膜迷路そのもので，前庭階と鼓室階はそれぞれ膜迷路と骨迷路の間の隙間である．前庭階と鼓室階は蝸牛の末端部で連絡している．写真はモリブデン・ヘマトキシリン染色したサルの蝸牛の断面を示す．

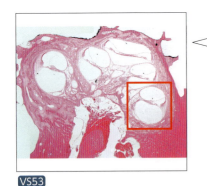
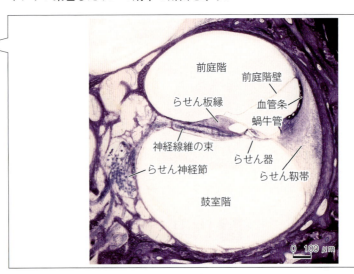

C らせん器

　らせん器（コルチ器：Corti's organ）は蝸牛管の上皮から形成された構造で，内有毛細胞が1列，そして，外有毛細胞が3〜5列に並んで分布し，それらの有毛細胞を支持細胞（supporting cell）が支えている．歯間細胞（interdental cell）の分泌物により形成された蓋膜（tectorial membrane）が有毛細胞を上から押さえつけるように存在する．写真はモリブデン・ヘマトキシリン染色したサルのらせん器を示す．

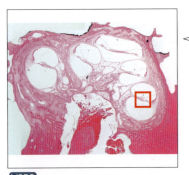
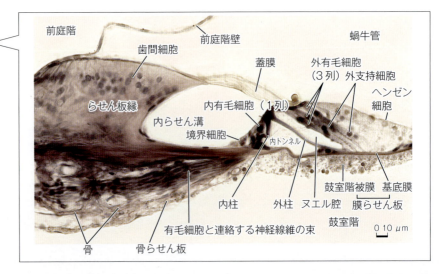

D 膜らせん板

　らせん靱帯に連なる基底膜を中心に構成された膜らせん板（basilar membrane）は上下に振動しやすい構造になっており，その上にらせん器が存在する．一方，らせん器の上を覆う蓋膜は，骨が存在して振動しない構造の骨らせん板（osseous spiral lamina）の上に存在する．写真はモリブデン・ヘマトキシリン染色したサルの膜らせん板を示す．

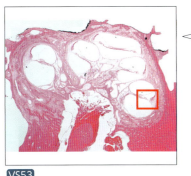

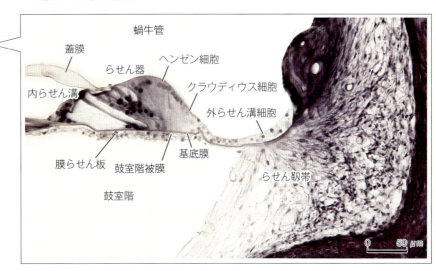

E らせん器の有毛細胞

　外有毛細胞（outer hair cell）の感覚毛（sensory hair）は蓋膜に埋まり，内有毛細胞（inner hair cell）の感覚毛は蓋膜と触れた状態で存在する．求心性の神経のほとんどが内有毛細胞とシナプスを形成し，外有毛細胞とシナプスを形成するのは一部である．外有毛細胞には遠心性の神経がシナプスを形成して外有毛細胞を伸縮させ，聴覚の感度を調節している．写真はサルの有毛細胞とその感覚毛（）を示す．

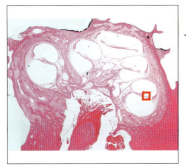

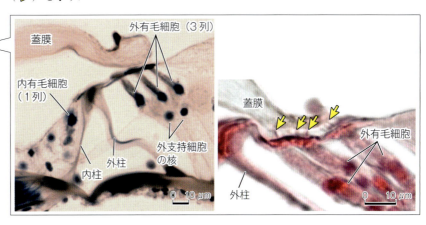

> **COLUMN**
>
> **膜らせん板と周波数弁別**
>
> 　前庭窓に近い基底部の膜らせん板の幅は狭くて厚いが，蝸牛管の先端にいくほどその幅が広がって薄くなる．その結果，蝸牛管の先端にいくにつれ，膜らせん板がより低い周波数に共振する．このような共振周波数（resonance frequency）の違いが，らせん器の周波数弁別（frequency discrimination）の機能にかかわる．乳児の可聴域の最高周波数は20 kHzくらいあるが，年齢とともにその周波数は低下する．らせん器が敏感な周波数域はヒトが話す声に対応した200〜4,000 Hzである．写真はサルの蝸牛管の先端部（上）と基底部（下）の膜らせん板を示す．
>
>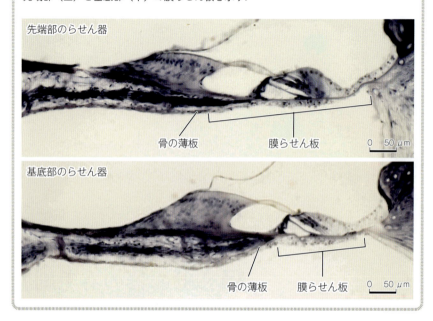

F 前庭階壁

　前庭階壁（vestibular wall）は蝸牛管と前庭階を隔てる薄い膜で，前庭階の内面を覆う単層扁平上皮の内皮と，蝸牛管を構成する単層扁平上皮，そして，両者の基底膜が合わさった3層構造からなる．上皮細胞は密着結合を形成し，内外のリンパ液を隔てるバリアとしての役割も担っている．写真はサルの前庭階壁を示す．

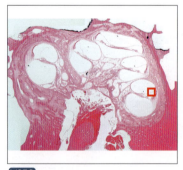

VS53

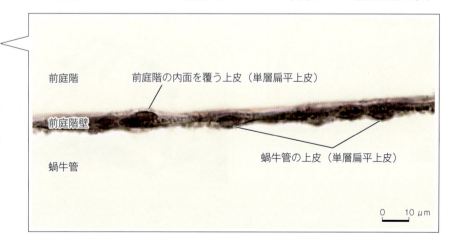

G らせん靱帯

膜らせん板の外側端は扇形に広がるらせん靱帯(spiral ligament)と連なり，骨迷路の内面に固定されている．らせん靱帯はタイプⅡコラーゲン線維を中心とする細胞外基質からなる結合組織で，その部分を覆う蝸牛管の上皮を中心に血管条が形成される．らせん靱帯に分布する線維芽細胞からは抗炎症性のケモカインが分泌され，免疫応答にも関与している．写真はらせん靱帯を示す．

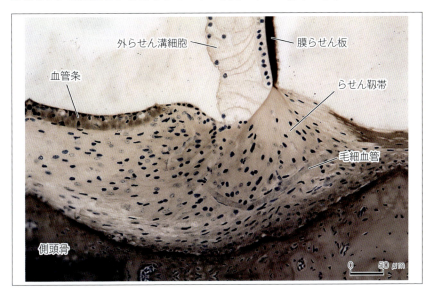

H 血管条

血管条(stria vascularis)は，蝸牛管の上皮細胞に由来する辺縁細胞，神経堤細胞とシュワン細胞の前駆体に由来する中間細胞，間葉系細胞から分化した基底細胞の3層からなり，その中には毛細血管が数多く分布する．K^+を多く含む内リンパ液は主に血管条から分泌され，血管条を構成する細胞の膜に分布するK^+輸送担体とNa^+/K^+ ATPaseを介して外リンパ液から内リンパ液にK^+が能動輸送される．写真はサルの血管条を示す．

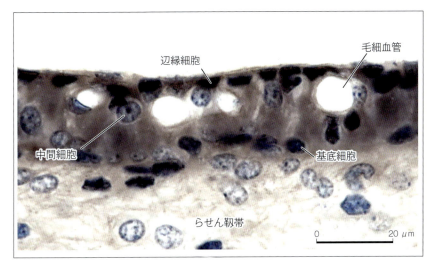

> **COLUMN**
>
> **内リンパ液と外リンパ液の組成**
>
> 血管条から分泌される内リンパ液（150 mMのK$^+$，2〜5 mMのNa$^+$）と，脳脊髄液と連絡する外リンパ液（150 mMのNa$^+$，2 mMのK$^+$）のイオン組成は大きく異なる．この違いにより内リンパ液と外リンパ液を隔てる内耳の上皮の間に約80 mVの蝸牛内電位（endocochlear potential）が生じる．この電位差により，らせん器，平衡斑，膨大部稜などに分布する有毛細胞の感度が高められる．

I らせん神経節

らせん神経節（spiral ganglion）には，2種類（大型で有髄の双極性ニューロンのI型と，小型で無髄の偽単極性ニューロンのII型）の求心性ニューロンが存在する．そのほとんど（90〜95％）がI型で，それらの神経線維の5〜30本が1つの内有毛細胞とシナプスを形成する．一方，II型は1本の神経線維が分枝して複数の外有毛細胞とシナプスを形成する．写真はサルのらせん神経節を示す．

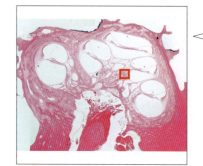

VS53

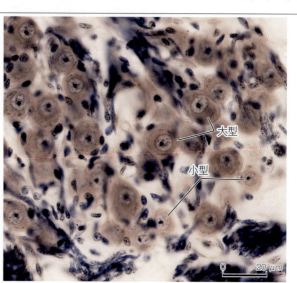

J 平衡斑

ゼラチン様物質の平衡砂膜（statoconial membrane）に覆われた表層にはカルシウムを含む平衡砂（otolith）が重石のように載っている．平衡砂に加わる圧力に押された有毛細胞の感覚毛が傾くと細胞が興奮する．球形嚢と卵形嚢の平衡斑（macula statica）はそれぞれ上下方向と水平方向の直線運動（直線加速度）の変化を感知する．写真はサルの平衡斑（左）とその拡大（右）を示す．⇨は感覚毛を示す．

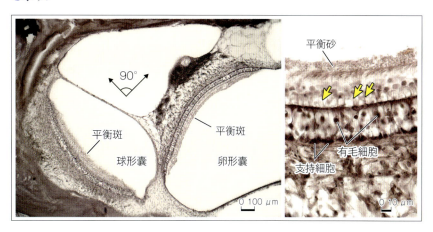

K 膨大部稜

半規管の膨大部（ampullar）に存在する膨大部稜（ampullar crista）には有毛細胞が存在し，その感覚毛がゼラチン状の分泌物で形成されたクプラ（cupula）の中に伸びている．半規管内の内リンパ液の流れによりクプラが傾くと，感覚毛が傾いて細胞が興奮する．直交する3つの半規管は頭部の回転運動（角加速度）を三次元的に感知する．写真はサルの膨大部稜（左）とその拡大（右）を示す．⇨は感覚毛を示す．

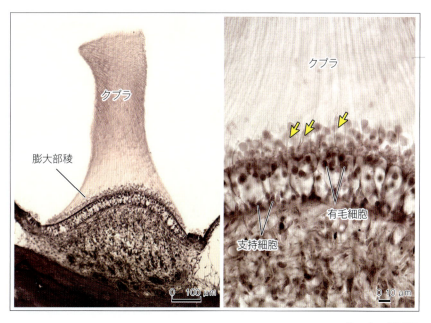

> **COLUMN**
>
> **内耳の発生**
>
> 　発生過程の菱脳からの誘導作用により体表外胚葉に耳板（auditory placode）が形成され，それが陥入して外胚葉から分離すると中空で球形の耳胞（otic vesicle）が形成される．耳胞は変形しながら発達して内耳を形成する．内耳に向かって咽頭の上皮が袋状に伸びて形成された咽頭嚢（pharyngeal pouch）から中耳が形成され，神経堤由来の間葉系細胞から耳小骨が形成される．写真は発生過程の耳胞を示す．

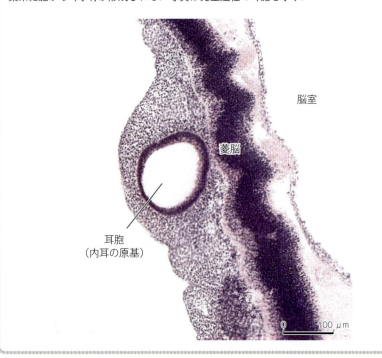

L 中耳と外耳

　中耳（middle ear）は鼓膜，中耳腔（middle ear cavity，鼓室），3つの耳小骨，耳管（eustachian tube）からなり，その内腔や耳小骨の表面は単層円柱や単層扁平の粘膜上皮に覆われる．中耳腔と咽頭は耳管で連絡し，嚥下する際に口蓋帆張筋（tensor veli palatini muscle）が収縮すると耳管が開いて中耳が外気につながる．中耳腔と外耳道は鼓膜で隔てられ，外耳道は耳介の部分で外部に開口する．写真は中耳の粘膜を示す．

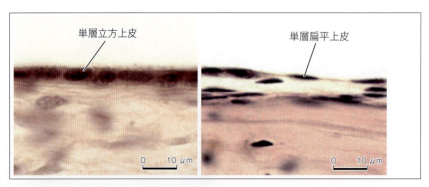

> **COLUMN**
>
> **耳小骨**
>
> つち骨（malleus）と結合する鼓膜の振動はきぬた骨（incus）とあぶみ骨（stapes）を介して前庭窓に伝えられる．それらの重要な役割は低圧な空気による鼓膜の振動を高圧な内耳のリンパ液の振動に効率的に変換することである．関節によって結合された耳小骨は，テコの原理により鼓膜の振幅を約1.3倍に増幅して前庭窓に伝える．また，あぶみ骨とつち骨のそれぞれに結合するあぶみ骨筋（stapedius muscle）と鼓膜張筋（tensor tympani muscle）は大きな音の振動から内耳を保護している．

M 鼓膜

鼓膜（tympanic membrane）は外耳と中耳の境に存在する厚さ0.03〜0.1 mmの膜で，皮膚，固有層，粘膜上皮の3層からなる．固有層は放射状と輪状に走行する2層のコラーゲン線維層からなる結合組織で，弾性がある．鼓膜と前庭窓の面積比は約16：1なので，鼓膜に加わる音圧は約16倍に増幅されて前庭窓に伝わる．耳小骨による1.3倍の増幅と合わせると計算上で約21倍になる．写真は鼓膜を示す．

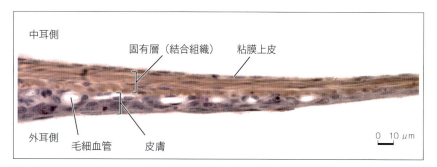

N 外耳道と耳介

弾性軟骨が皮膚に覆われた構造の耳介は集音や音の方向を感知する働きがある．その集音効果は，5 kHz前後の音で10〜12 dB程度（約2倍の増幅）である．また，耳介に音波が当たるとその強さが変化するので，その変化と耳介の向きにより音の方向を感知することができる．外耳道はヒトの声の領域である200〜4,000 Hzの周波数の音波に対して共鳴管として働き，その周波数の音波を約2倍増幅する．耳介の写真はp117 バーチャルスライド VS05 を参照．

第17章 感覚器系

4 味覚
Gustatory sense

　食物中の化学成分を味覚として感知する味蕾は，舌を中心に軟口蓋，咽頭後壁，喉頭蓋などの粘膜上皮に幅広く分布する．さらに，食道の上部にも存在する．味蕾は50～150個の細胞から構成され，味覚を受容する味細胞，支持細胞，幹細胞から構成される．それらは粘膜上皮細胞に由来する細胞で，味細胞の寿命は約10日ほどである．そのために，味蕾の基底部に存在する幹細胞の増殖と分化により味細胞は絶えず補充されている．

　味には5種類（塩味：saltiness，酸味：sourness，甘味：sweetness，苦味：bitterness，うま味：umami）の基本味がある．旧来は，舌の特定の領域に一定の味を識別する味蕾が集まっていると誤解されていたが，現在では，味蕾には5種類の基本味を感知するすべての種類の味細胞が存在することがわかっている．しかし，味蕾には基本味のそれぞれに反応する感受性に違いがあるために，舌の領域による味の感受性にも違いがみられる．例えば，舌の前面では甘味，塩味，うま味に，舌の側面では酸味に，そして，舌の裏側は苦味に反応しやすい．

　味蕾を構成する細胞は上皮由来だが，味細胞は電位依存性Na^+チャネルを発現し活動電位を発生する神経細胞のような特性がある．酸味を感じる味細胞にはシナプス構造が見られるが，他の味細胞には一般的なシナプス構造は見られない．それらの味細胞は味覚刺激に反応すると密接する神経線維に向けてATPを分泌し，それを神経伝達物質として用いると考えられている．舌の前3分の2に分布する味蕾は鼓索神経に，舌の後3分の1に分布する味蕾は舌咽神経に支配される．そして，軟口蓋に分布する味蕾は大錐体神経に，また，喉頭蓋や食道の味蕾は迷走神経の上喉頭枝に支配される．

A 味蕾

　味蕾（taste bud）は3種類（I，II，III型）の味細胞（taste cell）と幹細胞の基底細胞（IV型）からなる．味は味細胞の頂端部に形成された微絨毛の味毛（taste hair）で感知される．味蕾の細胞の約50％を占めるI型はグリア細胞に似た支持細胞と考えられているが，塩味を感じる味細胞でもある．II型は甘味，うま味，苦味，III型は酸味を主に感じる．写真はウサギの味蕾を示す．

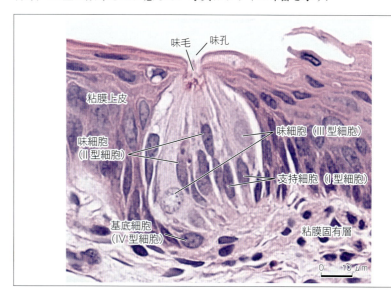

COLUMN

味毛

　味を感じる受容体は味孔（taste pore）に突き出た味毛の細胞膜に分布する．酸味や塩味などの受容体はイオンチャネル型受容体（ionotropic receptor）で，甘味，うま味や苦味などの受容体はGタンパク質共役型受容体（G protein-coupled receptor）である．どちらの場合も，味物質が受容体に結合すると細胞膜のイオンチャネルが開いて細胞を興奮させる．写真はマウスの味細胞の味毛を示す．

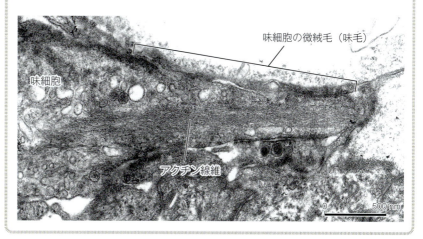

> **COLUMN**
>
> **特別な味覚，味覚受容器の異所性分布**
>
> 　基本味の他に，辛味（pungent taste），脂肪の味，渋味（astringency）などがある．例えば，カプサイシン（capsaicin）の辛味は，痛覚や温覚が刺激された感覚である．また，脂肪の味は，舌リパーゼによる脂肪の分解で生じた脂肪酸が，味細胞の受容体で感知された感覚である．渋味はタンニン酸などによるタンパク質の凝集が原因と考えられている．また，甘味，苦味，うま味などの味覚受容器は消化器系を中心とした体の多くの器官にも存在し，それらによる味覚受容の刺激が代謝系，内分泌系，自律神経系などに影響を及ぼしている．

> **COLUMN**
>
> **味覚受容器の系統発生**
>
> 　味蕾のように水中の化学物質を検知するための特別な構造は，5億年以上前に出現したとされる原始的な脊椎動物のヌタウナギやヤツメウナギなどの祖先にすでに存在したと考えられている．現存のヌタウナギには，味蕾と同一のものではないが，それとよく似た構造と機能のシュライナー器官（Schreiner organ）とよばれる感覚器が咽頭腔などに高密度に分布している．シュライナー器官はいくつかのタイプの細胞が集合して構成された味蕾のような構造で，その基底面から入る神経線維と機能的に連絡しており，系統発生的に味蕾と関連した構造と考えられている．写真は脊索動物のナメクジウオの咽頭腔に数多く見られる味蕾様の構造を示す．
>
>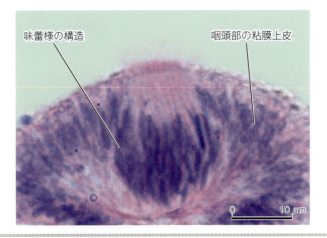

第17章 感覚器系

5 嗅覚
Olfactory sense

　嗅覚は嗅細胞の細胞膜に分布する受容器に空気中の化学物質が結合することにより，匂いとして感知される感覚である．これにより，食物の腐敗や周囲に存在する動物やヒトの存在などが感知される．匂いを感知する嗅細胞は鼻腔（nasal cavity）の奥の上面に位置する嗅上皮とよばれる領域に分布する．嗅細胞は双極性ニューロンで，その樹状突起を上皮の表面まで伸ばし，嗅上皮から露出した部分に特殊な嗅線毛を形成している．その嗅線毛の細胞膜に嗅覚の受容器が分布し，その受容器に匂い分子が結合すると陽イオンチャネルが開いて嗅細胞を興奮させる．嗅細胞は順応が速いのですぐに慣れて匂いを感じなくなる．

　嗅細胞は空気中の有害物質にさらされて傷害を受ける可能性があるので，損傷の有無にかかわらず一定の周期（20～40日間）を経ると新たなものに置き換えられる．その際には，嗅上皮の基底層に分布する幹細胞が増殖して神経細胞の嗅細胞に分化する．

A 嗅上皮

　嗅上皮（olfactory epithelium）は，嗅細胞（olfactory cell），支持細胞，基底細胞により構成され，それぞれの細胞が層状に分布する．支持細胞は上皮の上方に，嗅細胞は上皮の中間部に，そして，基底細胞は上皮の基底部に分布する．嗅細胞は樹状突起を上皮の表面まで伸ばし，その先端に嗅線毛を形成して粘液中に伸ばしている．その線毛の細胞膜に嗅覚の受容器が分布する．写真はサルの嗅上皮（左）とマウスの嗅上皮の拡大（右）を示す．

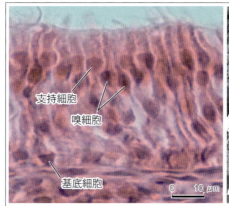
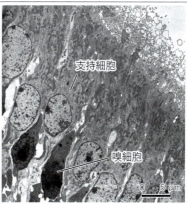

COLUMN

感覚細胞の線毛

嗅線毛（olfactorycilia）は二次線毛と同じ9＋2構造の軸糸をもつが，線毛運動に必要なダイニンを欠くので不動毛である．視細胞では9＋0構造の一次線毛が外節を形成する．また，平衡斑の有毛細胞には9＋2構造の不動毛が中心部に1本存在する．このように，線毛は感覚の受容細胞と密接にかかわる．写真はマウスの嗅線毛（左）と視細胞の一次線毛（右）を示す．⇨は線毛を示す．

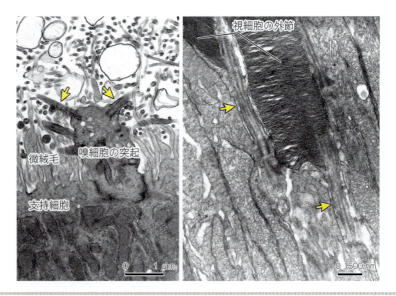

COLUMN

嗅細胞と嗅覚の受容体

嗅覚の受容体はGタンパク質共役型受容体で，1つの嗅細胞には1種類の受容体しか発現していない．マウスでは約1,000種類の嗅覚受容体が，そして，ヒトでは約400種類の嗅覚受容体が知られている．1つの嗅覚受容体が複数の匂い物質に反応（言い換えると，1つの匂い分子が複数の嗅覚受容体に反応）し，それぞれ反応の感度が異なる．その結果，400種類の嗅細胞による反応パターンを組み合わせることにより，膨大な数の匂い物質を識別できると考えられている．また，ヒトによる匂いの感じ方は先天的や後天的な因子によっても影響される．

B 嗅腺

　嗅粘膜の固有層に見られる単一または分岐管状腺からなる混合腺で，その分泌液が嗅上皮の表面を覆う．嗅細胞の線毛（嗅線毛）は分泌液に溶け込んだ匂い分子と反応するために，その分泌液への溶け込みやすさが嗅覚の感度にも関係する．また，新たな匂い分子と反応するためには，嗅上皮の表面が分泌液によりつねに洗い流される必要がある．写真はサルの嗅腺（olfactory gland）を示す．

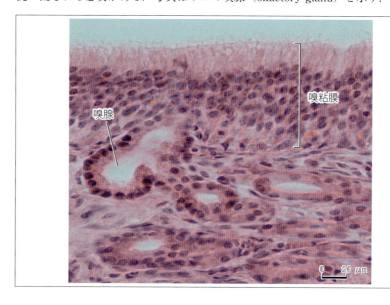

第17章 感覚器系

6 皮膚感覚
Cutaneous sense

体表を覆う皮膚には，触覚，痛覚，圧覚（pressure sensation）などの機械的な刺激を感知する機械受容器（mechanoreceptor）や，温度を感知する温度受容器（thermoreceptor）などが存在し，それらから得られる情報は皮膚感覚とよばれる．それらの受容器はとりわけ感覚に敏感な，手，口唇，頬などに高密度に分布する．

皮膚の感覚受容器のほとんどは神経線維の終末からなる．それらのなかには，マイスネル小体やパチニ小体のように神経線維の終末が支持細胞のカプセルに包まれているものや，毛包受容器（hair follicle receptor）のように自由神経終末だけからなるものがある．それらの他に，表皮内に分布する感覚細胞に神経線維がシナプスを形成しているメルケル小体（Merkel's corpuscle）がある．感覚受容器の多くは皮膚の表皮，真皮，皮下組織の中などに散在して分布するが，毛包受容器のように毛根の周囲に局在するものもある．また，最近の知見から，ケラチノサイトが触覚，味覚，聴覚，視覚，嗅覚，電場や磁場など幅広い刺激に反応して興奮し，ATPなどの情報伝達因子を分泌してその情報を表皮内の感覚ニューロンに伝達していることが明らかにされた．

機械的な刺激は，主に，マイスネル小体，メルケル小体，パチニ小体，毛包受容器，自由神経終末などにより感知され，温度は主に自由神経終末により感知される．触覚のように情報をすばやく中枢神経系に伝達する必要があるものは，太い有髄線維（Aβ線維）によりすばやく伝達されるが，急を要しない温覚や痛覚の情報は細い有髄線維（Aδ線維）や無髄線維（C線維）によりゆっくりと伝達される（p179 表7.3参照）．皮膚から得られた体性感覚情報は，後根神経節に存在する一次求心性神経を経て脊髄の脊髄後索核（dorsal column nucleus）に存在する二次感覚ニューロンへと伝えられる．そこから内側毛帯と脊髄視床路を通って視床に送られる．そして，視床からさらに大脳皮質の体性感覚野である中心後回へ送られて感覚が認識される．それだけでなく，体性感覚情報は視床下部にも伝えられて，自律神経，内分泌，内臓などのさまざまな機能に影響を及ぼす．

VS54 で観察するのは，皮膚の感覚受容器がとりわけ数多く分布する指先（fingertip）の皮膚である．

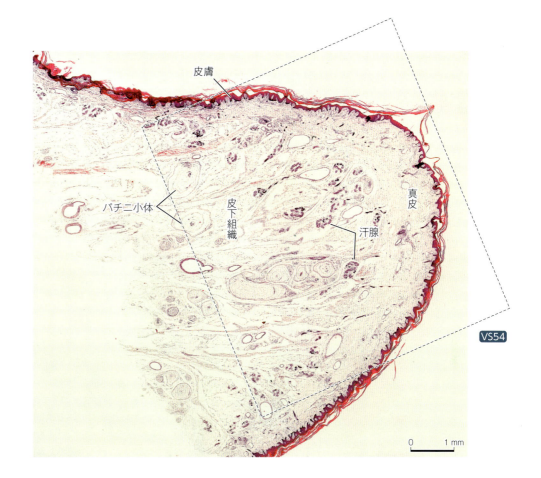

> **COLUMN**
>
> **指の皮膚感覚**
> 　ヒトは手先を器用に動かしてさまざまな作業を行うことができる．そのために，手の指の皮膚には外部からの情報を得るためのさまざまな感覚受容器が豊富に分布する．例えば，皮膚における触覚の分布密度を表す二点弁別閾（p488 COLUMN 参照）を見ると，手の指先が体のなかで最も密度の高い部位になっている．指先には触覚，圧覚，痛覚，温覚，冷覚などを感知する各種の感覚受容器が存在し，それらの刺激を個別に感知している．しかし，それだけではなく，指先からの各種の感覚情報が脊髄後索核や脳で統合的に処理されて，触れる対象の硬さや柔らかさ，表面の滑りやすさ，心地よさなどの質感も感じている．

A マイスネル小体

マイスネル小体 (Meissner's corpuscle) は毛のない皮膚の部分の真皮乳頭に多く分布する感覚受容器で、1つのマイスネル小体の中には2〜6本の有髄線維が存在する。それらの神経線維の終末には、層板状をした特殊なシュワン細胞であるラメラ細胞 (lamellar cell) が積層して巻きついている。機械受容器の4割以上を占め、触覚刺激に対する感度は高いが、順応が速いのですぐに感じなくなる。写真はマイスネル小体を示す。

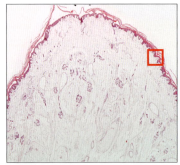

VS54

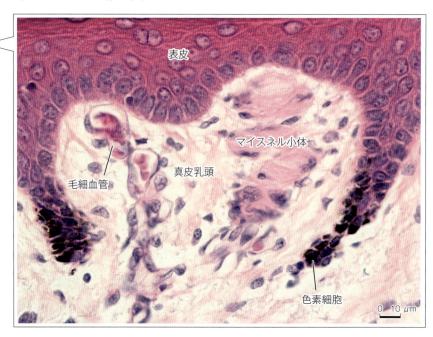

表皮
マイスネル小体
真皮乳頭
毛細血管
色素細胞
0 10 µm

> **COLUMN**
>
> **二点弁別閾**
>
> 皮膚に分布する感覚受容器の密度は、体の部位によって大きく異なる。その違いを簡単に調べるには、例えば、コンパスのように先の尖った2点で皮膚の表面を同時に触れて、それを2点として弁別できる最短距離（二点弁別閾：two point threshold）を測る方法がある。触覚や圧覚に敏感な舌や指先の弁別距離は1〜2 mmで、鈍感な背や大腿では60〜70 mmである。これらの値は舌や指先における体性感覚の受容器の密度が背や大腿と比べて非常に高いことを示している。

B パチニ小体

　パチニ小体（Pacinian corpuscle）は，神経線維の終末をシュワン細胞が取り巻き，その周囲を数十層の扁平な線維芽細胞の層が取り巻いた構造からなる．扁平な細胞層の隙間はコラーゲン線維を含んだゲル状の物質で満たされ，さらに，その周囲を結合組織の被膜が包んでいる．パチニ小体は皮膚の深層に存在して圧力や振動を感知する．皮膚の他にも骨膜や内臓にも分布する．写真はパチニ小体を示す．

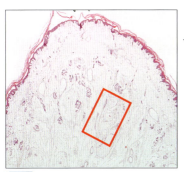

VS54

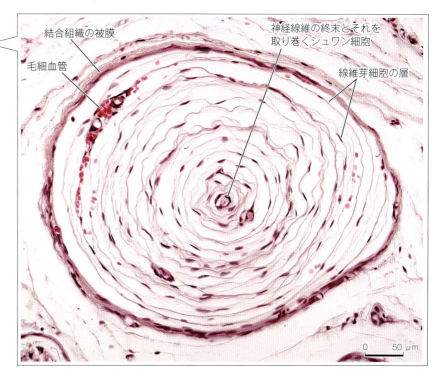

結合組織の被膜
毛細血管
神経線維の終末とそれを取り巻くシュワン細胞
線維芽細胞の層

0　50 μm

COLUMN

内臓感覚

　空腹，尿意，便意，渇き，痛みなどの内臓感覚を感知する受容器が内臓に分布する．それらの多くは細い無髄線維であるC線維の自由神経終末からなる．内臓の痛みはその発生部位が不明瞭で，他の部分の痛みとして感じられる場合が多い．そのような痛みを関連痛（heterotopic pain）とよんでいる．例えば，各種の内臓の痛みが特定の部位の皮膚の痛みとして感じられることがある．その原因は，内臓からの求心性の情報と皮膚などからの求心性の情報が同じ後角の神経細胞を経由して中枢神経系に伝達されるためと考えられる．

INDEX

- ページ数のうち,Pのついたものは写真そのものもしくは写真内にある語句(COLUMN内の写真も含む),CのついたものはCOLUMNの文章内にある語句を表す.
- Pのついたページ数のうち,太字はバーチャルスライド名を表す.

数字

I型肺胞上皮細胞 ……………… 333P
II型肺胞上皮細胞
 ……………… 331P, 333P, 339P
9+2構造 ……………… 43, 366P

あ

間細胞 ……………… 367
アウエルバッハ神経叢 ……………… 266
アクチン線維 ……………… 21, 40P
アストロサイト
 ……………… 67, 72P, 213P, 214P
アディポサイトカイン ……………… 438C
アドヘレンスジャンクション … 49
アポクリン ……………… 89C
アポクリン汗腺 ……………… 439, 441P
アポトーシス ……………… 76P
アミノ酸誘導体ホルモン … 400
アルデヒドフクシン染色法
 ……………… 305P, 406P
安静時唾液 ……………… 261
暗調細胞 ……………… 440P

い

胃 ……………… **273P**
 ──の粘膜上皮 ……………… 274
移行上皮 ……………… 80, 87P, 357C
胃小窩 ……………… 277P
胃腺 ……………… 273
胃相 ……………… 273
胃体 ……………… 273
一次骨化中心 ……………… 127, 128P
一次線毛 ……………… 43P
一次卵胞 ……………… 377P
一次リソソーム ……………… 34
一次リンパ小節 ……………… 223
胃底 ……………… 273P
胃底腺 ……………… 273, 276P
 ──の外分泌細胞 ……………… 274
伊東細胞 ……………… 306
胃粘膜ひだ ……………… 273P, 278
インクレチン ……………… 267
陰茎 ……………… 373P
 ──の勃起 ……………… 374C
陰茎海綿体 ……………… 373P, 374P
飲作用 ……………… 32C
飲食作用 ……………… 32
咽頭 ……………… 319
陰嚢 ……………… 374P

う

ウォルフ管 ……………… 354C
運動器系 ……………… 46
運動終板 ……………… 138P
運動神経 ……………… 65C
運動単位 ……………… 132

え

衛星細胞 ……………… 64P, 67, 177
栄養膜合胞体層
 ……………… 393, 394P, 395P
エキソサイトーシス ……………… 31P
エクソソーム ……………… 33C
エクリン汗腺 ……………… 439, 440P
エナメル質 ……………… 253P
エナメル小柱 ……………… 253P
エネルギー代謝 ……………… 36
エブネル腺 ……………… 260P
遠位曲尿細管 ……………… 352P
塩基好性細胞 ……………… 404P
塩基好性赤芽球 ……………… 246P
塩基性ケラチン ……………… 41
嚥下 ……………… 258C
延髄 ……………… 164, 168P
エンドサイトーシス …… 29, 32P
エンドソーム ……………… 21, 32P
円盤膜 ……………… 454P

お

横行結腸 ……………… 292
横行小管 ……………… 63
横細管 ……………… 63P
 筋小胞体と──の間の架橋構造
 ……………… 64C
黄色骨髄 ……………… 126
黄色線維軟骨 ……………… 117
黄体 ……………… 383P
 妊娠中の── ……………… 384P
黄体細胞 ……………… 384P
黄斑 ……………… 456P
横紋筋 ……………… 61
オートファゴソーム …… 21, 34P
オートファジー ……………… 34
 ──の過程 ……………… 35P
オキシントモジュリン ……………… 267
オステオカルシン ……………… 120C
オステオポンチン ……………… 120C
オステオン ……………… 121
オリーブ核 ……………… 164, 168P

オリゴデンドロサイト ……… 67, 70
オルガネラ ……………… 20
温度受容器 ……………… 486
温熱性発汗 ……………… 440C

か

外エナメル上皮 ……………… 256P
外顆粒層 ……………… 452P, 453P
外環状層板 ……………… 125P
開口放出 ……………… 31
外肛門括約筋 ……………… 298P, 300P
介在性成長 ……………… 111P
介在ニューロン …… 156C, 156P
介在板 ……………… 64, 65P
介在部 ……………… 263P
外節 ……………… 453P
外舌筋 ……………… 257
外層 ……………… 345P
咳漱反射 ……………… 319C
外帯 ……………… 345P
外弾性膜 ……………… 201, 202P
回腸 ……………… 281
外套細胞 ……………… 67
外尿道括約筋 ……………… 357
海馬 ……………… 162P
灰白質 ……………… 154
海馬体 ……………… 154, 162P
外皮系 ……………… 46, 427
外分泌 ……………… 51
外分泌細胞 ……………… 304P
外分泌腺 ……………… 53C
 ──の分類 ……………… 88
外分泌部 ……………… 302, 304P
解剖学的死腔 ……………… 327
外膜 ……………… 198P, 200P, 271P
蓋膜 ……………… 472P
海綿骨 ……………… 120, 123P
 ──の形成 ……………… 130P
回盲括約筋 ……………… 292
回盲弁 ……………… 292
外有毛細胞 ……………… 472P, 473P
外卵胞膜 ……………… 381P
下咽頭 ……………… 319
カウパー腺 ……………… 360
化学シナプス ……………… 70C
下気道 ……………… 323
蝸牛 ……………… 470, 471P, 472P
蝸牛管 ……………… 472P
蝸牛内電位 ……………… 476C

架橋構造 ……………… 63, 64P
核 ……………… 21P, 23
角化細胞 ……………… 428
顎下腺 ……………… 261, 264P
核鎖線維 ……………… 139
角質層 …… 428, 429P, 436P
 ──のバリア機能にかかわる
 因子 ……………… 436C
核周囲腔 ……………… 23, 24P
核小体 ……………… 26P
 ──の数 ……………… 26C
核小体オーガナイザー領域 …… 26
核袋線維 ……………… 139
獲得免疫 ……………… 187C
核膜 ……………… 23P, 28P
角膜 ……………… 447P, 449P
 ──の透明性 ……………… 450C
核膜孔 ……………… 23P, 24P
 ──を通過する高分子 …… 25C
核膜孔複合体 ……………… 24
角膜固有質 ……………… 449P, 451P
角膜上皮 ……………… 449P, 450P
角膜内皮 ……………… 449P, 451P
角膜反射 ……………… 465C
核輸送受容体 ……………… 25C
核ラミナ ……………… 23, 24P
下行結腸 ……………… 292
下垂体 …… 400, **401P**, 403
 ──から分泌されるホルモン
 ……………… 403
 ──の発生 ……………… 406C
下垂体門脈系 ……………… 403
ガストリン ……………… 267
仮声帯 ……………… 320
褐色脂肪細胞 …… 56C, 56P
滑面小胞体 …… 21, 39, 40P
カハール介在細胞 ……………… 270C
下部食道括約筋 …… 266, 274
カベオラ ……………… 66P
顆粒球 ……………… 185
顆粒細胞 ……………… 167P
顆粒成分 ……………… 26P
顆粒層[小脳] ……… 164, 167P
顆粒層[皮膚]
 ……………… 428, 429P, 434P
顆粒層[卵巣] ……… 378P, 379P
顆粒層黄体細胞 ……………… 384P
感覚器系 ……………… 46, 445
感覚上皮 ……………… 80, 90
感覚神経 ……………… 65C

感覚神経節 176, 177P	細胞の周囲を取り巻く―― 51C	筋層［膀胱］ 359P	血管作動性の因子 204C
感覚毛 473P	気道 315	筋組織 46, 61, 131	血管周囲腔 154, 207P
眼球 446, 447P	気道反射 319C	筋内膜 135P	血管条 475P
――の反射運動 465C	稀突起膠細胞 67	筋紡錘 132, 139P	血管新生 215C, 215P
――の免疫特権 461C	機能層 389P	筋膜 136C	血球 184
眼瞼 466P	逆蠕動 290C		――の種類 185
幹細胞 73, 74C	ギャップ結合 70P	**く**	月経期 388
肝細胞 306	嗅細胞 483P	区域気管支 323, 329P	結合組織 46, 55, 93, 94
肝細胞索 308P	吸収上皮 80, 91	空腸 281P	線維性の―― 55, 94, 95
間質液 99C	吸収上皮［小腸］ 83P	くしゃみ反射 319C	――中の白血球 194P
間質細胞 55	吸収上皮［尿細管］ 352C	クッパー細胞 312P	血漿 184
間充織 106C	吸収上皮細胞の微絨毛	クプラ 477P	血小板 185, 192P
桿状核球 247P	283C, 283P	くも膜 160P	結腸 292P
管状腺 89P	球状帯 410, 412P	くも膜下リンパ様膜 160C	結腸ひも 296P
桿状体細胞 453	弓状動脈 354	クラーク核 175	結腸膨起 292
桿状体錘状体層 453	嗅上皮 483P	グラーフ卵胞 380	血島 193P
冠状動脈 142, 143P	嗅腺 485P	クラスリン依存型 32C	結膜 466P, 468P
肝小葉 306, 307P	嗅線毛 484P	クラブ細胞 330P, 331C, 331P	解毒 306C
肝星細胞 306, 309C, 310	嗅粘膜 485P	グリア細胞 67, 72P	ケラチノサイト 428
関節軟骨の修復 112C	旧皮質 154	グリコーゲン顆粒 39P, 135P	ケラトヒアリン顆粒 434, 434C
汗腺 439	胸管 221P	――の貯蔵 135C	腱 101P
肝臓 306, 307P	胸髄 174P	グリコサミノグリカン 108, 109	限外濾過 342
――の再生力 309C	胸髄核 174P, 175P	クリスタリン 463	腱細胞 101P
桿体細胞 453	胸腺 239, 240P	――の変性 464C	原始心臓管 149C
貫通動脈 411	――の退縮 244P	クリステ 36C	原始卵胞 377P
冠動脈 142	胸腺ホルモン 244C	グリソン鞘 306, 307P, 308P	減数分裂 74
眼杯 469P	強膜 446, 447P, 448P	グルタルアルデヒド 20	瞼板 466P, 468P
眼房水 446, 460C	胸膜 337P	グレリン 267	瞼板腺 466P, 467P
間膜ひも 296	――のリンパ系 337	クロマチン 23P, 25P	原皮質 154
間葉 93	強膜静脈洞 460C, 461P	クロム親和性細胞 410, 415P	腱紡錘 132
間葉組織 106C	巨核球 248P	グロムス細胞 208, 209C, 209P	研磨標本 120, 121P
眼輪筋 466	極性 47		
	曲精細管 363P, 364P, 365P	**け**	**こ**
き	鋸状縁 458P	毛 442P	好塩基球 185, 189P
機械受容器 486	近位曲尿細管 350P, 352P	――の成長 443	口蓋扁桃 225P
器官 45, 46	筋外膜 136	形質細胞 57P, 194P	後角 170, 171P, 173P
気管 323, 324P	筋芽細胞 64	形質細胞様樹状細胞 224	交感神経 65C
――の上皮 84P	筋管 141P	頸動脈小体 208, 208P	交感神経節 176, 178P
気管筋 325P	筋間神経叢 266, 271P	血液 184P, 185	後眼房 446, 447P
器官系 45, 46	筋系 46	血液胸腺関門 242P	後期エンドソーム 32, 33P
気管支関連リンパ組織 327	筋腱接合 137P	血液空気関門 334C, 334P	抗菌物質の作用 318C
気管支腺 326	筋原線維 62	血液骨髄関門 245, 249	後骨髄球 247P
気管腺 325, 326P	筋細胞 61	血液精巣関門 366C	後根神経節 177
気管軟骨 323, 325P	――の分類 61	血液精巣上体関門 370C, 373C	虹彩 446, 447P, 464P
偽重層円柱上皮 80, 84	筋周膜 135P	血液脊髄関門 163C	虹彩色素上皮 464P, 465P
偽単極ニューロン 67	筋上皮細胞 264P	血液胎盤関門 393, 395P, 396C	虹彩支質 464P, 465P
基底顆粒細胞	筋小胞体 63P	血液尿関門 50P, 343P	後索 170, 171P, 171P
52P, 285, 287C, 287P	――と横細管の間の架橋構造	――の構造 343C	好酸球 185, 188P
基底陥入 48P, 352P	64C	血液脳関門 163C	交織結合組織 101, 102
基底樹状突起 156P	筋上膜 136P	血液脳脊髄液関門 163, 163C	甲状腺 418P
基底小体 21, 42C, 42P	筋性動脈 201	血液房水関門 464C	――の発生と進化 421C
基底線条 48P	筋線維 62	血液迷路関門 470C	甲状腺ホルモン 418
基底層［子宮内膜］ 389P	筋層［胃］ 278P	血液網膜関門 448, 449C	――の活性化 419C
基底層［表皮］	筋層［消化管］ 266	血管 94, 198	甲状披裂筋 321
428, 429P, 430P	筋層［小腸］ 290P	血管運動中枢 148C	構成性分泌経路 31P
基底側 47	筋層［食道］ 270P	血管極 347P	好中球 57P, 185, 187P
基底膜 23P, 50P, 51P	筋層［尿管］ 356P	血管系 197	

──による病原体の殺菌と分解 188C	固有心筋 142	酸性ケラチン 41	視神経乳頭 457P
──の核の分葉化 189P	コラーゲン線維 95P, 96P, 97P	三尖弁 143P, 147P	歯髄 255P
喉頭 316P, 319	──の形成 97C	散瞳 464	歯髄幹細胞 255
──の粘膜 320P	コラーゲンの主要なタイプ 97		歯髄腔 255
喉頭蓋 322P	孤立神経節 289P	**し**	シスゴルジ網 30P
喉頭室 316P, 320P	孤立リンパ小節 223P		脂腺 439, 441P
高内皮細静脈 231P	ゴルジ腱器官 101, 132	耳介軟骨 117P	自然免疫 187C
興奮性ニューロン 154	ゴルジ細胞 167P	視覚器の発生 469C	室傍核 402P
合胞体 62	ゴルジ染色法 72	耳下腺 261, 264P	シナプス 69P
硬膜 160P	ゴルジ槽 30P	歯冠 252P	シナプス間隙 69P
高密度線維成分 26P	ゴルジ体 21P, 30P	歯間細胞 472P	シナプス後肥厚 69P
肛門 **298P**	──の役割 31C	色素嫌性細胞 404P	シナプス小胞 69P
肛門小窩 299P	コルチ器 472	色素細胞 55, 58P, 431C, 431P	シナプスボタン 69
肛門乳頭 299P	コレシストキニン 267	色素上皮細胞 455P	歯乳頭 256P
後葉 400, 407P	混合腺 260	──の役割 455C	シネミン 41
後葉細胞 407P		色素上皮層 454P	歯胚 256P
膠様組織 94, 105P	**さ**	子宮（分泌期, 増殖期） **388P**	耳胞 478P
呼吸器系 46, 315		子宮筋層 391P	脂肪細胞 55, 56P
呼吸筋 327	細気管支 323, 329P	子宮頸 391P	脂肪組織 56, 94, 103P
呼吸細気管支 323, 332P	細菌 22C	子宮頸管 391	脂肪滴 21, 39
呼吸上皮 80, 91P	細静脈 203P	子宮頸腺 391, 392P	シャーピー線維 123, 255P
呼吸部 315	臍静脈 397P	子宮腺 389P	斜走筋 278P
呼吸領域 315	臍帯 397P	糸球体 342, 347P	集合管 353P
黒質 161P	──に存在する体性幹細胞 106C	糸球体外メサンギウム細胞 348, 349P	集合リンパ管 218, 220P
鼓室階 472P	細動脈 201, 203P	糸球体内メサンギウム細胞 348	──の弁 220P
骨格筋 **132P**	臍動脈 397P	子宮内膜 389P	集合リンパ小節 225P
──の血管網 140P	サイトカイン 191C	──（増殖期） 390P	収縮装置 62P
──の発生 141C	細胞外基質 46, 96	──（分泌期） 389P	重層円柱上皮 80, 86P
骨格筋細胞 61, 62P, 131, 133P	細胞外小胞 33C	──の脱落 390C	縦走筋 266, 278P
──の種類 133	細胞間結合 46	軸索 156P, 179	縦走線維 459P
骨格系 46	細胞骨格 21, 29, 40	軸索終末 69P	重層扁平上皮 80, 85P
骨芽細胞 120	──の層 23P	軸索輸送 69C, 179	集団蠕動運動 292
骨基質 59	細胞死 73, 76	軸索流 179	十二指腸 281
──の石灰化 124C, 124P	細胞傷害性T細胞 191	軸糸 43P	十二指腸腺 279P, 281, 282P
骨形成層 123P	細胞増殖 73	シグナル配列 27	周波数弁別 474C
骨細管 60P	細胞体 68P	歯頸 252P	自由ひも 296
骨細胞 60P, 120	細胞内小器官 20	刺激唾液 261	周辺帯 235P
──どうしの情報ネットワーク 60C	──の配置 49P	刺激伝導系 142	周辺微小管 43P
骨小腔 60P	細胞内分泌細管 277P	自己複製 73	終末細気管支 323, 329P
骨小柱 123	細胞内輸送系 **29P**	歯根 252P	終末槽 63P
骨髄 126P, **245P**	細胞膜 21, 22P	視細胞 453P	終末囊 335P
骨髄芽球 247	──の構造 22P	──の円盤膜 454C	絨毛 281P, 283P, 393, 394P, 395P
骨髄球 247P	──の補強 23P	視索上核 402P	絨毛幹 394P
骨髄巨核芽球 248	細網細胞 55	四酸化オスミウム 20	絨毛間腔 393, 394P
骨折の修復 130C	細網線維 99P	支持組織 46, 59, 107, 108	絨毛膜板 393, 394P
骨単位 121P	細網層 50P	歯状回 162P	従来型樹状細胞 224
骨端線 128P, 129P	細網組織 94, 104P	歯状核 164, 165P, 168P	──の種類 224
骨内膜 124P	サイロキシン 418	視床下部 400, 402P	主気管支 323
骨発生 **128P**	サイログロブリン 418	──から分泌されるホルモン 403	縮瞳 464
骨膜 123P	杯細胞 49P, 285P, 295P, 330P	耳小骨 479C	主細胞 274, 276P, 423P
骨迷路 471P	刷子縁 48P	歯状線 298P, 299P	樹状細胞 224
骨らせん板 472P, 473	サテライトグリア細胞 67, 177P, 178P	糸状乳頭 258P	──の種類 224
骨梁 123P	蔡動脈 237P	茸状乳頭 258P	樹状突起 179
古皮質 154	サルコメア 62P	歯小囊 256P	シュミット・ランターマン切痕 181P
鼓膜 479P	酸好性細胞 404P, 423P	自食胞 34	
	三次卵胞 379P	視神経円板 447P, 457	シュレーゲル線 253

シュレム管……………………461	──の壁…………………268P	心臓反射…………………148C	──の運動性とpH環境…365C
シュワン細胞	──の粘膜…………………85P	心臓弁……………………147P	──の成熟………………370C
……………67, 70, 71P, 181P	食道腺……………………269P	心筒………………………149P	──の通路…………………367
循環器系……………………46	食道噴門腺…………………269	心内膜………142, 143P, 145P	──の微細構造…………366P
瞬目反射……………………450	自力呼吸…………………339C	心内膜下層………………145P	精子形成……………75, 362P
上衣…………………………82P	自律神経系……………65C, 153	腎乳頭…………342P, 343P, 345P	精子細胞……………75P, 365P
上衣細胞……………………67	自律神経節……………176, 178P	腎杯…………………343P, 346	成熟卵胞…………………380P
上咽頭………………………319	塵埃細胞…………312, 336P	腎盤…………………………346	──の卵母細胞…………380P
漿液細胞……………………51P	深陰茎背静脈……………373P	真皮………102P, 428, 429P, 437P	星状膠細胞…………………67
漿液腺……………………260P	腎盂…………………………346	真皮乳頭……………429P, 437P	生殖器系………………46, 361
消化管………………………266	心外膜………142, 143P, 145P	腎被膜………………………346	精神性発汗………………440C
──に分布する内分泌細胞	心筋…………………64, 142, 143P	深部感覚……………………445	正染性赤芽球……………246P
…………………………287C	心筋細胞…………61, 64, 65P, 131	心房性ナトリウム利尿ペプチド	精巣…………………362, 363P
──の粘液の層………294C	心筋線維……………………64	…………………………147C	精巣縦隔……362, 363P, 364P
──の発生………272C, 272P	心筋層………………142, 144P	心房に存在する内分泌細胞	精巣上体管………………369P
消化管ホルモンの種類……267	神経核………………………161	…………………………147C	──内における精子の成熟
消化器系………………46, 251	神経筋接合…………………138	腎葉…………………342, 343P	…………………………370C
松果体……………………424P	神経系………………………46		──の上皮………………84P
松果体細胞………………424P	神経膠細胞…………………67	**す**	精巣鞘膜…………………364P
上眼瞼挙筋…………………466	神経細胞………………67, 68P	膵液中の消化酵素の管理……303C	精巣小葉…………………364P
上気道………………………316	神経支配比………………139C	髄核………………113P, 115P	精巣中隔……………363P, 364P
──の反射運動………319C	神経周膜…………………180P	髄核細胞……………………115	精巣網…………362, 364P, 368P
上行結腸……………………292	神経上皮…………………161P	髄索…………………227, 232P	精巣輸出管………………369P
小膠細胞……………………67	神経上膜…………………180P	髄質［胸腺］……239, 240P, 242P	精祖細胞……………………75P
上行性覚醒系………………169	神経性下垂体………………403	髄質［小脳］…………164, 165P	声帯………………………316P
硝子体……………………452C	神経節………………………176	髄質［腎臓］…342P, 343P, 344P	声帯筋………………………321
硝子軟骨……………109, 110P	神経節細胞層……452P, 455P	──の層構造…………345P	声帯靱帯……………………321
──の軟骨細胞………59P	神経線維……………………179	髄質［卵巣］………375P, 376P	──の弾性組織…………105P
小唾液腺……261, 265C, 265P	──の束………………180P	髄質［リンパ節］……227, 228P	声帯ひだ……316P, 320P, 321P
小腸………………………281P	──の内部構造………180P	髄質上皮細胞………………239	生体膜………………………22
──の上皮………………83P	──の分類………………179	髄鞘……………………70, 71P	精嚢………………………371P
小脳…………153, 154, 164, 165P	神経前駆細胞……………161P	水晶体………446, 447P, 462P	精嚢腺………………………371
小脳核………………164, 168P	神経組織…………46, 67, 153	水晶体上皮………………462P	正の選択……………………239
小脳皮質……………164, 165P	神経堤……………………178P	水晶体線維………………463P	正のフィードバック……401C
上皮…………………………79	神経堤細胞…………178C, 178P	水晶体線維細胞……………463	精母細胞……………75P, 365P
──の構造と機能………80	神経伝達物質………………69	水晶体包……………460P, 462P	生理的狭窄部………………355
──の分類………………80	──の分類………………70	水晶体胞…………………469P	赤色骨髄…………………126P
上皮間葉転換………………80	神経内分泌細胞…………408C	錐状体細胞………………453P	脊髄……………153, 170, 171P
上皮細胞の基本構造………47	神経内膜……………………180	膵臓………………………302P	──の白質を構成する伝導路
上皮小体……………………422	神経胚……………………178P	──の分泌細胞…………303	……………………………171
上皮性細網細胞……………239	神経分泌細胞………407, 408C	錐体外路……………………171	脊髄神経節…………176P, 177P
上皮組織…………………46, 79	神経膨隆部…………………150	錐体細胞……………156P, 453	脊髄反射……………………170
上部食道括約筋……………266	神経ポッド細胞……287C, 288C	錐体路………………………171	赤体………………………383P
小胞形成の様式……………32C	深在性リンパ管	髄洞………………227, 229P, 232P	赤脾髄……………233P, 237P
小胞体………………………21	………………219P, 323, 337	錘内筋線維………………139P	赤脾髄マクロファージ
漿膜……………………82P, 291	腎小体………………342, 347P	──の機能……………140C	…………………238C, 312
静脈………201P, 202P, 203P	腎上体………………………410	髄放線……………………344P	赤脾臓マクロファージ……238P
静脈洞………………………233	腎錐体………………342, 343P	髄膜…………………………160P	セクレチン…………………267
静脈弁……………………203P	心臓…………………142, 143P	ステロイドホルモン………400	舌…………………………257P
睫毛腺……………466P, 467P	──の発生……………149C	ストレスホルモン………411C	石灰化……………………112P
小葉………240, 418P, 419P	──の副交感神経節…146P		石灰化球…………………124P
小葉間静脈………………308P	腎臓………………………342P	**せ**	舌下腺………………261, 264P
小葉間胆管………………308P	──の血管系……………354	精管………………………370P	赤筋…………………………133
小葉間動脈…………308P, 354	──の内分泌機能……350C	精管膨大部………………371P	舌筋…………………………257
初期エンドソーム…………32P	──の発生……………354C	制御性T細胞………………191	赤血球………………185, 186P
食作用……………………32C	深層筋膜…………………136C	精原細胞…………………365P	舌腱膜……………………257P
食道…………………266, 267P	心臓血管系…………………46	精子………………………366P	接合複合体…………………49P
			舌根…………………………257

舌尖 257	──を構成する細胞（PAS染色） 405P	第二次海綿骨 130P	**ち**
舌腺 260P	──を構成する細胞（アルデヒドフクシン染色） 406P	大脳 153, 154	知覚過敏 254C
舌体 257		大脳基底核 154, 161P	遅筋 133, 134C, 134P
接着結合 49P	前立腺 372P	大脳新皮質 154, **155P**	腟 392P
接着斑 49P, 432C	──の分泌細胞 372P	──の層構造 155, 158P	緻密骨 120, 121P
舌中隔 259P	前立腺石 372P	大脳皮質 154	──の脱灰標本 122P
舌乳頭 257, 258P		──の発生 161C	緻密層 50P
セメント細胞 255P	**そ**	大脳辺縁系 154	緻密体 66
セメント質 255P	双極性ニューロン 67	胎盤 393, **394P**	緻密斑 349C, 349P
セルトリ細胞 365C, 365P	象牙芽細胞 254P	──の進化 397C	チモーゲン顆粒 304P
セロトニン 267	象牙細管 253P	──を経由した感染 397C	着床と免疫寛容 393C
線維芽細胞 55P, 95P	象牙質 253P	胎盤中隔 393, 394P	中咽頭 319
線維細胞 55	象牙前質 254P	大網ひも 296	中隔 239, 240P
線維性の結合組織 55, 94, 95	造血 185C, 193	唾液腺 261, **262P**	中型動脈 **201P**
線維層 119P, 123P	造血幹細胞 245	唾液の構成成分 261	中間径線維 21, 41P
線維中心 26	──の分裂を制御する細胞 246C	多核細胞 62	──の分類 41
線維柱帯 460C, 461P	爪甲 443P	多極性ニューロン 67	中間質 170, 171P, 173P
線維軟骨 109, **113P**, 114P	層状封入体 331P	多剤排出輸送体 281	中間帯 173
線維皮膜 346P	増殖期 **388P**	多細胞腺 88P	中間洞 227, 229P
線維輪 142C	総蠕動 292	──の発生過程 90P	中間部 400, 407P
線維輪［椎間板］ 113P, 114P	臓側胸膜 337P	多生歯性 252	中耳 478P
線維輪［心臓］ 142, 143P, 146P	臓側腹膜 291	多染性赤芽球 246P	中心窩 447P, 457P
浅陰茎背静脈 373P	層板顆粒 432, 433C	脱灰標本 122P	中心管 171P, 175P
前角 170, 171P, 172P	爪半月 443P	脱核 246P	中腎管 354C
前眼房 446, 447P	爪母基 443P	脱落膜 393, 394P, 396P	中心後回 154, **155P**
前境界層 464, 465P	側索 170, 171P	脱落膜細胞 396P	中心小体 42P
前巨核球 248	束状帯 410, 412P, 413P	多胞体 33P	中心小体周囲物質 42P
前喉頭腺 322P	足底 **429P**	多ユニット平滑筋 150, 151P	中心静脈 205P, 308P, 416P
前骨髄球 247	側副血行路 301	多列円柱上皮 80, 84P	中心前回 154, **155P**
浅在性リンパ管 219P	組織 45, 46	多列円柱線毛上皮 84P, 317P	中心体 21, 42P
前索 170, 171P	組織球 57	単一腺 89	中心対微小管 43P
腺上皮 80, 88P	疎性結合組織 55, 94, 100P	単芽球 248	中心動脈 233, 236P
線条部 48P, 263P	速筋 133, 134C, 134P	単球 57P, 185, 190P, 312	中心乳糜腔 284P
染色質 23	ソマトスタチン 267	単極性ニューロン 67	虫垂 292, 297P
染色体 75P	粗面小胞体 21, 27P, 28P	単細胞腺 88P	中枢神経系 153
腺性下垂体 403		胆汁 306, 313C	中脳 169P
前赤芽球 246	**た**	弾性結合組織 104	中皮 79, 82P
先体 366P	第一次海綿骨 130P	弾性線維 98P, 119P	中膜 198P, 199P
剪断応力 137	対光反射 465C	大動脈と分配動脈の──の比較 202C	中葉 400
尖端樹状突起 156P	対向流増幅系 351C	──の構造 98C	聴覚器 470
前庭階 472P	体細胞分裂 73	──の弾力性 118C	腸肝循環 313C
前庭階壁 474P	胎児の卵巣 387C, 387P	弾性組織 94, 104	腸管上皮幹細胞 285, 285C
前庭ひだ 316P, 320	苔状線維 164	声帯靱帯の── 105P	腸管神経系 266, 271
蠕動運動 289C	大食細胞 57, 312	弾性動脈 198	腸間膜 291P
前脳 169P	体性感覚 445	弾性軟骨 109, **117P**, 118P	──の役割 291C
全分泌 89C	体性幹細胞 74C, 74P	弾性板 198, 199P, 202P	腸関連リンパ組織 297
腺房 88, 263P	体性神経系 65C, 153	単層円柱上皮 80, 83P	腸クロム親和性細胞 286C
線毛 21, 43P	大唾液腺 261, 263P	単層円柱線毛上皮 83	腸上皮細胞間リンパ球 222P
感覚細胞の── 484C	大腸 **292P**	単層扁平上皮 80, 81P	調節性分泌経路 31P
線毛運動 54C	──の粘液の層 294P	単層立方上皮 80, 82P	腸腺 281, 285P, 293P, 295P
前毛細血管括約筋 206C, 207P	大動脈 **198P**, 202P	胆嚢 313P	腸相 273
線毛細胞 53, 54P	──と大静脈の比較 200P	タンパク質合成 27	頂端側 47
前葉 400, 404P	──と分配動脈の弾性線維の比較 202C	淡明層 428, 429P, 435P	腸内細菌叢 22C, 292
──の内分泌細胞 404C		単ユニット平滑筋 150, 151P	──の代謝産物 293C
──を構成する細胞（Mann染色） 405P	大動脈小体 208		跳躍伝導 71
	タイトジャンクション 49		直精細管 368P
			直腸 292, **298P**

チン小帯 460	内舌筋 257P, 259P	乳頭陥凹 457P	粘膜上皮［気管］ 54P, 324P
	内層 345P	乳頭層 437P	粘膜上皮［気道］ 330P
つ	内臓感覚 445, 489C	ニューロフィラメント 41	粘膜上皮［子宮］ 389P
椎間板 113P	内臓筋 150	ニューロン 67	粘膜上皮［食道］ 267P, 268P
椎間板ヘルニア 114	内臓筋膜 136C	尿管 355P	粘膜上皮［大腸］ 293P
爪 443P	内臓脂肪 103	──の断面の層構造 356P	粘膜上皮［尿管］ 356P
蔓状静脈叢 204P	内帯 345P	──の粘膜上皮 356P	粘膜上皮［尿道］ 360P
	内弾性板 201, 202P	尿管芽 354P	
て	内柱 421P	尿管極 347P	**の**
ディッセ腔 309P	内直腸静脈叢 301	尿管疝痛 355	脳
──の細網線維 310P	内尿道括約筋 357	尿細管 342, 350	──の発生 169C
ディフェンシン 318C	内皮 79, 81P	──の吸収上皮 82P, 352C	──の領域 157C
デスミン 41	内皮下層 145P	──の周囲に分布する毛細血管	脳幹 153, 154
デスメ膜 449, 451P	内分泌 51	網 354P	脳幹網様体 168P, 169P
デスモソーム 49	内分泌器官 425C	尿細管分泌 353C	脳砂 425P
電気シナプス 70C	内分泌系 46	尿道 360P	脳室周囲器官 401C
デンスボディ 66P	内分泌細胞	──の重層円柱上皮 86P	脳脊髄液 163C
伝導路 170	52P, 304P, 305C, 404P	──の粘膜上皮 360P	脳相 273
	消化管に分布する── 287C	尿道海綿体 373P	脳腸軸 288C
と	心房に存在する── 147C	尿道球腺 360	脳腸相関 288C
糖衣 294C	前葉の── 404C	尿道腺 360P	脳-脾臓軸 236C
頭蓋骨形成における膜内骨化	内分泌腺 53P	尿路上皮 87	
129P, 129C	内分泌部 302, 304P	尿路の移行上皮 357C	**は**
導管 88	──の特殊染色 305	妊娠中の黄体 384P	歯 252P
瞳孔 464P	内膜 198P, 199P		──の発生 256C
瞳孔括約筋 465P	内有毛細胞 472P, 473P	**ね**	バーグマングリア 167P
瞳孔散大筋 465P	内卵胞膜 381P	ネクローシス 77P	肺 327, **328P**
投射ニューロン 156C, 156P	ナチュラルキラー細胞 191	ネスチン 41	──の血管 328C
登上線維 164, 167P	ナボット囊胞 391P, 392	ネフロン 342	──の発生 335C
動静脈吻合 205P	軟骨 108, 109	──の分布 344C	──の発達 339C
洞内皮細胞 229P	──の変性と石灰化 112	粘液細胞 51, 52P	──のリンパ管 337P
洞房結節 142	軟骨基質 59	粘液腺 260	肺サーファクタント 331C
洞マクロファージ 229P	軟骨形成層 110P, 119P	粘液線毛クリアランス 316	排出管 263P
動脈周囲リンパ球鞘 233, 235P	軟骨細胞 59P, 111P, 119P	粘液の層	胚上皮 375, 376P
透明層 50P	硝子軟骨の── 59P	消化管の── 294C	肺神経内分泌細胞 338C
透明帯 378P	軟骨終板 113P, 116P	大腸の── 294P	胚性幹細胞 74C
洞様毛細血管 212, 411	軟骨小腔 59P	粘膜 51	胚性結合組織 106C
トームス線維 253	軟骨性壁 323, 325P	粘膜［喉頭］ 320P	胚中心 224P
特殊感覚 445	軟骨内骨化 127, 129	粘膜［消化管］ 266	ハイドロキシアパタイト 107
特殊心筋 142	軟骨膜 110P, 119P	粘膜［食道］ 85P	排尿筋 357
トランスゴルジ網 30P	軟膜 160P	粘膜［鼻腔］ 317P	排尿反射 357
トリヨードサイロニン 418		粘膜［膀胱］ 358P	排便反射 298
トロポエラスチン 98C, 118C	**に**	粘膜［卵管］ 386P	肺胞 327, 333P
トロポコラーゲン 97C	二次骨化中心 127, 128P	粘膜下神経叢 266, 271, 289	肺胞管 327, 332P
貪食胞 57	二次線毛 43P	粘膜下組織 266	肺胞囊 327, 332P
	──の断面 43P	粘膜下組織［胃］ 278P	肺胞マクロファージ 312, 336P
な	二次卵胞 378P	粘膜下組織［小腸］ 289P	排卵後の黄体 383P
ナイーブT細胞 239	二次リソソーム 34P	粘膜下組織［食道］ 267P, 269P	ハウシップ窩 125P
内因子 277C	二次リンパ小節 223P	粘膜関連リンパ組織 222	白色脂肪細胞 56P
内エナメル上皮 256P	二生歯性 252	粘膜筋板 266	白色線維軟骨 117
内顆粒層 452P, 455P	ニッスル小体 68P	粘膜筋板［胃］ 278P	白体 385P
──における情報処理 456C	二点弁別閾 488C	粘膜筋板［小腸］ 288P	バクテリア 22C
内環状層板 125P	乳腺 398P	粘膜筋板［食道］ 267P, 269P	拍動性分泌 411C
内肛門括約筋 298P, 300P	──の発達と退縮のサイクル	粘膜筋板［大腸］ 295P	白脾髄 233P, 235P
内耳 **471P**	398C	粘膜固有層 266, 267P, 268P	──に分布する細胞 235C
──の発生 478C	乳頭下層 437P	粘膜上皮 266	白膜 363P, 364P
内節 453P	乳頭管 345P	粘膜上皮［胃］ 277P	

| 破骨細胞 120, 125C, 125P, 312
| パチニ小体 486, 489P
| 発汗の制御 440C
| 白筋 133
| 白血球 21P, 55, 57P, 185, 186, 194P
| ――が担う生体防御機能 187C
| ――内に含まれる顆粒の種類 187
| ――の移動 195P
| ――の遊出 195C
| ハッサル小体 243P
| 発声 321C
| パネート細胞 285P, 286P
| ハバース管 122P
| パラガングリオン 415C
| パラニューロン 408C
| 半月ひだ 292
| 反射弓 170
| 半数体 74

ひ

| 鼻咽頭関連リンパ組織 316
| 被蓋細胞 87, 356P
| 被蓋上皮 80
| 皮下脂肪 103P
| 皮下脂肪組織 438
| 皮下組織 100P, 428, 429P, 438P
| 皮筋 132
| 鼻腔 317
| ――の粘膜 317P
| 脾索 238P
| 皮脂腺 260, 441
| 皮質［胸腺］ 239, 240P, 241P
| 皮質［腎臓］ 342P, 343P, 344P
| 皮質［卵巣］ 375P, 376P
| 皮質［リンパ節］ 227, 228P
| 皮質小節 227, 230P
| 皮質上皮細胞 239, 241P
| 皮質ネフロン 344C
| 皮質迷路 344P
| 微絨毛 44P, 48P
| 吸収上皮細胞の―― 283C, 283P
| 糜粥 282
| 微小管 21, 41P
| 脾小節 233P, 235P
| 脾髄 233
| ヒス束 142, 148P
| 微生物叢 – 腸 – 脳軸 293C
| 鼻腺 317, 318P
| 脾臓 233P
| ビタミン A 貯蔵細胞 309C
| 脾柱 233P, 234
| 脾柱動脈 233P, 236P

| 筆毛動脈 233, 236P
| 脾洞 233P, 236P, 238P
| 泌尿器系 46, 341
| 泌尿生殖器系 46
| ピノサイトーシス 32C
| 皮膚 428, 429P
| 足底の―― 429P
| ――の表皮 85P
| ――の付属器 439
| 指先の―― 487P
| 皮膚感覚 445
| 指の―― 487C
| 被覆タンパク質 30P
| 被膜［脾臓］ 234P
| 被膜［副腎］ 411P
| 肥満細胞 55, 58P, 185, 190P
| 瀰漫性リンパ組織 223P
| ビメンチン 41
| 脾門 233
| 飛躍伝導 181C
| 表在性筋膜 136C
| 表在性リンパ管 323, 337
| 表情筋 132
| 表層粘液細胞 274, 277
| 表皮 428, 429P

ふ

| ファゴソーム 57P
| フィブリノイド 396P
| フォルクマン管 122P
| 付加成長 111P
| 複合管状腺 89
| 複合管状胞状腺 89P
| 副交感神経 65C
| 副交感神経節 146P, 176
| 副甲状腺 422P
| 複合腺 89
| 複合胞状腺 89
| 副細胞 274, 276P
| 副腎 410P
| 副腎髄質 410P, 414P
| ――の神経細胞 416P
| ――の中心静脈 205P
| ――の発生 417C, 417P
| 副腎皮質 410P, 412P
| 輻輳反射 465C
| 腹膜 234C, 291P
| 二つ組構造 65
| 負の選択 239
| 負のフィードバック 401C
| プラズマ細胞 194
| プルキンエ細胞 166P, 167P
| プルキンエ細胞層 164, 166P
| プルキンエ線維 142, 149P
| ブルンナー腺 279
| プレプロコラーゲン 97C
| 不連続性毛細血管 210, 212P

| プログラム細胞死 76C
| プロコラーゲン 97C
| プロテオグリカン 108
| 分子層 164, 166P
| 分配動脈 201, 201P, 202P
| 大動脈と――の弾性線維の比較 202C
| 分泌型 IgA 318C
| 分泌顆粒 21P, 31P
| 分泌期 388P
| 分泌細胞 51
| 膵臓の―― 302
| 前立腺の―― 372P
| 分泌腺 53C
| ――の発生 90C
| 噴門 273, 274P
| 噴門括約筋 266, 273, 274P
| 噴門腺 273, 274P, 275P
| 分葉核 189C

へ

| 平滑筋 150
| 平滑筋細胞 61, 66P, 131
| 平行結合組織 101
| 平衡砂 477P
| 平行線維 164
| 平衡斑 477P
| 閉鎖性毛細血管 210, 213P, 214P
| 閉鎖堤 49
| ペースメーカー細胞 142, 144C
| ベール細胞 229P
| 壁細胞 274, 276P, 277P
| ――の特殊な構造 277C
| 壁側胸膜 337
| 壁側腹膜 291
| ベッツ細胞 159P
| ヘテロクロマチン 25P
| ペプチド YY 267
| ペプチドホルモン 400
| ヘマトキシリン・エオシン染色 47C
| ペリサイト 213P, 214C, 214P
| ヘリング小体 408P
| ――に含まれる内分泌顆粒 409C
| ペルオキシソーム 21, 35P
| ヘルパー T 細胞 191
| 辺縁帯 235
| 辺縁洞 227, 228P, 229P
| 扁平円柱上皮接合部 275C
| 鞭毛 21, 43
| ヘンレの陰窩 468P
| ヘンレのループ 351P

ほ

| 傍気管神経節 338P
| 膀胱 357, 358P

| ――の筋層 359P
| ――の自発収縮 359C
| ――の上皮 87P
| ――の粘膜 358P
| 傍糸球体細胞 349P
| 傍糸球体装置 342, 349P
| ――の働き 349C
| 房室結節 142
| 放射状グリア細胞 161P
| 帽状域 224P, 235P
| 胞状腺 89P
| 傍神経節 415C
| 傍髄質ネフロン 344C
| 放線冠 380P
| 膨大部稜 477P
| 傍皮質領域 230P
| 傍濾胞細胞 418, 421P
| ボーマン嚢 342, 347P
| ボーマン膜 449, 450P
| 勃起 374C
| 骨 108, 120, 121P
| ホルモン分泌のフィードバック制御 401C
| ホロクリン 89C

ま

| マイオカイン 132
| マイスネル小体 486, 488P
| マイスネル神経叢 266
| マイボーム腺 467
| 膜間腔 36, 37P
| 膜結合型ムチン 294P
| 膜結合リボソーム 27, 28P
| 膜消化 283C
| 膜性壁 323, 325P
| 膜内骨化 127, 128P
| 膜迷路 471
| 膜らせん板 472P, 473P, 474P
| マクロオートファジー 34
| マクロファージ 57P
| ――による抗原提示 57C
| ――の分布とその名称 312
| マスト細胞 58
| 末梢神経系 153
| 末梢性寛容 243C
| マトリクス 36P
| まぶた 466P
| ミエリン鞘 70
| ミオシン線維 41P
| ミオフィブリル 62
| 味覚受容器の系統発生 482C
| ミクログリア 67, 72P, 312
| ミクロフィブリル 98C

み

| 味孔 259P, 481P
| 味細胞 481P

三つ組構造…………………63P	網様結合組織………………104	――の上皮………………83P	**る**	
密性結合組織……55, 94, 101	毛様体………446, 447P, 458P	――の粘膜………………386P	涙液…………………467C, 468	
密着結合……………………49P	毛様体筋……………458P, 459P	卵管液…………………386C	涙腺…………………………468P	
ミトコンドリア	毛様体色素上皮……458, 459P	卵管膨大部……………385P	類洞………………212, 245, 249P, 306, 308P	
………21, 36P, 37P, 38P	毛様体小帯…………458, 460P	卵丘……………………380P		
――の2分裂像……………36P	毛様体脊髄反射……………465C	ランゲルハンス細胞………433P	――の内皮細胞……………311P	
――の細胞内共生説………36C	毛様体動脈…………………446	ランゲルハンス島	――の内皮細胞の免疫機能	
味毛………………481C, 481P	毛様体突起…………458, 459P	………302P, 304P, 305P	…………………………311C	
脈管形成……………………215C	毛様体無色素上皮…………458	卵巣…………………………**375P**		
脈管の脈管…………………198	モータータンパク質……29, 40C	胎児の――……387C, 387P	**れ・ろ**	
脈絡叢………………………163P	モチリン……………………267	卵巣間膜………………375P	レクセドの層………………174C	
――の上皮…………………82P	門……………………………232P	卵巣支質………………376P	連続性毛細血管……210, 211P	
脈絡膜………446, 447P, 448P	門脈…………………………206P	ランビエ絞輪………71, 181P	漏出分泌……………………89C	
ミュラー筋…………………466P		卵胞……………………375P, 376	肋軟骨………………109, 110P	
味蕾……………259P, 480, 481P	**ゆ**	卵胞液…………………376C	濾胞…………………418, 420P	
	有核赤血球………247C, 247P	卵胞腔…………………379P	濾胞腔………………………420P	
む	有郭乳頭……………………258P	卵胞上皮………………376, 377P	濾胞上皮……………………420P	
無髄線維………………70, 71P	有棘星状細胞………………157P	卵胞閉鎖………………382P		
無鞘の――…………………71	有棘層…………428, 429P, 432P	卵胞膜…………………381P	**わ**	
有鞘の――…………………71	ユークロマチン……………25P	――におけるテストステロンの分泌……………………381C	ワイベル・パラーデ小体……204P	
ムチン………………………52C	有鞘の無髄線維……………71	――の毛細血管網……382P	ワルダイエルの扁桃輪（咽頭輪）……………………316	
	有髄線維………………70, 71P	卵胞膜黄体細胞………384P	ワルトン軟肉………………105P	
め	有窓…………………………50P	卵母細胞………………377P		
明調細胞……………………440P	有窓性毛細血管	成熟卵胞の――………380P	**A**	
メサンギウム細胞…………347	………210, 212P, 284P		absorptive epithelium……80, 91	
――の分布…………………348P	幽門……………273, 279, **279P**	**り**	accessory cell………………274	
メラニン顆粒………………58P	幽門括約筋…………273, 279P	リーベルキューン腺…………285	accommodation reflex……465C	
メロクリン…………………89C	幽門腺…………273, 279P, 280P	リオラン筋……………466P, 467	acidic keratin………………41	
免疫系………………………46	幽門前庭部…………………279	リサイクリングエンドソーム…32	acidophilic cell……………404	
免疫特権……………………439C	幽門洞………………………279	離出分泌………………………89C	acinar gland………………89	
	幽門弁………………………279	リソソーム……………21, 34P	acinus………………………88	
も	遊離リボソーム……27, 28P	リゾチーム……………………318C	acquired immunity………187C	
毛球…………………………443P	輸出細動脈…………………347	立毛筋…………………………151P	acrosome……………………366	
毛細血管……………………210	輸出リンパ管………………232P	リボソーム……………21, 27P	actin filament……………21, 40	
毛細血管床…………………206C	輪走筋………………266, 278P	リポフスチン顆粒……………159P	adenohypophysis…………403	
毛細胆管……………310P, 311P	輸送小胞……………29, 30P	リモデリング…………………120	adherens junction…………49	
――の微細構造……………311C	輸入細動脈…………………347	領域間基質……………59P, 111P	adipo-cytokine……………438C	
毛細リンパ管………218, 219P	輸入リンパ管………………228P	領域基質………………59P, 111P	adipose tissue……………103	
毛細リンパ管網……………218	指先…………………………**487P**	菱脳……………………………169P	adrenal cortex………………410	
毛周期………………………442C	指の皮膚感覚………………487C	輪状咽頭筋……………………266	adrenal gland………………410	
網状赤血球…………………246		輪状線維………………………238P	adrenal medulla……………414	
網状層…………………102, 437P	**よ**	輪状ひだ………………281P, 282P	afferent arteriole…………347	
網状帯………410, 412P, 414P	葉間動脈……………………354	輪走線維………………………459P	afferent lymphatic vessel…228	
毛小皮………………………442P	葉気管支……………………323	リンパ芽球……………………248	aggregated lymphatic nodule……………………225	
毛髄質………………………442P	葉状乳頭……………………258P	リンパ管……………94, 218		
盲腸…………………………292	羊膜………394P, 395C, 395P	――の弁…………………220P	airway reflex………………319C	
盲点…………………………457	抑制性ニューロン…………154	リンパ球………57P, 185, 191P	albuginea……………………364	
毛乳頭………………………443P		――の種類………………191	alpha motor neuron………172	
毛皮質………………………442P	**ら**	リンパ球再循環…………231P	α運動ニューロン……172, 172C	
毛包……………………442P, 443P	ライディッヒ細胞…………367P	リンパ球ホーミング………231	alveolar………………………333	
毛母細胞……………………443P	ラクトフェリン……………318C	リンパ系…………………46, 217	alveolar duct………………332	
網膜………446, 447P, 452P	らせん器………470, 472P, 473P	リンパ小節………………223P	alveolar gland………………89	
網膜虹彩部……………464, 465P	らせん神経節………………476P	リンパ節……………227, **228P**	alveolar macrophage………………312, 336	
網膜視部………………452, 458P	らせん靱帯…………473P, 475P	――の細網組織…………104P		
網膜中心静脈………………457P	ラトケ嚢……………406P, 407P	リンパ本幹………………218, 221	alveolar sac…………………332	
網膜中心動脈………………446, 457P	ラミン………………………41		alveolar type I cell…………333	
網膜毛様体部………458P, 459P	卵管…………………………385		alveolar type II cell…………333	

amino acid derivative hormone……400
amnion……394
ampulla of deferent duct……371
ampullar crista……477
anal crypt……299
anal papilla……299
anatomical dead space……327
angiogenesis……215C
anisotropic band……62
anterior boundary layer……464
anterior chamber……446
anterior cord……171
anterior horn……172
anterior laryngeal gland……322
anterior lobe……404
anulus fibrosus……114
anus……298
aorta……198
apical dendrite……156
apical side……47
apocrine……89C
apocrine sweat gland……441
aponeurosis linguae……257
apoptosis……76
appendix……297
appositional growth……111
aqueous humor……460C
arachnoid mater……160
archicortex……154
arcuate artery……354
arrector pili muscle……151
arteriole……201
arteriovenous anastomosis……205
ascending arousal system……169
ascending colon……292
astrocyte……67
atrial natriuretic peptide……147C
atrioventricular node (AV node)……142
auditory organ……470
Auerbach's plexus……266
auricular cartilage……117
autonomic ganglion……178
autophagosome……21, 34
axonal flow……179
axonal transport……69C, 179
axoneme……43
axon terminal……69
A群神経線維……179
A帯……62P

B

bacteria……22C
bacterial flora……22C
basal body……21, 42C
basal dendrite……156
basal enfolding……48
basal ganglia……161
basal granulated cell……52
basal lamina……50
basal layer……389, 430
basal side……47
basal striation……48
base of tongue……257
basic keratin……41
basilar membrane……473
basophil……185, 189
basophilic cell……404
basophilic erythroblast……246
B cell……191
Bergmann glia……167
beta motor neuron……172C
β運動ニューロン……172C
Betz cell……159
bile……306
biliary canaliculus……310
biological membrane……22
bipolar neuron……67
blind spot……457
blink reflex……450
blood……184
blood-air barrier……334C
blood-aqueous barrier……464C
blood-bone marrow barrier……245
blood brain barrier……163C
blood cell……184
blood-cerebrospinal fluid barrier……163
blood-epididymis barrier……370C
blood island……193
blood-labyrinth barrier……470C
blood-placenta barrier……395
blood-retinal barrier……449C
blood spinal cord barrier……163C
blood testis barrier……366C
blood-thymus barrier……242
blood-urine barrier……343C
blood vessel……198
body [胃]……273
bone……120
bone development……127
bone lacuna……60
bone marrow……126, 245
bone matrix……59
Bowman's capsule……347
Bowman's membrane……449
brain-gut axis……288C
brain-gut interaction……288C
brain sand……425

brain-spleen axis……236C
brain stem……153
brain stem reticular formation……169
bridge structure……63
bronchial gland……326
bronchiole……329
bronchus-associated lymphoid tissue（BALT）……327
brown adipose cell……56
Brunner's gland……279
brush border……48
bulbourethral gland……360
B群神経線維……179
B細胞……191
──の自己寛容……249C

C

caecum……292
calcification……112
canaliculus……60
capillary……210
capillary bed……206C
cardia……273
cardiac gland……275
cardiac muscle……142
cardiac muscle cell……61, 64
cardiac reflex……148C
cardiac sphincter……274
cardiac valve……147
cardiovascular system……46
carotid body……208
cartilage……109
cartilage lacuna……59
cartilage matrix……59
cartilaginous endplate……116
cartilaginous wall……325
caveola……66
cell body……68
cell-cell junction……46
cell death……76
cell membrane……21
cementocyte……255
central artery……236
central canal……175
central lacteal……284
central retinal artery……457
central retinal vein……457
central vein……205
centriole……42
centrosomal microtubule……43
centrosome……21, 42
cephalic phase……273
cerebellar cortex……165
cerebellar nucleus……168
cerebellum……153, 164
cerebral cortex……154

cerebral neocortex……154
cerebrum……153
cervical canal……391
cervical gland……392
cervix……391
chemical synapse……70C
chief cell……274
cholecystokinin……267
chondrocyte……59
chondrogenic layer……110
chorionic plate……394
choroid……448
choroid plexus……163
chromatin……23
chromophobic cell……404
chyme……282
ciliary artery……446
ciliary body……458
ciliary gland……467
ciliary muscle……459
ciliary process……458, 459
ciliary spinal reflex……465C
ciliary zonule……460
ciliated simple columnar epithelium……83
cilium……21
circular fiber……238, 459
circular fold……281
circulatory system……46
circumventricular organ……401C
cis-Golgi network……30
Clarke's nucleus……175
clathrin依存型……32C
clear cell……440
clear layer……435
climbing fiber……164
closed capillary……210
club cell……331C
coat protein……30
cochlea……472
cochlear duct……472
colic tenia……296
collagen fiber……96
collateral flow……301
collecting lymphatic vessel……220
collecting tube……353
colon……292
colonic haustra……292
compact bone……120
compound acinar gland……89
compound gland……89
compound tubular gland……89
compound tubuloacinar gland……89
conducting pathway……170
conducting system……142
cone cell……453

conjunctiva ⋯⋯⋯⋯⋯ 468	deglutition ⋯⋯⋯⋯⋯ 258C	eccrine sweat gland ⋯⋯ 440	euchromatin ⋯⋯⋯⋯⋯ 25
connective tissue ⋯⋯⋯⋯ 55	dendritic cell ⋯⋯⋯⋯⋯ 224	EC 細胞 ⋯⋯⋯⋯⋯⋯ 286C	excavatio disci ⋯⋯⋯⋯ 457
consensual light reflex ⋯⋯ 465C	dens ⋯⋯⋯⋯⋯⋯⋯ 252	efferent arteriole ⋯⋯⋯ 347	excitatory neuron ⋯⋯⋯ 154
constitutive secretory pathway ⋯⋯⋯⋯⋯⋯ 31	dense body ⋯⋯⋯⋯⋯⋯ 66	efferent duct ⋯⋯⋯⋯⋯ 369	excretory duct ⋯⋯⋯⋯ 263
continuous capillary ⋯⋯⋯ 210	dense connective tissue ⋯ 101	efferent lymphatic vessel ⋯ 232	exocrine ⋯⋯⋯⋯⋯⋯ 51
contractile apparatus ⋯⋯⋯ 62	dense fibrillar component (DFC) ⋯⋯⋯⋯⋯⋯ 26	elastic artery ⋯⋯⋯⋯⋯ 198	exocrine gland ⋯⋯⋯⋯ 53C
conventional dendritic cell ⋯⋯⋯⋯⋯⋯⋯ 224	dense irregular connective tissue ⋯⋯⋯⋯⋯⋯ 101	elastic cartilage ⋯⋯⋯⋯ 118	exocrine pancreas ⋯⋯⋯ 304
convoluted seminiferous tubule ⋯⋯⋯⋯⋯⋯ 365	dense regular connective tissue ⋯⋯⋯⋯⋯⋯ 101	elastic connective tissue ⋯ 104	exocytosis ⋯⋯⋯⋯⋯⋯ 31
cornea ⋯⋯⋯⋯⋯⋯⋯ 449	dental cement ⋯⋯⋯⋯⋯ 255	elastic fiber ⋯⋯⋯⋯⋯ 98	exosome ⋯⋯⋯⋯⋯⋯ 33C
corneal endothelium ⋯⋯⋯ 451	dental cervix ⋯⋯⋯⋯⋯ 252	elastic lamella ⋯⋯⋯⋯ 198	external circumferential lamellae ⋯⋯⋯⋯⋯ 125
corneal epithelium ⋯⋯⋯ 450	dental enamel ⋯⋯⋯⋯⋯ 253	electrical synapse ⋯⋯⋯ 70C	external elastic membrane ⋯⋯⋯⋯⋯⋯⋯⋯ 201
corneal reflex ⋯⋯⋯⋯⋯ 465C	dental follicle ⋯⋯⋯⋯⋯ 256C	embryonic connective tissue ⋯⋯⋯⋯⋯⋯⋯⋯ 106C	external sphincter of anus ⋯⋯⋯⋯⋯⋯⋯⋯ 300
corneal stroma ⋯⋯⋯⋯⋯ 451	dental germ ⋯⋯⋯⋯⋯ 256C	embryonic stem cell ⋯⋯ 74C	extracellular matrix ⋯⋯⋯ 46
cornified layer ⋯⋯⋯⋯ 436	dental papilla ⋯⋯⋯⋯⋯ 256C	enamel prism ⋯⋯⋯⋯⋯ 253	extracellular vesicle ⋯⋯⋯ 33C
corona radiata ⋯⋯⋯⋯⋯ 380	dental pulp ⋯⋯⋯⋯⋯⋯ 255	endocardium ⋯⋯⋯⋯⋯ 145	extraglomerular mesangial cell ⋯⋯⋯⋯⋯⋯ 348
coronary artery ⋯⋯⋯⋯ 142	dental pulp stem cell ⋯⋯ 255	endochondral ossification ⋯⋯⋯⋯⋯⋯⋯⋯ 127	extrapyramidal tract ⋯⋯ 171
corpus album ⋯⋯⋯⋯⋯ 385	dental root ⋯⋯⋯⋯⋯⋯ 252	endocochlear potential ⋯ 476C	extrinsic muscles of tongue ⋯⋯⋯⋯⋯⋯⋯⋯ 257
corpus cavernosum ⋯⋯⋯ 373	dentate gyrus ⋯⋯⋯⋯⋯ 162	endocrine ⋯⋯⋯⋯⋯⋯ 51	eyeball ⋯⋯⋯⋯⋯⋯⋯ 446
corpus luteum ⋯⋯⋯⋯⋯ 383	dentate line ⋯⋯⋯⋯⋯ 299	endocrine gland ⋯⋯⋯⋯ 53C	eyelid ⋯⋯⋯⋯⋯⋯⋯ 466
corpus rubrum ⋯⋯⋯⋯⋯ 383	dentate nucleus ⋯⋯⋯⋯ 164	endocrine organ ⋯⋯⋯⋯ 425C	
corpus spongiosum ⋯⋯⋯ 373	dentin ⋯⋯⋯⋯⋯⋯⋯ 253	endocrine pancreas ⋯⋯⋯ 304	**F**
cortex［毛］⋯⋯⋯⋯⋯ 442	dentinal tubule ⋯⋯⋯⋯ 253	endocrine system ⋯⋯⋯ 46	F-actin ⋯⋯⋯⋯⋯⋯⋯ 40
cortex［リンパ節］⋯⋯⋯ 227	dermal muscle ⋯⋯⋯⋯ 132	endocytosis ⋯⋯⋯⋯⋯ 32	false vocal fold ⋯⋯⋯⋯ 320
cortical epithelial cell ⋯⋯⋯ 239	dermal papilla ⋯⋯⋯⋯⋯ 437	endometrium ⋯⋯⋯⋯⋯ 389	fascia ⋯⋯⋯⋯⋯⋯⋯ 136C
cortical labyrinth ⋯⋯⋯ 344	dermis ⋯⋯⋯⋯⋯⋯⋯ 437	endomysium ⋯⋯⋯⋯⋯ 135	fast-twitch muscle ⋯⋯⋯ 133
cortical nephron ⋯⋯⋯⋯ 344C	Descemet's membrane ⋯⋯ 449	endoneurium ⋯⋯⋯⋯⋯ 180	fenestrated capillary ⋯ 210, 212
cortical nodule ⋯⋯⋯⋯ 227	descending colon ⋯⋯⋯ 292	endoplasmic reticulum ⋯⋯ 21	fibrillar center (FC) ⋯⋯⋯ 26
Corti's organ ⋯⋯⋯⋯⋯ 472	desmin ⋯⋯⋯⋯⋯⋯⋯ 41	endosome ⋯⋯⋯⋯⋯ 21, 32	fibrinoid ⋯⋯⋯⋯⋯⋯ 396
cough reflex ⋯⋯⋯⋯⋯ 319C	desmosome ⋯⋯⋯⋯⋯ 49	endosteum ⋯⋯⋯⋯⋯ 124	fibroblast ⋯⋯⋯⋯⋯⋯ 55
countercurrent multiplier system ⋯⋯⋯⋯⋯⋯ 351C	detoxification ⋯⋯⋯⋯⋯ 306C	endostyle ⋯⋯⋯⋯⋯⋯ 421C	fibrocartilage ⋯⋯⋯⋯⋯ 114
covering epithelium ⋯⋯⋯ 80	detrusor muscle ⋯⋯⋯⋯ 357	endothelium ⋯⋯⋯⋯⋯ 79	fibrocyte ⋯⋯⋯⋯⋯⋯ 55
Cowper's gland ⋯⋯⋯⋯ 360	diad ⋯⋯⋯⋯⋯⋯⋯⋯ 65	enteric nervous system ⋯⋯ 266	fibrous capsule ⋯⋯⋯⋯ 346
cricopharyngeal muscle ⋯⋯ 266	diffuse lymphoid tissue ⋯⋯ 223	enterochromaffin cell ⋯⋯ 286C	fibrous cartilage ⋯⋯⋯⋯ 114
cristae ⋯⋯⋯⋯⋯⋯⋯ 36	digestive system ⋯⋯⋯ 46, 251	enterohepatic circulation ⋯⋯⋯⋯⋯⋯⋯⋯ 313C	fibrous ring ⋯⋯⋯⋯⋯ 146
crown ⋯⋯⋯⋯⋯⋯⋯ 252	digestive tract ⋯⋯⋯⋯⋯ 266	enucleation ⋯⋯⋯⋯⋯ 246	filiform papilla ⋯⋯⋯⋯ 258
crypts of Henle ⋯⋯⋯⋯ 468	diphyodont ⋯⋯⋯⋯⋯ 252	eosinophil ⋯⋯⋯⋯⋯ 185, 188	flagella ⋯⋯⋯⋯⋯⋯⋯ 43
crystalline lens ⋯⋯⋯⋯ 462	discontinuous capillary ⋯⋯⋯⋯⋯⋯⋯ 210, 212	ependyma ⋯⋯⋯⋯⋯⋯ 82	flagellum ⋯⋯⋯⋯⋯⋯ 21
cupula ⋯⋯⋯⋯⋯⋯⋯ 477	disk membrane ⋯⋯⋯⋯ 454	ependymal cell ⋯⋯⋯⋯ 67	foliate papilla ⋯⋯⋯⋯ 258
cuticle ⋯⋯⋯⋯⋯⋯⋯ 442	Disse's space ⋯⋯⋯⋯⋯ 309	epicardium ⋯⋯⋯⋯⋯ 145	follicle ⋯⋯⋯⋯⋯⋯ 375, 420
cytokine ⋯⋯⋯⋯⋯⋯ 191C	distal convoluted tubule ⋯ 352	epiglottis ⋯⋯⋯⋯⋯⋯ 322	follicular antrum ⋯⋯⋯ 420
cytoskeleton ⋯⋯⋯⋯⋯ 21, 40	distributing artery ⋯⋯⋯ 201	epimysium ⋯⋯⋯⋯⋯ 136	follicular atresia ⋯⋯⋯⋯ 382
C 群神経線維 ⋯⋯⋯⋯⋯ 179	dorsal cord ⋯⋯⋯⋯⋯ 170	epineurium ⋯⋯⋯⋯⋯ 180	follicular cavity ⋯⋯⋯⋯ 379
C 細胞 ⋯⋯⋯⋯⋯⋯⋯ 421	dorsal horn ⋯⋯⋯⋯⋯ 173	epipharynx ⋯⋯⋯⋯⋯ 319	follicular epithelium ⋯ 377, 420
	dorsal root ganglion ⋯⋯⋯ 177	epithelial body ⋯⋯⋯⋯ 422	follicular fluid ⋯⋯⋯⋯ 376C
D	duct ⋯⋯⋯⋯⋯⋯⋯⋯ 88	epithelial reticular cell ⋯⋯ 239	fovea centralis ⋯⋯⋯⋯ 457
dark cell ⋯⋯⋯⋯⋯⋯ 440	ductus deferens ⋯⋯⋯⋯ 370	epithelial tissue ⋯⋯⋯⋯ 79	free ribosome ⋯⋯⋯⋯⋯ 27
decalcified specimen ⋯⋯⋯ 122	ductus epididymidis ⋯⋯⋯ 369	epithelial to mesenchymal transition (EMT) ⋯⋯⋯ 80	free tenia ⋯⋯⋯⋯⋯⋯ 296
decidua ⋯⋯⋯⋯⋯⋯⋯ 396	duodenal gland ⋯⋯⋯⋯ 279	epithelium ⋯⋯⋯⋯⋯⋯ 79	frequency discrimination ⋯⋯⋯⋯⋯⋯⋯⋯ 474C
decidual cell ⋯⋯⋯⋯⋯ 396	duodenum ⋯⋯⋯⋯⋯⋯ 281	erection ⋯⋯⋯⋯⋯⋯ 374C	functional layer ⋯⋯⋯⋯ 389
deep dorsal vein ⋯⋯⋯⋯ 373	dura mater ⋯⋯⋯⋯⋯ 160	erythrocyte ⋯⋯⋯⋯⋯ 185	fundus ⋯⋯⋯⋯⋯⋯⋯ 273
deep fascia ⋯⋯⋯⋯⋯ 136C	dust cell ⋯⋯⋯⋯⋯⋯ 336	esophageal cardiac gland ⋯⋯⋯⋯⋯⋯⋯⋯ 269	fundus gland ⋯⋯⋯⋯⋯ 276
deep lymphatic vessel ⋯⋯ 219		esophageal gland ⋯⋯⋯ 269	fungiform papilla ⋯⋯⋯ 258
deep sensation ⋯⋯⋯⋯ 445	**E**	esophagus ⋯⋯⋯⋯⋯⋯ 266	
defecation reflex ⋯⋯⋯ 298	early endosome ⋯⋯⋯⋯ 32		

G

gallbladder ··············· 313
γδ T cell ··············· 191
γδ T 細胞 ··············· 191
gamma motor neuron ··············· 172
γ 運動ニューロン ··············· 172, 172C
ganglion ··············· 176
gastric fold ··············· 273
gastric gland ··············· 273
gastric phase ··············· 273
gastric pit ··············· 277
gastrin ··············· 267
gelatinous tissue ··············· 105
germinal center ··············· 224
germinal epithelium ··············· 376
ghrelin ··············· 267
glandular epithelium ··· 80, 88
glial cell ··············· 67
Glisson's capsule ··············· 306
glomerulus ··············· 347
glomus cell ··············· 208
glycocalyx ··············· 294C
goblet cell ··············· 49
Golgi body ··············· 21
Golgi cell ··············· 167
Golgi cisternae ··············· 30
Golgi's stain ··············· 72
Golgi tendon organ ···· 101, 132
Graafian follicle ··············· 380
granular component (GC) ··············· 26
granular layer ··············· 167, 434
granule cell ··············· 167
granulocyte ··············· 185
granulosa ··············· 378
granulosa lutein cell ··············· 384
gray matter ··············· 154
gut-associated lymphoid tissue (GALT) ··············· 297

H

hair ··············· 442
hair bulb ··············· 443
hair cycle ··············· 442C
hair follicle ··············· 443
hair matrix cell ··············· 443
hair papilla ··············· 443
haploid ··············· 74
Hassall's body ··············· 243
Haversian canal ··············· 122
helper T cell ··············· 191
hematopoiesis ··············· 193
hematoxylin and eosin staining ··············· 47C
Henle's loop ··············· 351
hepatic cord ··············· 308
hepatic lobule ··············· 307
hepatic stellate cell ··············· 306
hepatocyte ··············· 306
herniated disk ··············· 114
Herring body ··············· 408
heterochromatin ··············· 25
H・E 染色 ··············· 47C
high endothelial venule ··············· 231
hilum ··············· 232
hippocampal formation ··············· 154
hippocampus ··············· 162
His bundle ··············· 148
histiocyte ··············· 57
holocrine ··············· 89C
Howship's lacuna ··············· 125C
Hunter-Schreger band ··············· 253
hyaline cartilage ··············· 109
hydroxyapatite ··············· 107
hypersensitivity ··············· 254C
hypopharynx ··············· 319
hypothalamus ··············· 400

I

ileocecal sphincter ··············· 292
ileocecal valve ··············· 292
ileum ··············· 281
immune privilege ··············· 439C
immune system ··············· 46
incretin ··············· 267
induced pluripotent stem cell ··············· 74C
inhibitory neuron ··············· 154
inner enamel epithelium ··············· 256C
inner granular layer ··············· 455
inner hair cell ··············· 473
inner segment ··············· 453
inner stripe ··············· 345
inner urethral sphincter ··············· 357
innervation ratio ··············· 139C
inner zone ··············· 345
integumentary system ··············· 46, 427
intercalated disc ··············· 64
intercalated duct ··············· 263
intercellular junction ··············· 46
interdental cell ··············· 472
interlobar artery ··············· 308, 354
interlobular bile duct ··············· 308
interlobular vein ··············· 308
intermediary sinus ··············· 229
intermediate filament ··· 21, 41
intermediate lobe ··············· 407
intermediate zone ··············· 173
intermembrane space ··············· 36
internal circumferential lamellae ··············· 125
internal elastic plate ··············· 201
internal rectal venous plexus ··············· 301
internal sphincter of anus ··············· 300
interneuron ··············· 156C
interstitial cell ··············· 367
interstitial cells of Cajal ··· 270C
interstitial fluid ··············· 99C
interstitial growth ··············· 111
interterritorial matrix ··············· 59
intervillous space ··············· 394
intestinal bacterial flora ··············· 292
intestinal epithelial stem cell ··············· 285
intestinal gland ··············· 285
intestinal phase ··············· 273
intracellular canaliculus ··· 277C
intraepithelial lymphocyte ··············· 222
intrafusal muscle fiber ··············· 139
intraglomerular mesangial cell ··············· 348
intramembranous ossification ··············· 127
intrinsic factor ··············· 277C
intrinsic muscle of tongue ··············· 259
iPS 細胞 ··············· 74C
iris ··············· 464
iris pigment epithelium ··············· 464
isotropic band ··············· 62
I 帯 ··············· 62P

J

jejunum ··············· 281
junctional complex ··············· 49
juxtaglomerular apparatus ··············· 349
juxtaglomerular cell ··············· 349
juxtamedullary nephron ··· 344C

K

keratinocyte ··············· 428
keratohyalin granule ··············· 434
kidney ··············· 342
killer T cell ··············· 191
Kupffer cell ··············· 312

L

lacrimal fluid ··············· 468
lacrimal gland ··············· 468
lamellar granule ··············· 432
lamellar inclusion body ··· 331C
lamin ··············· 41
lamina densa ··············· 50
lamina fibroreticularis ··············· 50
lamina lucida ··············· 50
lamina propria ··············· 268
Langerhans cell ··············· 433
Langerhans islet ··············· 304
large intestine ··············· 292
laryngeal ventricle ··············· 320
larynx ··············· 316, 319
late endosome ··············· 32
lateral cord ··············· 170, 171
layer of rods and cones ··············· 453
lens capsule ··············· 460
lens epithelium ··············· 462
lens fiber ··············· 463
lens fiber cell ··············· 463
lens vesicle ··············· 469C
leukocyte ··············· 185
levator palpebrae superioris muscle ··············· 466
Leydig cell ··············· 367
LH surge ··············· 401C
LH サージ ··············· 401C
Lieberkuhn's gland ··············· 285
limbic system ··············· 154
lingual gland ··············· 260
lingual papilla ··············· 257
lingual septum ··············· 259
lipid droplet ··············· 21, 39
lipofuscin 顆粒 ··············· 159P
liver ··············· 306
lobar bronchus ··············· 323
lobulated nucleus ··············· 189C
lobule ··············· 240
longitudinal fiber ··············· 459
loose connective tissue ··············· 100
lower esophageal sphincter ··············· 266
lower respiratory tract ··············· 323
lung ··············· 327
lunula ··············· 443
lymphatic nodule ··············· 223
lymphatic system ··············· 217
lymphatic vessel ··············· 218
lymph capillary ··············· 219
lymph node ··············· 227
lymphoblast ··············· 248
lymphocyte ··············· 185, 191
lymphocyte homing ··············· 231
lymphocyte recirculation ··· 231
lymph system ··············· 46
lysosome ··············· 21, 34

M

macroautophagy ··············· 34
macrophage ··············· 57, 312
macula densa ··············· 349C
macula lutea ··············· 456
macula statica ··············· 477
main bronchus ··············· 323
major salivary gland ··············· 263
mammary gland ··············· 398

Mann染色 405P	mossy fiber 164	negative selection 239	ordinary cardiac muscle 142
mantle zone 224	motilin 267	nephron 342	organ 45
marginal sinus 229	motor end-plate 138	nerve cell 67, 68	organelle 20
marginal zone 235	motor neuron 65C	nerve fiber 179	organ system 45
mass peristalsis 292	motor protein 40C	nerve nucleus 161	orthochromic erythroblast 246
mast cell 58, 185	motor system 46	nerve system 46	osseous labyrinth 471
matrix 36	motor unit 132	nervous tissue 153	osseous spiral lamina 473
mature follicle 380	mucin 52C	nestin 41	osteocalcin 120C
mechanoreceptor 486	mucociliary clearance 316	neural crest 178C	osteoclast 125C, 312
mediastinum testis 364	mucosa 51	neural crest cell 178C	osteocyte 60
medulla 227, 442	mucosa-associated lymphoid tissue (MALT) 222	neuroendocrine cell 408C	osteon 121
medulla oblongata 164	mucosal epithelium 54, 268	neuroepithelium 161C	osteopontin 120C
medullary cord 232	mucous cell 52	neurofilament 41	otic vesicle 478C
medullary epithelial cell 239	Müller's muscle 466	neuroglia 67	otolith 477
medullary ray 344	multicellular gland 88	neurohypophysis 403	outer enamel epithelium 256C
medullary sinus 229	multi-drug transporter 281	neuromuscular junction 138	outer granular layer 453
megakaryoblast 248	multinucleated cell 62	neuron 67, 68	outer hair cell 473
megakaryocyte 248	multi-polar neuron 67	neuronal precursor cell 161C	outer segment 453
Meibomian gland 467	multiunit smooth muscle 151	neuropod cell 288C	outer stripe 345
meiosis 74	multivesicular body 33	neurosecretory cell 408C	outer urethral sphincter 357
Meissner's corpuscle 488	muscle cell 61	neurotransmitter 69	outer zone 345
Meissner's plexus 266	muscle fiber 62	neutrophil 185, 187	ovarian cumulus 380
melanin granule 58	muscle spindle 139	Nissl body 68	ovarian stroma 376
melanocyte 58	muscle-tendon junction 137	NK細胞 191	ovary 375
membrane-bound ribosome 27	muscle tissue 131	nonpigmented ciliary epithelium 458	oviduct 385
membrane digestion 283C	muscular artery 201	nuclear bag fiber 139	oviductal fluid 386C
membranous labyrinth 471	muscularis mucosa 269	nuclear chain fiber 139	oxyntomodulin 267
membranous wall 325	muscular layer 270	nuclear lamina 23	oxyphil cell 423
meningea 160	muscular system 46	nuclear membrane 23	
menstruation 388	mydriasis 464	nuclear pore 23	**P**
merocrine 89C	myelinated nerve fiber 71	nuclear pore complex 24	
mesangial cell 348	myelin sheath 70	nuclear transport receptor 25C	pacemaker cell 142
mesencephalon 169C	myeloblast 247	nucleated erythrocyte 247C	Pacinian corpuscle 489
mesenchyme 106C	myelocyte 247	nucleolar organizer region (NOR) 26	palatine tonsil 225
mesocolic tenia 296	myenteric plexus 266	nucleolus 26	paleocortex 154
mesonephric duct 354C	myoblast 64	nucleus 21	pampiniform plexus 204
mesopharynx 319	myocardial fiber 64	nucleus pulposus 115	pancreas 302
mesothelium 79	myocardium 144	nucleus pulposus cell 115	paneth cell 285
mesovarium 375	myoepithelial cell 264		papillary duct 345
metamyelocyte 247	myofibril 62	**O**	papillary layer 437
microbiota-gut-brain axis 293C	myokine 132		paracortical area 230
microfibril 98C	myometrium 391	odontoblast 254	parafollicular cell 421
microfold cell 226	myosin filament 41	olfactory cell 483	paraganglion 415C
microglia 67, 72, 312	myotube 141	olfactorycilia 484C	parallel fiber 164
microtubule 21, 41	M細胞 226P	olfactory epithelium 483	paraneuron 408C
microvillus 44, 48		olfactory gland 485	parasympathetic ganglion 146
middle ear 478	**N**	oligodendrocyte 67	parasympathetic nerve 65C
mimic muscle 132		olivary nucleus 164	parathyroid gland 422
mineralized nodule 124	nabothian cyst 392	omental tenia 296	paratracheal ganglion 338
minor salivary gland 261	nail 443	oocyte 377	paraventricular nucleus 402
miosis 464	nail matrix 443	optic cup 469C	parietal cell 274
mitochondria 21	naive T cell 239	optic disc 457	parietal peritoneum 291
molecular layer 166	nasal cavity 317	optic papilla 457	parietal pleura 337
monoblast 248	nasal gland 317	oral tongue 257	parotid gland 264
monocyte 185, 190, 312	natural immunity 187C	ora serrata 458	pars ciliaris retinae 458
	necrosis 77	orbicularis oculi muscle 466	pars iridica retinae 464
	negative feedback 401C		

pars optica retinae 458	primary cilium 43	regulatory T cell 191	secretory granule 31
PAS染色 405P	primary follicle 377	remodeling 120	secretory phase 388
penicilliary artery 236	primary lysosome 34	renal calix 346	segmental bronchus 329
penis 373	primary nodule 223	renal capsule 346	self-renewal 73
peptide hormone 400	primary ossification center 127	renal corpuscle 347	semilunar fold 292
peptide YY 267	primary spongiosa 130	renal cortex 344	seminal vesicle 371
perforating artery 411	primitive heart tube 149C	renal lobe 343	sensory epithelium 80, 90
periarterial lymphatic sheath 235	primordial follicle 377	renal medulla 344	sensory ganglion 177
pericentriolar matrix 42	procollagen 97C	renal papilla 345	sensory hair 473
perichondrium 110	proerythroblast 246	renal pelvis 346	sensory nerve 65C
pericyte 214C	programmed cell death 76C	renal pyramid 343	sensory system 46, 445
perimysium 135	projection neuron 156C	renal tubule 342	septulum testis 364
perineurium 180	proliferative phase 388	reproductive system 46, 361	septum 239
perinuclear space 23	promegakaryocyte 248	respiratory bronchiole 332	septum placentae 393
periosteum 123	promyelocyte 247	respiratory epithelium 80, 91	serosa 82, 291
peripheral microtubule 43	prosencephalon 169C	respiratory muscle 327	serotonin 267
peritoneum 291	prostate 372	respiratory portion 315	serous cell 51
perivascular space 154	prostatic concretion 372	respiratory system 46, 315	serous gland 260
peroxisome 21	proximal convoluted tubule 350	respiratory tract 315	Sertoli cell 365C
phagocytosis 32C	pseudostratified ciliated columnar epithelium 84	rete testis 368	Sharpey's fiber 123
phagosome 57	pseudostratified columnar epithelium 80, 84	reticular connective tissue 104	shear stress 137
pharynx 319	pseudounipolar neuron 67	reticular fiber 99	sheathed artery 237
photoreceptor cell 453	psychogenic sweating 440C	reticular layer 437	sigmoid colon 292
physiological narrowing 355	pulmonary neuroendocrine cell 338C	reticulocyte 246	signal sequence 27
pia mater 160	pulmonary surfactant 331C	retina 452	simple columnar epithelium 80, 83
pigmented ciliary epithelium 458	pulp cavity 255	retrograde peristalsis 290C	simple cuboidal epithelium 80, 82
pigment epithelium 454	pulsatile secretion 411C	Rexed laminae 174C	simple gland 89
pineal body 424	pupil 464	rhombencephalon 169C	simple squamous epithelium 80, 81
pinealocyte 424	pupillary dilator muscle 465	ribosome 21	single-unit smooth muscle 151
pinocytosis 32C	Purkinje cell 166	Riolan's muscle 467	sinoatrial node（SA node）142
pituicyte 407	Purkinje cell layer 166	rod cell 453	sinusal macrophage 229
pituitary gland 400	Purkinje fiber 142	rough endoplasmic reticulum 21	sinus endothelial cell 229
pituitary portal system 403	pyloric antrum 279		sinusoid capillary 212
placenta 393	pyloric gland 280	**S**	skeletal muscle 132
plasma 184	pyloric sphincter 279	salivary gland 261	skeletal muscle cell 61, 62
plasma cell 194	pyloric valve 279	saltatory conduction 71	skeletal system 46
plasmacytoid dendritic cell 224	pylorus 273, 279	sarcomere 62	skin 428
platelet 185	pyramidal cell 156	sarcoplasmic reticulum 63	skin appendages 439
pleura 337	pyramidal tract 171	satellite cell 64	slow-twitch muscle 133
polished specimen 120		satellite glial cell 67, 177	small intestine 281
polychromatic erythroblast 246	**R**	Schlemm's canal 461	smooth endoplasmic reticulum 21
polyphyodont 252	radial glial cell 161C	Schmidt-Lanterman cleft 181	smooth muscle 150
portal vein 206	Ranvier node 71	Schwann cell 67, 181	smooth muscle cell 61, 66
positive feedback 401C	Rathke's pouch 406C	sclera 448	sneeze reflex 319C
positive selection 239	rectum 298	scleral venous sinus 461	solitary lymphatic nodule 223
postcentral gyrus 154	recycling endosome 32	scrotum 374	soma 68
posterior chamber 446	red blood cell 185	sebaceous gland 441	somatic cell division 73
posterior cord 171	red bone marrow 126	secondary cilium 43	somatic sense 445
posterior lobe 407	red pulp 237	secondary follicle 378	somatic stem cell 74C
postsynaptic density 69	red pulp macrophage 238C, 312	secondary lysosome 34	somatostatin 267
precapillary sphincter 207	reflex arc 170	secondary nodule 223	specialized cardiac muscle 142
precentral gyrus 154	regulated secretory pathway 31	secondary ossification center 127	special sense 445
predentin 254		secondary spongiosa 130	
preprocollagen 97C		secretin 267	
		secretory gland 53C	

sperm 366	sweat gland 439	trabecular meshwork 461	vallate papilla 258
spermatid 365	sympathetic ganglion 176	trachea 323	varicosity 150
spermatocyte 365	sympathetic nerve 65C	tracheal gland 326	vasa vasorum 198
spermatogonia 365	synapse 69	tracheal muscle 325	vascular pole 347
sphincter pupillae muscle 465	synapse knob 69	trans-Golgi network 30	vascular system 197
spinal cord 153, 170	synaptic cleft 69	transitional epithelium 80, 87	vasculogenesis 215C
spinal reflex 170	synaptic vesicle 69	transport vesicle 30	vasomotor center 148C
spinous layer 432	syncytiotrophoblast 394	transverse colon 292	veiled cell 229
spiny stellate cell 157	syncytium 62	transverse tubule 63	venous valve 203
spiral ganglion 476	synemin 41	Treg 191	ventral cord 170
spiral ligament 475	S状結腸 292	triad 63	vesical reflex 357
spleen 233		tricuspid valve 147	vesicular follicle 379
splenic cord 238	**T**	triiodothyronine (T₃) 418	vestibular duct 472
splenic hilum 233	tarsal gland 467	tropocollagen 97C	vestibular fold 320
splenic nodule 235	tarsal plate 468	tropoelastin 98C	vestibular wall 474
splenic pulp 233	taste bud 481	truncus 221	villi 281, 395
splenic sinus 233	taste cell 481	tubular gland 89	villous stem 394
spongy bone 123	taste hair 481	tubular secretion 353C	vimentin 41
squamous-columnar junction 275C	taste pore 259	tunica adventitia 200, 271	visceral fascia 136C
stab cell 247	tectorial membrane 472	tunica intima 199	visceral fat 103
stem cell 74C	tendinocyte 101	tunica media 199	visceral muscle 150
stimulated saliva 261	tendon 101	tunica vaginalis testis 364	visceral peritoneum 291
stomach 273	tense spindle 132	two point threshold 488C	visceral pleura 337
straight seminiferous tubule 368	terminal bar 49	tympanic canal 472	visceral sense 445
stratified columnar epithelium 80, 86	terminal bronchiole 329	tympanic membrane 479	vitamin A-storing cell 309C
stratified squamous epithelium 80, 85	terminal cisterna 63	T管 63	vitreous body 452C
stress hormone 411C	terminal sac 335C	T細胞への分化 241C	vocal cord 321
striated duct 48	territorial matrix 59		vocal ligament 321
striated muscle 61	testicular lobule 364	**U**	Volkmann's canal 122
stria vascularis 475	testis 362	ultrafiltration 342	von Ebner's gland 260
stroma iridis 464	theca externa 381	umbilical artery 397	
stromal cell 55	theca folliculi 381	umbilical cord 397	**W**
subarachnoid lymphatic-like membrane 160C	theca interna 381	umbilical vein 397	Waldeyer's tonsillar ring 316
subcutaneous adipose tissue 438	theca lutein cell 384	umbrella cell 356	Weibel-Palade body 204C
subcutaneous fat 103	thermal sweating 440C	unicellular gland 88	Wharton's jelly 105
subcutaneous tissue 438	thermoreceptor 486	unipolar neuron 67	white adipose cell 56
subendocardial layer 145	thoracic cord 174	unmyelinated nerve fiber 71	white blood cell 185
subendothelial layer 145	thoracic duct 221	upper esophageal sphincter 266	white fibrocartilage 117
sublingual gland 264	thoracic nucleus 175	upper respiratory tract 316	white pulp 235
submuscular plexus 266	thymic hormone 244C	ureter 355	Wolffian duct 354C
subpapillary layer 437	thymus 239	ureteral colic 355	
superficial dorsal vein 373	thyroarytenoid muscle 321	ureteric bud 354C	**Y・Z**
superficial fascia 136C	thyroglobulin 418	urethra 360	yellow bone marrow 126
superficial lymphatic vessel 219	thyroid gland 418	urethral gland 360	yellow fibrocartilage 117
supporting tissue 107	thyroid hormone 418	urinary bladder 357	Z disc 62
supraoptic nucleus 402	thyroxine (T₄) 418	urinary pole 347	Zinn's zonule 460
suprarenal body 410	tight junction 49	urinary system 46, 341	Z line 62
surface mucous cell 274, 277	tissue 45	urogenital system 46	zona fasciculata 413
	Tomes' fiber 253	urothelium 87	zona glomerulosa 412
	tongue 257	uterine gland 389	zona pellucida 378
	tongue muscle 257	uterus 388	zona reticularis 414
	tongue tip 257		zymogen granule 304
	trabecula 123	**V**	Z線 62P
	trabeculae lienis 234	vagina 392	Z板 62
	trabecular artery 236		

著者プロフィール

駒﨑伸二（こまざき しんじ）

1978年 横浜市立大学文理学部卒業
1980年 新潟大学大学院理学研究科修了
1980年 埼玉医科大学医学部助手
1986年 医学博士（Ph.D.）
2002年 埼玉医科大学医学部准教授
2017年 埼玉医科大学医学部定年退職

バーチャルスライド　組織学　改訂版

2020年4月 1日　第1版第1刷発行	著　者	駒﨑伸二
2024年4月20日　第1版第4刷発行	発行人	一戸敦子
2025年2月15日　第2版第1刷発行	発行所	株式会社　羊　土　社
		〒101-0052
		東京都千代田区神田小川町2-5-1
		TEL　03（5282）1211
		FAX　03（5282）1212
ⓒYODOSHA CO., LTD. 2025		E-mail　eigyo@yodosha.co.jp
Printed in Japan		URL　www.yodosha.co.jp/
ISBN978-4-7581-2174-3	印刷所	三美印刷株式会社

本書に掲載する著作物の複製権，上映権，譲渡権，公衆送信権（送信可能化権を含む）は（株）羊土社が保有します．
本書を無断で複製する行為（コピー，スキャン，デジタルデータ化など）は，著作権法上での限られた例外「私的使用のための複製」などを除き禁じられています．研究活動，診療を含み業務上使用する目的で上記の行為を行うことは大学，病院，企業などにおける内部的な利用であっても，私的使用には該当せず，違法です．また私的使用のためであっても，代行業者等の第三者に依頼して上記の行為を行うことは違法となります．

JCOPY ＜（社）出版者著作権管理機構 委託出版物＞
本書の無断複写は著作権法上での例外を除き禁じられています．複写される場合は，そのつど事前に，（社）出版者著作権管理機構（TEL 03-5244-5088，FAX 03-5244-5089，e-mail：info@jcopy.or.jp）の許諾を得てください．

乱丁，落丁，印刷の不具合はお取り替えいたします．小社までご連絡ください．